치과소수술 매뉴얼

*Manual of **Minor Oral Surgery** for the General Dentist*

Karl R. Koerner 저

[역 자]

김 기 덕
허 종 기
정 복 영
남 웅
박 원 서
김 성 태
신 수 정

dh 대한나래출판사

DaehanNarae Publishing, Inc.

Deokwon Bldg. #202
102-65 Yongdu-dong
Dongdaemun-gu
SEOUL 130-820, KOREA
TEL: +82-2-922-0840
FAX: +82-2-922-0841
E-mail: dhpub@chol.com
Website: www.dhpub.com

Translation of Manual of Minor Oral Surgery for the General Dentist
First edition
by Karl R. Koerner

ISBN 978-89-5741-179-7

Printed in Korea

Contributors

Number in brackets following each name is the chapter number.

Louay M. Abrass, DMD [6]
Assistant Clinical Professor, Department of Endodontics, Boston University School of Dental Medicine
Adjunct Assistant Professor, Department of Endodontics, University of Pennsylvania School of Dental Medicine
Private Practice Limited to Endodontics in Boston and Wellesley, Massachusetts

George M. Bailey, DDS, MS [5]
Associate Professor, University of Utah Medical School and Creighton School of Dentistry
President and Lecturer CPSeminars
Private Practice Periodontics

Shant Baran, DMD [3]
Resident, Department of Oral and Maxillofacial Surgery, Boston University School of Dental Medicine and Boston Medical Center, Boston, Massachusetts

Hussam S. Batal, DMD [2]
Assistant Professor, Department of Oral and Maxillofacial Surgery, Boston University, Boston, Massachusetts

Joseph D. Christensen, DMD [7]
Private General Practice, Salt Lake City, Utah

Ruben Figueroa, DMD, MS [4]
Oral and Maxillofacial Surgeon
Assistant Professor, Director Predoctoral Oral and Maxillofacial Surgery, Director Oral Surgery Clinic, Boston University, Henry Goldman School of Dental Medicine, Boston, Massachusetts

R. Thane Hales, DMD [1, 9]
Founder and Director of the Wasatch Surgical Institute
International Lecturer and Clinician, Private Practice, Ogden, Utah

Gregg A. Jacob, DMD [2]
Private Practice, Summit Oral and Maxillofacial Surgery, P.A., Summit,
New Jersey

Karl R. Koerner, DDS, MS [Editor, 7, 10]
International Lecturer and Clinician
Private General Practice Limited to Oral Surgery, Salt Lake City, Utah
Formerly Consultant and Instructor for Clinical Research Associates, Provo, Utah

William L. McBee, DDS [10]
Private Practice Limited to Oral and Maxillofacial Surgery, Provo, Utah

Pushkar Mehra, BDS, DMD [3]
Director, Department of Dentistry and Oral and Maxillofacial Surgery, Boston Medical Center
Director, Department of Oral and Maxillofacial Surgery, Boston University Medical Center
Assistant Professor, Department of Oral and Maxillofacial Surgery, Boston University School of Dental Medicine, Boston, Massachusetts

Abhishek Mogre BDS [4]
Current Advanced Standing DMD Student
Vice President Predoctoral Association of Oral and Maxillofacial Surgery, Boston University, Henry Goldman School of Dental Medicine, Boston, Massachusetts

Dr. Fred Quarnstrom, DDS [8]
Clinical Faculty of Dentistry, University of British Columbia
Affiliate Assistant Professor, University of Washington School of Dentistry
Dental Anesthesiologist also in General Dental Practice, Seattle, Washington

Richard C. Smith, DDS [11]
Chairman of Ayuda Incorporated
Private General Practice (Retired), Westlake Village, California

서문

이 책은 구강외과 수술을 자주 하는 일반 치과의사들을 위한 지침을 제공하기 위해 출판되었습니다. 치과의사의 전문지식 수준은 매우 다양합니다. 어떤 치과의사들은 졸업 후 군인 수련과정을 비롯한 전문 수련과정이나 일반치의심화수련과정(General practice residencies) 또는 보다 경험이 많은 치과의사들로부터의 개인지도를 통해 상당한 수준의 경험과 훈련을 받게 됩니다. 하지만 어떤 치과의사들은 치과대학에서 시행되는 최소한의 교육이 그들이 받은 훈련의 전부인 경우도 있습니다.

치과대학의 구강악안면외과 수련과정도 졸업에 필요한 요구조건에 따라서 매우 다양하게 됩니다. 게다가 어떤 학교는 교외 강의 같은 선택과목을 경험하기도 하지만, 어떤 학교는 전혀 그런 경험을 할 수 없습니다. 같은 치과대학 조차도 몇몇 학생은 광범위한 발치를 경험할 수 있지만 다른 학생들은 소수의 발치만을 한 후 치과 임상을 시작하게 됩니다. 이 책은 경험이 많은 일반 치과의사와 경험이 별로 없는 일반 치과의사 사이에 존재하는 차이를 없애는 데에 있습니다. 또한 관심있는 임상가들을 위한 정보의 기본을 제공할 것입니다. 이 책은 임상 술식을 단계 단계를 보여주고, 여러 임상 수술 개개의 원칙을 제시할 것입니다. 이를 통해 치과의사는 이미 확립된 기준을 가지고 진료에 임할 수 있게 됩니다. 독자들이 구강 해부학의 기본적인 지식, 환자와 술자의 위치, 수술 중 경조직과 연조직의 적절한 처치, 그리고 기본적인 환자처리능력 등을 소유하고 있다고 가정하고 이 책을 서술하였습니다. 그러므로 저자는 각 술식의 가장 중요한 핵심, case selection, 술식의 각 단계, 그리고 합병증 예방 및 관리 등에 대해서만 언급하였습니다. 이 책은 치과의사로 하여금 보다 빨리, 부드럽게, 쉽게 그리고 안전하게 술식을 행하도록 도울 것입니다. 이를 통해 의사의 좌절과 환자의 불만족을 최소화할 수 있을 것이라 기대됩니다. 이 책에서 다루어진 술식들은 구강악안면외과, 치주과, 신경치료 전문의에 의해서 행해진 것입니다. 환자가 극단적으로 걱정을 많이 하거나, 전신질환이 있거나, 나이가 많으면서 골이 치밀한 경우에는 전문의에게 의뢰하는 것이 환자를 위해서 도움이 될 때가 있습니다. 이 책은 독자들로 하여금 각각의 술식의 범위를 정확히 이해하여 각자의 능력의 범위와 한계를 명확히 파악할 수 있도록 도울 것입니다. 묘사된 술식들은 주로 치아와 치조골과 연관된 수술들입니다. 외과적 발치, 매복 지치 발치, 보철전 수술, 치근단절제술, 치관길이연장술 및 생검 등 입니다. 보조적인 주제로는 환자의 평가와 case selection, 그리고 출혈과 감염 같은 문제를 다루는 것 등이 있습니다. 하나의 장에서는 제3세계에서 자원봉사하는 경우를 위한 기본적 수술원칙을 포함합니다. 이 책은 수술을 하고 싶어하는 일반 치의를 위해 준비된 참고문헌이 될 것입니다. 이 책을 통해 독자들의 확신과 역량을 넓혀줄 수 있도록 수년을 통해 조금씩 쌓여왔던 저자들의 주옥 같은 경험들을 공유할 수 있을 것입니다.

역자서문

2006년 3월에 연세대학교 치과대학병원에 통합진료과가 출범하면서 우리는 통합치과전문임상의(Advanced General Dentistry, AGD) 수련의를 위한 교육 커리큘럼에 많은 고심을 하게 되었습니다. 특히 치과 소수술 영역에서 기본적인 원칙을 충실히 교육시키면서 아울러 어느 정도 심도 있는 술기를 교육시키던 중 Dr. Koerner의 'Manual of Minor Oral Surgery for the General Dentist' 라는 책이 새로 출간되어 내용을 검토하니 알찬 내용으로 정리가 잘 되어 있어 우리 통합진료과의 기본 교육교재로 사용하여 왔습니다.

이 책은 환자 평가, 구강악안면외과, 보철과, 치주과, 보존과 영역과 관련된 임상에서 흔히 접하게 되는 소수술이 많은 사진과 간결한 도해로 이해가 용이하도록 정리가 잘 되어 있고, 아울러 진정법, 감염과 항생제 사용, 수술 중 출혈에 대한 처치 등 진료실에서 진료를 하면서 항상 가까이 두고 찾아볼 수 있는 핸드북으로서 가치가 있습니다. 책을 자주 접하면서 우리 통합진료과 수련의들뿐만이 아니라 관심 있는 일반 치과의사 분들에게도 많은 도움이 되는 책이라 판단되어 보다 많은 분들이 보았으면 하는 바람으로 번역하기로 결정하였습니다.

시작은 통합진료과 교수진들로 시작하였으나 마침 같은 시기에 강의 부교재 등으로 관심이 있으신 구강악안면외과, 보존과 교수님들과 뜻을 같이 하여 함께 번역을 하기로 결정하고 분야를 나누어 각자의 전문성에 맞는 부문을 맡아서 번역을 하였습니다. 번역은 가능한 한 직역을 원칙으로 하였으나, 표현이 어색할 경우 저자의 원문의 뜻을 최대한 살리면서 의역을 한 부분도 있으나 아무래도 문학을 전공한 역자들이 아닌 이상 표현이 다소 매끄럽지 못하여도 독자님들의 넓은 이해가 있으시기를 바랍니다.

이 책이 치과 소수술에 관한 통합치과전문임상의(AGD) 수련의들의 참고 교재로 사용되기를 바라며 아울러 치과 소수술에 관심이 있으신 많은 치과의사 선생님들의 진일보된 진료에 많은 도움이 되기를 바라며 역자 교수님들을 대표하여 인사 말씀을 전합니다. 아울러 출판을 위하여 많은 도움을 주시고 수고를 아끼지 않으신 대한나래출판사 직원들과 최용원 사장님께 깊이 감사드립니다.

2009년 12월 1일

역자대표 **김 기 덕** 교수
연세대학교 치과대학 통합진료과장

목차

Contributors / *iii*

서문 / *v*

역자서문 / *vii*

제 1 장 환자의 평가 및 전신질환 / *1*

제 2 장 외과적 발치 / *15*

제 3 장 매복 제3대구치의 외과적 처치 / *43*

제 4 장 보철 전 수술 / *69*

제 5 장 보존적인 수술적 치관길이 연장술 / *85*

제 6 장 미세 치근단 수술 / *115*

제 7 장 구강병소 의 평가 및 치료 / *175*

제 8 장 구강 수술 및 기타 치과치료의 불안 완화 / *191*

제 9 장 감염 및 항생제 복용 / *219*

제 10 장 수술 중 출혈 의 처치 / *239*

제 11 장 제3세계 치과 의료봉사 / *255*

찾아보기 / *277*

제 1 장

환자의 평가 및 전신질환

Dr. R. Thane Hales

김 기 덕 교수 역

서론

이 책은 치과의사들이 매일 진료실에서 시행하는 외과적 술식에 대한 최신 정보를 제공하기 위해 저술하였다. 이러한 정보는 이미 많은 경험을 가지고 있는 일반 치과의사의 수술 방법과 지식에 도움이 될 것이다.

일반 치과의사들이 외과적 술식을 시행하는 데 있어 몇 가지 요소가 영향을 미친다. 일부 치과의사들은 외과 분야(수술)에 많은 관심을 가지는 반면, 일부는 관심이 거의 없을 수 있다. 치과의사들 중 일부는 졸업 후 수련을 받지만 또 일부는 받지 않을 수 있다. 일부는 그들이 외과적 술식을 시행하는 데 있어 전문의로부터 지도를 받을 기회가 거의 없을 수 있다. 그러나 최근에는 전문의 또는 일반의에 상관없이 표준화된 술식이 행해져야 한다고 받아들여지고 있다. 만일 일반 치과의사들이 자신의 진료실에서 제3대구치를 발치하고 싶다면 학부에서 배운 것보다 더 많은 교육이 필요하다. 단지 외과적 술식을 행하고 싶다고 해서 자격이 부여되는 것은 아니다. 가장 좋은 방법은 일반 치과의사들이 추가적인 교육을 받는 것이다. 외과적 술식은 졸업 후 추가적인 교육(continuing education)에 의해 향상될 수 있다. 이러한 교육과정을 통해 임상가들은 복잡하지 않은 증례를 선별할 수 있고 술기에 능숙해질 때까지 감독을 받게 된다. 법적으로는 전문의와 일반의에게 진료의 범위를 제한하지 않고 있다. 즉, 면허는 일반의나 전문의 모두에게 발치할 수 있는 권한을 주는 것이다. 따라서 일반의가 복잡한 발치를 하길 원한다면 쉬운 증례부터 시작하여 많은 지식을 습득하고 술기를 훈련한 후 어려운 증례를 시행하는 것이 추천된다. 이러한 지식 습득 과정은 단순히 외과적 술식만 과정별로 익히는 것뿐만 아니라 합병증이 발생할 수 있는 환자들의 전신질환을 조절하는 것도 포함한다.

수술하는 과정에서 시술 전에 술자가 환자의 전신적인 상태에 대해서 적절한 판단을 내리는 것은 매우 중요하다. 이것은 술식을 시작하기 전 환자의 걱정을 덜어주는 것부터 시작한다. 치료과정 중 진정요법은 필요한가? 어떤 환자들은 수술과정 중 안정을 얻기 위해 진정요법이 필요하다. 전신질환이 있는 환자나 걱정이 많은 환자를 적절히 다룰 수 없는 치과의사는 전문의와 연계하여 여러 전문분야적 접근이 가능하게 해야 한다.

치과의사는 인간애, 열정, 염려의 마음을 잊지 말아야 한다. 치과의사는 환자들의 공포를 알아차리고 마음에 안정과 어떠한 사고에도 적절히 대처할 능력이 있음을 확인시켜 줄 수 있어야 한다. 현대의 바쁜 사회에서는 약간의 동정과 감정이입으로도 성공에 이를 수 있다.

환자가 의사의 기술을 판단할 때 가장 중요하게 여기는 점은 인간애와 열정이다. 환자가 두 번째로 중시하는 것은 공포와 통증을 다룰 수 있는 술자의 능력이다. 그렇게 하기 위해서는 술자가 조직을 다루는 기술이 뛰어나고 적절한 판단과 치료를 시행하여 합병증 없이 빠른 치유를 유도할 수 있어야 한다.

전신 병력

술자는 환자의 전신질환 병력을 알아야 한다. 전신 병력상 문제가 있을 경우 술자는 환자가 수술을 받을 수 있는지를 판단해야 한다. 또한 술자는 전신질환이 환자의 치유능력에 어떠한 영향을 미치며, 진통제와 항생제 및 다른 약물과 어떠한 상호작용을 하는지 파악하고 있어야 한다.

치과의사는 주요 전신질환과 언급되지 않은 기타질환을 알아볼 수 있는 문진표를 준비해야 한다. 문진표를 통해 술자는 과거의 병력을 알 수 있어야 하며, 이것을 기초로 술식과 관련하여 환자의 상태에 관해 충분히 평가해야 한다.

병력을 조사하는 과정에서 의사는 환자의 진술이 일관성이 있는지, 비합리적인 진술이 있는지 살펴보아야 한다. 특히 개인병원의 경우 질문지를 작성하는 과정에서 현명하고 훈련이 잘된 보조 인력의 역할이 중요하다. 보조 인력은 술식에 영향을 미칠 수 있는 질환에 대해 반드시 치과의사에게 알려야 한다. 또한 기록지 겉면에 병력을 기록하여 주의를 기울일 수 있도록 해야 한다.

모든 질문지는 과거의 병력과 환자의 주소(chief complaint)를 포함하고 있어야 한다. 환자는 질문지를 직접 작성해야 하고, 그들의 문제점에 대해 충분한 정보를 주어야 한다. 술자는 주의 깊고 기술적인 질문을 통해 명확한 정보를 얻을 수 있어야 하며, 이를 통해 합리적인 진단을 내릴 수 있다. 만약 환자의 진술이 명확하지 않고 일관성이 없다면, 다른 진술도 다 의심을 해봐야 한다. 환자의 상태를 정확히 판단한 후에 진단이 행해져야 한다. 질문지에는 환자의 기록이 보안유지됨을 언급해야 한다. 기록을 볼 수 있는 사람은 오직 진료실 내 치과의사와 환자의 담당의사 뿐이다. 환자가 질문을 정확히 이해하고 대답한 사실을 증명하기 위한 서명란도 필요하다.

특히 전신질환 질문지는 술자가 적절한 조치를 행하지 않을 경우 환자의 생명을 위협할 수 있는 질환도 포함하고 있어야 한다. 다른 질환보다도 우선적으로 심혈관계 질환을 고려해야 한다. 협심증, 심근경색, 심잡음, 류마티열 등이 있는 환자에게는 환자를 보호하기 위한 적절한 과정이 행해져야 한다. 간염, 천식, 당뇨, 신장질환, 성병, 발작, 인공관절, 인공판막, 알러지 등과 같은 다른 질환도 주의를 기울여야 한다. 약물과 고무(latex) 등 치과진료실에서 사용되는 물건에 대한 알러지도 알고 있어야 한다. 항응고제, 스테로이드, 고혈압 약물 및 복용하고 있는 다른 약물에 대해서도 철저히 파악하고 있어야 한다.[1] 여성 환자(결혼하지 않은 어린 여성이라 할지라도)의 경우 임신 가능성에 대해 물어봐야 한다. 전신 병력은 매년 새롭게 업데이트해야 한다. 위생사나 보조 인력은 전신 병력이 지난 내원때와 달라진 점이 있는지 확인하고 기록지에 기록하며, 의사에게 알려야 한다.

환자가 설문지를 기록한 후, 의사는 기록지를 철저히 검토해야 한다. 환자가 진술한 내용을 잘 이해하고 있는지 파악하는 것도 중요하다. 신경질적이거나 정신이상적인 행동을 보일 경우 기록해야 한다. 인터뷰를 통해 환자가 진술한 내용을 주치의에게 확인할 필요가 있는지 판단해야 한다. 만약 의심스러운 점이 있으면 담당 주치의에게 전화를 걸어야 한다.

서식 1-1은 전형적인 설문지 형태이다.[2] 다른 법적으로 중요한 서식(서식 1-2)은 치료과정에 동의하는 내용을 포함해야 한다.[2]

HIPAA

치과의사는 HIPAA(Health Insurance Portability and Accountability Act of 1996) 규정을 따라야 한다. HIPAA는 Employee Retirement Income Security Act(ERISA)를 포함한 모든 건강계획과 health care clearing houses, 그리고 전산을 통해 건강정보를 전송하는 치과의사들에게 표준화된 형식을 사용하도록 요구한다. HIPAA 산하에 health와 human service를 제공하는 부서는 환자의 전산상 건강정보를 보호하기 위해 보안규정을 따라야 한다. 환자의 신원정보, 건강검진, 지불내역 등에 대한 모든 정보를 보호해야 한다. 거래는 항의와 송금, 적합한 요구와 반응, 항의 상태와 응답 등을 포함한다. 개인적으로 교육에 도움이 되는 도구(self-training kit)는 미국치과의사협회(ADA)에서 구입할 수 있다. 전산화 과정은 표준화되어 있어 공급자의 생활을 편안하게 한다.[3]

병력 기록서

환자 이름 ______________________ 생년월일 ______________________
의사 이름 ______________________ 전화번호 ______________________

다음 질문을 읽고 가능한 모든 질문에 답하세요.

1. 당신은 당신 스스로 건강상태가 좋다고 생각하십니까? **예 아니오**
2. 당신은 지금 또는 과거 몇 년 내에 의사의 진료 하에 있었습니까? **예 아니오**
3. 당신은 피임약을 포함해서 어떤 약물을 복용하고 있습니까? **예 아니오**
   있다면 약이름과 처방 이유를 서술하세요: ______________________
4. 심장이나 혈액에 문제를 갖고 있습니까? **예 아니오**
5. 당신이 심잡음을 갖고 있다는 얘기를 들어본 적이 있습니까? **예 아니오**
6. 당신은 치료 전에 항생제 투여가 필요합니까? **예 아니오**
7. 지금 또는 이전에 고혈압 병력이 있습니까? **예 아니오**
8. HIV 양성반응 또는 AIDS를 갖고 있습니까? **예 아니오**
9. 간염 또는 간 질환을 갖고 있습니까? **예 아니오**
10. 류마티스성 열병 _____, 천식 _____, 혈관질환 _____, 당뇨병 _____, 류마티즘 _____, 부정맥 _____,
    결핵 _____, 정맥질환 _____, 심장마비 _____, 신장 질환 _____, 면역계 질환 _____, 기타 질환 _____
    기타 다른 것이 있으면 서술하세요: ______________________
11. 쉽게 피가 납니까? **예 아니오**
12. 심하거나 비정상적인 반응을 보인 적이 있거나 다음을 포함한 약품에 대해 알러지 반응을 보인 적이 있습니까?

페니실린	_____	이부프로펜	_____	아스피린	_____
코데인	_____	아세트아미노펜	_____	바비튜레이트	_____

다음 약품 중 어느 것을 복용하고 있습니까?

항생제	_____	디지털리스 또는 심장약	_____	항응고제	_____
나이트로 글리세린	_____	아스피린	_____	안티 히스타민	_____
안정제(Tranquilizers)	_____	경구 피임약	_____	인슐린	_____

13. 쉽게 의식을 잃습니까? **예 아니오**
14. 치과 치료나 국소 마취에 반응을 보인 적이 있습니까? **예 아니오**
15. 국소 마취에 알러지가 있습니까? **예 아니오**
16. 다른 알러지가 있습니까? **예 아니오**
    있다면, 서술하시오: ______________________
17. 신경과민으로 인한 의식상실이나 정신과 치료를 받은 적이 있습니까? **예 아니오**
18. 알코올이나 약물 중독을 경험한 적이 있습니까? **예 아니오**
19. 여성: 임신 중입니까? **예 아니오**
    수유 중입니까? **예 아니오**
20. 지금 아픈 곳이 있습니까? **예 아니오**
21. 언제 마지막으로 치과치료를 받았습니까? _____
22. 마지막 치과의사는 누구였습니까? _____
23. 당신의 건강에 영향을 미치는 치아가 있습니까? **예 아니오**
24. 출혈 또는 민감한 치은이 있습니까? **예 아니오**
25. Fen Phen 또는 유사한 식욕 억제제를 복용한 적이 있습니까? **예 아니오**
26. 흡연합니까? 그렇다면 하루 몇 갑 정도 피웁니까? **예 아니오**
27. 음주합니까? 그렇다면 얼마나 자주 합니까? **예 아니오**

나는 상기 질문들에 대한 대답이 정확하고 최선을 다해 이루어졌음을 증명합니다. 내 의학적 상태나 내가 복용한 의약품의 변경이 치과치료에 영향을 줄 수 있기 때문에, 나는 향후 진료에 있어서 어떠한 변경 사항도 치과의사에게 알리는 것이 중요함을 인식하고 이에 책임지는 데에 동의합니다.

서명 ______________________ 날짜 ______________________

서식 1-1.

시술동의서

나는 의사 ______________________ 및 보조자에게 나와 내가 부양하는 사람의 치아 건강을 유지하기 위해 필요하거나 타당하다고 여겨지는 과정(여기에는 회복, 완화, 건강 유지 또는 외과적 치료와 관련하여 처방되는 진정제(아산화질소 포함), 마취제, 치료약물 및 건강보조제의 투약을 포함함)을 수행할 수 있는 권한을 부여합니다.

나는 국소 마취제의 사용이 부적당한 반응 또는 bruising, 혈종, 심장 자극, 근육 고통, 그리고 일시적 또는 드물게 영구적인 감각이상 등과 이를 포함한 부작용을 야기할 수 있음을 이해합니다.

나는 치과치료의 부분으로서 세척과 모든 종류의 충전(filling)을 포함한 기본적인 치과의술과 같은 예방적인 과정에서 치아가 민감하거나 또는 심지어 치료 도중 또는 치료 완료 후 꽤 고통스러울 수 있다는 것을 이해합니다. 오랜 진료 후에 턱 근육에 통증이 있을 수 있습니다. 드물기는 하지만 혀, 뺨 또는 다른 입 조직이 일상적인 치과치료 과정 동안 벗겨지거나 찢어질 수 있습니다.

나는 치과치료 과정에서 크라운, 작은 치과 도구, 드릴, 기타 다른 기구들이 기도로 흡입되거나 삼킬 수 있다는 것을 이해합니다. 이러한 특별한 상황은 내과의사 또는 병원에 의해 수행되는 일련의 과정(X-ray 촬영)이나 드문 경우에는 기관지경 또는 안전한 제거를 보장하는 다른 과정들을 필요로 할 수 있습니다.

나는 예방 및 치과 술식 과정에서 바람직한 결과를 얻기를 희망하면서 행하지만, 결과가 좋거나 좋지 않을 수도 있는 치료와 관련된 잠재적이고 심각한 위험이 발생할 수 있으며, 이 모든 위험들을 나의 이익과 내 아이 또는 피보호자의 이익을 위해 자발적으로 받아들입니다. 나는 앞으로 행해질 치료 과정의 목적이 나에게 설명되었으며, 필요하다면 내가 질문할 기회가 주어졌음을 인정합니다.

환자명 ____

서 명 ____

증 인 ____

서식 1-2.

신체검사

임상가와 위생사 및 보조 인력은 생징후 검사(vital sign)부터 시작해야 한다. 이것은 환자가 몰랐던 전신적 문제를 발견할 수 있고, 앞으로의 평가에 좋은 기준을 제공할 수 있다. 혈압과 맥박을 측정하는 방법은 그림 1-1에서 보여주고 있다.

혈압상승은 종종 있는 일이지만 기계가 정확하지 못한 경우에도 종종 일어난다. 정확한 측정을 위해 치과의사는 주기적으로 표준화된 수은 기기로 장비를 보정해야 하며, 주기적으로 직원들을 교육해야 한다. 자동혈압측정기를 사용할지라도 에러를 줄이기 위해 적절한 교육이 필요하다.

고혈압이 있는 수백만의 사람들 중에서 상당수가 이를 알지 못하는 경우가 많다. 치과팀은 측정을 통해 생명을 위협할 수 있는 중요한 질환을 발견할 수 있어야 한다. 현재 연구에 의하면 미국인구의 1/3이 고혈압(수축기 혈압이 140mmHg 이상 또는 이완기 혈압이 90mmHg 이상인 경우)이 있는 것으로 알려져 있다. 또한 인구의 1/4은 고혈압전단계(수축기 혈압이 120~140mmHg 사이 또는 이완기 혈압이 80~90mmHg 사이)이다.[4](최근 경향은 이 책과 표 1-1에 언급된 수치보다 더 조심스럽게 접근한다.)

정상수치와 고혈압 수치를 표 1-1에서 보여주고 있다.

이완기와 수축기 혈압으로 고혈압을 분류하는 것이 가장 적합한 방법으로 여겨지고 있다. 혈압이 115/75mmHg 이상으로 점차적으로 높아질수록 뇌졸중이 발생할 위험도 높아진다.

1단계 고혈압에 있는 환자의 15~20%가 건강센터에서 혈압이 상승한다. 이런 일시적인 혈압상승은 노인이나 고혈압 치료를 받는 환자에서 자주 나타나며, 병원 내에서 이들 환자의 혈압을 낮춰야 하며, 평상시 혈압(ambulatory blood pressure)에 영향을 미쳐서는 안 된다.

경미하거나 중등도 이상의 혈압이 측정되었을 경우 고혈압 치료를 위해 담당주치의에게 의뢰되어야 한다. 환자는 치료를 시작하기 전에 혈압을 측정해야 한다. 필요시 환자의 긴장을 감소시키는 프로토콜(anxiety control protocol)을 시행해야 한다(표 1-2).

심각한 혈압상승을 보일 경우 치료를 미루고 담당주치의 또는 응급실로 의뢰해야 한다. 이런 환자들은 급작스런 뇌졸중으로 희생될 수 있다.

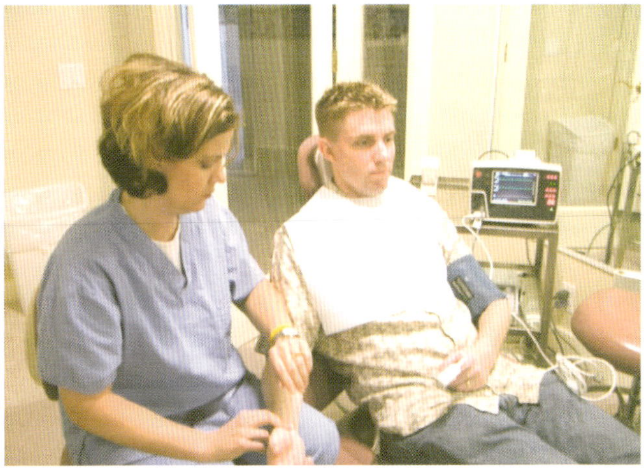

그림 1-1. 혈압과 맥박. 수은 혈압계가 표준으로 여겨지나 현재 대부분의 병원에서는 디지털 장비를 사용한다.

표 1-1. 고혈압 분류

수축기 혈압	이완기 혈압	분류
< 120	< 80	정상
120~139	80~89	고혈압 전단계
140~159	90~99	1단계 경미한 고혈압
> 160	> 100	2단계 중등도 고혈압
> 200	> 110	3단계 심각한 고혈압

맥박도 측정하고 기록해야 한다. 가장 일반적인 방법은 검지와 중지를 환자의 손목에 위치하여 요골동맥(radial artery)을 측정하는 것이다(그림 1-1).

심박동수는 30초간 맥박을 측정하여 2를 곱한다. 그렇게 함으로써 1분 동안의 박동수를 측정할 수 있다. 만약 맥박이 약하고 불규칙할 경우 환자가 주치의로부터 의뢰 회신서를 받아올 때까지 전기적인 치료를 시행해서는 안 된다.

머리와 목 부위 검사

치과에서 환자의 신체적 검사는 구강 내와 머리, 목 부위를 주로 관찰하게 되지만, 임상가는 환자가 휴식 상태에 있을 때 다른 부위에 이상증후가 있는지도 살펴보아야 한다.

신체검사는 4가지 방법으로 행해진다: 시진(inspection), 촉진(palpation), 타진(percussion), 청진(auscultation, 청진기를 이용하여 심장, 폐, 혈액의 소리를 들음). 또한 치과의사는 피부 결(texture)과 머리, 목, 다른 노출된 부위의 피부를

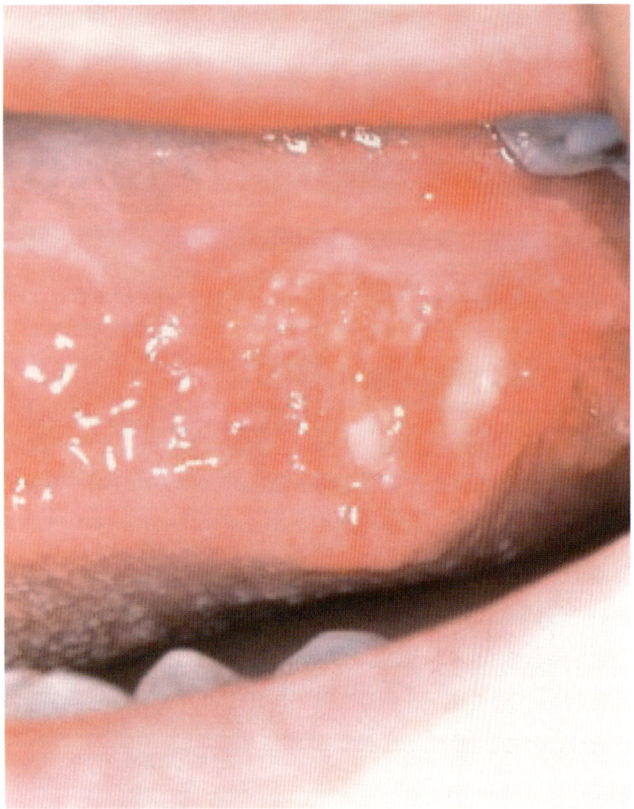

그림 1-2. 혀의 측방부에 있는 상피암종(squamous cell carcinoma).

표 1-2. 스트레스 감소를 위한 프로토콜(Antianxiety protocol)

1. 약속 전날 숙면을 위해 수면제를 처방한다(Ambien 10mg).
2. 수술 2시간 전 긴장을 줄여주기 위해 진정제를 처방한다.
3. 아침에 약속을 잡고 대기 시간을 줄인다.
4. 수술과 관련되지 않을 대화로 환자를 안심시킨다.
5. 불편감이 예상될 때는 미리 환자에게 알려주고 술식을 진행한다.
6. 외과기구와 주사바늘은 시야에서 보이지 않도록 한다.
7. 질소가스(nitrous oxide oxygen)를 투여한다.
8. 국소마취를 충분히 지속될 수 있도록 투여한다.
9. 1:100,000 에피네프린을 사용하고, 30분 이내에 성인에게 투여할 수 있는 최대용량은 0.04mg이므로 4ml 이상 투여해서는 안 된다.
10. 가능하다면 충분히 모니터하면서 정맥으로 진정요법(intravenous sedation)을 시행한다.
11. 수술 후 주의사항을 충분히 설명하고 안내지를 준다.
12. 효과적인 진통제를 투여한다.
13. 문제가 발생했을 때 연락할 수 있는 전화번호를 준다.
14. 질문이 있거나 문제가 발생했는지 여부를 저녁에 전화 걸어 물어본다.

주의 깊게 살펴보아야 한다. 악하 림프절과 두경부 림프절도 촉진해야 한다. 또한 얼굴의 좌우 대칭 여부, 눈 운동, 결막 색깔, 종괴 존재 여부 등도 조사해야 한다. 구강 내는 철저히 검사해야 하며, 구인두, 혀, 구강저, 구강점막, 비정상적인 구조물의 존재 여부 등을 살펴보아야 한다.

병소가 의심되는 부위

병소가 의심되는 모든 부위는 생검을 시행해야 한다. 미국 치과의사협회 지침에 따르면, 14일 이상 비정상적인 소견이 지속될 경우 생검을 시행하도록 되어 있다. 채취한 조직은 구강병리 실험실로 보내며, 일반적으로 조직학적 검사를 시행하는 lab에서 조직을 담는 용기에 대한 비용은 따로 청구하지 않는다. 적색병소와 백색병소 혹은 두 개의 복합병소는 심각한 상황임을 인지해야 한다. 그림 1-2를 보면 구강암 양상이 공격적이고 파괴적임을 볼 수 있다. 담배나 알코올 등 위험요소가 없는 사람과 심지어는 어린아이에게서도 발견될 수 있으므로 철저한 검사가 필수적이다.

스트레스 감소

환자를 안심시켜 줄 적절한 방법이 필요하다(표 1-2).

치과환자에게 영향을 미칠 수 있는 질병 및 환경

검사를 마친 후에 임상가는 환자의 상태에 대해 잘 알고 있어야 한다. 대부분의 사람들에 있어 일반적인 치과치료는 위험이 없다. 때문에 치과의사들은 무감각해져서 위험한 환자들이 왔을 때도 환자의 상태를 정확히 파악하기 위한 과정을 밟지 않는 경우가 있다. 전신질환이 있는 환자들을 다룰 때는 신중하고 체계적인 접근이 필요하며, 이 방법만이 합병증을 줄일 수 있다. 임상가가 가장 흔히 접하는 질병은 다음과 같다.

심혈관계 질환

심장으로 가는 혈관이 점차 좁아지면서 산소 요구량과 공급량에 차이가 생기게 된다. 운동, 소화, 수술 시 걱정 등이 산소

요구량을 증가시킨다. 심장근육이 허혈이 되었을 경우 가슴을 압박하고 팔, 목, 턱으로 전달되는 통증이 발생된다. 다른 증상으로는 땀을 흘리고 심박수가 점차 느려지게 된다. 이런 증상을 **협심증**이라 한다. 협심증은 적절히 약물처치와 산소공급이 이루어진다면 가역적인 상황이 된다. 진료실에서 산소, nitroglycerin, 아스피린 등을 사용할 수 있다.

만약 검사과정 중 환자가 심장으로 공급되는 혈액이 폐쇄된 적이 있다면 사전에 주의가 필요하다. 술자는 환자에게 필요한 약을 처방하고, 치료 시작 전에 기본적인 측정을 시행해야 한다. 그럼으로써 외과적 술식 과정에서 협심증이 발생하는 경우를 줄일 수 있다. 이런 상황이 쉽게 발생되는 환자의 경우 추가적인 산소 공급이 요구된다. 구강약물이나 질소를 이용한 진정요법이 환자의 긴장 완화에 도움이 된다. 만약 환자가 진료 도중 협심증과 같은 통증을 호소한다면 술자는 그 즉시 응급시스템을 가동시켜야 한다(119에 전화). 다음 약속 전에 환자의 담당 주치의에게 의뢰를 해야만 한다.

심장질환이 있는 환자에게 에피네프린이 함유된 국소마취를 사용하는 것은 논란의 대상이 되고 있다. 그러나 일반적으로 위험보다는 이점이 많다. 통증으로 인한 내분비성 아드레날린의 급작스런 증가는 적은 양의 혈관수축제보다 더 위험할 수 있다. 그러나 이들 환자에게 사용할 경우 국소마취제의 양이 4ml를 넘지 않도록 하며, 1:100,000 농도의 에피네프린을 사용하고 성인의 경우 30분 내에 0.04mg이 넘지 않도록 한다.[1]

치료 중에 규칙적으로 생징후를 측정해야 하고 자연스럽게 지속적으로 말을 걸어야 한다. 항상 nitroglycerin과 이용할 수 있는 산소는 비치해 두어야 한다.

치과의사는 환자가 협심증 이외의 질환을 가질 수 있으니 주의해야 한다.

심장마비 또는 **심근경색(MI)** 시에 다음의 증상이 나타날 수 있다:

1. 사라지지 않은 흉통
2. 사라졌다가 다시 생기는 흉통
3. 점점 더 악화되는 흉통[5]

만약 증상이 지속된다면 술자는 환자를 응급실로 옮기고 응급시스템을 가동시켜야 한다(119).

심근경색

심근경색(myocardial infarction) 병력이 있는 환자는 주의를 요한다. 관상동맥 폐쇄를 인지하고 즉각적인 치료를 시행해야 한다. 허혈된 부분은 기능을 하지 못하게 되고 때때로 괴사에 이르게 된다. 손상이 심하지 않은 부위는 대부분 치유가 되나 그 부위로 인해 비정상적인 박동을 일으키게 된다.

심근경색이 있는 환자들을 다루는 방법은 다음과 같다(미국 심장학회의 권장사항):

1. 환자들의 담당의사에게 협의진료 의뢰
2. 정기적인 치료는 심근경색 발생 6개월 이후로 미룬다.
   협진의뢰 후 걱정 감소하는 프로토콜을 시행한다.
   치과치료 시 충분한 산소를 공급한다.
3. Nitroglycerin을 항상 사용할 수 있도록 준비한다. 외과적 치료가 필요시에는 구강악안면외과 전문의에게 의뢰한다.[6]

심장혈관우회수술을 받은 환자

심장혈관우회수술(heart bypass graft)을 받은 환자들의 경우 6개월 이내에 치과치료를 진행해서는 안 된다. 이는 일반적으로 합병증이 없는 경우 창상치유 시 소요되는 시간이고, 그보다 더 길어질 수도 있다. 가능한 한 항상 환자를 편안하게 해야 하며, 생징후를 신중하게 관찰해야 한다. 심장질환이 있는 환자의 경우 pulse oximeter가 유용한 측정기구이다. 만약 진료실에 심장을 모니터할 수 있는 기기(EKG 같은)가 있다면 부정맥을 감지하는 데 사용할 수 있다.

울혈성 심장질환

심근이 효율적으로 기능하지 못할 경우 이 질병이 발생한다. 심장이 순환에 필요한 공급을 못할 경우 혈액은 저류되고 역류하기 시작한다. 주로 영향을 미치는 곳은 폐, 간, 장간막 혈관이다.

울혈성 심장질환(congestive heart failure)에서는 자세성 호흡곤란(orthopnea), 관절부종, 호흡곤란 등의 증상이 나타난다. 자세성 호흡곤란은 환자가 누워있을 때 가쁜 숨을 내쉰다. 환자는 상체가 높은 상태로 잠을 잘 때 좀 더 호흡이 용이하고 편안함을 느낀다. 이런 환자들은 보통 체액을 감소시키는 약물을 복용하고 있다. 또한 심부담을 줄이기 위해 베타-blocker 또는 calcium channel blocker를 복용할 수 있다.

약물로 잘 조절되고 있는 환자에서는 일반적인 치료나 치과수술을 진행할 수 있다. 술자는 환자를 편안하게 안심시키는 과정(anxiety control)부터 시작해야 하며, 수술 중에는 산소를 충분히 공급해야 한다.

임상가는 심장질환이 있는 환자를 치료할 경우 응급상황에 대처할 수 있어야 하며, 만약 그렇지 못할 경우 전문의에게 의뢰해야 한다.

간질환

간 손상이 있는 환자의 경우 감염성 질환이 있거나 알코올 중독인 경우가 많으며, 특별한 주의가 필요하다. 또한 간에서 대사되는 약물은 용량을 줄이거나 피해야 하며, 술자는 처방하는 약의 대사기전을 잘 알고 있어야 한다. 간에서 생성되는 응고 인자가 감소하기 때문에 환자는 출혈경향이 있을 수 있다. 간질환이 심한 환자의 경우 partial prothrombin time (PTT)과 prothrombin time(PT)으로 출혈성향을 측정할 수 있다. 간질환(liver dysfunction)이 있는 환자의 경우 전염성이 있으나 일반적인 감염방지를 통해 예방할 수 있다.

당뇨

당뇨(diabetes)는 인슐린 의존성 당뇨와 인슐린 비의존성 당뇨로 분류한다. 인슐린 의존성 당뇨는 어린 나이에 발병하며, 인슐린 비의존성 당뇨가 주로 여러 가지 문제를 일으킨다.

짧은 기간 동안 혈당 농도가 증가했을 때는 크게 위험하지 않으나 인슐린 섭취 후 저혈당증이 나타났을 경우 의식상실 또는 인슐린 쇼크가 나타날 수 있다. 이 경우 환자를 안정화시키기 위해 glucose를 섭취하도록 한다. 환자가 의식이 있을 경우 오렌지 주스를 마시는 것이 효과적이다. 응급구조상자(emergency kit)는 안전하게 글루코오스를 공급할 수 있도록 한다. 인슐린 의존성 당뇨환자의 치과처치 방법은 다음과 같다.

1. 당뇨가 잘 조절되어야 하며, 치료를 진행하기 전에 담당 주치의 의뢰서를 확인한다.
2. Anxiety reduction protocol을 시행하되 깊은 의식하 진정요법은 피한다.
3. 시간이 오래 걸리는 과정은 피하고, 아침으로 짧은 시간 진료를 시행한다.
4. 치료를 진행하기 전에 무엇을 먹었는지, 내용물이 인슐린과 균형을 이루는지 확인한다.
5. 환자의 생징후를 계속 확인한다.
6. 환자에게 일상적인 아침식사와 인슐린양을 투여하도록 한다.
7. 술후 인슐린양을 조절하여 칼로리와 균형을 이룰 수 있도록 하며, 음식섭취가 어려워 균형이 깨질 경우, 담당 주치의에게 의뢰한다.
8. 저혈당증 징후가 있는지 살펴본다.
9. 감염이 있는 환자는 지속적으로 살펴보며, 감염방지를 위한 조치를 행한다. 감염소견이 보일 시에는 적극적으로 치료를 시행한다.
10. 주스, 글루코오스 팩 등을 사무실에 비치하여 언제든지 사용할 수 있도록 한다.[1]

표 1-3. 저혈당 증상

잦은 소변	창백함
심한 갈증	땀을 흘림
심한 허기현상	피로 증가
비정상적인 체중 감소	의식변화
과민한 반응	희미한 시야(blurry vision)

인슐린 비의존성 당뇨일 경우 당뇨가 잘 조절되고 있다면, 특별한 주의가 필요치는 않다.[7] 표 1-3에서 저혈당 증상을 설명하고 있다.

출혈

출혈성 질환은 제10장에서 다루고 있다.

간질

간질(epilepsy)의 가장 일반적인 타입은 grand mal episode이다. 이러한 발작은 뇌가 자발적으로 탈분극될 때 일어난다. 치료를 진행하기 전에 다음과 같은 질문을 먼저 시행

한다:

- 어떤 종류의 간질입니까?
- 약을 복용 중입니까?
- 발작이 일어나기 전에 어떤 전조증상이 있습니까?

간질약은 중추신경억제제이며, 대부분 Dilantin, Phenobarbital, Tegretol과 Depakote을 복용한다.

환자나 가족들로부터 발생빈도, 발작의 강도 및 지속시간 등을 알아본다.[7] 일반적으로 발작은 1~3분 정도 지속된다. 만약 5분 이상 지속될 경우 생명이 위험할 수 있다. 1~2분 발작 후 환자는 매우 피곤하기 때문에 보통 의식을 잃게 된다. 발작을 일으키는 동안 할 수 있는 것은 외상이 생기지 않도록 환자를 보호하는 것이다. 환자를 바닥으로 옮기려고 할 필요 없다. 술식을 진행하기 전에 환자의 입에 개구기(mouth prop)를 실로 묶어 넣는다. 발작을 일으키는 동안에는 개구기를 입에 넣는 과정에서 치아나 치은에 손상을 줄 수 있기 때문에 넣으려고 시도하지 않도록 한다. 이런 환자들은 약물 복용 후 적절한 시간 안에 치료를 진행한다. 가족과 상의 후 믿을 만한 보호자에게 환자를 맡긴다.

임신

임신(pregnancy)한 여자는 환자뿐만 아니라 아이도 생각해야 한다. 약물이나 방사선으로 인한 태아의 손상 가능성에 대해 심각하게 고려해야 한다. 수술은 출산 후로 미루는 것이 좋다.

임신 중이나 수술이 필요한 환자는 다음과 같이 치료해야 한다. FDA에서는 태아에 미치는 영향에 따라 약물을 A, B, C, D, X로 분류하고 있다. A가 가장 안전한 약물이며, D와 X가 가장 안전하지 못하다. D와 X그룹 약물이 가장 기형유발 요소가 높으나 C와 B의 경우에도 용량에 따라 주의를 기울여야 한다.[8,9]

아세타아미노펜(acetaminophen), 페니실린(penicillin), 코데인(codeine), 에리스로마이신(erythromycin), 세팔로스포린(cephalosporin) 등은 가장 안전하게 여겨지는 약물들이다. 아스피린(aspirin)과 이부프로펜(ibuprofen)은 출산 후 출혈 및 분만지연 등의 문제가 발생되므로 사용하면 안 된다.[7]

출산이 가까워진 환자의 경우 supine position으로 오랫동안 두었을 때 대정맥에 압박을 주어 혈액의 흐름을 방해하므로 이를 피해야 한다. 임신초기나 말기의 경우 정말 필요한 경우가 아니면 치료를 안 하는 것이 좋다. 치료 시행 시에는 담당 주치의에게 의뢰서를 받도록 하며, 세심한 주의를 기울여야 한다.

표 1-4. 수유 중에 고려해야 하는 약물

조심스럽게 사용할 수 있는 약물	태아에 유해한 영향을 미치는 약물
아세타미노펜(Acetaminophen)	Ampicillin
항히스타민(Antihistamines)	Aspirin
코데인(Codiene)	Atropine
에리쓰로마이신(Erythromycin)	Barbiturate
불소(Flouride)	Chloral hydrate
리도카인(Lidocaine)	Diazepam
Meperidine	Metronidazol
Oxacillin	Penicillin
Clindamycin	Tetracyclines

수유

모유에 포함되어 아이에게 영향을 줄 수 있는 약물을 처방해서는 안 된다. 일부의 약물만이 치과치료 시에 사용될 수 있다. 이런 약물에는 하이드로코티존(hydrocortisones), 테트라싸이클린(tetracyclines), 메트로니다졸(metronidazole), 아미노글라이코싸이드(aminoglycosides) 등이 있다.

수유(breast-feeding) 중일 때는 아이의 나이와 키 등에 따라 적절한 약물을 처방해야 한다. 아이의 나이가 많을수록 약물로 인한 부작용이 발생할 가능성이 적다. 약물을 복용하는 기간도 영향을 미친다. 아이엄마의 주치의가 처방해준 약이 아니면 장기간 복용하는 것은 피해야 한다. 일반적으로 아이에게 처방해도 되는 약물일 경우 수유 중인 엄마에게도 처방이 가능하나 약물을 투여하는 기간이 짧아야 한다.[8] 표 1-4에서 유해한 약물과 조심스럽게 사용해야 하는 약물을 나열하였다.

기본적인 생명 구조법

모든 병원의 직원은 기본적인 생명구조법(basic life support) 훈련 프로그램에 참석하는 것이 필수적이다. 여기서는 그 방법에 대하여 간략히 살펴보겠다.

응급상황을 다루는 과정은 **PABCD**이다. 이 과정은 심장마비뿐 아니라 모든 응급상황에 다루어진다.

P 자세(Position)
A 기도확보(Airway)
B 호흡(Breathing)
C 순환(Circulation)
D 치료(Definitive treatment)

각각의 철자에 대한 요약된 설명은 다음과 같다.

P. 환자의 자세

환자의 자세확보는 첫 번째 단계이다. 적절한 자세는 환자의 의식이 있을 때 환자가 가장 편안하게 느끼는 자세이다. 심박정지의 경우에 환자의 등을 평평하게 해주는 것이 필요하다. 천식환자는 앉아있는 자세가 호흡하는 데 도움을 준다. 환자가 의식이 있다면, 그는 당신에게 어떠한 자세가 가장 편안한지 말해줄 수 있다. 환자가 의식이 없다면, 발을 약간 위로 한 상태로 환자를 평평하게 놓아야 한다. 환자가 의식을 잃는 가장 일반적인 이유는 저혈압이다. 환자의 발이 약간 위로 올려진 상태에서 뇌로 더 많은 혈액을 공급할 수 있고, 이것이 뇌를 자극한다. 환자가 수평으로 또는 반듯이 누운 상태에서 호흡할 수 있을지라도, 머리는 심장과 같거나 낮은 위치에 있어야 한다.

A. 기도확보

두 번째는 기도확보이다. 기도확보는 의식이 없는 환자에게 중요하다. 머리는 뒤로 기울이고, 턱은 위로 올린다. 한손은 이마 위에 놓고, 다른 손의 두 손가락을 머리를 뒤로 돌리기 위해 하악 위에 놓는다. 혀는 하악에 연결되어 있기 때문에 하악을 앞으로 밀면, 혀도 앞으로 움직인다. 이로 인해 환자의 기도가 열려 호흡할 수 있고, 환자에게 숨을 불어넣어줄 수도 있다. 입이나 목구멍에 어떤 이물질도 없도록 해야 한다.

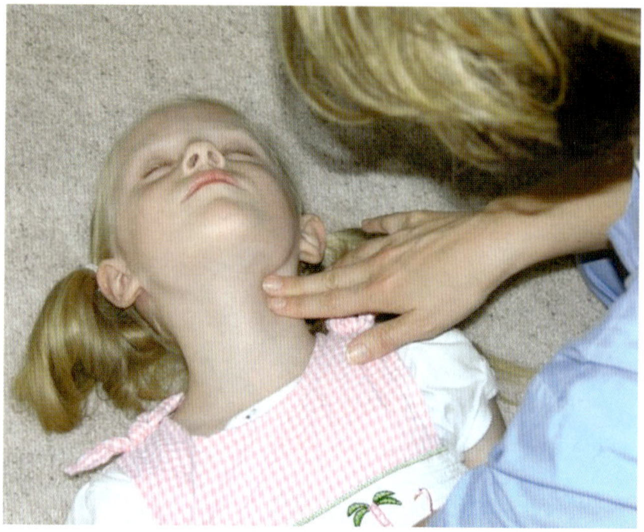

그림 1-3. 맥박 체크. 맥박 체크의 40% 정도가 실패한다.

B. 호흡

구조자는 귀를 환자의 코에서 1인치 정도 떨어진 위치에 대고 호흡음을 들어야 한다. 동시에 가슴을 보고 움직이는지 살펴보아야 한다. 만약 가슴이 움직인다면, 환자가 호흡하려고 시도하고 있다는 것이지만 그것이 환자가 호흡함을 의미하는 것은 아니므로 주의해야 한다. 환자는 기도에 이물질이 있을지 모르므로 입이나 코를 통해 공기가 드나드는 것을 느끼는 것이 필수적이다. 심장마비 환자의 경우에 환자는 수평상태여야 하며, 심장이 머리보다 더 높이 놓여져서는 안 된다. 혈액을 뇌에 공급하기 위해 다리를 약간 올릴 수 있으나, 심장이 머리보다 더 높을 경우 호흡은 더 어려워지게 된다.

환자가 호흡하지 않고 있다면, 그것은 무호흡(apnea)이라 한다. 구조자는 희생자의 혈액에 산소를 공급하기 위해 인공호흡을 해야 한다.

C. 순환

머리를 기울이고 경동맥 맥박을 체크해야 한다. 경동맥 맥박을 체크하는 방법을 아는 것이 필수적이다. 연구결과에서는 의료계 종사자나 응급처치 요원에 의한 맥박 체크 중 약 40% 정도가 실패한다고 알려져 있다. 경동맥 맥박을 측정하기 위해서는 머리를 기울이고 손가락을 갑상선이나 thyroid cartilage에 놓은 후, 흉쇄유돌근에 의해 형성된 목에 있는 groove 안쪽으로 경동맥이 놓여져 있으므로, 손가락으로 그

부위를 지긋이 촉진하여 경동맥 맥박을 체크해야 한다(그림 1-3). 맥박은 10초 동안 체크되어야 한다. 맥박이 느껴지지 않는다면 즉시 심장압박을 시작해야 하며, 이 과정을 통해 환자의 뇌에 산소가 포함된 혈액을 공급할 수 있다. 2005년 AHA guideline에 따르면, 심장압박을 하기 전에 순환에 대한 평가를 하지 않는 것으로 되어 있다.

D. 치료

마지막 단계는 진단이다. 의사가 문제를 진단할 수 있고 수련을 받았다면, 환자에게 적절한 처방을 줄 수 있다. 그러나 약물은 환자를 구할 수 없으나 적절한 생명 구조법은 환자를 구할 수 있음을 명심해야 한다. 치과의사가 ACLS(Advanced Cardiac Life Support) 훈련을 받지 않았다면, 구조대가 도착할 때까지 기본적인 생명 구조법을 계속하는 것이 최선이다.

임상증상(clinical signs)은 의사가 확인한 것이고, 징후는 환자가 당신에게 말한 것이다. 증상과 징후는 다음과 같다:

1. 의식 변화(altered conciousness)
2. 호흡 억제(respiratory depression)
3. 알러지 반응(allergic reaction)
4. 흉통(chest pain)[1,10]

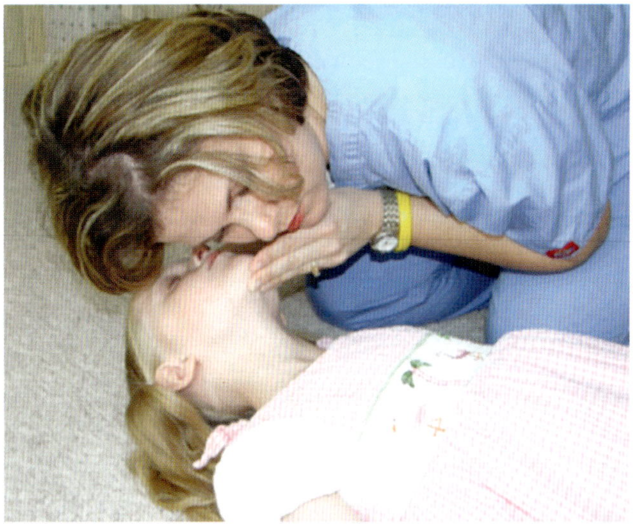

그림 1-4. 호흡소리를 들어야 한다.

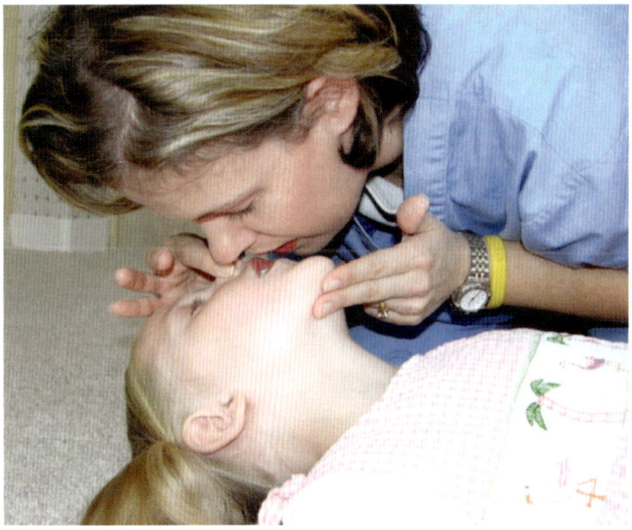

그림 1-5. 2초 동안 각각 두 번의 호흡을 불어넣는다.

기본 생명 구조법(CPR)

다음은 심폐소생법의 단계적인 개괄이다. 이 과정은 정규교육을 대체할 의도로 만들어진 것은 아니다.

심폐소생술(CPR)

1. 119에 전화하라

희생자가 반응이 있는지 확인하고 아무 반응이 없다면 119에 전화하고 환자에게 돌아와야 한다. 반드시 다른 사람에게 도움을 요청해야 한다. 대부분의 지역에는 응급 dispatcher가 당신의 심폐소생술을 도와줄 수 있다. 당신이 혼자가 아니라면, 다른 사람에게 전화하게 하고 당신은 심폐소생술을 시작하라.

2. 호흡

입안의 이물질을 제거하고, 머리를 뒤로 기울이며, 턱을 들어올리고, 호흡을 들어봐야 한다. 귀를 1인치 정도 환자의 코와 입에 가져간 후 환자가 정상적인 호흡을 하고 있지 않으면, 코를 막고 환자의 입에 술자의 입을 위치시킨다. 그리고 가슴이 올라오는 것을 볼 수 있을 때까지 불어넣는다. 호흡은 2회 시행하는데, 모든 호흡은 가시적인 가슴 상승을 달성할 때까지 충분한 부피로 1초에 걸쳐 주어져야 한다.

3. 가슴 압박

희생자가 의식이 없거나 반응이 없는 경우에는 심폐소생술을 시작한다. 가슴을 1.5~2인치 정도, 유두(nipple) 사

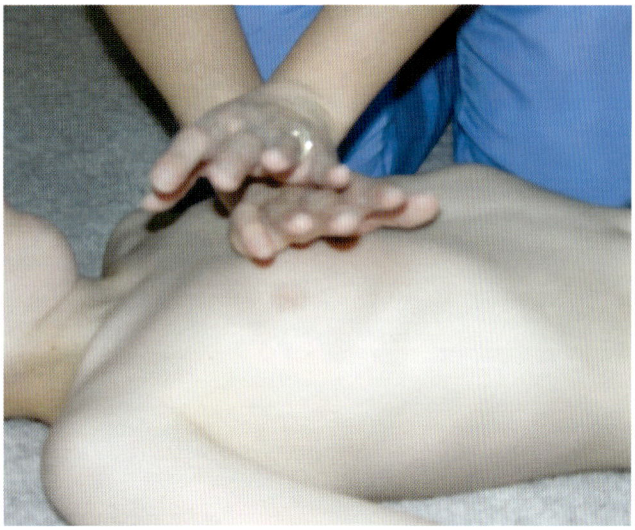

그림 1-6. 가슴 압박.

이 위치를 30번 정도 압박한다. 조그만 아이나 유아의 경우에는 가슴을 1~1.5인치 정도 압박한다. 분당 100회 정도 속도로 압박을 시행한다. 구조자는 매 30번의 압박 동안 두 번 호흡을 불어 넣어야 한다.

구조대가 도착할 때까지 심폐소생술을 계속해야 하며, 의료보조자(paramedics)는 희생자가 의료센터나 응급실로 이송될 때까지 생명구조법을 계속 시행한다.

숨막힘

환자가 목에 이물질이 걸렸을 때 즉시 처치를 행하는 것이 중요하다. 대부분의 경우에 치과의사는 이물질이 기관지(trachea) 속으로 너무 멀리 들어가서 보기 힘들어지기 전에 그것을 재빨리 제거할 수 있다. 대부분 환자가 고통스러워하면서 대개 목을 잡는데, 이것은 숨막힘(choking)의 일반적인 신호이다. 다음 순서는 어른뿐 아니라 어린이에게도 적용된다.

의식이 있으면서 숨 막히는 어른과 아이(1~8세)에 대한 응급처치법

먼저 말할 수 있거나 기침할 수 있는지를 검사한다. 할 수 없다면 다음 단계를 실행한다. 이물질이 밀려 올라올 때까지 복부 밀어 올리기를 실행한다(그림 1-7, 1-8). 가슴 밀어 올리기는 현저히 살찐 사람 또는 임신 말기의 여성에게 사용될 수 있다. 어른이나 아이가 반응이 없다면, 심폐소생술을 시행한다. 만약 목이나 입에 이물질이 보인다면 제거한다.

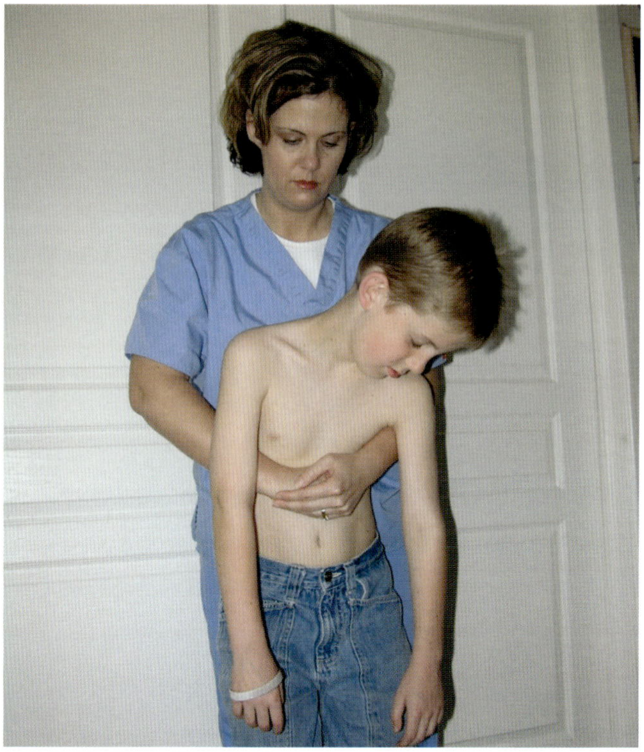

그림 1-7. Heimlich maneuver. 복부 밀어올리기를 반복한다.

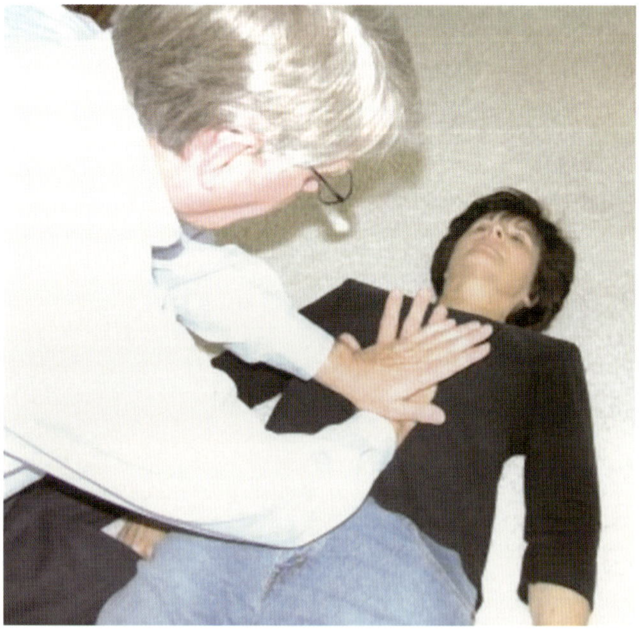

그림 1-8. 복부 밀어올리기를 위한 바닥 위치.

응급처치 구급상자

시장에 나와 있는 몇몇 응급처치 상자(emergency kit)들은 기본적인 약품과 특정한 응급상황에 도움을 줄 수 있는 기구들이 포함되어 있다.

아드레날린제는 지각과민증에 즉각적인 도움을 줄 수 있는 유일한 약물이지만, 증상이 시작된 최초 몇 분 안에 투여되어야 한다. 이것은 미리 주사기 안에 약물이 담겨있는 유일한 약물이다(그림 1-9). 필요시 아드레날린제는 옷을 통과하여 대퇴부 안으로 투여될 수 있다. 환자가 과민증 쇼크를 경험하고 있을 때, 아드레날린제가 없다면 환자가 회복할 수 있는 기회도 상당히 줄어든다. 당신은 5분 간격으로 세 번까지 1/1,000 비율의 아드레날린제를 1cc 투여할 수 있다. 또한 산소를 공급한다. 도움이 도착할 때까지 환자를 떠나면 안 된다.

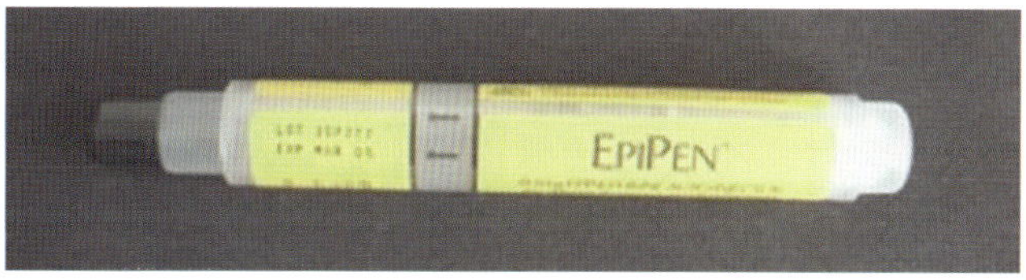

그림 1-9. 에피네프린 주사기. 응급처치 상자 안에 유일하게 미리 주입된 약물이다.

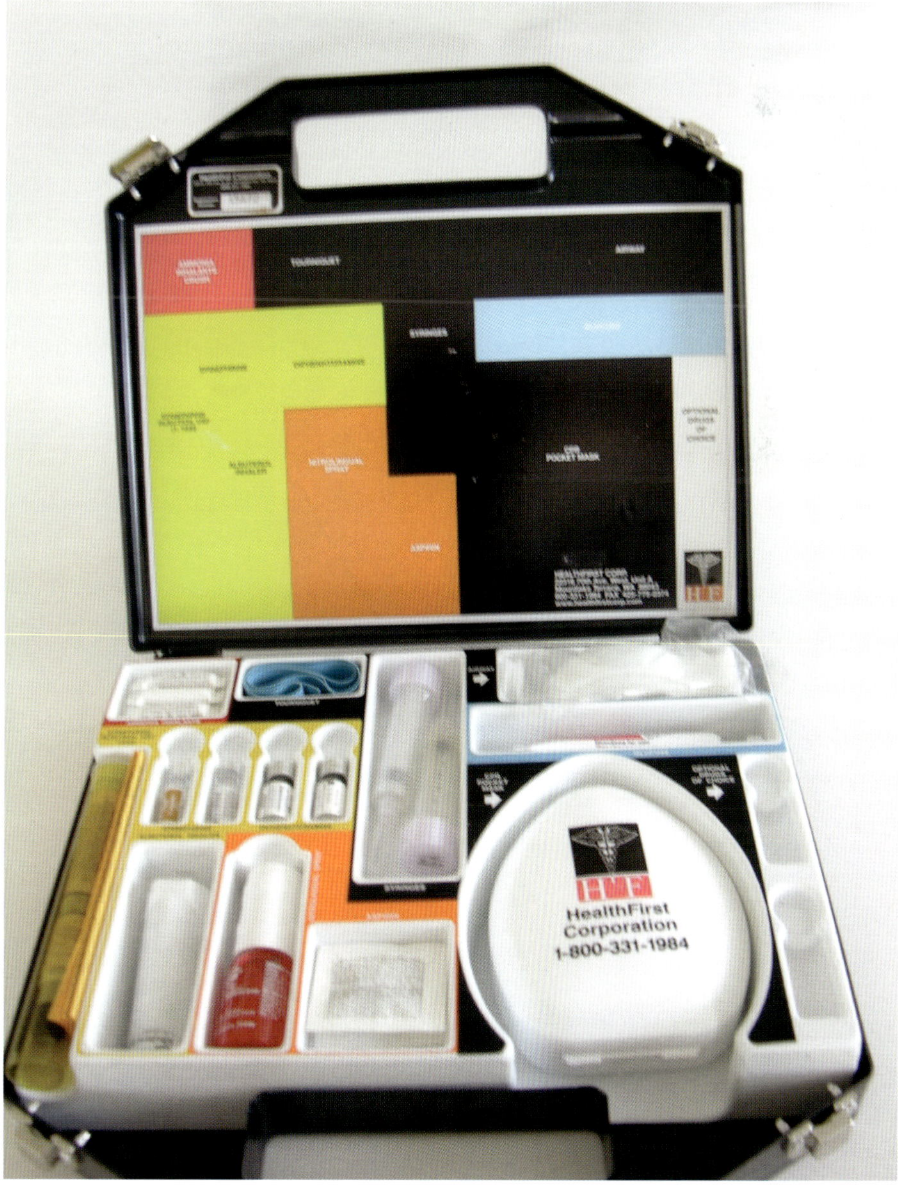

그림 1-10. 응급처치 상자.

적절한 응급처치 상자는 다음을 포함하고 있다:

1. 암모니아 흡입기
2. 지혈대(Torniguet)
3. CPR 포켓 마스크
4. 주사기에 미리 주입된 아드레날린제(1:1,000)
5. Diphenhydramine
6. Albuterol 흡입기
7. 주사기
8. Nitrolingual 스프레이 또는 Nitroglycerin 알약
9. 아스피린
10. 글루코오스

결론

많은 의학 문제들이 치과 치료와 동반하여 발생할 수 있다. 예방은 성공적이고 평온한 과정으로 가는 열쇠이다. 우리는 모든 환자들을 파악하고 그들의 건강 상태를 명확하게 알고 있어야 한다. 그들의 병력에 있어 건강 염려를 갖고 있는 각각의 환자들은 주의 깊게 다루어져야 한다. 임상가가 수술 또는 일반적인 치과치료가 환자에게 가져올 효과에 대해 알고 있지 못할 경우, 환자의 담당 주치의와의 상담이 꼭 필요하다. 우리는 발생할 수 있는 의학 문제들을 대비해야 하고 기본적인 생명 구조 치료법에 대해 충분히 이해하고 있어야 한다.

참고문헌

1. L. Peterson, E. Ellis, J. Hupp, M. Tucker. Contemporary Oral and Maxillofacial Surgery, 4th edition. St. Louis: Mosby, 2003.
2. Adapted from Professional Insurance Exchange standard consent to proceed form, March, 2005.
3. American Dental Association Health Insurance Portability and Accountability Act, HIPAA, requirements at ADA.org.
4. L. Barclay, C. Vega. The American Heart Association Updates Recommendations for Blood Pressure Measurements. Medscape Medical News, www.medscape.com, Dec., 2004.
5. S.F. Malamed. Emergency Medicine. Millennium Productions DVD, 2003.
6. Basic Life Support for Healthcare Providers, American Heart Association, 1997.
7. J. Little, D. Falave, C. Miller, N. Rhodus. Dental Management of the Medically Compromised Patient, 6th edition. St Louis: Mosby, 2002.
8. T.W. Hale, Medications and Mother Milk: A Manual of Lactational Pharmacology, 11th ed. Pharmasoft Publishing L.P., Amarillo, TX, 2004.
9. Pregnancy categories for prescription drugs, FDA Drug Bull. 1982.
10. S. F. Malamed. Medical Emergencies in the Dental Office, 5th edition. St. Louis: Mosby, 1999.

제 2 장

외과적 발치

Dr. Hussam S. Batal and Dr. Gregg Jacob

박 원 서 교수 역

서론

이 장에서는 외과적 발치와 관련된 일반적인 외과원칙, 평가와 치료기법에 대해 설명할 것이다. 기본적인 발치 술식은 외과적 발치 부분에 포함되어 설명될 것이다. 외과적 발치라고 정의되는 술식은 발치 중에 연조직 판막을 거상하고, 골을 삭제하며, 치아를 분할하는 것을 지칭한다. 대부분의 발치는 발치 겸자를 이용해 할 수 있지만 여러가지 이유로 외과적 발치가 필요한 경우가 종종 있다.

많은 경우 적절한 술전 평가가 발치의 난이도를 평가하는데 중요한 역할을 한다. 임상적, 방사선학적 정보를 적절히 평가하면 어떤 발치 방법이 가장 좋을지 판단할 수 있다. 그러나 평가가 잘 이루어졌다고 하더라도 10% 정도의 겸자발치는 결국 외과적 발치로 이행되게 된다.

외과적 발치를 가장 어려운 경우에만 한정시켜서는 안 된다. 적절한 적응증에 사용될 경우 외과적 발치는 가장 보존적이고 후유증을 줄일 수 있는 술식이다. 예를 들어, 과다한 힘이 치아에 적용되는 경우 치근이 부러지거나 인접 치조골이 골절되거나, 아니면 이것이 동시에 일어날 수 있다. 일반적으로 외과적 발치는 과도한 힘이 적용될 증례에서 우선적으로 고려되어야 한다. 외과적 발치를 시행하면 과도한 힘이 아닌 적절한 힘을 치아와 치조골에 적용할 수 있으므로 보다 더 좋은 결과를 얻을 수 있다.

기본 원칙

치과의사는 외과적 발치를 하기 전에 수술을 계획 중인 부위의 해부학적 구조물에 대한 해박한 지식이 필요하다. 외과적 발치를 고려할 때 몇 가지 기본적인 원칙은 (1) 적절한 술전 평가, (2) 적절한 기구 접근과 시야 확보를 위한 연조직 판막의 거상, (3) 치아가 제거되기에 적절한 제거경로(path of removal)의 형성, (4) 치근이나 치조골의 골절 위험을 줄이기 위한 적절한 힘의 조절, (5) 연조직 판막의 봉합이다. 이러한 원칙을 이해하고 외과적인 술기를 시행하는 것이 성공적인 외과적 발치와 양호한 창상 치유의 기본이 된다.

술전 평가

발치술은 치과에서 가장 흔하게 이루어지는 외과적 술식이다. 표 2-1에 주요 발치 적응증이 정리되어 있다.

모든 수술 이전에 환자의 의학적 과거력, 사회적 과거력, 투약 중인 약제, 그리고 알러지 반응 등에 대한 철저한 술전 평가가 이루어져야 한다. 치과의사는 발치 전에 발치할 치아에 대한 적절한 임상 및 방사선학적 술전 평가를 해야 한다. 이러한 수술 전의 평가를 통해 치과의사는 발치 난이도를 예

표 2-1. 발치의 적응증

1	-	치아우식증
2	-	치주질환
3	-	교정적 목적
4	-	보철적 목적
5	-	낭종, 종양 등 병소와 관련된 치아
6	-	방사선 치료전에 발치가 필요한 치아
7	-	항암치료전에 발치가 필요한 치아
8	-	인접치에 치주질환을 야기하는 위치 이상
9	-	두경부 감염과 관련된 치아
10	-	경제적인 이유
11	-	악골 골절 선상에 있는 치아
12	-	수복이 불가능한 파절 치아

측할 수 있고 합병증을 줄일 수 있다. 정확한 임상 및 방사선학적 검사를 통해 발생 가능한 문제를 예측할 수 있고, 이를 근거로 좋은 수술 결과를 얻기 위해 수술방법을 바꿀 수 있다.

임상검사

발치할 치아의 임상검사를 할 때 많은 요소가 고려되어야 한다. 어떠한 것들은 위험 신호이거나, 난이도 평가의 척도가 된다(표 2-2).

수술부위에의 접근성

발치할 치아로의 접근(access)이 방해될 경우에는 기구 도달도 어렵게 된다. 기구의 접근성과 시야확보를 방해하는 가장 흔한 이유는 개구제한이며, 구치부에서 문제가 된다. 접근제한의 정도에 따라서 단순한 발치가 될 수 있는 치아라도 발치겸자를 적합시킬 수 없는 경우가 있으므로, 이런 경우는 외과적인 발치가 필요하다. 개구제한의 가장 흔한 원인은 치성 감염이 저작간극으로 파급되거나 악관절 질환이 있는 경우이다. 이보다 드문 원인은 소구증(microstomia)과 방사선 치료나 화상으로 인한 근육섬유화(muscle fibrosis) 등이다.

악궁에서의 치아 위치 역시 접근에 제한을 줄 수 있는 요소이다. 상악 제3대구치의 접근은 개구제한이 없는 환자에서도 힘들다. 이것은 최대개구가 되면 오훼돌기(coronoid process)가 상악 제3대구치와 상악 제2대구치 부위로 움직이기 때문

표 2-2. 발치의 어려움을 예견할 수 있는 임상적 요소

1. 광범위한 치관 손실
2. 협측 골판의 두께(두꺼운 경우)
3. 기구 적합이 어려운 치아
4. 접근이 어려운 악궁 위치에 있는 치아
5. 고령 환자
6. 근관치료된 치아

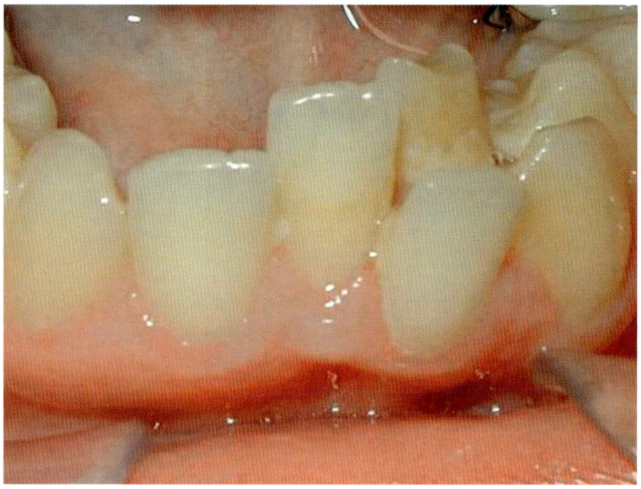

그림 2-1. 치아가 고르지 못한 경우 발치겸자의 적합이 어려울 수 있다.

이며, 이는 기구 사용에 방해가 된다. 이 부위에 접근하기 위해서는 개구량을 줄이고, 하악을 발치할 치아의 방향으로 약간 측방으로 움직이게 하면 오훼돌기가 수술부위에서 멀어져서 기구 접근이 가능하게 된다.

접근이 어려운 다른 원인으로는 심한 총생(crowding)으로 인해 임상 치관부를 이용하기 힘든 경우이다. 이러한 경우는 하악 전치부위와 소구치에서 주로 나타난다. 이러한 치아를 겸자로 발치하는 경우 인접치의 손상을 유발할 수 있다(그림 2-1).

치아의 상태

광범위한 우식이 있거나 큰 수복물이 있는 치아는 치아구조가 약해져 있기 때문에 겸자발치 시에 종종 치관부에서 파절이 일어난다(그림 2-2). 또한 치아우식이 협측이나 설측/구개측에 있는 경우에는 발치겸자를 적합시키기가 힘들게 된다. 이런 경우 외과적 발치술을 통해 겸자를 가능한 한 치근단부

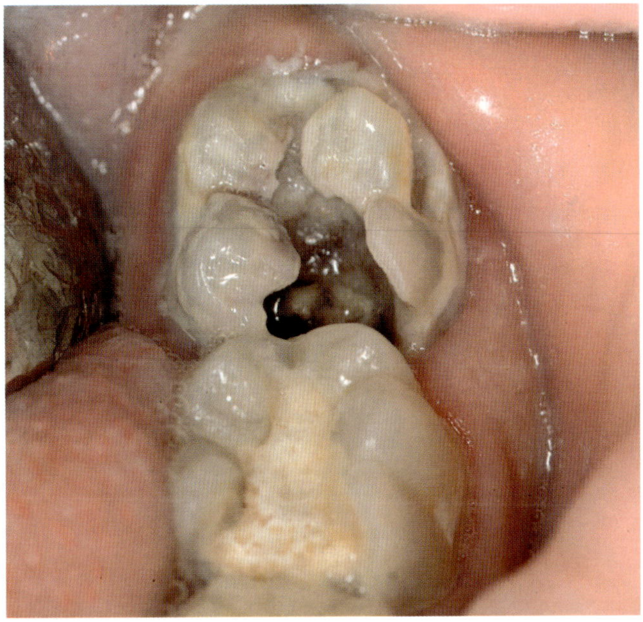

그림 2-2. 치관부를 약화시키는 광범위한 치아 우식. 이로 인해 발치 중 치관파절이 발생할 수 있으므로 외과적인 발치가 추천된다.

에 위치시켜 우식부위를 넘어 건전한 치질 위에 두어야 한다.

인접 치조골의 상태

대부분 치아의 발치는 협측골의 팽창에 의존하게 된다. 만약 협측골이 두껍거나 치밀하여 팽창하기 힘든 경우, 발치 중 치아의 파절이 일어나기 쉽다. 나이가 많은 환자의 골질은 젊은 환자보다 비교적 더 치밀하다. 이를 가는 습관이 있는 환자의 협측골은 매우 두껍고 치밀하다. 협측의 골융기(exostosis)는 협측골의 팽창을 어렵게 한다(그림 2-3). 이렇게 협측골이 두껍거나 치밀한 치아를 발치할 경우 발치 시 치아의 파절을 막고 양호한 수술 결과를 얻기 위해서 외과적 발치가 우선적으로 고려되어야 한다.

방사선학적 평가

발치 전 방사선학적 평가는 매우 중요하다. 방사선 평가에서 얻어지는 정보는 어떠한 임상정보로도 얻어질 수 없는 것이다. 치근단 방사선 사진과 파노라마 방사선 사진이 가장 흔하게 사용된다. 좋은 화질의 파노라마 방사선 사진은 전체적인 상태와 치아의 해부학적 구조, 그리고 치아와 인접구조물과의 관계를 잘 보여준다. 그러나 세밀한 정보는 치근단 방사선 사진에서 더 많이 얻을 수 있다. 파노라마 방사선 사진은

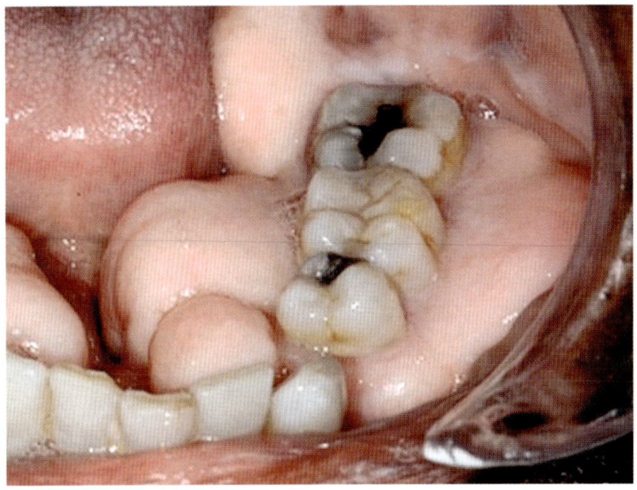

그림 2-3. 과도한 골 융기는 협측골이 팽창하기 힘들기 때문에 외과적으로 발치하는 것이 가장 좋다.

표 2-3. 발치의 어려움을 예견할 수 있는 방사선학적 요소

1. 심하게 벌어진 치근
2. 치근 만곡
3. 근관 치료한 치아(포스트나 코어 여부에 관계없이)
4. 다근치(치근이 많을수록 어려움)
5. 치근 외흡수 · 치근 내흡수
6. 과백악질증/구근상 치근
7. 긴 치근
8. 치밀한 뼈
9 . 수평치근파절

주로 제3대구치의 발치 전 평가에 이용된다. 때때로 교합촬영이 협설측 위치를 평가하기 위해 사용되는데, 매복된 견치가 그 예이다.

방사선학적 평가 시 몇 가지 요소가 고려되어야 하는데, 치아와 인접 해부학적 구조와의 관계, 치아의 형태 및 둘러싸고 있는 치조골의 상태이다(표 2-3).

치아의 해부학적 평가

방사선학적 평가에서 치근의 수와 치근이 정상적인 형태인지 우선적으로 평가해야 한다(그림 2-4). 치근의 길이와 형태 역시 평가되어야 한다. 치근이 짧고 원뿔 형태인 경우 발치가 쉽다. 길고 얇으며 굴곡이 심한 치아인 경우 발치가 어렵고,

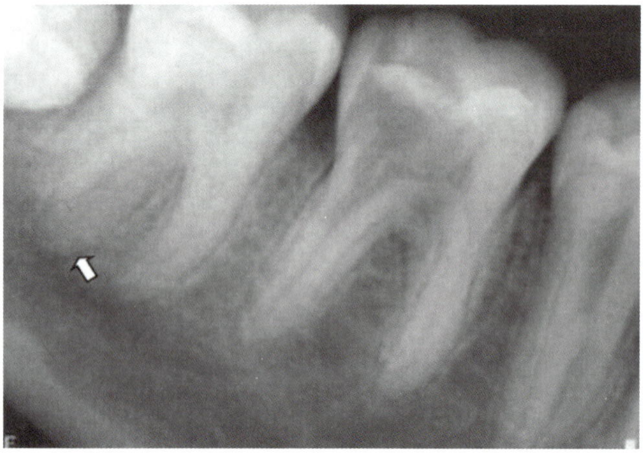

그림 2-4. 비정상적인 치근(화살표)을 가진 하악 제2대구치. 치근단 방사선 사진을 주의 깊게 평가하면 해부학적 변이를 알아낼 수 있어 올바른 수술 계획을 세울 수 있다.

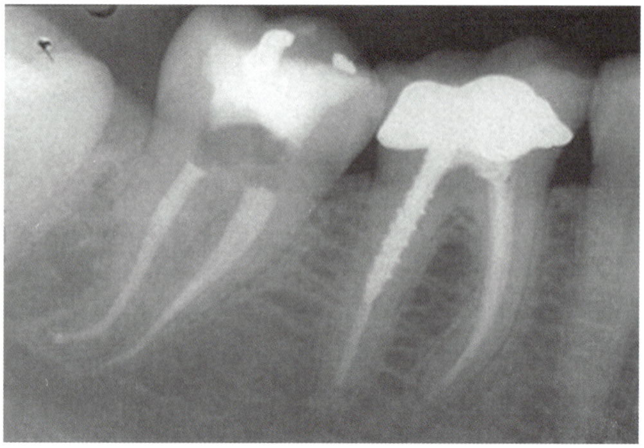

그림 2-5. 가늘고 긴 치근이나 만곡이 심한 치근을 가진 치아에서는 치근파절 가능성을 낮추기 위해 외과적으로 접근하는 것이 가장 좋다.

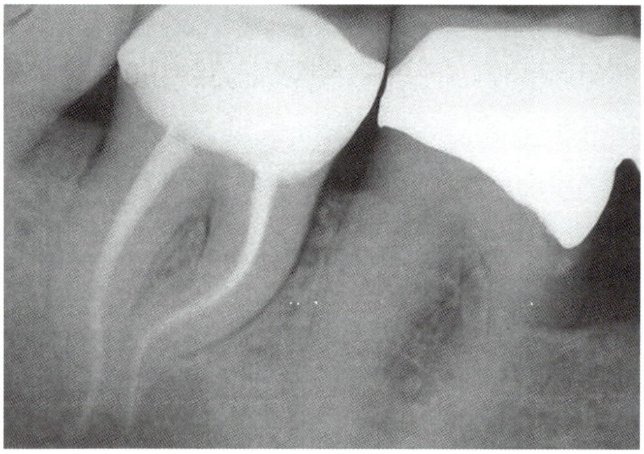

그림 2-6. 가늘고 긴 치근을 가진 치아의 다른 예.

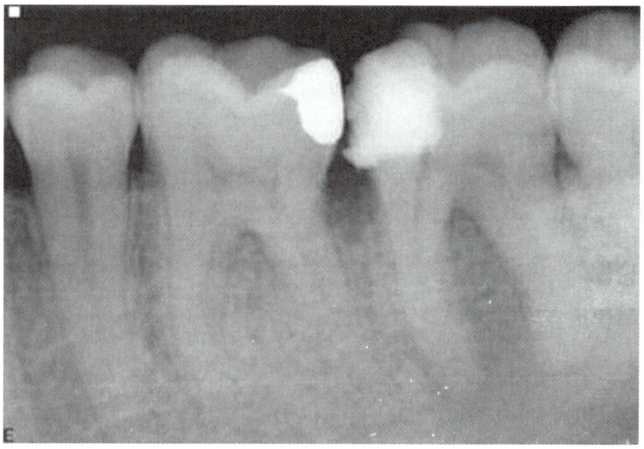

그림 2-7. 치근이개도가 클수록 발치하기가 더 어렵다. 이러한 대구치는 치근별로 분할하여 치아가 발치되어 나올 공간을 확보해야 한다.

치근이 파절되기 더 쉽다(그림 2-5, 2-6). 심하게 만곡된 치근인 경우 가장 발치하기 힘들고, 이런 경우 반드시 외과적인 발치를 계획해야 한다.

다근치인 경우 치근 사이의 이개도를 평가한다. 이개도가 큰 경우, 발치의 난이도가 증가한다(그림 2-7). 치근이 최대로 떨어진 부위의 크기와 치조정(crestal bone)의 크기를 비교하는 것이 도움이 된다. 만약 치근이 최대로 떨어진 부위가 치조정의 크기보다 크다면 발치가 힘들게 되며, 이때는 치아를 절단하여 빠져나오기 쉽게 해 주어야 한다(그림 2-8A, B).

치아와 해부학적 구조물과의 관계

발치 시 주의해야 할 해부학적 구조물로는 상악동과 하치조신경이 있다.

상악동

상악구치와 상악동의 관계는 매우 다양한 변이를 보인다. 치근이 완전히 뼈로 둘러싸여 상악동과의 관계가 거의 없는 경우도 있고(그림 2-9), 어떠한 경우는 치아의 이개부(furcation)까지 상악동의 크기가 증가하여 치아와 상악동 사이에 얇은 뼈로만 분리되어 있는 경우도 있다(그림 2-10). 대부분 상악동의 함기화는 나이가 들면서, 그리고 상악 구치의 소실에 따라 증가하게 된다. 상악 구치를 발치할 때 다양한 정도의 상악동 침범이 발생하게 된다. 이것은 치근 일부가 상악동 내부로 밀려들어가는 것부터 구강상악동누공의 발생까지 매우

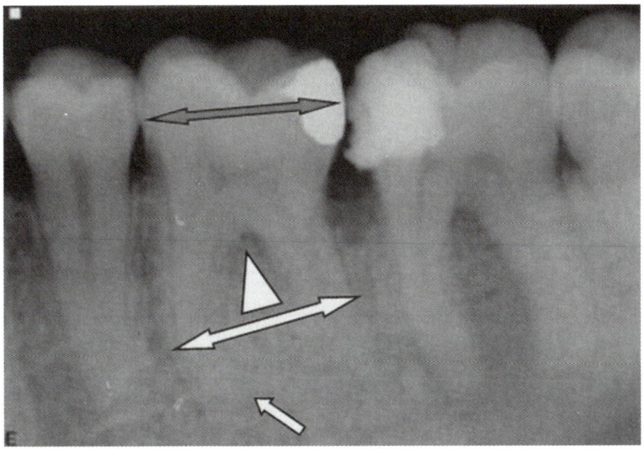

그림 2-8A. 치근단 방사선 사진 평가. 치근의 최대풍융부(흰 양쪽 화살표)를 측정하여 치관의 인접면 접촉점 간 거리(회색 양쪽 화살표)와 비교한다. 이중 치근 풍융도가 더 크다면 공간이 불충분한 것이다. 근심치근 만곡(흰 한쪽 화살표)에도 주의. 이 치아는 근심과 원심치근으로 분할하는 것이 가장 좋다. 치아 분할 전에 치근분지부(흰 삼각형) 협측 골삭제가 필요하다.

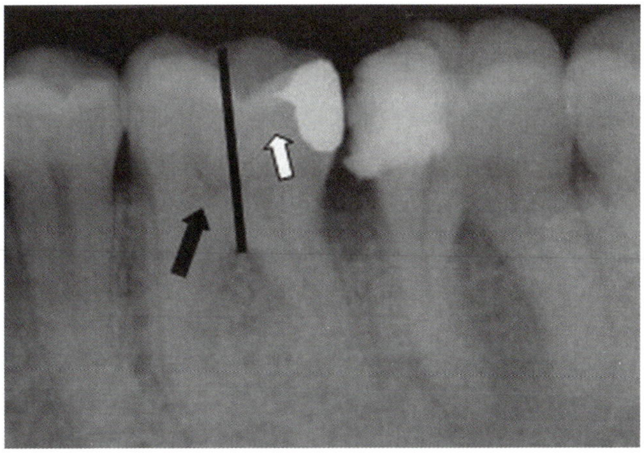

그림 2-8B. 하악 제1대구치에서 원심치근을 먼저 제거한 후(흰 화살표) 근심치근을 제거해야(검정 화살표) 만곡된 근심치근 제거가 쉬워진다.

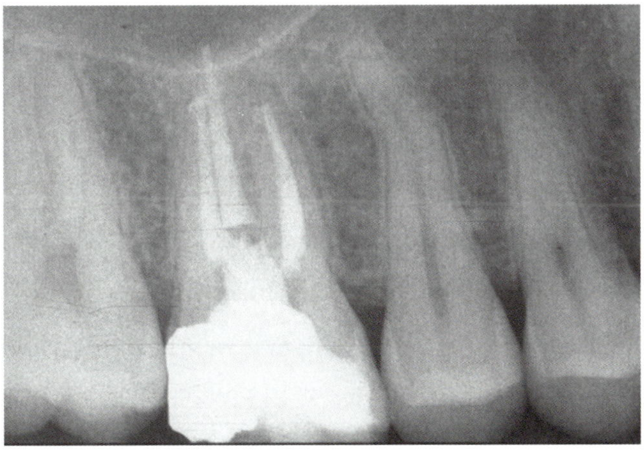

그림 2-9. 상악동과 별 관계없는 제1대구치. 치아가 뼈로 완전히 둘러싸여 있다.

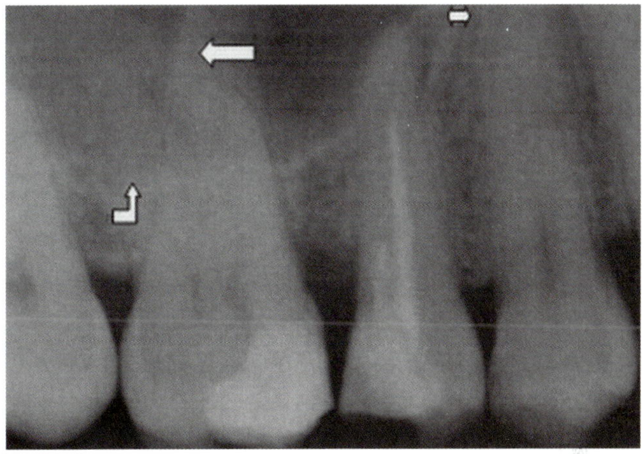

그림 2-10. 상악동이 치근 이개부까지 함기화된 상악 제1대구치(꺾인 흰 화살표). 근심 협측치근이 만곡된 소견도 보임(곧은 흰 화살표). 제2소구치도 상악동과 근접된 소견을 보임(양쪽 흰 화살표). 이러한 치아는 외과적으로 접근하여 구개측 치근을 먼저 발치한 후 근심 협측, 원심 협측 치근을 분리하여 발치하는 것이 상악동과의 개통을 줄이는 방법이다.

다양하다.

상악동 천공이나 구강상악동누공의 위험이 있는 치아인 경우 외과적인 발치술이 우선적으로 고려되어야 한다(표 2-4). 판막거상 후에 적절히 치아를 절단하고, 협측골을 제거한다면 상악동 천공과 상악동 내부로의 치근변위 등을 최소화할 수 있다.

표 2-4. 상악동 천공 가능성이 높은 치아

1. 함기화 된 상악동에 고립된 대구치
2. 치근이 함기화된 상악동 내에 투영된 경우와 방사선상에 치관부 골이 최소화된 상태일 때
3. 이개된 긴 구근상 치근 사이로 상악동이 치근 이개부까지 함기화된 경우
4. 동요도 없이 진행된 치주 질환에 이환된 경우와 치근이개 부위가 상악동 내로 확장된 경우

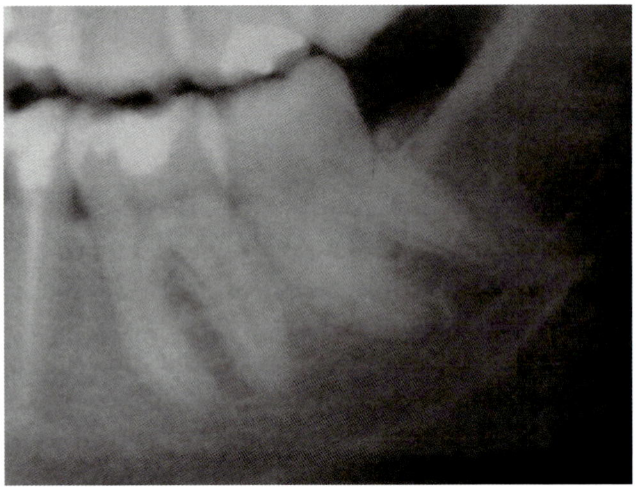

그림 2-11. 하악관과 가까운 하악 대구치. 하치조신경 손상을 막기 위해서는 치근단 쪽으로 힘을 가하지 않아야 한다.

하치조신경

하악 제3대구치 발치 전에 하치조신경과의 관계를 반드시 평가해야 한다. 하악 제3대구치의 발치가 하치조신경 손상 가능성이 가장 높기 때문이다. 적절한 신경과 치아와의 관계 평가가 중요하며, 수술방법의 변화가 합병증을 줄일 수 있다(그림 2-11).

치아의 상태

치아의 외흡수나 내흡수가 존재하는지 평가해야 한다. 만약 광범위한 흡수가 있는 경우 흡수된 부위에서 치근 파절위험이 높아지며, 이러한 경우 외과적 발치가 시도되어야 한다(그림 2-12).

근관치료를 받은 치아의 발치가 어려운 이유는 몇 가지가 있다. 그림 2-13의 치아를 보면 최근 근관치료를 받지 않았다 하더라도 매우 약하고 깨지기 쉬운 형태이다. 더불어 근관치료를 받은 경우 치관부에 큰 수복물이 존재하는 경우가 많으므로 발치 시 합병증이 발생하기 쉽다. 그러므로 근관치료 된 치아인 경우 외과적인 발치를 계획하는 것이 좋다.

치근유착 여부도 반드시 평가해야 한다. 치근막 공간이 치아를 둘러싸고 있고, 방사선 사진에서 관찰되어야 한다. 만약 그렇지 않다면 치근유착의 가능성이 있으며, 이러한 경우에도 외과적 발치를 계획하여야 한다.

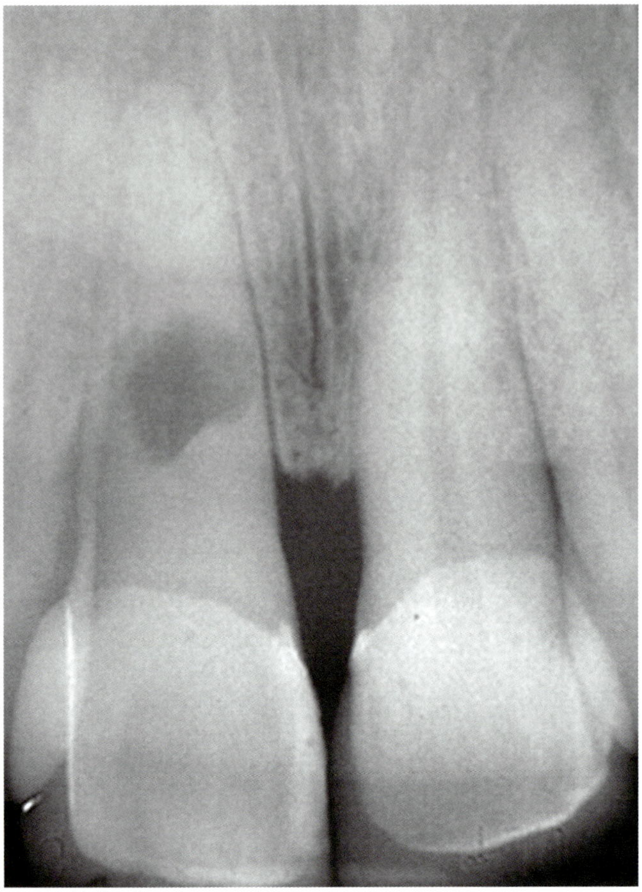

그림 2-12. 상악 우측 중절치의 치근 내흡수. 발치 시 흡수부위에서 치근이 파절될 것이므로 치근부를 외과적으로 발거해야 한다.

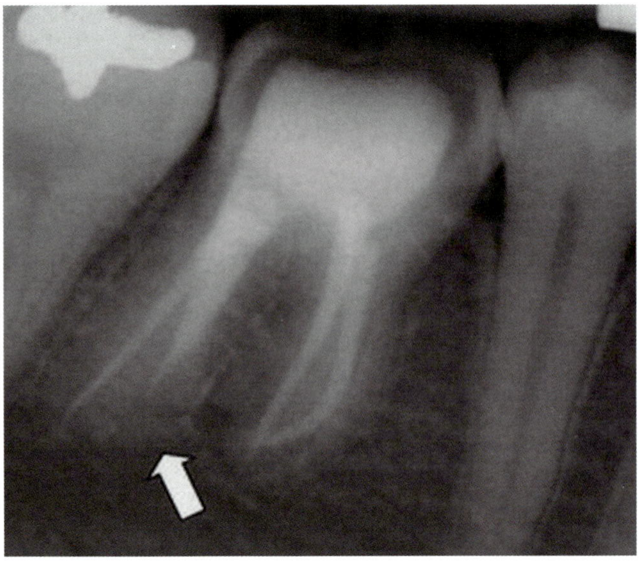

그림 2-13. 근관치료된 치아는 치질이 약화되어 발치 시 파절될 수 있으므로 외과적 발치가 필요할 수 있다.

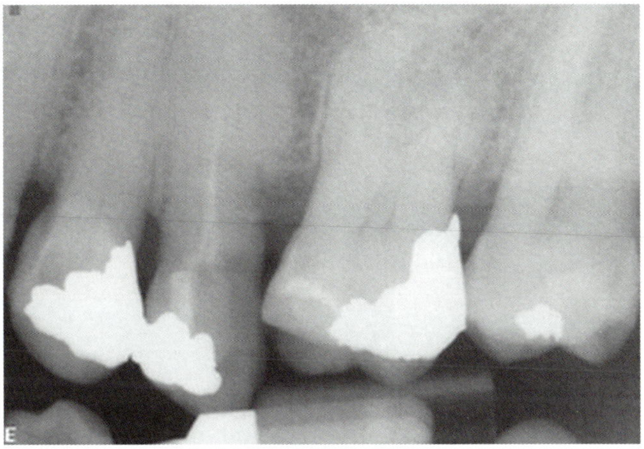

그림 2-14. 과백악질증으로 치근이 비대해진 상악 제2소구치.

과백악질증이 있는 치아인 경우 치아가 발치될 공간이 적당하지 않기 때문에 어려움이 있다(그림 2-14). 치아가 발치되어 나올 공간을 형성할 수 있으므로 외과적인 발치가 반드시 시행되어야 한다.

뼈의 상태

치아 주위의 치조골의 평가도 세심히 이루어져야 한다. 양질의 방사선 사진이 치조골의 치밀도를 평가하기 위해 중요하다. 치조골이 치밀하게 보이지 않는다면 치조골은 팽창이 잘 되어 발치하기 쉽다. 그러나 골이 치밀하게 보인다면 치조골은 단단하고 늘어나기 힘들어 결국 난이도는 증가한다.

판막설계 및 거상

외과적 발치를 시작하기 전에 적절한 판막을 설계한 후 시술해야 한다. 시술 전에 좋은 치료계획을 세우면 어려운 수술도 효과적으로 시행할 수 있으며, 환자와 의사 모두에게 이로운 결과를 가져온다. 모든 외과적 수술의 시작은 적절한 판막을 형성하는 것이다. 적절한 판막 설계는 적절한 시야 확보와 기구 접근에 가장 중요한 역할을 한다. 적절한 원칙과 수술 기법은 조직 손상을 최소화하고, 빠른 창상 치유를 돕는다.

술자는 발치 전에 몇 가지 요소를 동시에 고려하여야 한다. 맨 먼저 고려할 것은 판막을 형성하는 것이 필요한지에 대한 것 즉, 적응증에 대한 것이다. 필요치 않은 판막 거상은 불필요한 외과적 손상과 부종, 술후 불편감을 유발한다. 반대로 판막이 필요한 경우에 거상하지 않고 수술하는 경우 수술이 복잡해지고 어려운 상황으로 될 수 있다. 일반적인 판막 거상의 원칙은 다음과 같다:

- 수술범위(surgical field)의 완벽한 시야 확보와 접근이 가능해야 한다.
- 뼈 삭제와 치아 분할이 가능해야 한다.
- 연조직과 경조직에 불필요한 손상을 예방해야 한다.

판막을 형성하기로 결정이 되면, 술자는 어떤 종류와 디자인을 할지 생각해야 한다. 디자인 시에 고려할 요소는 혈행, 국소해부지식, 하방의 골조직 구조, 절개부위의 건전한 연조직 존재 여부, 단호한 절개 능력 그리고 장력 없이 재위치 될 수 있는 심미적 고려사항 등이다.

일반적으로 전층판막이 외과적 발치에 사용된다. 즉, 치은, 점막, 점막하조직, 골막이 한꺼번에 거상된다. 이렇게 하기 위해서는 날카롭고 단호한 전층판막절개가 하방의 골까지 그어져야 한다(그림 2-15). 예리한 절개가 골막과 치은의 손상을 줄일 수 있고, 이것은 수술부위에 비정상적인 출혈을 줄이고 창상 치유를 돕는다.

판막 설계 시 최소한의 침습으로 최대한 효율적인 수술부위의 시야 확보와 기구 도달이 가능해야 한다.

판막 설계시에 몇 가지 기본적인 술식을 유의해야 한다. 첫째, 전체적인 설계 시에 혈행 유지를 위해 판막의 기저부가 첨부보다 넓어야 한다(그림 2-16). 그렇지 못한 경우 혈행이 감소할 수 있는 위험이 높고 괴사, 치유지연이 발생할 수 있다. 둘째, 절개선은 골 융기부위에 위치되어서는 안 되는데, 장력 없이 재위치 시키기가 힘들기 때문이다. 이런 경우 술후 창상 열개가 발생할 수 있고 2차 치유과정을 겪게 된다. 마찬가지로 치관부의 수직절개는 발치와의 근, 원심부위에서 6~8mm 떨어져야 한다(그림 2-17A, B). 수직절개가 발치와에 가깝게 위치하는 경우, 판막이 발치와 부위로 꺼지게 되고 창상열개와 치유지연이 발생한다. 또한 하악의 이공, 설신경, 상악의 대구개신경혈관 등 해부학적 구조물들을 손상시켜서는 안 된다.

하악 제3대구치 주위의 연조직에서는 우발적인 신경손상을 막기 위해 절개선이 설측으로 위치되면 안 된다. 하악 소구치

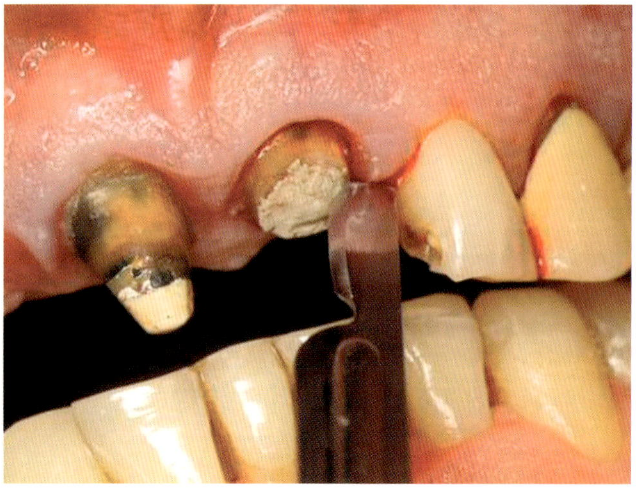

그림 2-15. 절개 시 #15 수술칼이 뼈에 닿게 하여 전층피판을 형성한다.

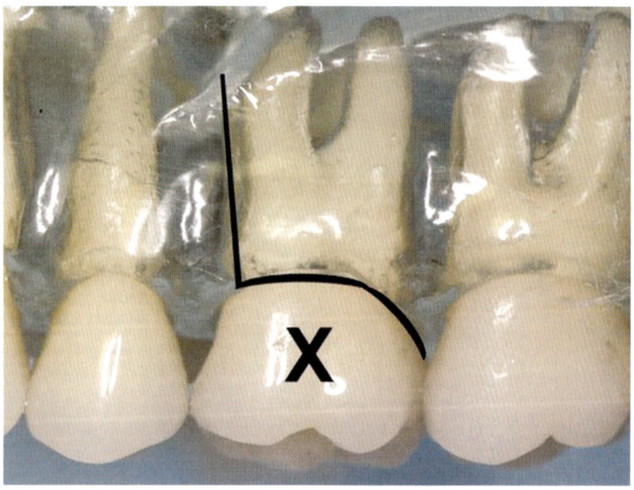

그림 2-17A. 발치할 치아 바로 위나 발치할 치아에 너무 가까운 곳에 수직절개는 피해야 하는데, 창상열개나 창상치유가 발생한다.

부위에서는 이공을 주의해야 한다(그림 2-18). 절개선이 높아서 전정부위로 가깝게 가는 경우 협측지방대가 빠져나오기도 한다. 이것은 합병증이라기보다 수술 시 짜증나게 하는 요소로 작용한다. 만약 발생한다면 조직을 재위치 시키고 수술 후에 점막봉합을 시행한다. 그러나 이것은 수술 시야를 계속 방해할 것이다.

구개측 절개가 필요한 경우 대구개혈관신경관을 주의해야 한다. 이것은 구개부의 주 혈행 공급원이기 때문에 절개선이 위치 되어서는 안 된다. 전방부에서 절치공에 있는 동맥의 절제 시 출혈이 많지는 않으며, 신경은 비교적 빨리 재생된다. 그리고 이 부위의 감각이상은 환자에게 큰 불편감을 주지 않

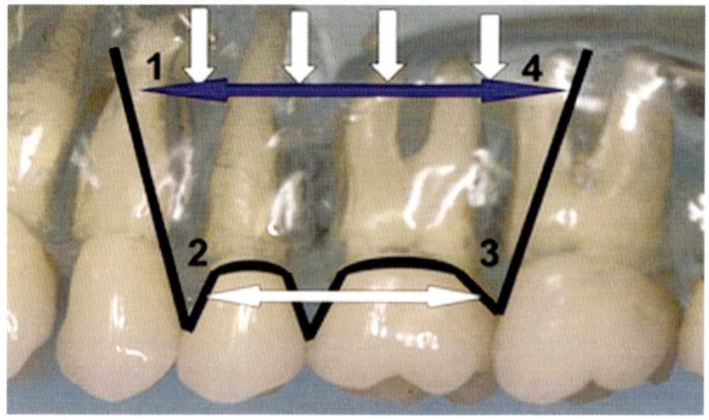

그림 2-16. 사다리꼴 피판. 피판 기저부(파란 화살표)가 치관 쪽(흰 양쪽 화살표)보다 넓어야 혈류 공급(흰 한쪽 화살표)이 원활하다.

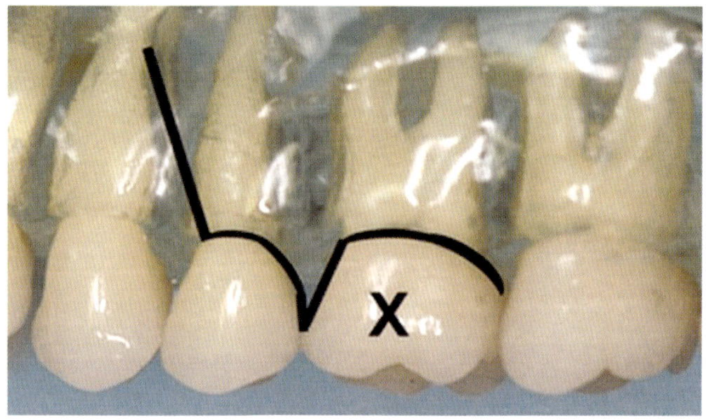

그림 2-17B. 올바른 디자인. 수직절개는 발치할 치아에서 6~8mm 떨어져 있어야 한다.

는다(표 2-5).

이러한 원칙을 기초로 하여 외과적 발치시에는 다음의 3가지 판막이 주로 사용된다.

1. Simple crestal envelope flap(그림 2-19)
2. Crestal envelope incision with releasing incision(삼각 판막, 그림 2-17B)
3. Crestal envelope incision with double releasing incision(사각 판막, 그림 2-16)
4. Semilunar flap(그림 2-20)

외과적 발치를 위해 가장 일반적인 판막은 수직절개를 포함할 수 있는 envelope 판막이다. 이 판막은 전층판막을 치아의 협설측에서 열구를 따라서 형성하며, 치간유두를 포함한다. 이 판막은 시야 확보, 기구 접근, 골삭제, 치아분할 시에 술자의 접근을 용이하게 한다. 또한 추가적인 접근이 필요할 경우 삼각 판막으로의 전환이 쉽다.

표 2-5. 판막 설계시 고려사항

피해야 할 것		피하지 않았을 경우의 결과
골융기 상 절개	→	장력, 열개, 지연된 창상 치유
치관 유두 절개	→	열개, 치주적 결함
치관 중간부위 절개	→	열개, 치주적 결함
건전한 골에 절개하지 않을 경우	→	실패, 지연된 창상치유
이공부위에 수직 절개	→	이신경 손상
하악 후방부의 설측 이완 절개	→	설신경 손상
구개부 후방부위의 수직 이완절개	→	출혈, 대구개 신경과 혈관의 손상

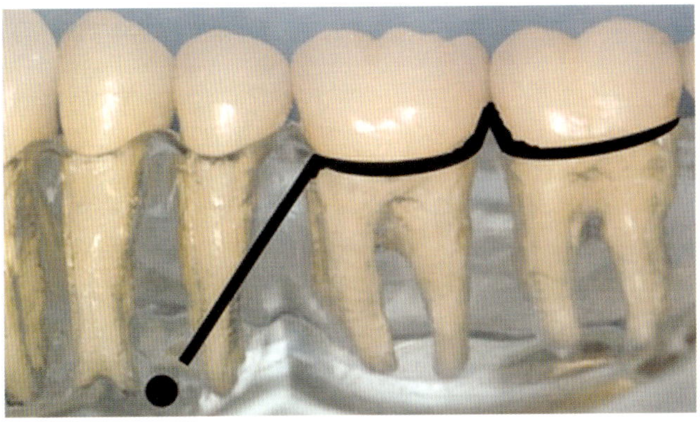

그림 2-18. 이신경 근처에는 수직절개를 하지 않는다.

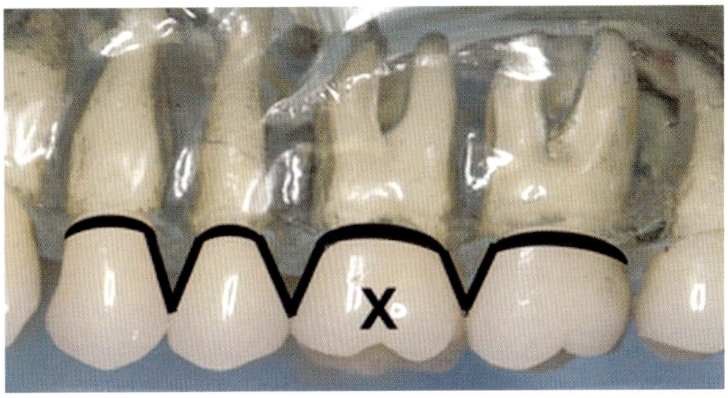

그림 2-19. Envelope 피판. 이상적으로 발치할 치아보다 한 치아 더 원심, 두 치아 더 근심 측으로 연장해야 긴장을 최소화하면서 피판을 거상할 수 있다.

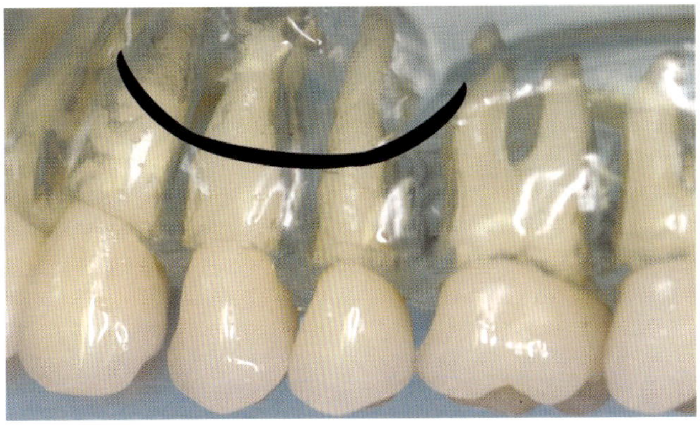

그림 2-20. 반월형 피판.

일반적으로 대부분의 외과적 발치는 수직절개 없이 시행될 수 있지만, 필요한 경우도 있다. 수직절개는 판막의 전, 후방 어디에나 시행할 수 있지만, 일반적으로 전방에 두어 후방으로 이완되게 한다(그림 2-21A~E). 판막 형성 시에 기저부가 첨부보다 넓고 비스듬하게 형성한다. 수직절개는 치아의 선각에 긋도록 하고 직접적으로 치간유두를 지나서는 안 되며(그림 2-22), 견치부 융기와 같은 골융기에 위치시키면 안 된다. 치간유두 위에 수직절개를 주는 경우 술후 유두의 괴사와 손실이 발생할 수 있으므로 심미적이고 치주적인 문제를 일으킨다. 짧은 envelope 판막을 시행할 때 수직절개는 치근단 부위까지 접근을 가능하게 한다. 이는 상악 구치부에서 시야 확보가 어려운 경우 유용하다.

수직절개가 필요한 경우에도 사각 판막은 많이 사용되지 않지만, 상악동 근처에서 상악 구치 뿌리가 부러지는 경우 유용하다. 반월형 절개는 치근단으로 접근하는 데 주로 이용되므로 외과적 발치에는 잘 이용되지 않고 치근단 수술에 주로 이용된다.

이와 같은 내용을 고려할 때, 외과적 발치를 위한 판막 설계 과정은 비교적 간단하다.

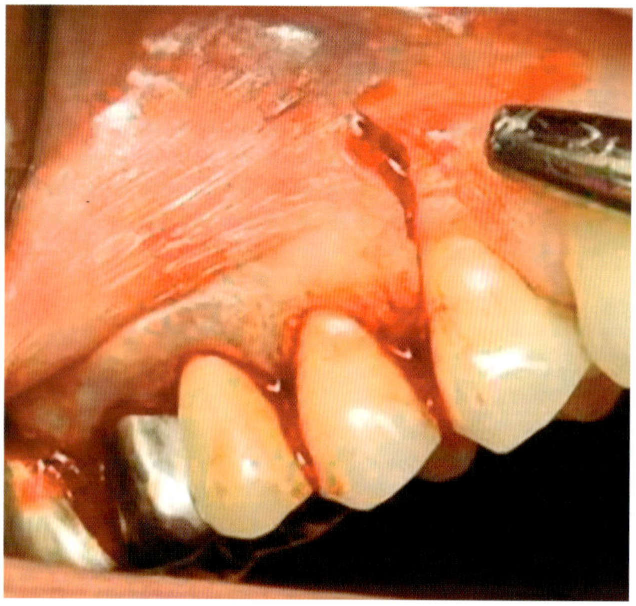

그림 2-21A. 치간유두가 피판에 포함되도록 치간유두 전방에 수직절개를 시행한 삼각 피판. 치간유두가 포함되지 않도록 치간유두 후방에 수직절개를 할 수도 있다.

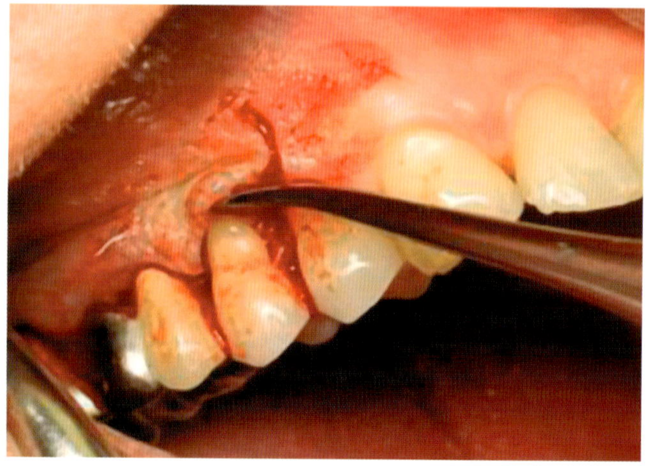

그림 2-21 B. 골막기자로 피판을 거상할 때 기구의 작고 날카로운 쪽부터 시작한다.

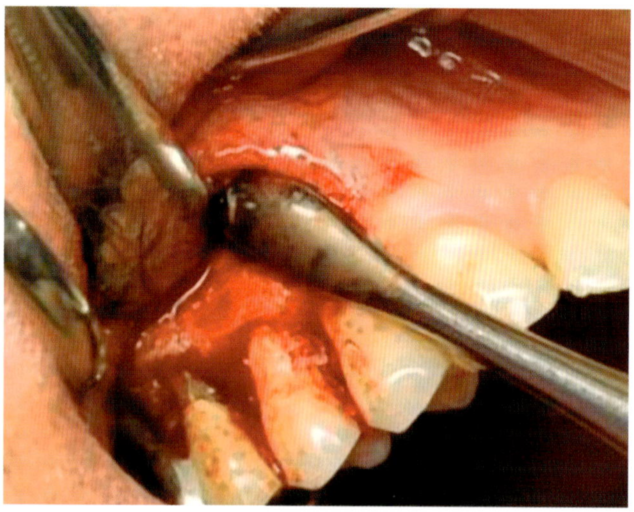

그림 2-21C. 피판거상이 시작되면 기구의 넓은 쪽을 이용할 수 있다.

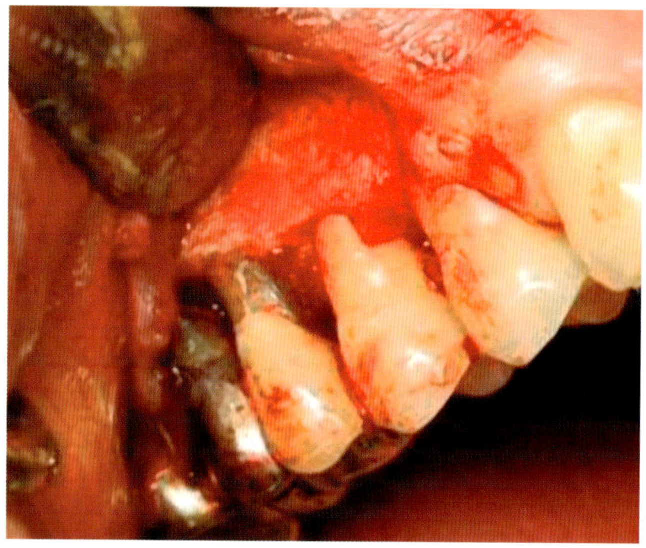

그림 2-21D. Seldin retractor로 피판을 젖힌 채 유지한다.

외과적 발치를 위한 가장 일반적인 판막은 수직절개가 포함되거나 또는 포함되지 않은 열구 내 envelope 판막이다. 대부분 #15 또는 #12 절개도를 이용해서 형성하고, 절개는 치은열구 내에서 치조골을 향해 긋는다. 옆 치아의 원심 협측 선각에서 시작하여 인접치아까지 연장한다. 만일 envelope 판막을 계획했다면 판막은 발치될 치아의 두 치아 전방으로 연장해준다. 삼각 판막을 이용할 경우 옆 치아까지 긋고 유두를 판막에 포함하거나 또는 포함시키지 않는 수직절개를 긋는다. 수직절개는 열구에서 전정방향, 즉 치근단 방향으로 긋는다.

수직절개를 시행할 경우 치은열구에서 시작되어 전정부를 향해 anteroapical로 시행해 준다. Seldin retractor나 다른 넓은 견인기구는 조직을 찢어지지 않고 깔끔하고 부드럽게 절개되도록 치조 점막을 팽팽하게 당기는 데 사용된다. 절개를 시행하고 골막기자의 날카로운 면으로 판막을 계속 젖혀나간다. 젖히는 것(reflection)은 절개한 전방 열구에서 시작한다. 골막기자를 전층판막의 아래에 두고 열구를 따라 후방으로 쭉 나아가면서, 모든 유두와 협측 조직들을 치조골 아래로 젖힌

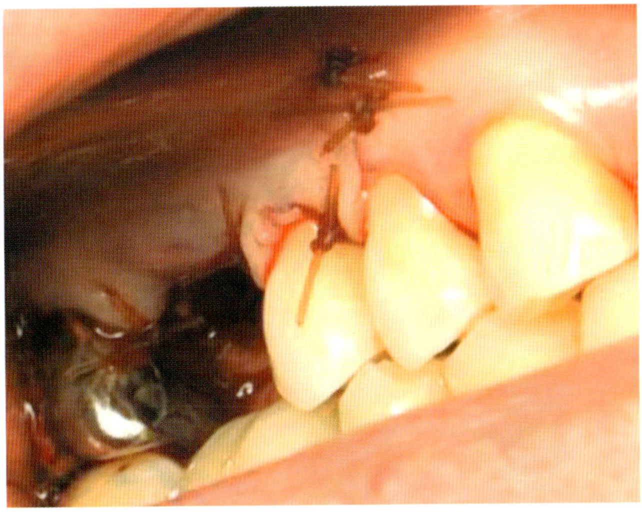

그림 2-21E. 수직절개 부위를 먼저 접합시킨 후 치간유두를 접합시켜 피판을 재위치시킨다.

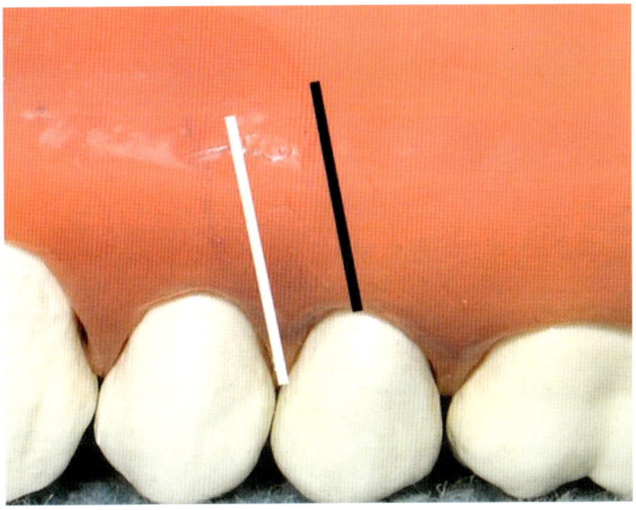

그림 2-22. 수직절개는 치간유두 상(흰 선)이나 치아 협측 정중선(검은 선)에 위치시켜서는 안 된다.

다. 치간유두는 골막기자를 치조골에 대고 돌림으로써 쉽게 젖힐 수 있다.

만약 치조정 절개가 충분히 치조골 쪽으로 들어가지 않았다고 생각되면 전층판막을 거상하기 위해 다시 절개도를 열구 속으로 넣고 절개를 시행한다. 그 이후 골막기자의 날카로운 끝을 뼈에 대고서 절개를 느슨하게 시행하면 조직은 거상된다. 판막의 앞부분이 거상되면, 판막 아래로 골막기자의 넓은 부분을 위치시키면 시야 확보에 도움이 된다. 그래서 골막기자의 넓은 날은 보통 전정부까지 판막이 거상되는 경우 사용된다.

치아를 제거한 후 마지막 단계는 긴장 없이 판막을 봉합하는 것이다. 만약 판막이 잘 디자인되었다면 봉합에 의해 큰 문제없이 제자리로 위치되게 된다.

적절한 치아 제거 경로 확보

치아를 발치할 때 적절한 치아 제거 경로를 확보하는 것이 중요한 원칙 중의 하나이다. 적절한 제거 경로를 형성하지 못하면 발치의 실패로 이어진다. 이것은 주로 치아를 분할하거나 치아 주위의 뼈를 삭제하는 것이다. 우선적으로 시행되는 것은 다근치를 단근치로 분할하는 것이다. 각각의 치근을 독립적으로 제거함으로써 거의 대부분의 치아를 발치할 수 있다. 만약에 필요하다면 제거 경로를 얻기 위해 뼈를 삭제할 수 있다. 뼈를 삭제할 경우 최대한 뼈를 보존하면서 삭제하는데, 특히 임플란트를 식립할 예정일 경우 매우 중요하다.

때로는 먼저 뼈를 삭제하고 치아를 분할하는 경우도 있는데, 특히 이개부위를 정확하게 확인하기 힘든 경우 먼저 골조직을 삭제한다. 이개부위를 노출하고 치아를 분할하기 위해 골삭제를 하는 경우 우선적으로 협측골을 제거해야 한다.

적절한 힘 적용

치아 발치의 핵심은 발치기자와 발치겸자를 이용한 발치 운동 시에 적절한 힘을 치아에 적용하는 것이다. 치과의사는 발치 중에 천천히, 꾸준하게 움직여야 한다. 발치 중에 과도한 힘이 적용되면 치아나 치조골이 부러질 수 있다. 적절한 힘으로 발치되지 않는 치아는 외과적으로 제거되어야 한다.

단근치 발치 수술 기법

단근치의 발치는 상대적으로 단순하다. 적절하게 판막을 형성하고 거상한 후 치조골을 제거할 필요가 있는지 평가한다. 종종 판막을 형성하고 나면 시야 확보가 추가적으로 이루어져서 기구 접근이 용이해지는 경우가 있고, 이때는 치조골의 삭제가 불필요하게 되는 경우가 있다. 왜냐하면 판막이 거상되면 발치기자를 더 효율적으로 사용할 수 있고, 겸자를 더 치근단 부위로 적합할 수 있기 때문이다. 그 후에 치아는 치조골을

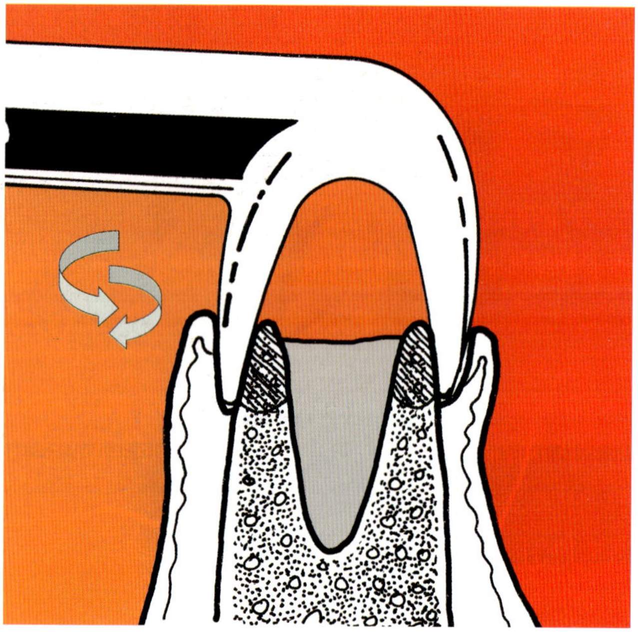

그림 2-23. 치근제거를 위해 치조골 일부를 발치겸자로 함께 잡은 모습.

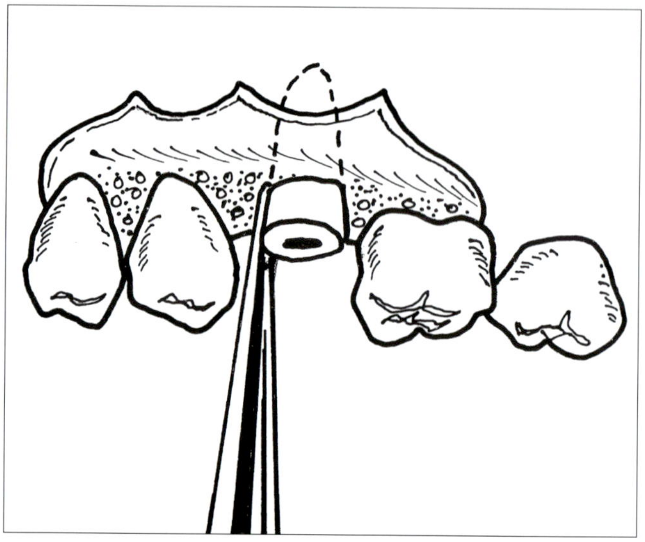

그림 2-24. 버나 치즐을 이용해 골삭제를 하고 난 후 발치기자로 탈구시켜 치근을 제거하거나 발치겸자로 건전한 치근부위를 잡아 발거할 수 있다.

제거하지 않고도 뽑을 수 있다.

치조골의 삭제가 필요한 경우 가끔 치아와 협측골 일부를 겸자와 함께 제거하는 것도 가능하다(그림 2-23). 골삭제는 버나 치즐을 이용한다. 수평적으로 치근의 근원심 폭경 정도, 수직적으로 치근의 1/3~1/2 정도 골삭제를 시행하면 발치기자나 겸자로 쉽게 제거할 수 있다(그림 2-24). 삭제할 치조골량은 발치를 위한 정도로만 제한되어야 함을 명심해야 하고, 특히 임플란트를 계획하고 있는 환자에겐 더욱 중요하다.

만약 골삭제를 시행한 후에도 발치가 힘들다면 지렛대의 힘을 줄 부분을 치아에 형성할 수 있다. 이때 가급적 치근의 근단부위에 형성해야 훨씬 큰 힘을 적용할 수 있다. 이러한 부분은 Crane Pick이나 Cogswell B 기구 등이 들어갈 수 있도록 넓게 형성해야 한다(그림 2-25). 인접한 치조골을 지렛대 받침점으로 사용한다.

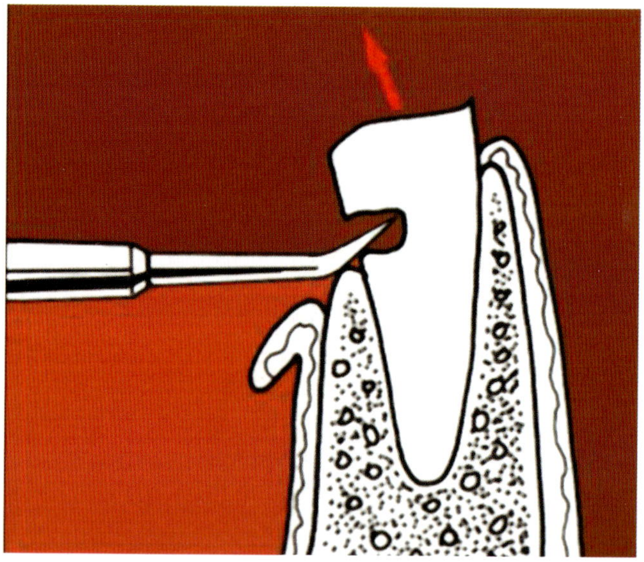

그림 2-25. 지렛점 설정 시 세 가지 주요 요구 조건: (1) Bone level 근처에 설정. (2) Crane pick이 들어갈 수 있도록 충분히 깊게. (3) 치아 파절 방지를 위해 지렛점 상방에 건전 치질 3mm 이상 남길 것.

치아가 모두 발치되었다고 판단된 후에 다시 한 번 수술부위를 확인해야 한다. 뼈 조각이 날카롭게 남아있는 부위는 모두 제거하거나 다듬어야 한다. 판막을 거상한 후 손가락으로 발치된 부위를 넓게 촉지하면 확인할 수 있으며, 론저나 본 파일로 다듬는다.

뼈를 다듬은 후 수술부위를 충분히 세척해야 한다. 많은 양의 생리식염수를 이용하여 모든 잔사를 씻어낼 수 있을 만큼 충분히 세척해야 한다. 판막의 기저부분에는 치아나 골조직의 잔사가 모이게 되므로 특히 주의해서 씻어내야 하며, 제거되지 않는다면 치유를 지연시키거나 시술부위의 감염을 유발하게 된다. 충분하게 세척이 이루어졌다고 판단이 되면 판막을 재위치 시킨 후 봉합한다.

다근치 발치 수술 기법

다근치의 외과적 발치술은 근본적으로 단근치의 외과적 발치술과 동일하다. 차이점은 다근치를 제거가 용이하도록 bur 등을 이용하여 다수의 단근치로 전환한 후 시행하는 것이다.

적절한 판막을 형성하고 치아를 분할하고 골삭제가 필요한지 판단한다. 시야가 충분히 확보되고 접근성이 좋은 경우에는 골삭제와 치아분할이 필요 없는 경우도 있다. 이런 경우 발치기자와 겸자를 위치시킬 때 가능한 한 치근단 쪽으로 위치시켜야 효과적으로 힘을 전달할 수 있다.

어떤 경우에는 먼저 골삭제를 하기보다 치아를 분할하는 것이 훨씬 이로운 경우가 있다. 먼저 치아를 분할하는 경우 골삭제가 필요 없는 경우도 있고, 골삭제를 시행한다 하더라도 적은 양만을 삭제할 수 있다. 골삭제는 단근치와 마찬가지로 필요한 만큼 최소한으로 시행해야 하며 특히 임플란트를 심을 환자인 경우 더욱 주의를 기울여야 한다.

판막을 형성한 후 치근이개부가 노출이 되는 치아인 경우 골삭제는 필요 없으며, 치아만 분할하게 되면 단근치화 시킬 수 있다. 이후 발치기자로 치근을 약간 솟구치게 한 후 발치겸자로 제거한다.

발치 후 수술부위를 다시 확인한다. 뼈 조각이 날카롭게 남아있는 부위는 모두 제거되거나 다듬어져야 한다. 확인하는 방법은 판막을 거상한 후 손가락으로 발치된 부위를 넓게 촉지하면 알 수 있으며, 론저나 본 파일로 다듬는다.

뼈를 다듬은 후 수술부위를 충분히 세척해야 한다. 많은 양의 생리식염수를 이용하여 모든 잔사를 씻어낼 수 있을 만큼 충분히 세척한다. 판막의 기저부분에는 치아나 골조직의 잔사가 모이게 되므로 특히 주의해서 씻어내야 하며, 제거되지 않는다면 치유를 지연시키거나 시술부위의 감염을 유발하게 된다. 충분하게 세척이 이루어졌다고 판단이 되면 판막을 재위치 시킨 후 봉합한다.

증례 1: 하악 구치의 외과적 발치

판막을 형성하고 버를 이용하여 치아를 근심조각과 원심조각으로 분할한다. 치근이개부의 골삭제를 통해 치아를 제거하기 위한 경로(path of removal)를 확보한다. 직선 발치기자와 발치겸자를 이용하여 근심조각을 먼저 제거한다. 만약 치근이 부러질 위험이 있거나 움직임이 전혀 없는 경우 협측골을 일부 삭제한다. 근심조각이 발치된 후 같은 방법을 이용하여 원심조각을 제거한다. 근심조각을 제거하는 다른 방법은 Cryer 발치기자를 하는 것이며, 이 기구의 원리는 근심조각을 제거함으로써 생기는 공간을 이용하는 것이다. 발치가 이루어진 후 날카로운 뼈 조각을 다듬고 충분히 세척한 후 판막을 재위치 시킨다(그림 2-26A~M).

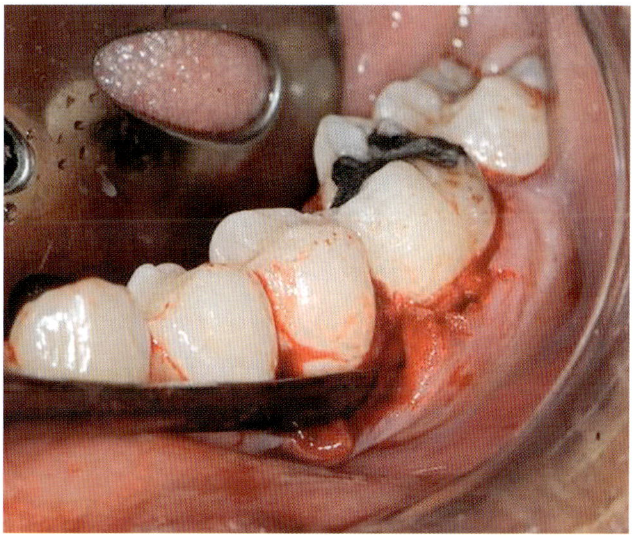

그림 2-26A. 하악 대구치의 외과적 발치. 보통은 골막기자로 envelope 피판거상하고 연조직을 협설로 확실히 분리시킨다.

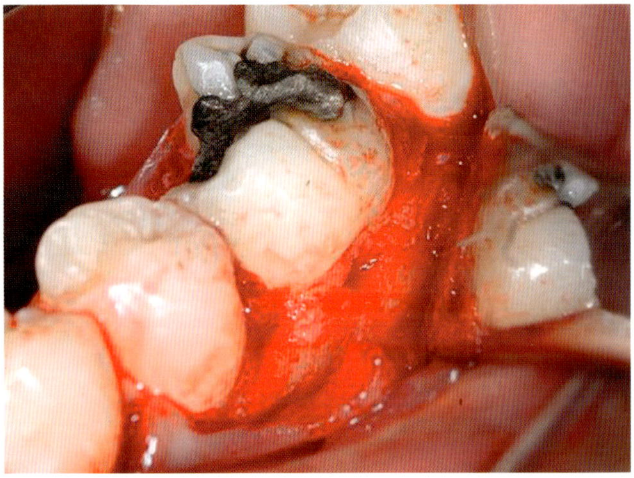

그림 2-26B. Seldin retractor로 피판을 젖힌 채 고정한다.

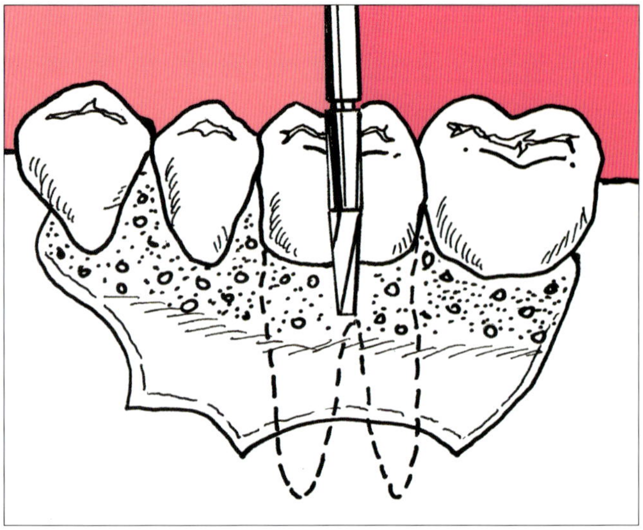

그림 2-26C. 버로 치근분지부 골을 약간 삭제하여 분지부를 노출시킴으로써 시야와 치아 분할을 위한 버의 접근성을 확보할 수 있다.

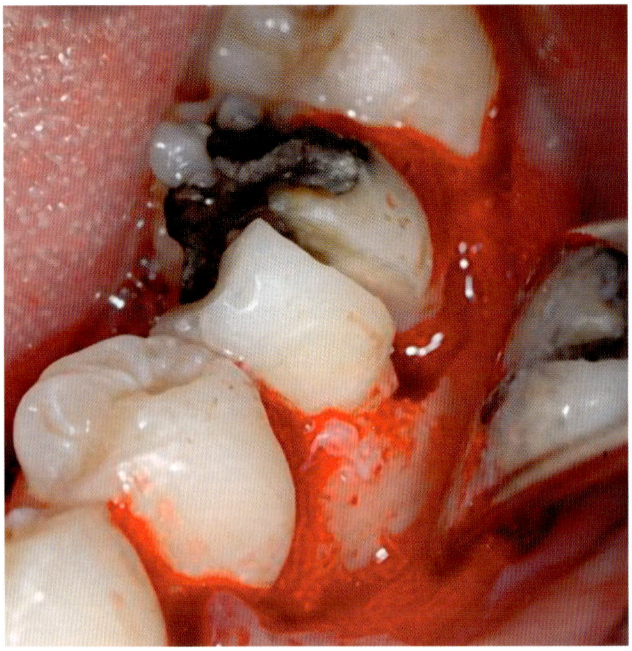

그림 2-26D. 치근분지부 협측골을 약간만 삭제해도 치아 분할이 쉬워진다.

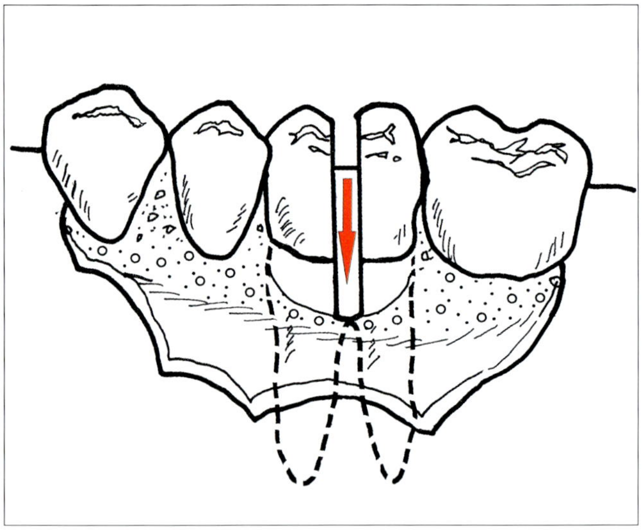

그림 2-26E. 치근분지부까지 확실히 분할(화살표)하고 설측판을 피하여 치아 협설 폭경의 3/4까지만 분할한다. 협측골 삭제가 보인다.

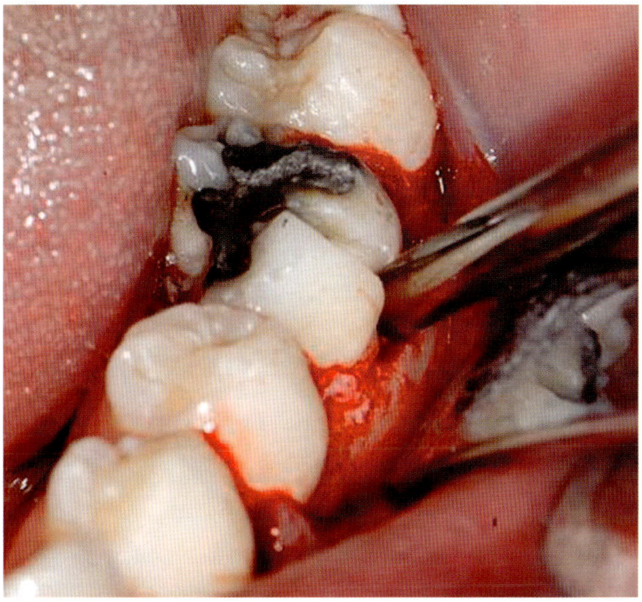

그림 2-26F. 직선 발치기자로 근원심치근을 분리한다. 발치기자를 가능한 한 치근단 쪽에 위치시키고 파절시킬 쪽을 향해 돌린다.

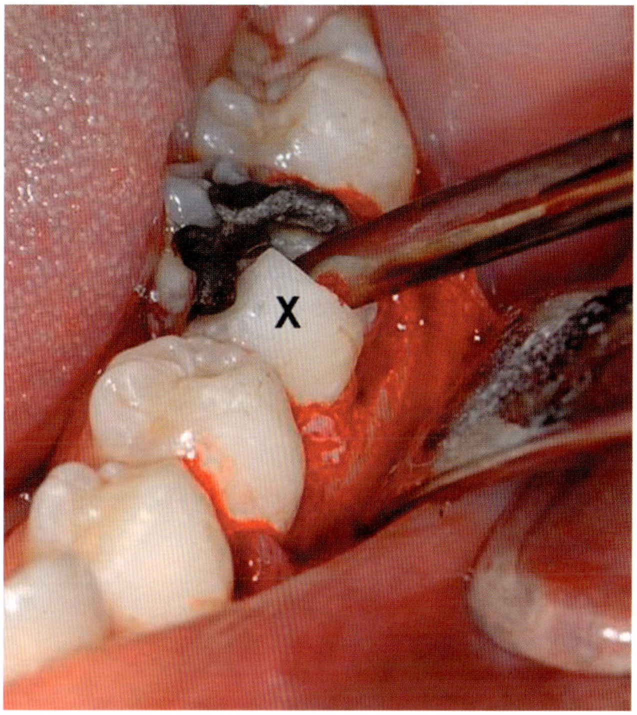

그림 2-26G. 발치기자를 너무 치관측에 위치시키면 치관만 파절될 수 있으므로 주의해야 한다. X 표시는 발치기자를 너무 높이 위치시킬 경우 깨져나갈 법랑질을 표시한 것이다.

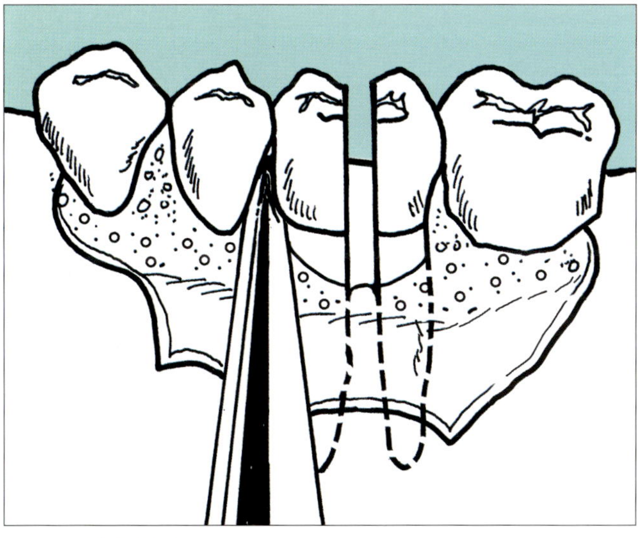

그림 2-26H. 근원심치근 분리 후 각각의 치근을 발거한다.

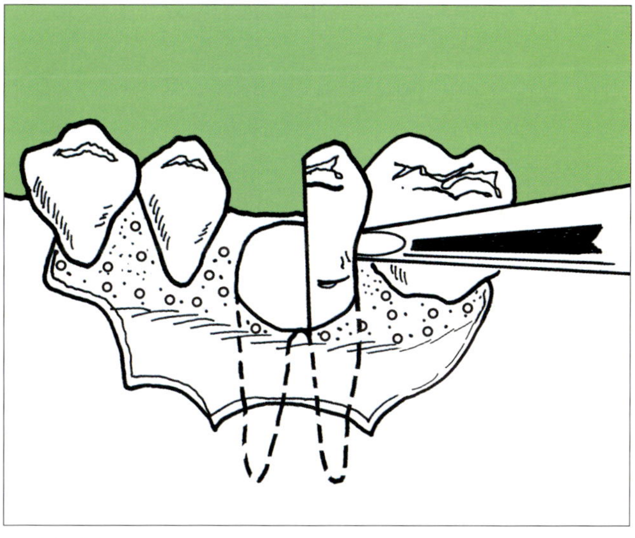

그림 2-26I. 한쪽 치근을 제거한 후 직선 발치기자로 나머지 치근을 탈구, 발거한다.

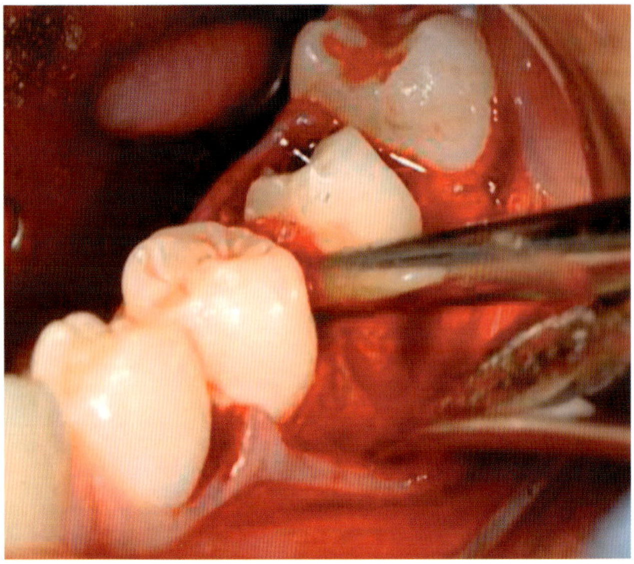

그림 2-26J. 하악 제1대구치 근심치근을 직선 발치기자로 탈구시키는 임상 사진.

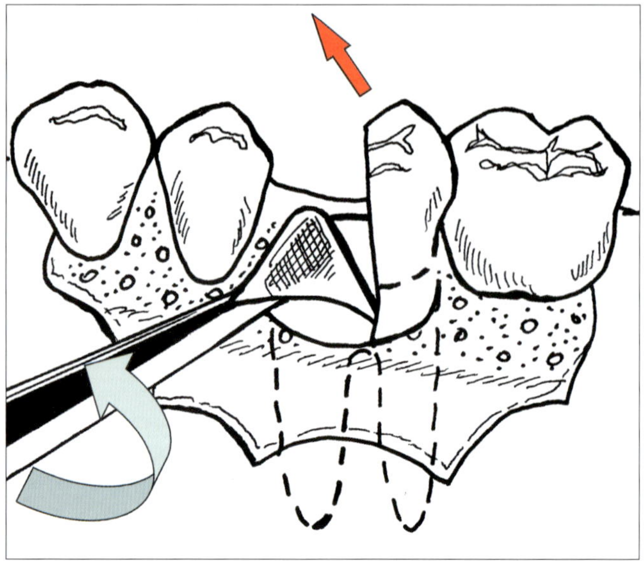

그림 2-26K. 경우에 따라 east/west 발치기자를 사용할 수도 있다.

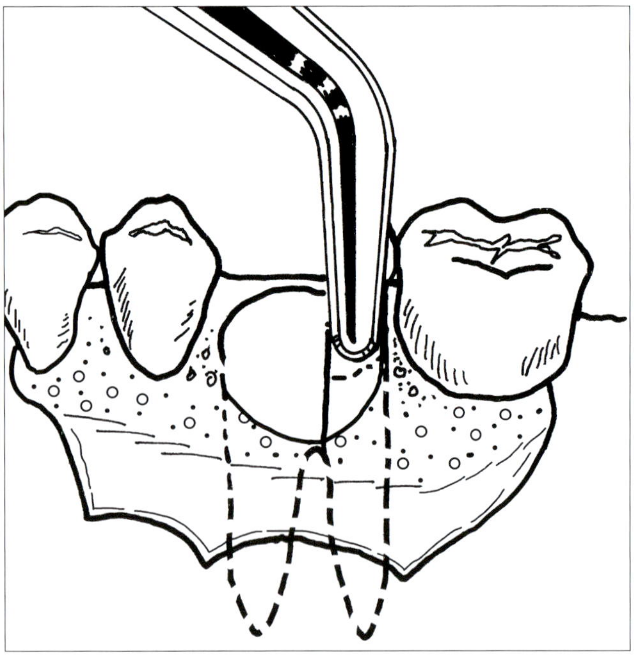

그림 2-26L. 발치겸자를 사용할 수도 있다.

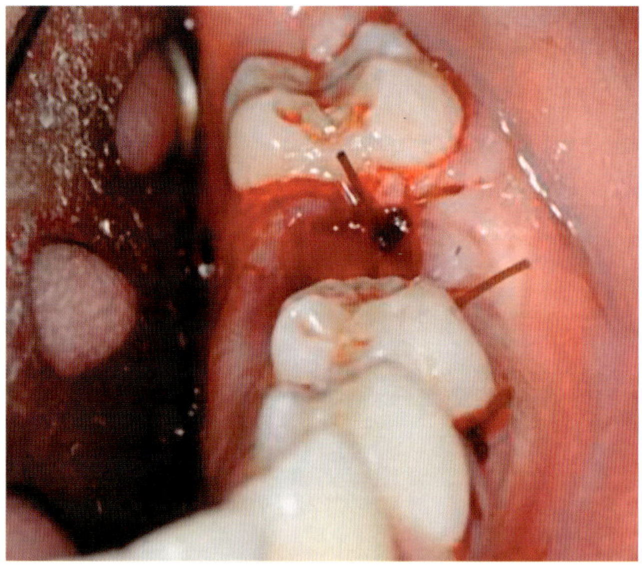

그림 2-26M. 발치부위 세척 시 특히 피판 하방을 꼼꼼히 세척한 후 봉합한다.

증례 2: 상악 구치의 외과적 발치

판막을 형성하고 버를 이용하여 치관부위를 수평으로 잘라서 제거한다. 치근만 남은 부분을 거꾸로 된 Y형태로 삭제하여 구개치근, 근심협측치근, 원심협측치근으로 분리한다. 만약 상악동이 가깝게 있는 경우 치아를 분할할 때 주의해야 한다. 먼저 구개치근과 협측치근을 직선발치기자로 분리시키고 그 다음 근심협측치근, 원심협측치근을 분리한다. 꺾인 발치겸자나 작은 팁을 가진 론저를 이용해서 협측치근들을 제거한 후 구개치근을 제거한다(그림 2-27A~N).

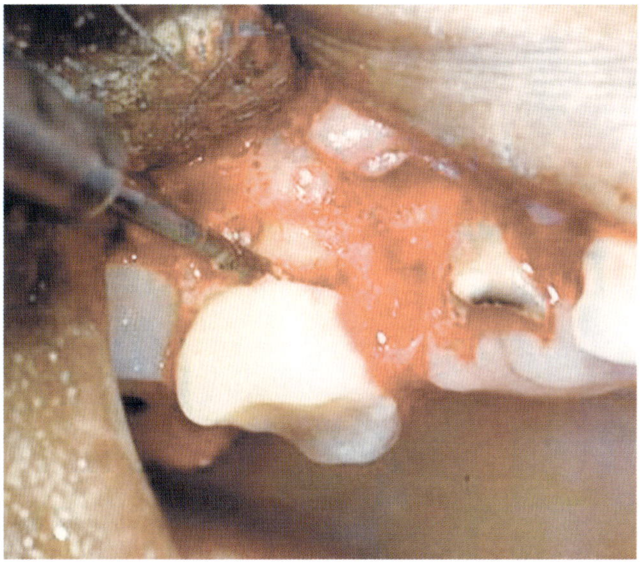

그림 2-27A. 상악 대구치의 외과적 발치. 발치겸자로 시도했으나 실패한 후 피판을 거상하고 치관부 제거를 위해 fissure bur로 치경부를 분할했다.

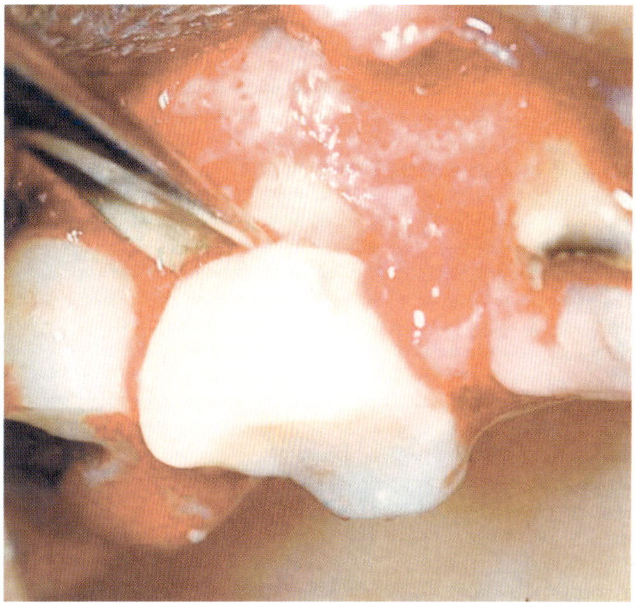

그림 2-27B. 직선 발치기자로 치아 분할 완료. 치관을 제거할 경우, 치근제거를 위한 어느 정도의 치관이 남아있어야 한다.

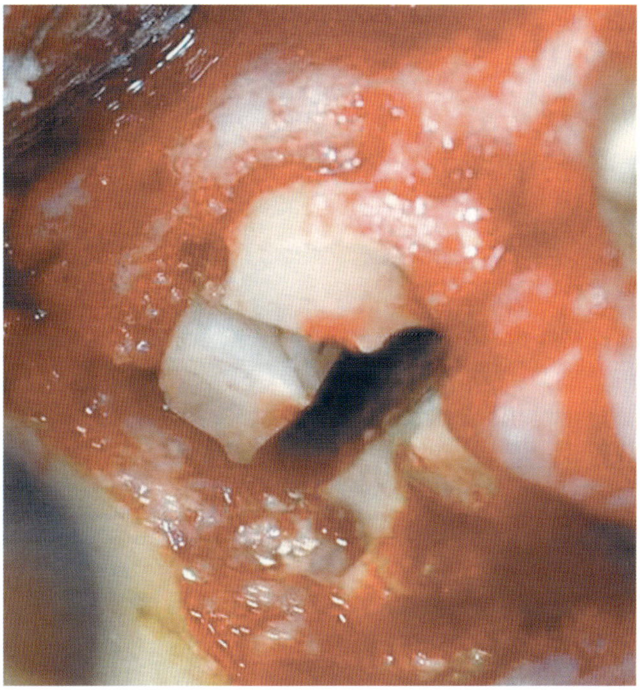

그림 2-27C. 치관을 제거하면 치근 분할이 쉬워진다.

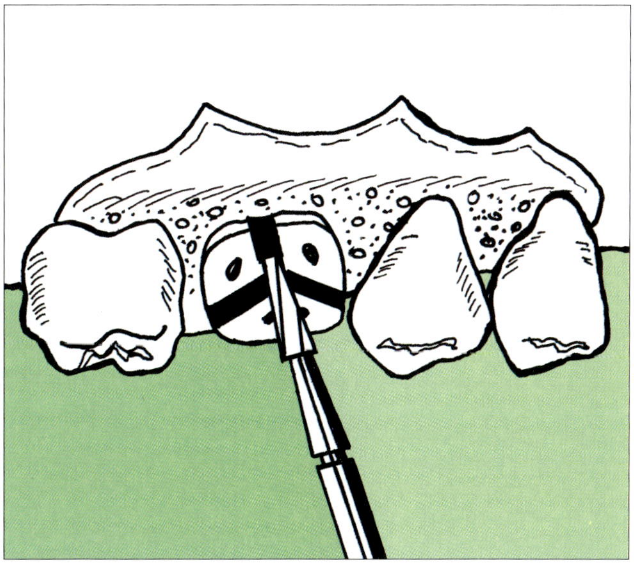

그림 2-27D. 두 개의 협측치근과 한 개의 구개측 치근으로 분할한다(역T 또는 역Y형).

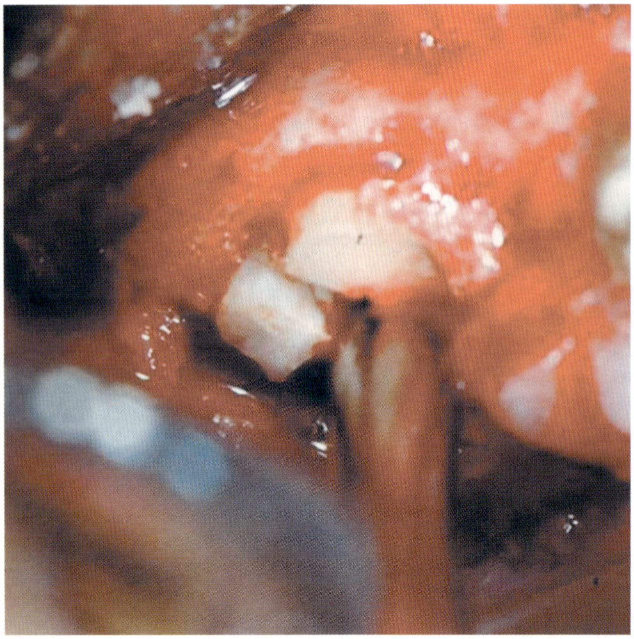

그림 2-27E. 협측치근들과 구개측 치근 사이에 발치기자를 위치시켜 완전히 분할한다.

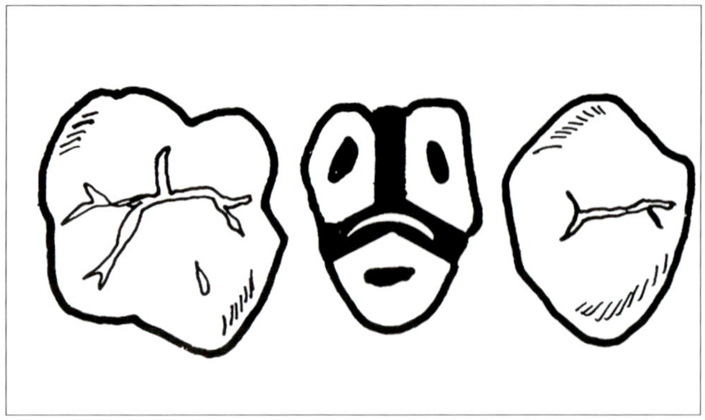

그림 2-27F. 협측치근들과 구개측 치근 사이에 발치기자를 삽입한 도해.

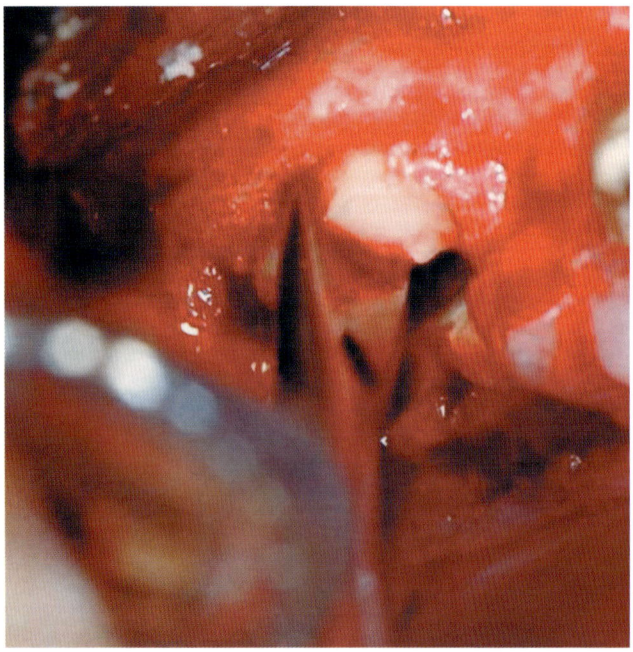

그림 2-27G. 두 협측치근 사이에 직선 발치기자를 넣고 돌려 이 두 치근도 완전히 분할한다.

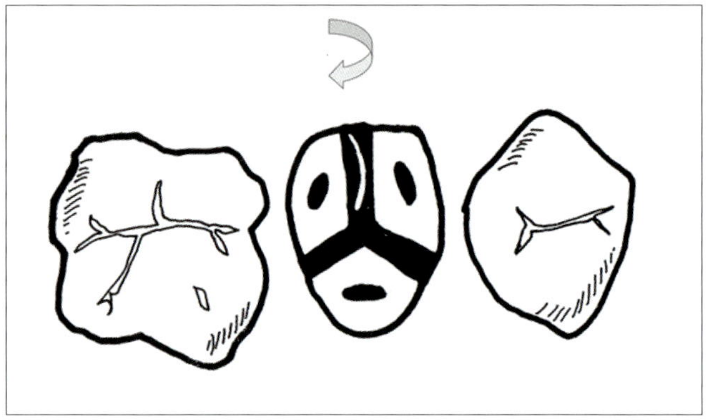

그림 2-27H. 두 협측치근 사이에 직선 발치기자를 위치시키는 도해.

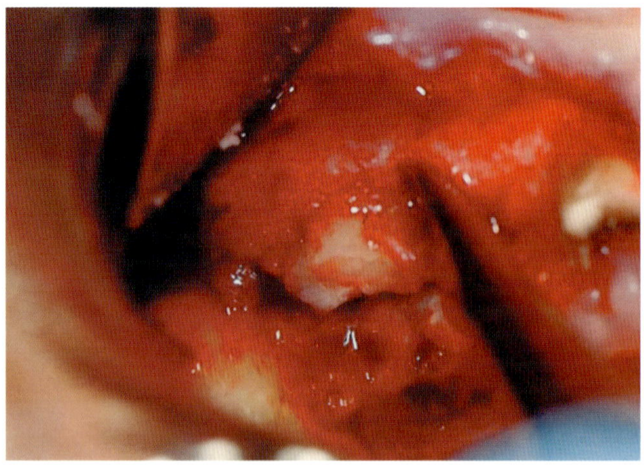

그림 2-27I. 근심 협측치근을 들어올리기 위해 인접골을 지렛대 삼아 발치기자를 근심측에 위치시킨다.

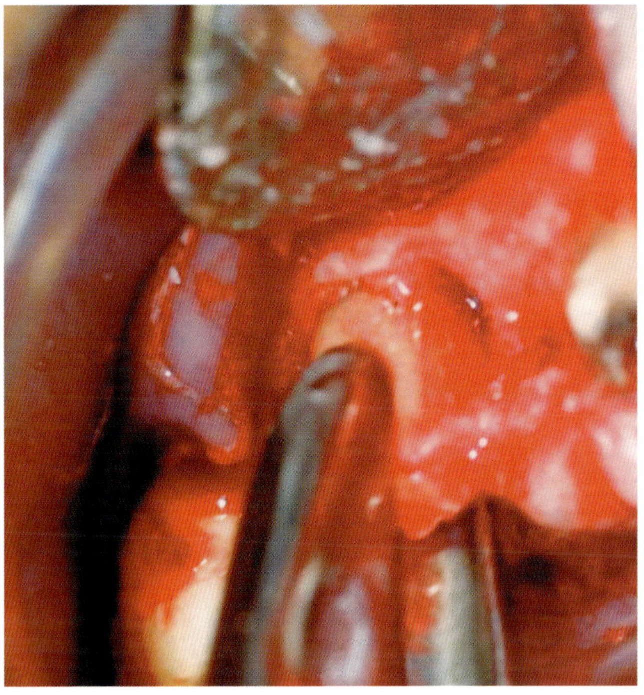

그림 2-27J. 근심 협측치근을 충분히 탈구시켜 발치겸자로 치근을 제거했다.

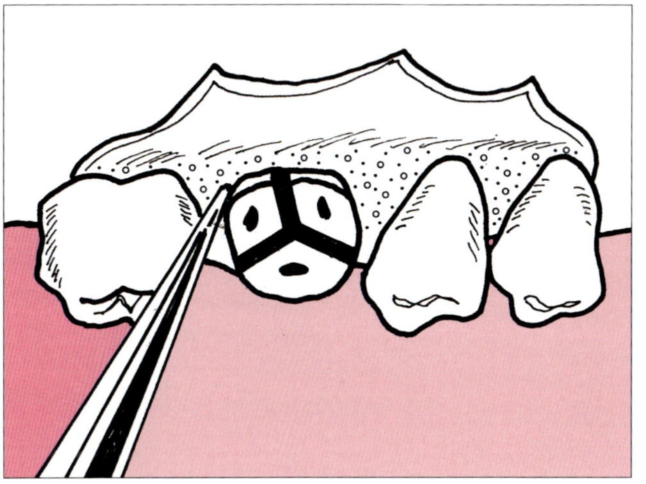

그림 2-27K. 원심 협측치근에 발치기자를 사용하는 도해.

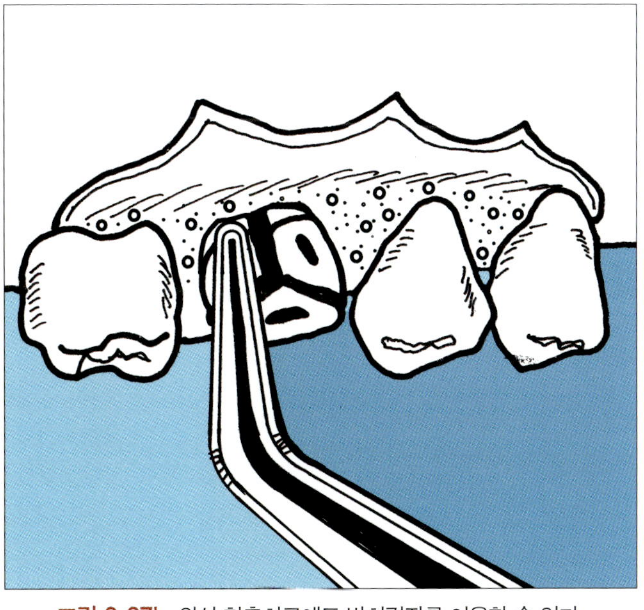

그림 2-27L. 원심 협측치근에도 발치겸자를 이용할 수 있다.

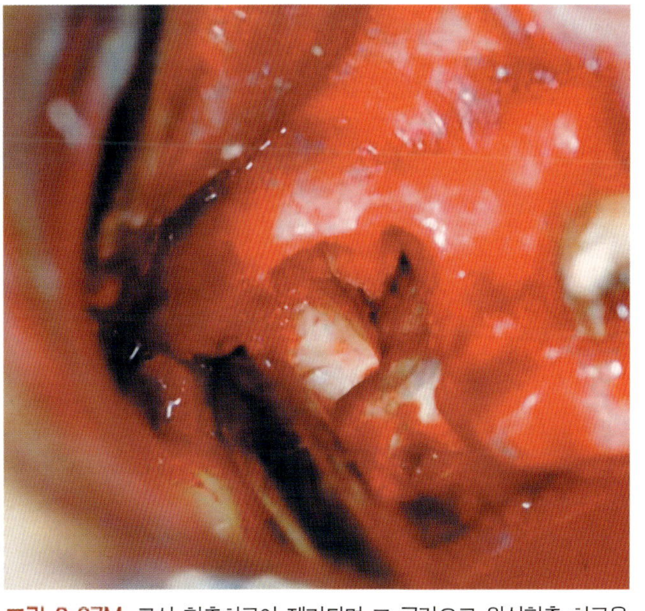

그림 2-27M. 근심 협측치근이 제거되면 그 공간으로 원심협측 치근을 발거할 수 있다. 분지부의 상악동 위치를 잘 평가해야 한다.

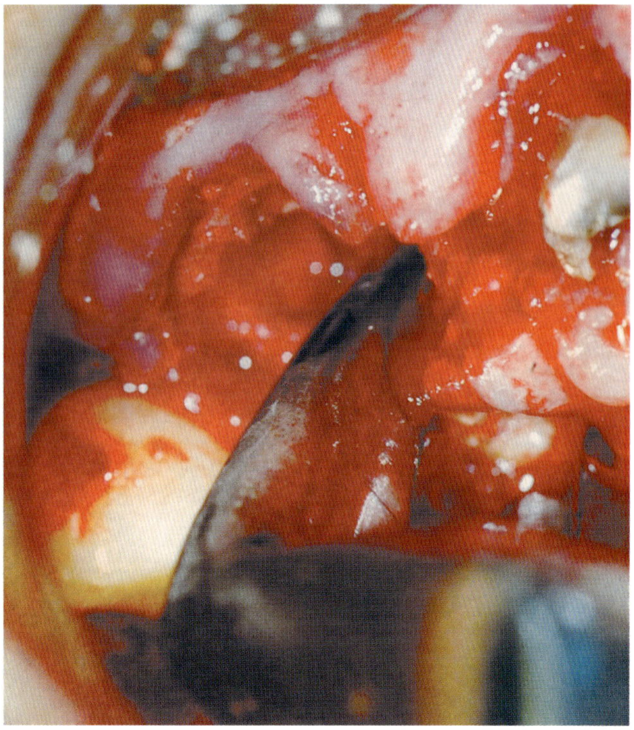

그림 2-27N. 치근겸자로 구개측 치근을 발거한다.

잔존치근 제거 시 고려사항

아무리 경험 많은 치과의사가 시술하더라도 발치 중 치근파절은 얼마든지 일어날 수 있다. 발치 중 치근이 부러지게 되면 술자는 부러진 뿌리를 그냥 남길 것인지 아니면 제거할 것인지 결정해야 한다. 만약 치근을 제거해야 하는 경우라면 술자가 치근을 발치할 능력을 가진 경우 본인이 하고, 아니면 전문가에게 의뢰해야 한다.

부러진 뿌리를 제거하는 시술이 환자에게 큰 외상을 준다면 치근 조각을 남겨놓을 수 있을지 평가해야 한다. 치근 조각의 수복을 위해 계속 과도한 시도를 하면 위험성이 이익보다 높아질 것이다.

치근 조각을 남겨둬야 하는 경우 치근 조각 길이가 4~5mm 이내로 작아야 한다(역자주: 외국인의 치아를 기준으로 한 길이이므로 한국인인 경우 2~3mm가 추천된다). 또 뼈 속에 깊숙이 묻혀 있어 치조골 상연과 가깝게 있지 않아야만 추후 골흡수가 일어난 후에도 치근이 노출되지 않을 것이며, 보철물에 방해 되지 않을 것이다. 또한 남길 치아조각이 이전에 감염

표 2-6. 잔존치근을 남길 수 있는 적응증

1. 4mm 이하 크기
2. 치근단에 병리학적 변화나 감염이 존재하지 않는 경우
3. 치근이 보이지 않는 경우
4. 치근첨 제거가 인접구조를 파괴할 수 있는 경우
5. 하치조신경에 근접한 경우
6. 상악동에 근접한 경우
7. 환자의 상태가 좋지 않은 경우
8. 출혈이 조절되지 않는 경우

되지 않은 부분이어야만 수술 문제를 발생하지 않는다(표 2-6 참고).

치근 조각을 남겨두는 경우는 제거하는 술식이 다량의 골삭제가 필요하거나 하치조신경, 상악동 등 해부학적 구조를 손상할 위험이 있는 경우와 같이 제거해서 얻는 이익보다 위험성이 큰 경우여야 한다.

치근 조각을 남겨두려면 환자에게 이러한 내용을 설명하고 알려야 한다. 왜냐하면 남은 잔존치근으로 인해 나중에 합병증이 발생할 수도 있기 때문이다. 설명한 내용도 진료기록부에 기록해 두어야 한다.

또한 방사선 촬영을 통해 기록을 남기고 혹시라도 어떤 문제가 발생하는 경우 즉시 내원하도록 교육해야 한다. 또한 6개월이나 그 이후에 잔존치근에 대한 재평가를 위한 예약을 하는 것이 추천된다.

치근 조각 제거를 위한 수술적 기법

좋은 조명, 접근성, 흡인 등이 잔존치근을 제거하기 위해 매우 중요하다. 상악동 등 해부학적 구조물로의 변위 같은 대부분의 문제는 열악한 환경에서 억지로 치근을 제거하는 시도를 하는 경우 발생한다.

잔존치근을 제거하기 위해서는 체계적으로 접근해야 한다. 우선 발치한 치아를 잘 살펴보아서 파절이 일어난 부위와 크기를 예측해야 하는데, 특히 다근치인 경우 중요하다. 임상적으로 위치와 크기를 판단하기 어려운 경우 치근단 사진 등을 촬영하여 확인해야 한다.

길이 4~5mm 이내의 작은 조각을 제거하는 경우 세척-흡

인 방법을 이용할 수 있는데, 이것은 이미 조각이 어느 정도 탈구가 되어 있어야 효과적이다. 발치와를 세게 세척하고 가는 팁을 가진 흡인기로 빨아들이면 간혹 발치와와 분리되어 흡인기에 딸려 나올 수 있다.

이 방법이 실패하게 되면 root picker로 제거할 수 있다. Root picker를 치주인대공간으로 넣은 후 잔존치근을 조심스럽게 발치와와 분리하는데, 과도한 힘을 가하지 않도록 주의해야 한다. 근단부로 과도한 힘이 가해지면 상악동이나 하악관으로 밀려들어갈 수 있고, 측방으로 과도한 힘이 가해지면 기구가 휘거나 부러질 수 있다.

근관용 파일로 치근 조각을 제거하는 방법도 있다. 파일을 근관 내에 삽입하고 치근 조각을 확대한다. 이후 hemostat 등으로 파일을 잡고 치근 조각을 제거한다. 이 방법은 근관이 육안으로 관찰되고 근관이 심하게 휘어지지 않은 경우에만 효과적으로 사용된다.

위와 같은 방법이 모두 실패하는 경우 판막을 형성해야 한다.

판막을 거상한 후 적당한 양의 협측골을 삭제하여 치근 조각을 제거할 수 있다.

경우에 따라서 치근단 부위의 협측골판만 제거할 수도 있다. 치근첨의 위치를 정확하게 알기 위해 치주낭 측정기로 치조정부터 치근 조각까지의 거리를 측정한다. 이후 골 위에 위치시켜 길이를 예측하고, 방사선 사진을 촬영해서 길이를 다시 확인한다. 이후 적절한 위치에 골창을 형성하고, 기구를 넣어서 치근을 제거한다. 이 방법은 협측골이 얇고, 교정치아나 임플란트 치료를 계획 중인 환자에서 특히 유용하다(그림 2-28A~D).

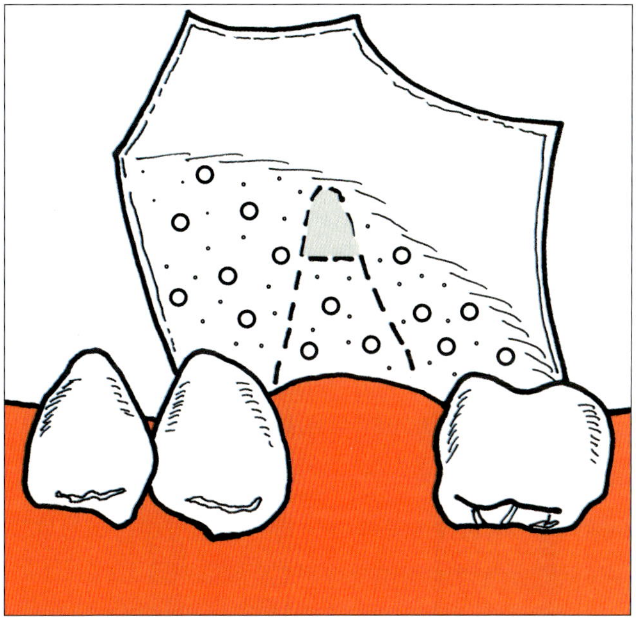

그림 2-28A. 상악에서 작고 접근이 어려운 협측치근 조각을 제거하기 위해서는 치근단부위가 보이도록 피판을 충분히 거상해야 한다.

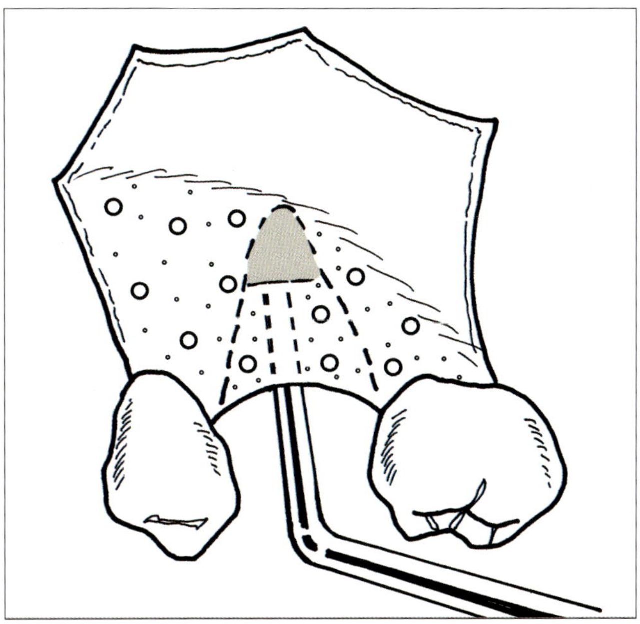

그림 2-28B. 치근 조각 위치를 측정한다.

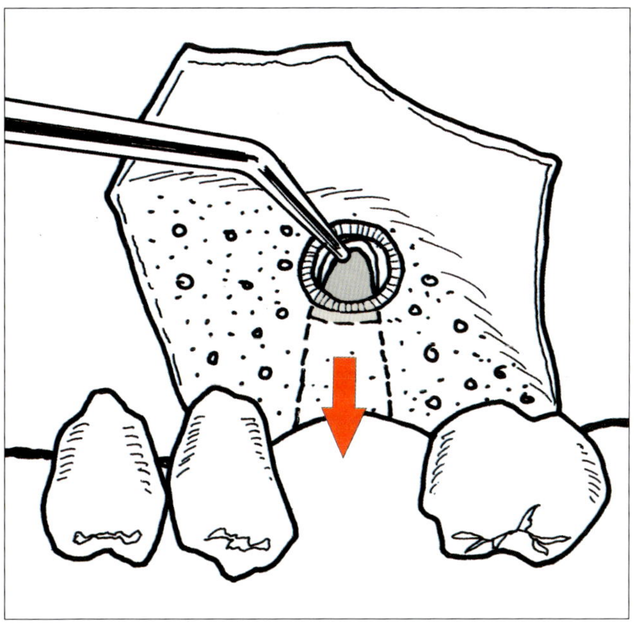

그림 2-28C. 측정된 부위 협측골에 window를 만들어 root tip picker나 비슷한 기구를 이용해 치근 조각을 치관측으로 밀어낸다.

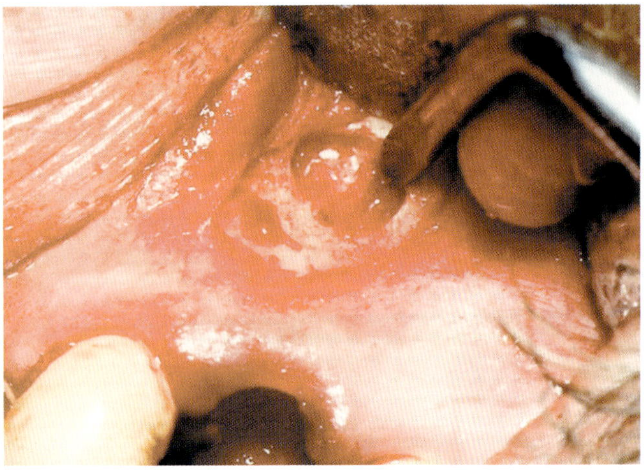

그림 2-28D. 반월형 피판을 이용한 임상 예.

표 2-7. 다수치아 발치 순서

1. 상악 치아
2. 하악 치아
3. 후방 → 전방치아
4. 지혈확인 후 1/4 분악에서 다음 분악으로 이동
5. 발치와 치조골 성형술을 원활히 하기 위한 최소한의 협측 판막거상
6. 치조골 성형술
7. 세척
8. 봉합
9. 수술 후 주의사항 전달

다수치아 발치 술식

인접한 여러 치아를 발치하거나 잔존치아를 모두 발치하는 것은 흔한 일이며, 이런 경우 유치악 상태에서 무치악 상태로 무난하게 이행할 수 있도록 해야 하며, 가철성 또는 고정성 보철물로 기능적, 심미적 회복을 하도록 해야 한다.

발치의 순서도 중요하다. 보통 상악 치아를 먼저 발치하게 되는데, 국소마취제가 상악에서 더 빨리 효과를 보이고, 풀리는 시간도 더 빠르기 때문이다. 또 치아나 수복물 조각 등 이물질이 하악 발치와에 빠질 수 있으므로 상악을 먼저 발치하는 것이 유리하다. 상악부터 발치하는 경우 한 가지 문제는 하악 치아 발치 시 시야 확보인데, 상악 치아의 지혈이 적절히 이루어져야 하악 발치를 위한 시야 확보에 유리하다.

발치는 후방치아를 먼저 발치하고 전방치아를 발치하는데, 직선 발치기자를 사용하기 쉬워지고, 겸자 발치 시에도 더 쉽게 움직이기 때문이다. 단, 견치는 치근이 가장 길기 때문에 인접치를 먼저 발치하면 bone housing이 약해지므로 맨 마지막에 발치하는 것이 유리하다.

많은 치아를 동시에 발치할 때 판막을 거상하는 것이 접근성을 높이고 시야 확보에도 도움이 되며, 또한 골삭제나 치아 분할도 용이하게 된다.

여러 치아를 한꺼번에 발치하는 경우 치조골 성형술을 시행해야 하는 경우도 많은데, 특히 canine eminence 부위에서 그러하다. 치조골 성형술의 목적은 날카롭게 튀어나와 있는 뼈를 제거하는 것이다. 가철성 보철물을 계획 중인 환자에서 undercut이 없는 정도로 과도하지 않게 삭제한다. 치조골의 높이와 폭이 구강 내 기능 회복에 필수적이므로 과도한 골삭제는 피해야 하고 론저나 버를 이용해서 시행한 후, 최종 마무리는 본 파일을 이용해서 다듬어야 한다.

발치가 마무리되면 생리식염수로 철저히 세척한다. 특히 판막이 거상된 경우 기저부에 이물질이 남아있지 않도록 철저히 세척해야만 한다. 판막을 봉합할 때 심하게 당겨서 봉합하는 경우 판막이 발치와로 이동하게 되어 전정깊이가 줄어들게 되고, 이것은 틀니를 예정 중인 환자에서 불리한 조건이 된다. 봉합 시에 조직이 남게 되면 일부 조직을 잘라낼 수도 있다(표 2-7).

봉합 원칙

수술 절차가 완료되고, 발치가 마무리되면 판막을 봉합한다. 다양한 바늘과 봉합사가 발치 후 봉합에 사용된다. 주로 이용되는 봉합사는 silk, chromic 또는 plain gut, vicryl 등이다. 숫자가 커질수록 직경은 더욱 작은데, 2-0 silk는 5-0 silk보다 두껍다. Envelope flap에서는 주로 3-0이나 4-0 chromic gut이 주로 사용되는데, 이것은 흡수성이고 1~2주 후에 흡수된다.

봉합방법은 매우 많은데, 단순봉합, lock이 있는 연속봉합, lock이 없는 연속봉합, 수평 매트리스 봉합, 수직 매트리스 봉

합 등이다. 모든 방법이 판막을 재위치 시킬 때 사용되는데 envelope flap에서는 단순봉합으로 대부분 해결된다.

봉합 시 지켜야 할 원칙 중 가장 중요한 것은 반드시 봉합침이 점막에 수직으로 들어가야 한다는 것이다. 이렇게 해야 연조직에 가장 작은 구멍이 생기고 knot를 형성할 때 연조직이 찢어지는 것을 방지할 수 있다. 연조직이 찢어지거나 늘어지는 것을 막기 위해 적절한 간격 유지가 필요하다.

매듭을 형성할 때 재위치 시키는 것이 목적이므로 너무 세게 조여서는 안 된다. 너무 세게 봉합하는 경우 혈류가 줄어들어 괴사와 창상열개를 유발할 수 있다. 또한 매듭은 창상 절개 부위가 아니라 옆에 위치되어야 한다. 매듭은 3개의 throw를 가져야 풀리지 않는다. 비흡수성 봉합사는 주로 5~7일 후에 제거한다.

Envelope 판막 봉합

봉합은 협측 치간유두기저부 직하방에서 시작하여 치아의 인접면 하방을 지나서 설측 치은을 통과하게 한다. 많은 경우 설측에 있는 치은을 통과하기 힘든데, 이런 경우에는 봉합침을 협측과 설측으로 나누어서 봉합하는 것이 추천된다(그림 2-29).

8자봉합이나 수평매트리스봉합은 지혈 목적으로 사용될 수 있다. 8자봉합은 처음 협측 부위의 치간유두에서 시작하여 발치와를 지나 반대측의 설/구개측의 치간유두를 통과시킨다. 반대편에 서로 동일한 방법으로 통과시킨 후 knot를 협측에

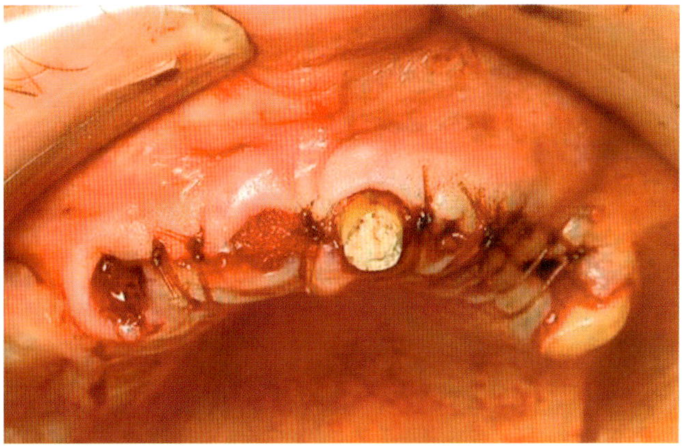

그림 2-29. 단속봉합.

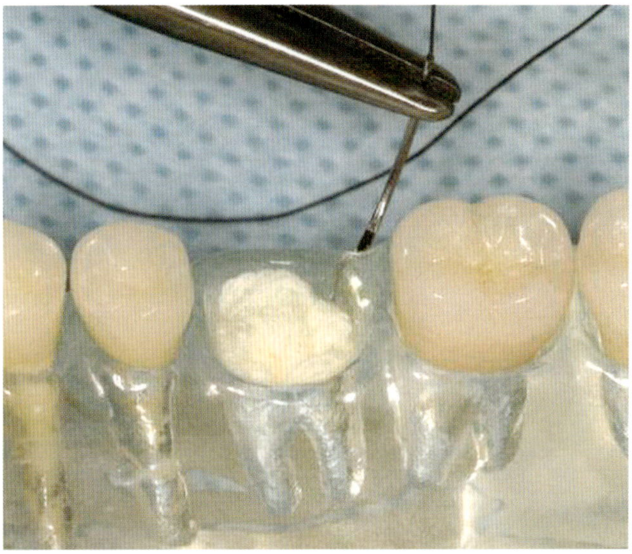

그림 2-30A. 8자봉합. 발치와에 Gelfoam™이나 Surgicel™을 넣을 때 흔히 사용된다. 봉합침이 원심 협측 유두를 지나고 있다.

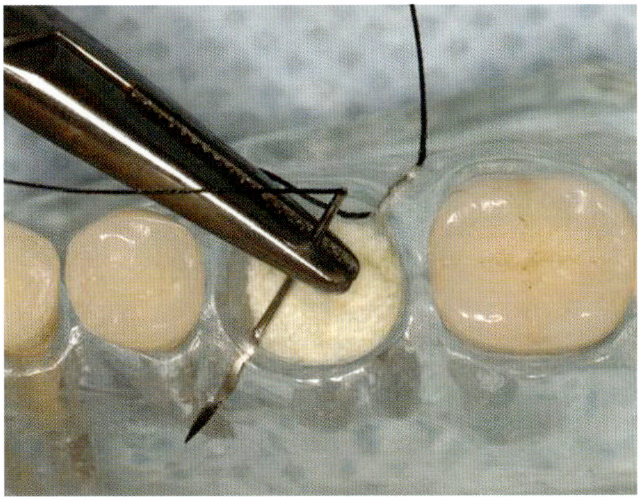

그림 2-30B. 근심 설측 유두를 지나.

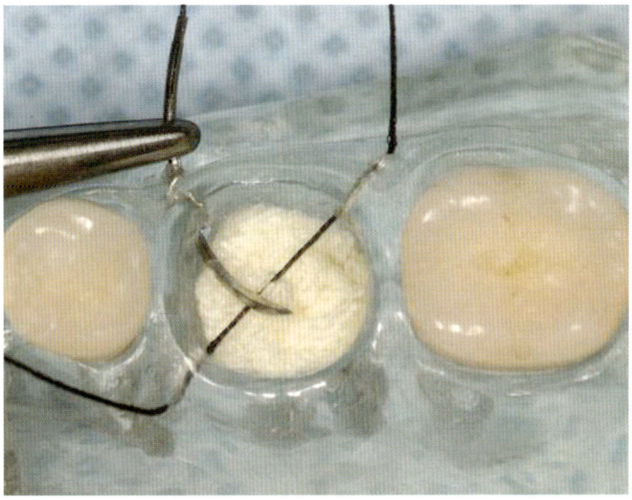

그림 2-30C. 근심 협측 유두를 지나.

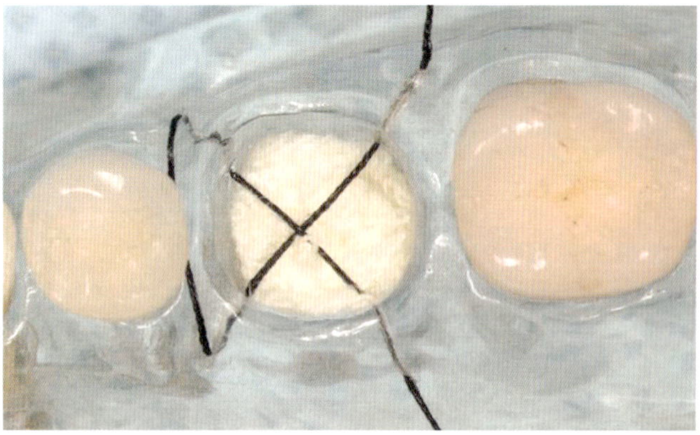

그림 2-30D. 원심 설측 유두를 지나.

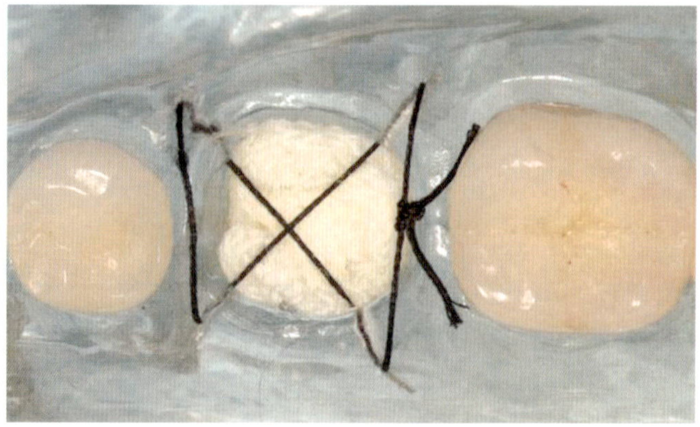

그림 2-30E. 매듭짓는다.

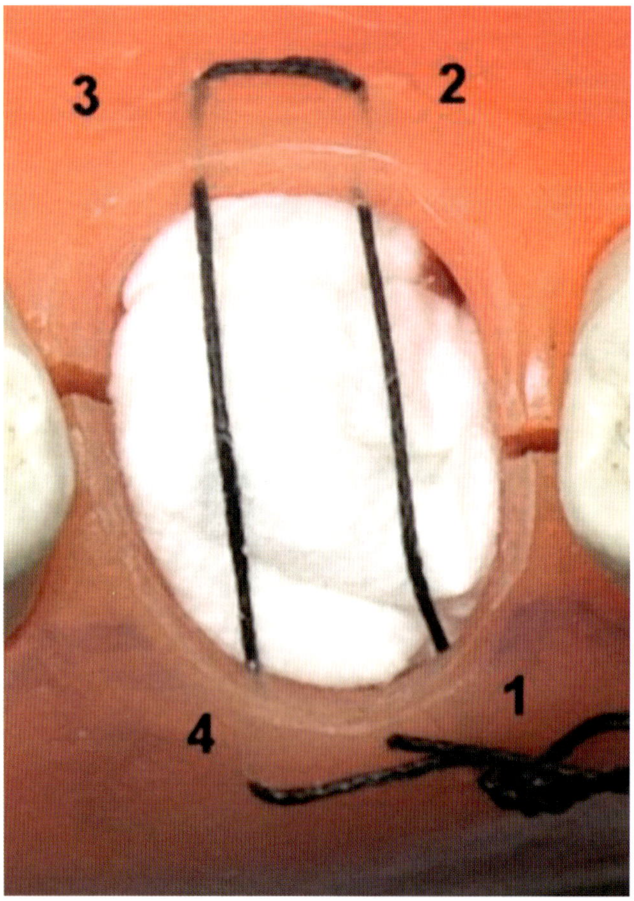

그림 2-31. 수평누상봉합 순서.

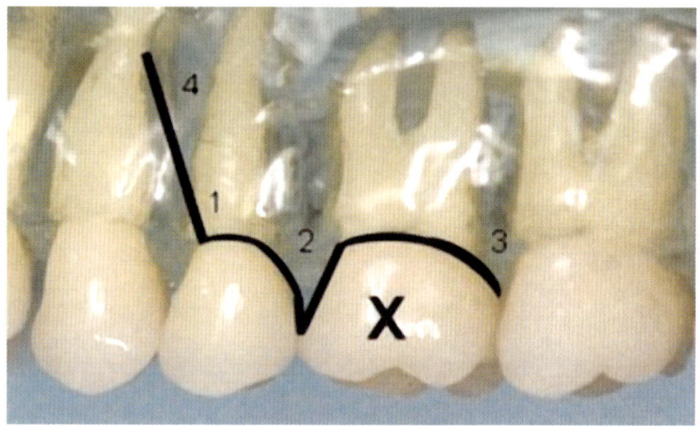

그림 2-32. 삼각 피판 봉합 순서. 수직절개를 먼저 봉합하여 조직을 재위치 시킨다.

형성한다(그림 2-30A~E).

수평매트리스봉합은 처음 협측 치간유두에서 시작해서 설/구개측으로 통과시키고 세 번째 봉합은 설/구개측에서 시작하여 협측에서 마무리한다(그림 2-31).

삼각 판막 봉합

수직절개가 가해진 치간유두를 먼저 봉합한다. 거상되지 않은 연조직을 봉합에 필요한 만큼 약간 거상하면 봉합에 도움이 된다. 봉합 후 수직절개부위를 확인한 후 추가적인 봉합이 필요한지 관찰해야 하는데, 수직절개를 봉합할 때는 2개의 봉합으로 충분한 경우가 대부분이다(그림 2-32).

연속봉합

연속봉합은 lock이 있을 수도 있고(그림 2-33A~E), 없을 수도 있다(그림 2-34). 처음에는 첫 번째 치간유두를 봉합한다. 이후 짧은 길이를 가진 봉합사를 자르고 긴 부분을 남겨서 인접한 치간유두를 봉합하되 knot를 만들지 않고 접합만 시키면서 마지막까지 반복한다. 이 방법의 장점은 시간이 적게 걸리는 것이고, 단점으로는 하나의 suture에 문제가 생기면 전체적으로 문제가 생기는 것이다.

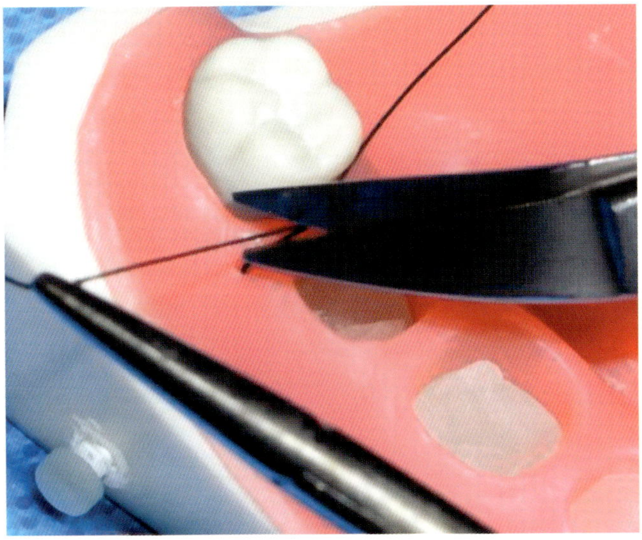

그림 2-33A. 연속잠금봉합. 단순단속봉합 후 매듭지어 짧은 실만 자른다.

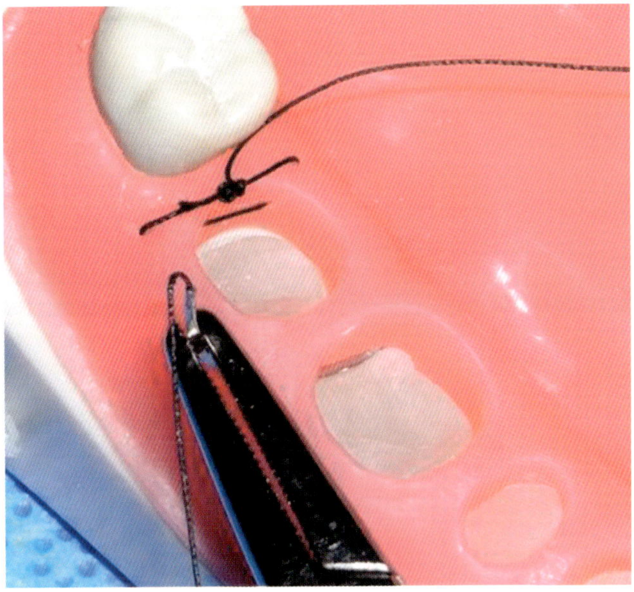

그림 2-33B. 그런 다음 봉합침이 인접 협설 유두를 지난다.

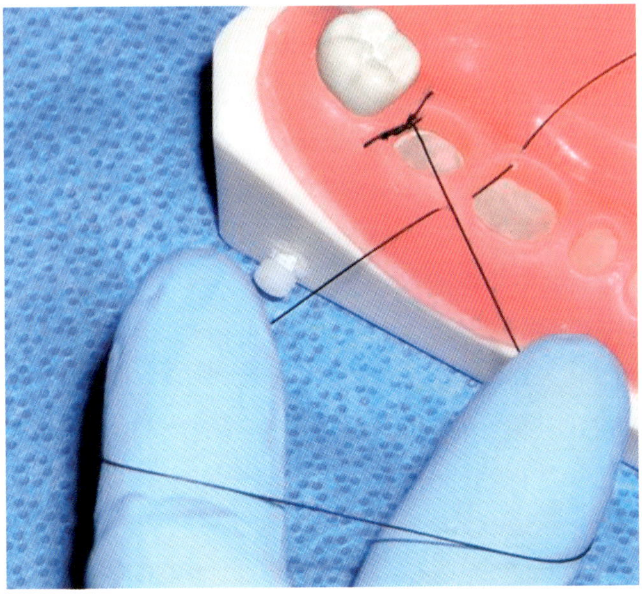

그림 2-33C. 고리를 만들어 돌리고 그 사이로 봉합침을 통과시킨 후 단단히 잡아당긴다.

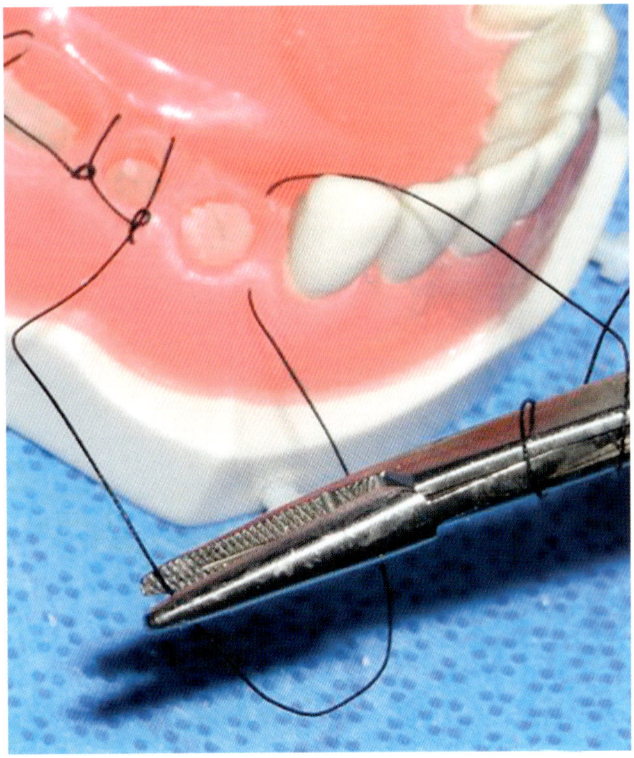

그림 2-33D. 같은 동작을 반복하다 마지막 고리가 만들어지면 이 마지막 고리를 단순단속봉합의 끝을 잡아 매듭짓는다.

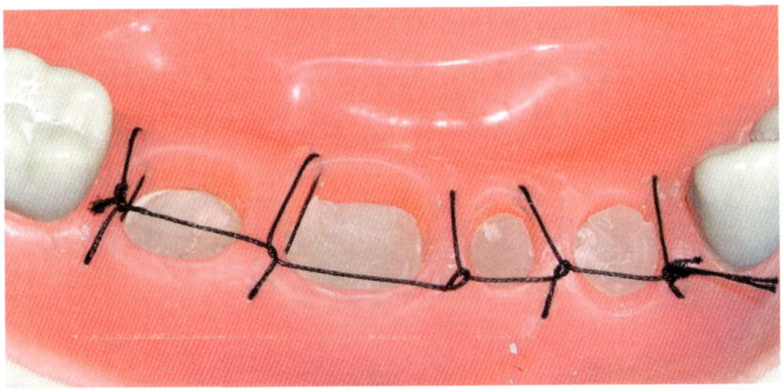

그림 2-33E. 연속잠금봉합의 완성.

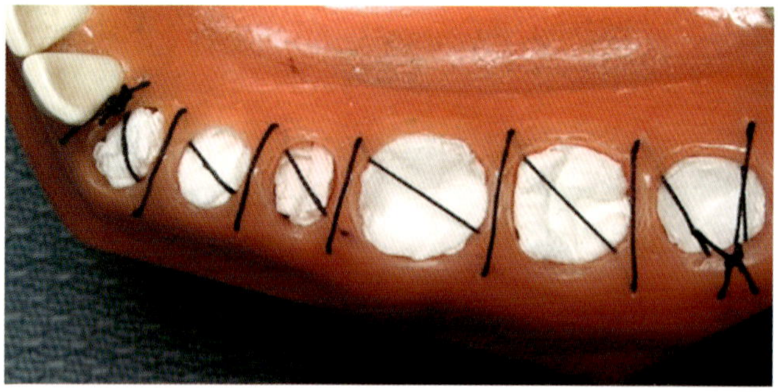

그림 2-34. 연속봉합.

Periotome을 이용한 발치 술식

Periotome은 가늘고 작은 날을 가진 직선으로 된 작은 발치기자이다. 치근막을 slice하듯이 접근하면서 기구를 치근단 쪽으로 작용시켜서 치아를 움직이기 위해 고안된 기구이다. 이것은 치조골을 팽창시키면서 치아를 탈구시키는 기존의 발치기자와는 차이가 있다. 이 기구는 임플란트를 계획 중인 치아의 발치에서 사용되는데, 이 경우 최소의 bone expansion과 bone housing alteration이 중요하기 때문이다. 특히 즉시 식립 임플란트를 계획 중이라면 매우 중요하며 잔존 치조골에 충격을 줘서는 안 된다. Periotome은 치근막 공간으로 날을 삽입해서 치근단 방향으로 gentle하게 작용시켜야 한다. 이렇게 하면 치근막이 끊어지면서 인접 치조골의 충격을 최소화하고 탈구된다. 곧은 periotome은 전치부에 사용되고, 꺾인 것은 구치부나 다근치에서 유용하게 사용된다.

외과적 발치 시 일반적인 실수

발치 중 생기는 합병증을 줄이기 위해서는 지금까지 언급한 원칙들을 잘 지켜야 한다. 흔한 실수로는 외과적 발치를 해야 하는 치아에서 겸자발치를 계획하는 것, 판막디자인에 문제가 있는 것, 충분히 판막을 거상하지 않는 것, 조절되지 않는 힘을 적용하는 것, 부적절한 겸자의 선택/위치선정/적합실패, 적절한 시야와 접근성을 확보하지 않고 치근을 발치하는 것, 불충분한 세척 및 봉합 실수 등이 있다.

수술 전 평가에서 겸자발치가 힘들다고 예상되는 경우 외과적인 발치가 반드시 시행되어야 한다. 만약 외과적인 발치를 시행하지 않고 겸자발치를 시도하게 되면 발치 시 중요한 치관부를 파괴할 수 있다. 겸자발치는 연조직에 과다한 손상을 줄 수 있고, 치근, 치조골 파절이 이루어지기 쉬우며, 수술 시간이 길어져서 환자의 불편감을 증가시킬 수 있다.

판막형성 시에도 언급한 원칙들이 지켜져야 한다. 잘못된 판막은 창상괴사, 창상열개, 치주조직 소실, 치간유두 손상, 치유기간 지연 등을 발생시킨다.

판막은 시야 확보와 기구 접근을 위해서 적절하게 거상되어야 한다. 잘못된 판막거상은 과도한 장력이나 연조직 손상을 유발해서 판막을 재위치 시키기 어렵다. 판막에 문제가 있으면 기구를 적절한 위치에 두기 어렵다.

조절되지 않은 힘은 반드시 피해야 한다. 빠르고 센 힘보다는 느리고 세밀한 힘이 필요하다. 잘못된 힘 조절은 인접치의 치조골이나 치아의 파절을 유발한다. 만일 과도한 힘이 필요하다면, 골삭제나 치아분할을 통해 발치해야 한다.

발치겸자는 적절한 위치에 삽입하고, 가능한 한 치근단부위에 위치시킨다. 겸자는 치아의 형태에 맞는 것을 사용해야 하며 다른 치아의 겸자라고 하더라도 발치할 치아의 형태에 맞다면 사용이 가능하다. 겸자의 beak은 치아장축방향으로 삽입되어야 적절한 힘을 전달할 수 있고, 효율적으로 치조골을 팽창시킬 수 있다. Cow-horn 겸자가 사용되는 경우 beak은 치근이개부로 적절히 위치되어야 하며, 이 경우 협-설측 운동을 절대 금해야 한다.

적절한 시야 확보와 기구 접근 없이 잔존치근 발치를 시도해서는 안 된다. 특히 상악 치아인 경우 상악동 내로의 치근 함입을 유발할 수 있으므로 중요하다. 시야 확보가 부족한 경우 판막을 더 거상하고 추가적으로 골삭제를 시행해야 한다.

봉합 전에 철저한 세척은 매우 중요하다. 기술한 바와 같이 이물질은 판막의 기저부에 모이게 되므로 이 부위는 봉합 전에 반드시 철저하게 세척되어야 한다. 불충분한 세척은 감염의 주원인이 되며, 만약 감염이 된다면 이환부를 다시 열어서 세척하고 debridement해야 한다.

적절한 판막의 위치는 창상괴사, 창상열개, 치주조직 소실, 치간유두 손상, 치유기간 연장 등을 막기 위해 중요하다. 적절한 봉합기술을 적용하는 것이 중요하며, 항상 긴장 없이 봉합해야 한다.

참고문헌

1. J. R. Hooley, and D. B. Golden. Surgical Extractions. Dental Clinics of North America 38 (2): 217 - 236. 1994.
2. H. Dym and O. E. Ogle. Atlas of Minor Oral Surgery. Philadelphia, PA: W.B. Saunders. 2001.
3. L. J. Peterson. Principles of Complicated Exodontia. In Contemporary Oral and Maxillofacial Surgery, edited by Larry J Peterson, 3rd edition. St Louis: Mosby, pp. 178 - 214, 1998.

제 3 장

매복 제3대구치의 외과적 처치

Dr. Pushkar Mehra and Dr. Shant Baran

박 원 서 교수 역

서론

제3대구치 발치(사랑니 발치)는 치과에서 행해지는 가장 흔한 외과적 술식 중 하나이다. "매복"은 맹출되어야 되는 시기까지 치열에 도달하지 못하고 완전히 맹출되지 않은 상태를 말한다. 치아가 매복되는 원인은 인접치아, 치밀한 상부의 골, 과다한 연조직 등 물리적 장벽에 의해서 맹출이 방해되기 때문이다. 1979년에 열린 NIH CDC에서는 매복된 제3대구치의 치료와 관련된 몇 가지 가이드라인을 제정하였다. 치아는 종종 악궁 길이가 부족해서 매복된다. 가장 흔하게 매복되는 치아는 상악 및 하악 제3대구치이며, 상악 견치, 하악 소구치 순이다.

모든 매복된 치아들을 치료 전에 적절하게 평가해야 하는데, 이것은 정기적인 관찰, 제거 혹은 외과적 견인술을 포함한다. 치과의사는 각자의 교육, 수련, 경험에서 얻은 지식을 통해 임상 및 방사선학적 검사를 종합하여 치아를 유지할지 아니면 발치할지를 결정하여야 한다. 대부분의 경우 매복치는 특별한 비적응증이 존재하지 않으면 발치하는 것이 일반적인데, 나이가 들면서 매복치아의 발치가 어렵고 복잡해지기 때문이다. 치과에서의 기본적인 철학은 prevention of problem, 즉 발생할 수 있는 문제를 예방적으로 치료하는 것이다. 예방치과에서는 모든 문제가 생기기 전에 발치하는 것을 추천하고 있다.[1–5]

모든 다른 치과치료 및 구강 내 소수술에서 치료와 관련된 표준이 있는 것처럼, 사랑니 발치에서도 예외는 아니다. 일반의사가 발치하든 전문의가 발치하든 이러한 표준은 같다. 이러한 표준은 정확한 진단, 적절한 수술계획, 정교한 수술, 적절한 수술 후 처치를 의미한다. 이 장에서는 제3대구치를 치료하는 기본적인 원칙에 대해 논하고자 한다. 이것은 제3대구치 수술을 시행하는 데 관심이 있는 치과의사에게 외과적인 난이도 평가 및 시술에 도움이 될 것이다.

제3대구치 발치의 적응증

매복 제3대구치 발치의 적응증은 다양하다.[1–9] 그러나 수술로 얻을 수 있는 이득이 잠재적 위험보다 과대평가되어 필요치 않은 제3대구치 발치를 행하면 안 된다. 다음의 내용은 제3대구치의 확실한 적응증이다.

치관주위염

치관주위염은 연조직 감염으로 대개 부분 맹출된 치아의 치관부 주위에 주로 발생한다(그림 3-1). 이 감염은 구강 내의 정상 세균총이 치관 주위 연조직에 과다하게 존재하여 숙주방어와 세균증식의 균형이 깨질 때 발생하게 된다. 일시적인 숙

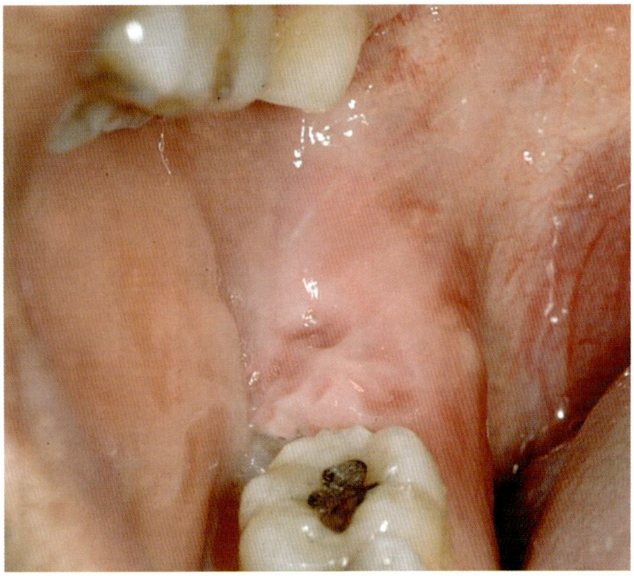

그림 3-1. 부분맹출된 제3대구치의 치관주위염. 치아주위의 치은 발적이 관찰된다.

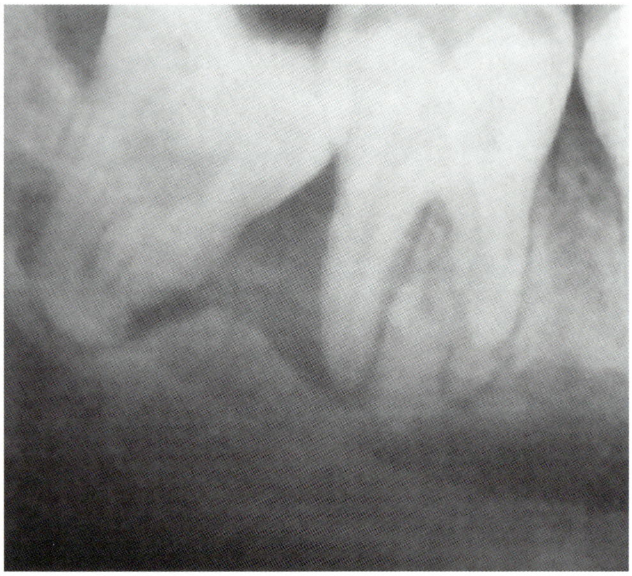

그림 3-2. 매복된 제3대구치에 의해서 발생한 제2대구치의 2차성 치주질환. 광범위한 골소실이 관찰된다.

주방어력 약화로 인해 박테리아가 번성하게 되고, 이것은 심한 통증을 유발하며 때로 개구장애를 일으킨다. 만약 치료를 하지 않고 방치된다면 치관주위염은 두경부간극으로 파급될 수도 있다. 반대편 상악 제3대구치의 지속적인 물리적인 자극도 종종 하악 치아를 붓도록 자극하게 되고 이것은 교합외상과 지속적인 감염이 반복되는 악순환의 원인이 된다. 다른 흔한 원인으로는 음식물이 제3대구치를 덮고 있는 잇몸 주위에 압편되는 경우이다. 이것은 연쇄상구균과 혐기성세균이 자랄 수 있는 환경을 제공한다.

초기치료의 원칙은 감염된 부분을 물리적으로 소독하고 박테리아의 숫자를 줄이기 위해 클로르헥시딘과 같은 구강청정제를 처방하며, 항생제 치료를 시행하는 것이다. 또한 환자에게 철저한 구강위생관리를 강조해야 한다. 초기의 적절한 치료가 근막간극으로의 파급을 막아서 입원치료나 전신마취 수술 등의 가능성을 줄일 수 있으므로 초기 진단과 대응이 매우 중요하다.

치주염

매복치가 있는 경우 앞에 있는 제2대구치의 치주염이 종종 발생한다(그림 3-2). 제3대구치의 잔존은 제2대구치의 치주조직에 영향을 주어 치주염의 유발인자로 작용한다. 이것은 치은퇴축과 치주낭으로 진행되며, 결국 치근우식이나 치아동요를 일으키게 된다.

치아우식증

제3대구치는 최후방에 위치하기 때문에 대부분 환자에게서 위생관리가 힘들다. 정상적인 위치에 있지 않는 제3대구치는 더욱 청결하게 유지하기 힘들다. 그러므로 제3대구치의 치아우식증 유발률은 높으며, 치아가 맹출되어 있지 않더라도 우식이 자주 발생한다(그림 3-3). 치아우식증과 치수괴사는 나이가 들면서 점점 더 증가하게 된다.[9]

치근흡수

치주질환과 마찬가지로 매복된 제3대구치가 제2대구치에 근접하여 있는 것만으로도 제2대구치는 여러 가지 문제에 직면하게 되는데, 그중 하나가 치근흡수이다. 치근흡수는 21~30세에서 주로 나타나며, 가장 호발하는 부위는 제2대구치 원심면의 중심 1/3이다. 이 부위의 치근흡수는 예후가 좋지 않아 유감스럽게도 제2대구치를 발치해야 하는 경우까지 발생한다.

가철성 보철물

가철성 의치를 제작하려고 하는 환자에서 제3대구치가 존재할 경우 주의를 기울여야 한다. 이때 매복 제3대구치를 남

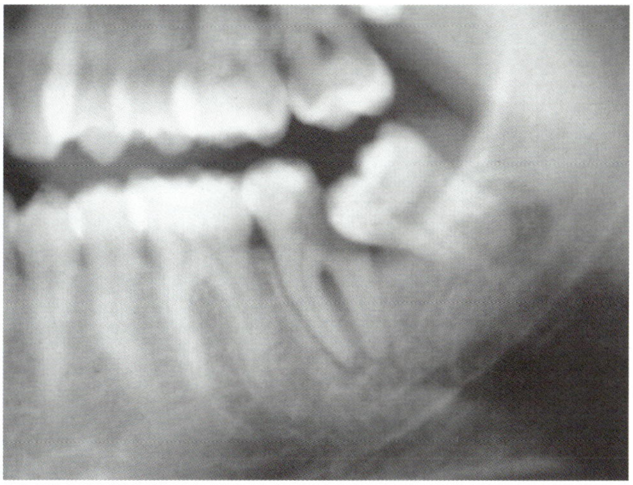

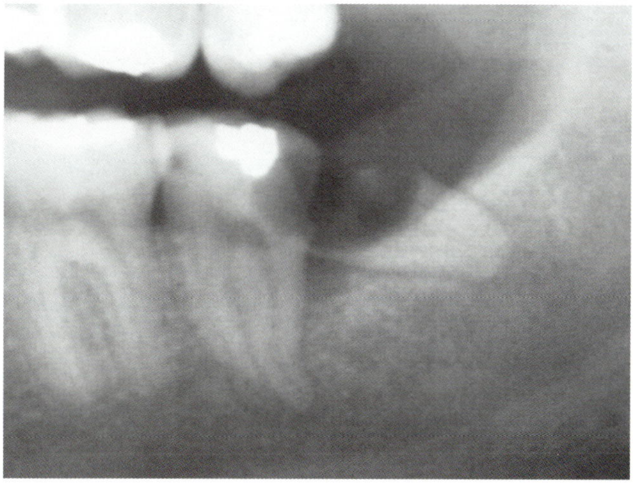

그림 3-3A, B. 매복된 제3대구치에 의해서 발생한 제2대구치 원심에 발생한 치아우식증.

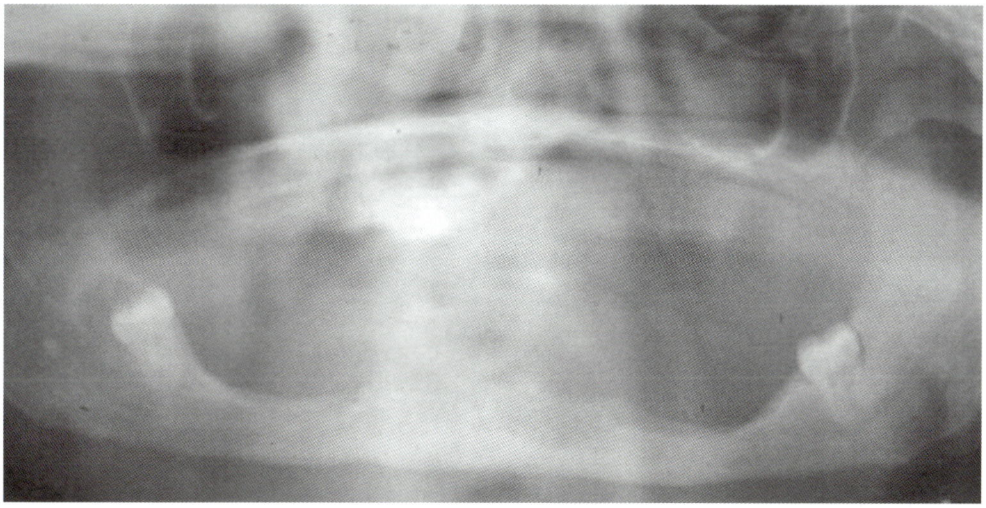

그림 3-4. 오랜 의치사용으로 70세 환자의 노출된 제3대구치. 지속적으로 염증을 유발하여 발치하였으며, 이러한 치아는 위축된 하악골로 인해 발치 시 하악골 골절이나 하치조신경 손상 등의 합병증이 발생할 수 있다.

겨두는 경우 가철성 의치가 매복치를 "맹출"시키는 역할을 할 것이기 때문이다. 보철물에 의한 지속적인 압력으로 인해 치조골이 변화하고, 때때로 연조직의 궤양이 발생하며, 매복되어 있던 치아를 맹출시키게 된다. 그렇게 되면 환자는 언제든지 문제가 발생할 수 있는 상태에 놓이게 된다.

그림 3-4는 70세 노인의 제3대구치로, 오래된 의치 사용으로 인해 구강 내로 노출된 경우이다. 환자는 주기적으로 치관주위염을 앓아왔고, 해당 치아를 발치함으로써 증상이 소실되었다. 주의할 점은 이러한 환자와 같이 퇴축된 하악골에서의 매복 제3대구치 발치는 매우 힘든데, 하치조신경과 하악골골절의 가능성이 더 높기 때문이다.

종양과 낭종

몇몇 치성종양과 낭종이 매복치의 치배와 관련이 있다고 알려져 있다. 비록 치성낭종과 종양의 전체적인 발생률은 낮지만, 매복치가 이러한 병소의 원인이 될 수 있다는 사실이 무시되어서는 안 된다. 만약 매복치가 병소와 연관되어 있다면 반드시 제거되어야 하고, 낭종과 종양을 제거한 후 반드시 조직검사를 의뢰해야 한다.

그림 3-5A는 17세 여환으로 치관주위의 방사선투과성을

보이며 인접 제2대구치의 치근흡수를 유발한 병소와 매복치로 조직검사 결과 법랑아세포종으로 진단되었다.

그림 3-5B는 46세 남환의 파노라마 사진으로 연관된 함치성 낭종의 팽창으로 인해 후상방으로 이동되어 측두하악오목 방향으로 이동된 제3대구치의 모습이다. 이 환자에서는 LeFort I 골절단술이 치아발치와 낭종 제거에 필요하다.

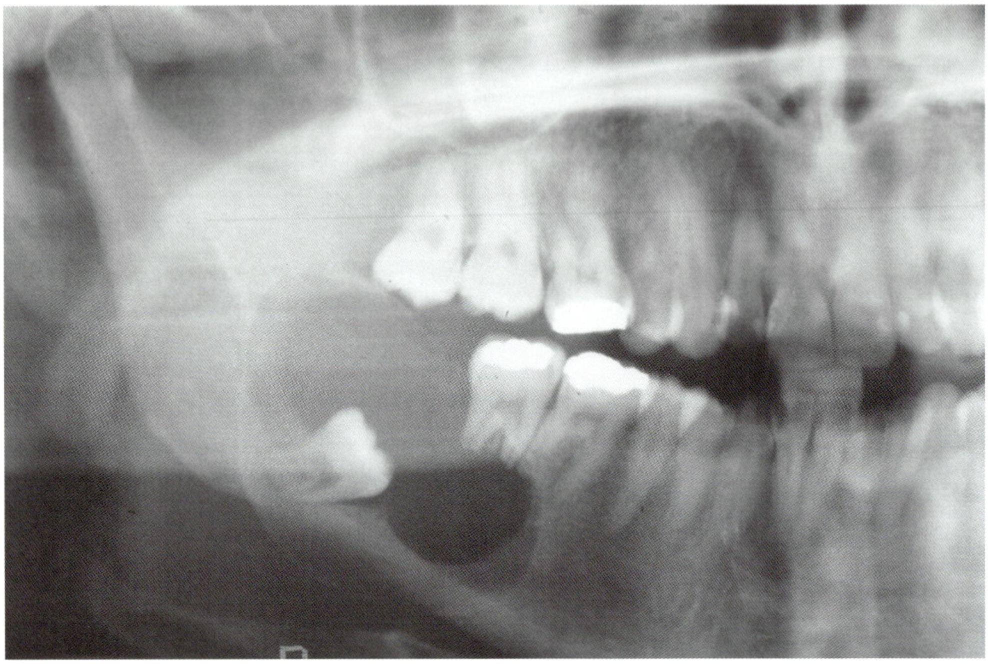

그림 3-5A. 17세 여환에서 발생한 제3대구치와 연관된 방사선투과성 병소. 제2대구치의 치근흡수가 관찰되며 조직검사상 법랑아세포종으로 진단되었다.

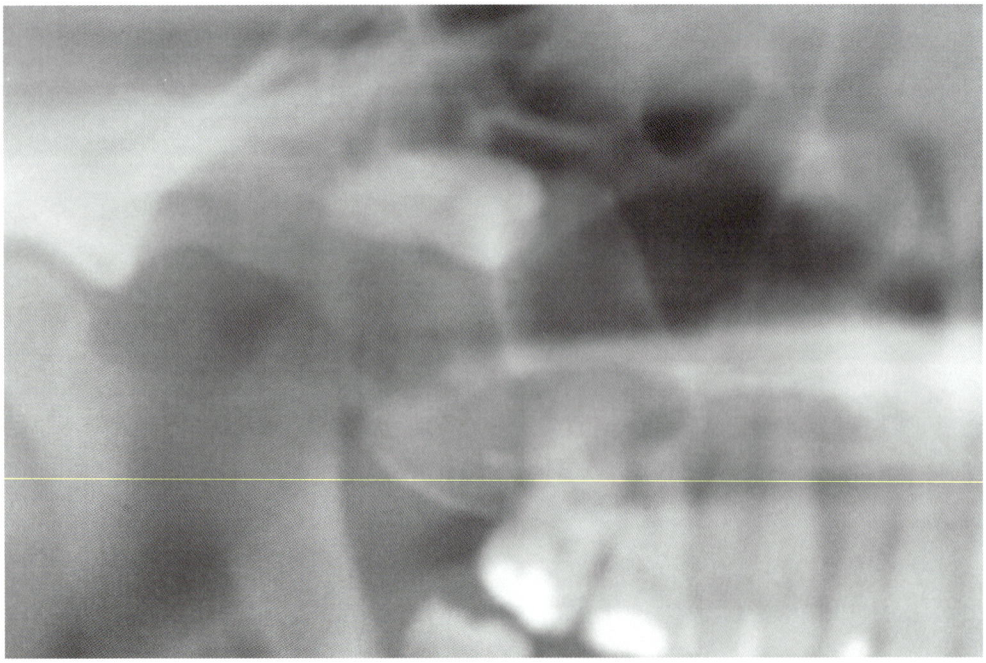

그림 3-5B. 46세 남환에서 발생한 제3대구치 치관주위의 광범위한 투과성 병소. 매복된 제3대구치는 상악동까지 변위되어 측두하악오목까지 이동되었다. 조직검사상 함치성낭으로 진단되었다.

교정치료와 관련된 적응증

교정치료를 받은 환자들은 매력적인 치아를 갖기 위해 많은 시간과 돈을 투자했다. 매복치가 있는 경우 교정적 움직임을 방해할 수 있으며, 장기적으로 근심측으로 힘을 전달하여 재발의 한 원인으로 추측되기도 한다. 매복된 제3대구치의 발치는 악골 후방부에 공간을 만들어서 치아의 후방이동을 가능하게 한다. 교정치료 전에 매복된 제3대구치를 발치해야 하기도 하는데, 교정치료계획, 환자의 나이, 치아의 발육 정도 등이 정확한 시기를 결정하는 요소로 작용한다. NIH consensus conference에서는 제3대구치가 조기에 발치될 필요가 있다고 하더라도, 너무 어린 나이, 즉 7~9세 때에 치배를 제거하는 것은 추천되지 않는다고 하였다.[11]

악교정 수술을 준비 중인 환자

환자가 악교정 수술을 계획 중일 때 매복치아는 반드시 평가되어야 한다. 하악골시상분할절단술을 계획 중인 환자에서는 매복치가 있는 경우 이 수술에 문제를 일으킬 수 있다. 충분한 골 치유를 기대하기 위해서는 최소 6~9개월 이전에 발치하는 것이 추천된다. 새로 형성된 골조직은 수술 시에 더 안전하게 절단되며, 수술 후 골편의 고정 및 안정성에 기여하게 된다.

저자의 경험상 상악의 제3대구치는 LeFort I 골절단술시에 더 쉽게 제거될 수 있다. 그러나 몇몇 외과의사들은 수술 전에 발치하는 것을 선호하는데, 상악골을 다수의 조각으로 분할할 예정일 경우이다(multiple segmental surgery). 특별한 외과적인 합병증을 줄이기 위해서는 상악 제3대구치의 제거는 수술 전 약 3~6개월 전에 시행되는 것이 좋다.

악안면동통과 관련된 경우

매복 제3대구치부터 방사상 통증을 호소하는 환자가 있을 수 있다. 악관절과 근육에 가깝게 존재하므로, 제3대구치는 통증의 한 가지 원인이 될 수도 있다. 그러나 제3대구치가 통증의 원인이 아닐 수도 있음을 알아야 한다. 통증조절을 위해서 후반부에 기술할 금기증에 해당하지 않는 경우에 매복 제3대구치의 발치가 고려될 수도 있다. 그러나 시술 전 환자에게 뚜렷한 결과가 나타나지 않을 수 있음을 미리 알려야 한다. 즉, 발치가 된 후에도 통증이 경감되지 않을 가능성에 대해 충분히 이해하고 있어야 한다.

하악골 골절 예방

치조골의 목적이 치아를 지탱하는 것이지만 치아가 매복되어 있는 경우 뼈를 약화시킬 수도 있다. 치아가 하악골에 묻혀있는 경우 뼈가 있으면 강화될 수 있는 부위에 치아가 존재하게 된다. 만약 매복된 위치가 골의 연속성을 최소화하는 부위라면 그곳은 약한 부분이 될 수 있으며, 이것은 개개인에서 악골 골절의 위험요소가 될 수 있다(그림 3-6). 또한 매복치가 존재하는 경우 악골 골절치유에 방해를 줄 수도 있다. 그러므로 사고 전에 매복 제3대구치의 발치가 추천된다. 발치 중 하악골 골절이 생길 가능성은 매우 낮지만, 합병증을 줄이기 위해 적절한 힘을 적용하는 것이 필요하다.

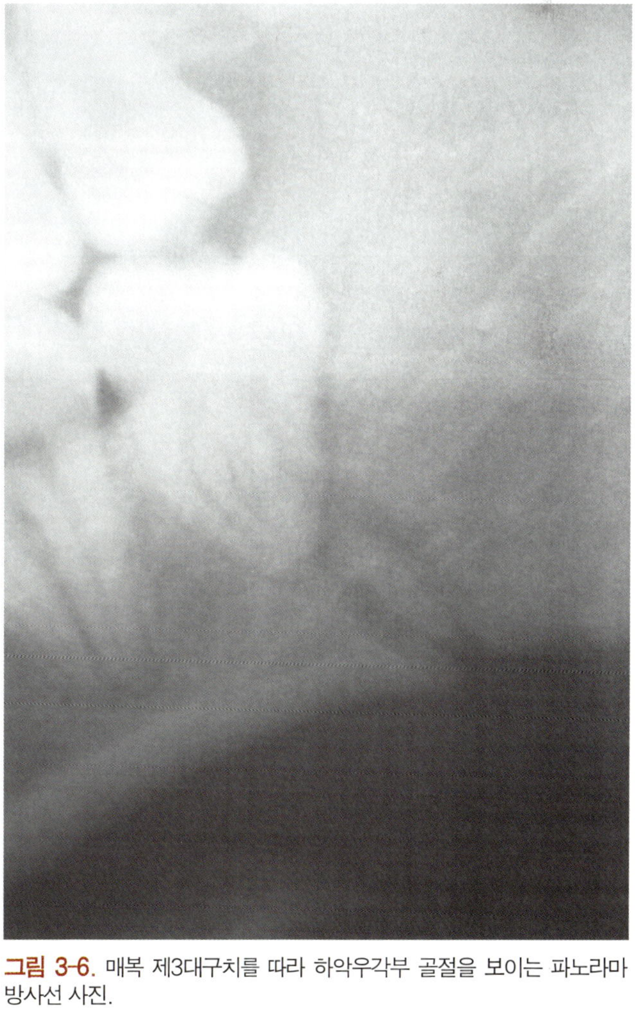

그림 3-6. 매복 제3대구치를 따라 하악우각부 골절을 보이는 파노라마 방사선 사진.

매복 제3대구치 발치의 비적응증

매복치 발치 시 많은 합병증이 발생할 수 있다. 매복 제3대구치를 발치할 경우 예상 가능한 합병증이 발치해서 얻는 이득보다 클 경우 발치하지 않는 것을 고려해야 한다.

인접 구조물 손상

제3대구치 주변에 다수의 중요한 해부학적 구조물들이 존재하며, 매복 정도에 따라 이러한 조직손상위험 정도가 달라진다. 치아와 주변 조직의 근접성을 평가하고, 발치 시 난이도를 파악하기 위해 주의 깊게 임상 및 방사선학적 분석을 시행해야 한다. 주의 깊은 분석결과 발치 시 광범위한 손상이 예상된다면, 치아를 발치하는 것은 정당화될 수 없을 것이다.

그림 3-7은 48세 남환의 임상적으로 무증상인 제3대구치 방사선 사진이다. 완전 매복치가 파노라마 방사선 사진에서 발견되었는데, 이 경우 수술 발치가 추천되지 않는다. 임상가

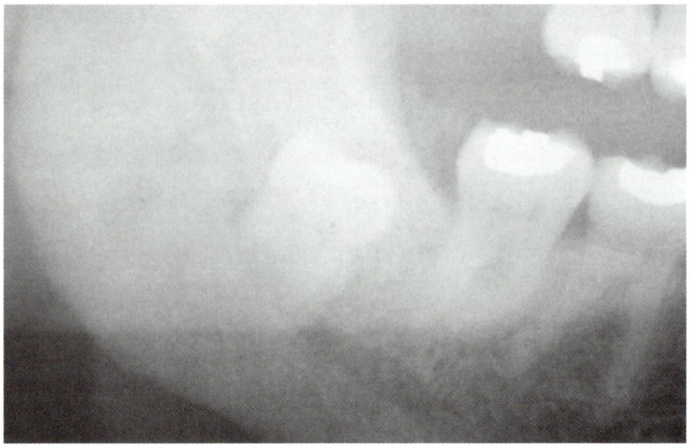

그림 3-7. 48세 남환으로 하치조신경과 매우 가까운 하악 제3대구치. 매복치를 치밀골이 덮고 있으며 수술이 어렵고 나이가 많으며 증상이 없으므로 발치하지 않는 것이 추천된다.

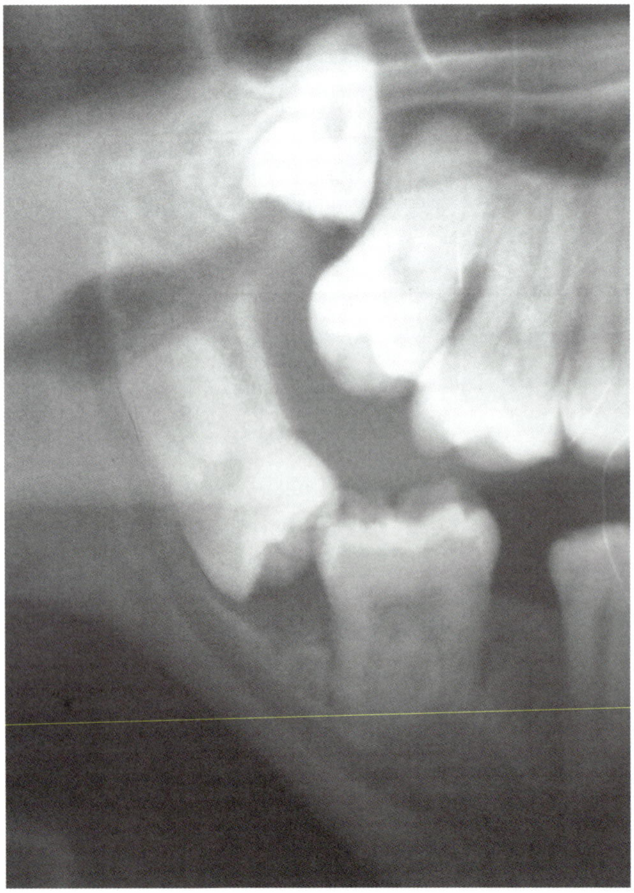

그림 3-8A. 39세 남환으로 증상이 있는 매복 제2, 3대구치(kissing molar).

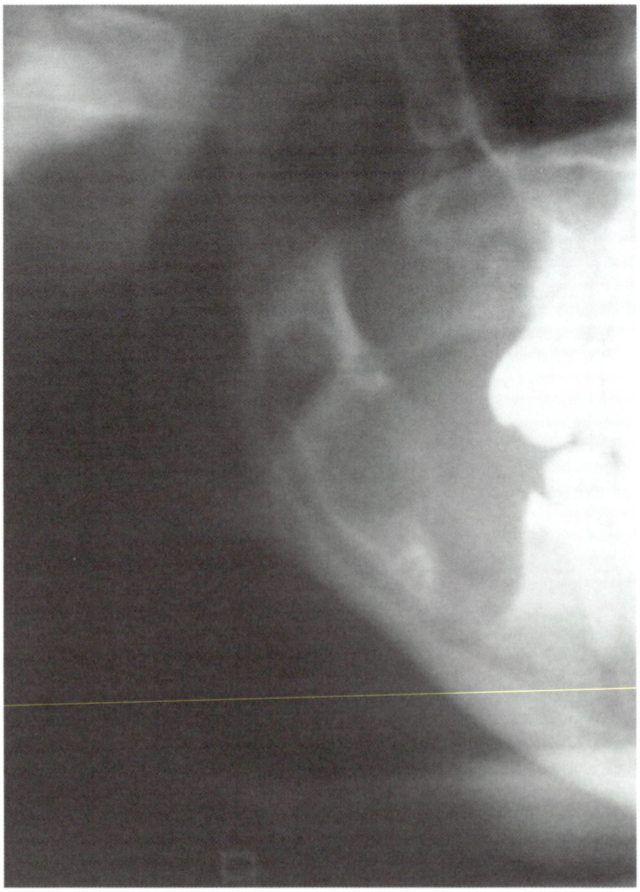

그림 3-8B. 수술 위험성이 있었지만 반복적인 감염을 유발하여 발치하였다. 입원하여 수술하였으며 장골을 발치부위에 이식하여 약해진 하악골을 보강하였다. 골절방지를 위해 악간고정을 수술 후 약 4주간 유지하였다.

는 이 환자의 경우 완전 매복 제3대구치를 수술 발치하는 것이 신경손상 및 악골 골절 등 심각한 합병증을 초래할 수 있음을 알아야 한다.

앞선 경우와 대조적으로 그림 3-8의 파노라마 사진은 39세 남환의 증상 있는 매복 제2, 3대구치를 보여주고 있다("kissing molar"). 그림 3-7과 비슷하게 이 경우도 발치는 매우 어렵기 때문에 무증상이라면 수술하지 않고 관찰하는 것이 필요하다. 그러나 이 환자의 경우 감염이 몇 차례 재발하였기에 수술의 위험성에도 불구하고 발치를 시행하였다. 발치는 입원하에 진행하였으며, 골이식을 시행하고, 수술 후 악골 골절을 예방하기 위해 4주간 악간 고정을 시행하였다.

환자의 나이

매복 제3대구치 발치 여부 결정에 있어 환자의 나이는 중요한 요소이다. 제3대구치 발치의 가장 적당한 시기에 대해서는 아직도 논쟁거리이다. 하지만 "매복상태로 남아 있을 수 없다고 판단될 때까지는 미루어야 한다."는 것에 대해서는 대다수가 합의하고 있다.

어떤 연령에서도 제3대구치를 발치할 수 있지만, 10대 후반 또는 20대 초반의 나이에 수술하는 것이 가장 쉬우며 합병증이 발생할 가능성도 더 줄어든다.[1,3,11,13,14] 나이가 들수록 발치 후 치유과정이 좋지 못하고, 특히 매복 제3대구치의 경우 더욱 그렇다. 나이가 들수록 골의 석회화가 증가되어 강성이 증가되고 발치 시 더 큰 힘이 요구된다. 이것은 결국 더 많은 골 삭제가 필요하게 되며 더 큰 외상을 주게 된다. 따라서 무증상 매복치의 경우라면 주기적인 방사선 사진 검사를 통해 병적 변화가 없는지 관찰하는 것이 추천된다.

의과적 병력

흔히 치과의사는 환자의 구강에만 초점을 맞춰 내과적인 상태를 무시하게 된다. 의학적 병력을 철저하게 조사하여 발치를 하면 안 되거나 전처치가 필요한지 여부에 대해 환자에게 알려주어야 한다. 무증상의 매복치 발치는 반드시 "선택적"이어야 한다. 환자가 조절되지 않는 심혈관 또는 호흡기 질환을 가지고 있거나 면역이 저하되었거나 응고장애를 보일 경우 수술을 연기해야 한다. 그러나 발치를 해야만 하는 경우라면 내과의사에게 협진, 수술 전 처치 및 입원 등이 필요할 수 있다.

수술 기구

치과의사가 어떤 술식을 시행할 때 특히, 수술 시 올바른 기구 사용이 합병증을 줄일 수 있다. 다음의 기구들이 제3대구치 수술 발치 시 필요한 기본 도구이다.

- #15 Bard-Parker blade
- Periosteal elevators(예, #9 Molt)
- Retractors
  - Flap(예, Seldin, Minnesota, Herman)
  - Cheek(예, Minnesota, Bishop, Herman)
- Dental elevators
  - Straight(preferably one each of a small, medium and large size)
  - East-West
  - Crane pick
  - Pott's or Miller's(if required)
- Bone file
- Extraction forceps
  - Upper universal
  - Lower universal
- Rongeurs
  - End cutting
  - Side cutting(if needed)
- Needle holder
- Suture scissors
- Suture(resorbable or nonresorbable)
- Rotary instrument for cutting bone and tooth
  - Drill
  - Burs(round, straight, or cross-cut fissure)

발치 시 기구의 선택은 술자의 기호에 따라 다르다. 다양한 절개도, 봉합재료, 견인자, 발치기자의 사용이 가능하며, 술자가 사용하기에 가장 편안한 것을 사용하면 된다. 회전 기구는 수술 부위로 공기가 들어가지 않는 것을 선택해야 기종 또는 이물질의 유입 등의 합병증을 최소화시킬 수 있다.

수술 전 고려사항

충분한 설명과 동의서

제3대구치 수술 발치를 계획한 경우, 항상 환자에게 발생할 수 있는 위험 및 가능한 합병증을 알려주어야 한다. 이때 환자가 이해할 수 있는 용어를 사용해야 하며 각각의 경우에 특별한 고려사항을 강조해야 한다.

모든 시술 과정에서 불편함이나 통증이 발생할 수 있음을 알고 있어야 하며, 적절한 약을 처방해야 한다. 수술과정에서 "dry socket"과 같은 술후 감염이 일어날 수 있다. 시술 과정에서 주변 조직손상이 일어날 수 있으며, 이를 예방하기 위해서는 최대한의 주의를 기울여야 한다. 상악 제3대구치를 발치할 때는 상악동 천공이 일어날 수 있다. 하악 제3대구치 발치 시에는 하치조신경, 이신경, 설신경 손상 가능성을 설명해야 한다. 신경손상의 확률은 낮지만 강조해야 한다. 감염되지 않은 뿌리 끝 부분은 빼내는 것이 더 큰 손상을 주고 얻는 것이 별로 없을 경우 그냥 남겨둘 수 있다는 것도 설명해야 한다.

시술 시 충분한 설명 후 동의를 얻는 것은 매우 중요한 과정이다. 부주의로 인해 예상하지 않은 합병증이 발생했을 경우 환자와 의사 모두에게 불필요한 스트레스를 유발할 수 있다. 환자는 충분한 설명을 들을 권리가 있고, 의사는 환자가 그들이 잘 모르는 내용에 대해 설명을 듣고 결정을 내릴 수 있도록 도와야 할 책임이 있다.

방사선 검사

수술의 난이도를 평가하고 계획하는 데 있어 주의 깊은 방사선 분석은 필수적이다. 파노라마 사진은 매복 제3대구치 수술 시 꼭 필요하다. 파노라마 사진에서는 악골 전체를 한 화면에 쉽게 볼 수 있다. 하악 제3대구치와 하치조 신경의 관계, 상악 제3대구치와 상악동의 근접성을 대략 평가할 수 있고, 작은 사진에서는 놓칠 수 있는 병적 소견도 발견할 수 있다. 하지만 그렇다고 해서 다른 치과 방사선 사진이 가치가 없는 것은 아니다. 치근단 방사선 사진은 더욱 세부적인 부분을 보여주고, 교합면 사진에서는 협설 폭경을 측정할 수 있다. 아주 복잡한 경우 CT 또는 MRI 촬영이 필요한데 각각 경조직, 연조직의 세부 정보를 제공해 준다.

하악 매복 제3대구치

하악 매복 제3대구치는 3가지 기준에 따라 분류하는데 경사도, 하악지 전연과의 상대적인 위치 관계, 교합 평면과의 상대적인 위치 관계 등이 그것이다.

난이도 평가

이 세가지 분류 체계는 함께 사용될 수 있으며, 난이도 평가와 수술접근법 선택에 이용된다. 경사도는 제3대구치의 치아장축과 제2대구치의 치아 장축과의 각도를 말한다. 치관이 근심으로 기울어진 근심경사가 가장 흔한 매복 형태이다. 두 번째로 흔한 매복 형태는 수직 매복으로 제2대구치의 장축과 평행하게 수직으로 매복되어 맹출하지 않은 형태이다. 제2대구치에 수직으로 제3대구치가 위치할 경우를 수평 매복이라고 한다. 마지막으로 제3대구치 치관이 제2대구치에서 멀어지는 방향을 향하고 있는 경우 원심경사 매복이라고 한다.

Pell & Gregory의 매복 제3대구치 분류 시스템에서는 하악지 전연, 교합평면과 치아의 상대적인 위치 관계를 이용한다(그림 3-9). 하악지 전연과의 상대적인 위치를 이용할 경우, 제3대구치의 근원심 직경이 모두 하악지의 전연 앞쪽에 위치할 경우 Class I으로 분류한다. Class II의 경우는 치관의 약반 정도가 하악지 전연의 골에 의해 덮여있을 경우이다. Class III는 치관의 전부가 하악지 전연의 뒤에 위치한다. Class III가 Claas I에 비해 발치가 훨씬 어렵다.

Pell & Gregory 분류는 치아와 교합평면과의 상대적인 위치에 따라 다시 세분한다(그림 3-9). Class A는 제2대구치의 교합평면 높이가 제3대구치와 같을 때이다. Class B는 제3대구치 교합면이 제2대구치의 교합평면과 치경부 사이에 위치하는 경우이다. Class C는 제3대구치의 교합면이 제2대구치의 치경부보다 아래에 위치하는 경우이다. Class C가 가장 깊이 매복된 경우로 Class A, B보다 발치하기가 어려울 것으로 예측할 수 있다.

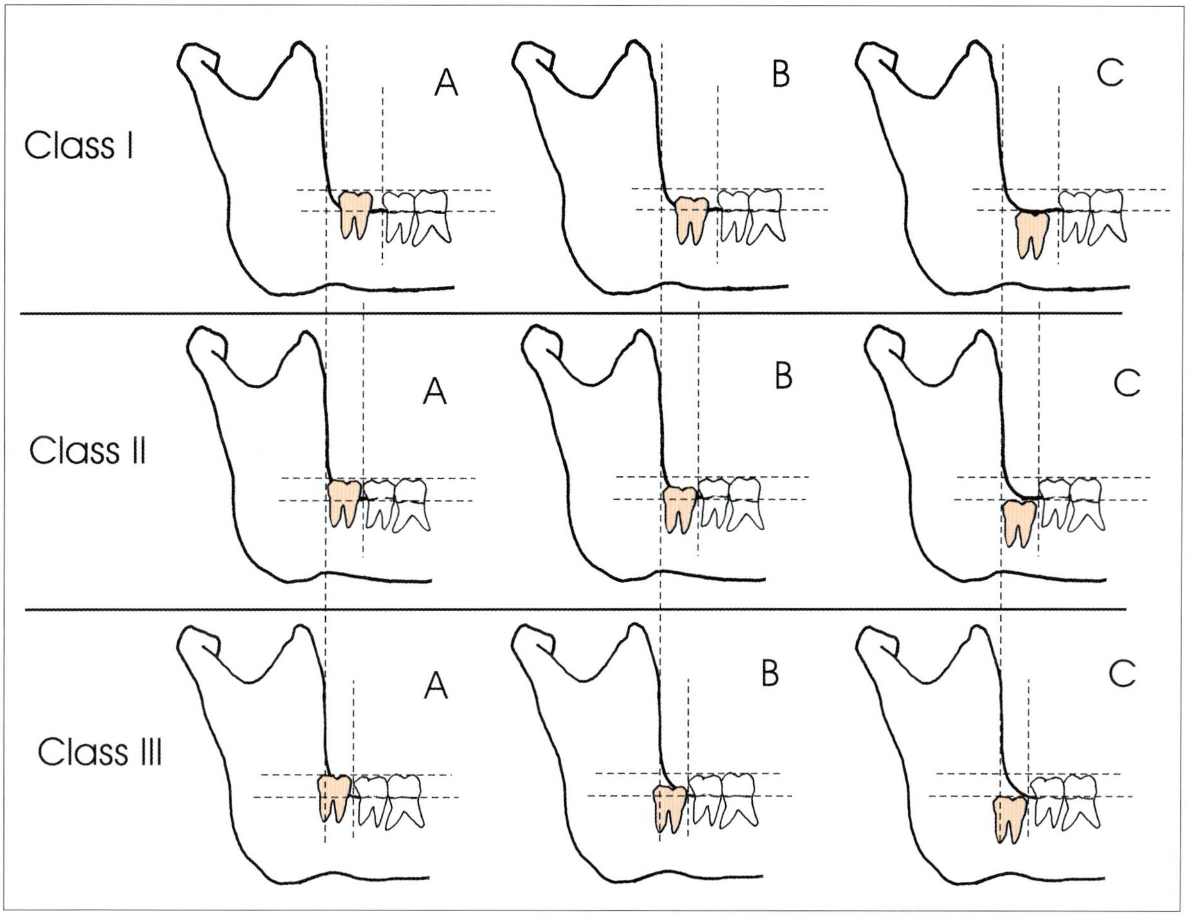

그림 3-9. Pell & Gregory의 매복 제3대구치 분류.

얼굴 형태

얼굴형태도 발치의 난이도 평가에 영향을 준다(그림 3-10). 얼굴의 형태는 발치할 치아에 기구를 접근시키기 쉬울지 어려울지에 영향을 주고, 이는 난이도와 관련된다. 각지고 작은 얼굴 형태는 관골궁이 상대적으로 낮게 위치하고 개구 시 상악결절이 오훼돌기에 근접해 있다. 이로 인해 관골궁이 높이 위치하여 오훼돌기가 상악결절을 침범하지 않는 갸름한 얼굴 형태를 가진 환자에서보다 상악 제3대구치를 발치하는 데 더 어렵다. 갸름한 얼굴 형태를 가진 환자는 각진 형태의 얼굴을 가진 사람보다 하악지 전연이 보다 측면에 위치하는 경향이 있다. 이러한 차이점을 사소한 것으로 볼 수도 있지만 술식 기구 조작, 접근 방법의 변형 등이 필요하며 수술의 난이도에 직접적으로 영향을 미친다.

치근의 형태

치근의 형태가 매복치 발치의 난이도를 결정하는 데 중요한 역할을 한다. 첫 번째 요소는 치근의 길이이다. 일반적으로 매복치 발치의 최적의 시기는 치근의 1/3~2/3 가 형성되었을 때이다(그림 3-11A). 이 단계의 치근은 뭉툭해서 발치 시 부러지는 일이 거의 없다. 또한 치근이 모두 완성된 경우에 비해 덜 깊이 매복되어 있어 주변의 중요 조직에서 거리가 좀 더 떨어져 있어 유리하다. 만약 치근이 전혀 형성되어 있지 않은 경우라면, 치아에 힘을 가할 때 회전하는 경향이 있어 오히려 발치가 보통 더 어려워진다(그림 3-11B).

다음으로 고려해야 할 사항은 치근이 원통형태로 융합되었는지, 치근이 분리되어 별개로 존재하는지 여부이다. 원통형으로 융합된 치근을 가진 경우가 분리된 치근을 가진 경우에 비해 발치가 더 쉽다(그림 3-11C). 치근의 만곡 또한 반드시 평가해야 한다. 만곡 치근은 상대적으로 발치과정을 복잡하게

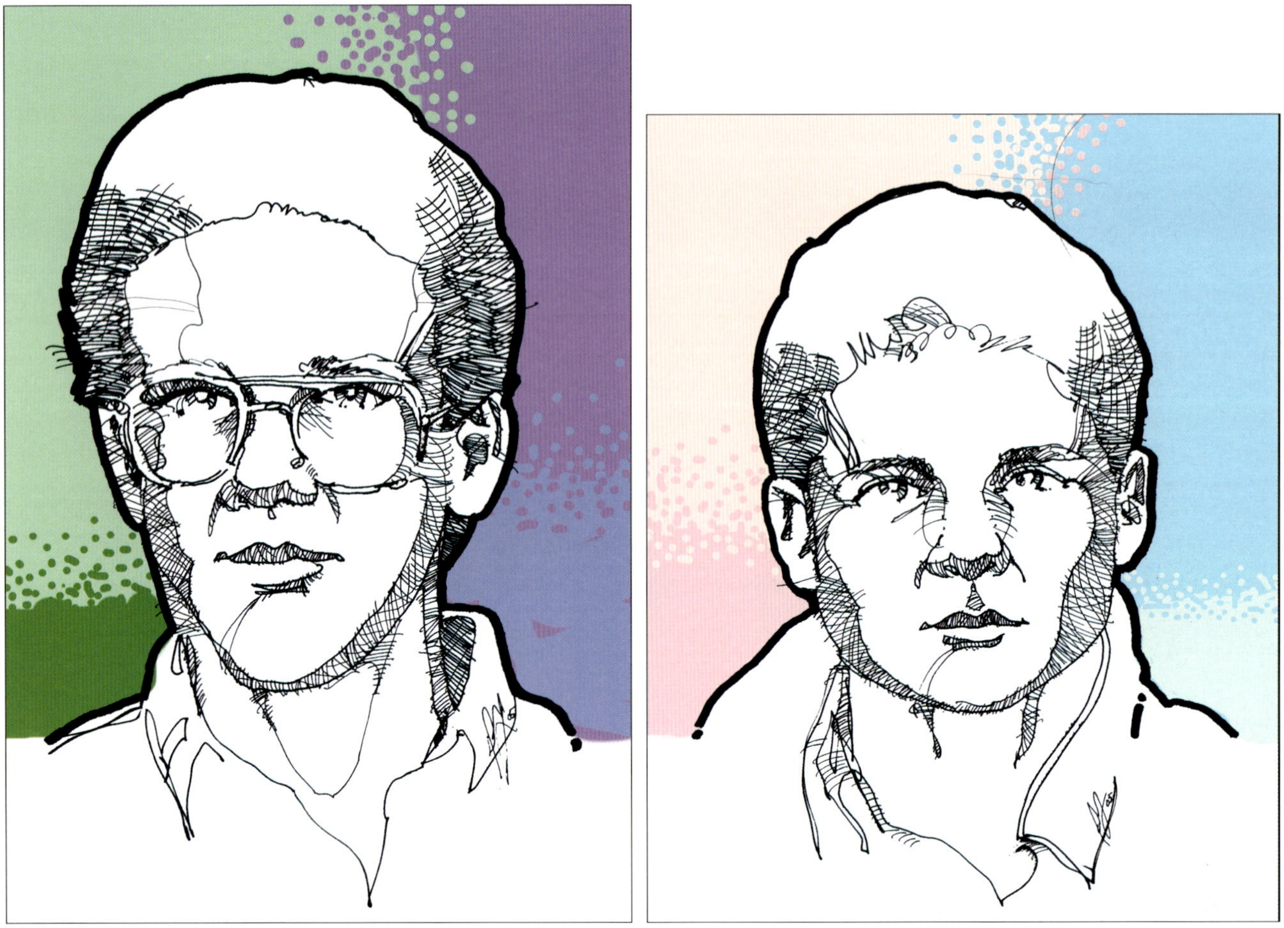

그림 3-10. 얼굴형이 수술난이도에 영향을 줄 수 있다. A, 갸름한 얼굴형. B, 넓적한 얼굴형.

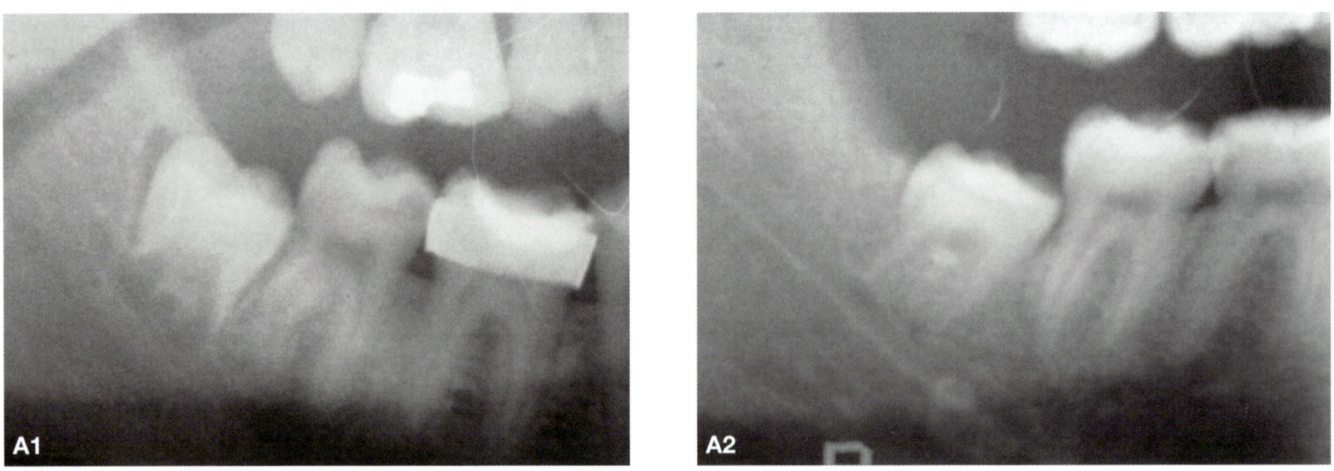

그림 3-11. 수술의 난이도에 영향을 주는 치근형태. A1, A2, 치근이 1/3~2/3 정도만 형성되어 발치하기 쉽다. *(계속)*

만들 수 있고, 근첨부위의 만곡된 부분에서 자주 부러진다(그림 3-11D). 만곡의 방향 또한 매우 중요하며 치아의 맹출 방향과의 관계를 평가해야 한다. 치근비대 치아를 발치하기 위해서는 광범위한 골삭제가 필요하다(그림 3-11E).

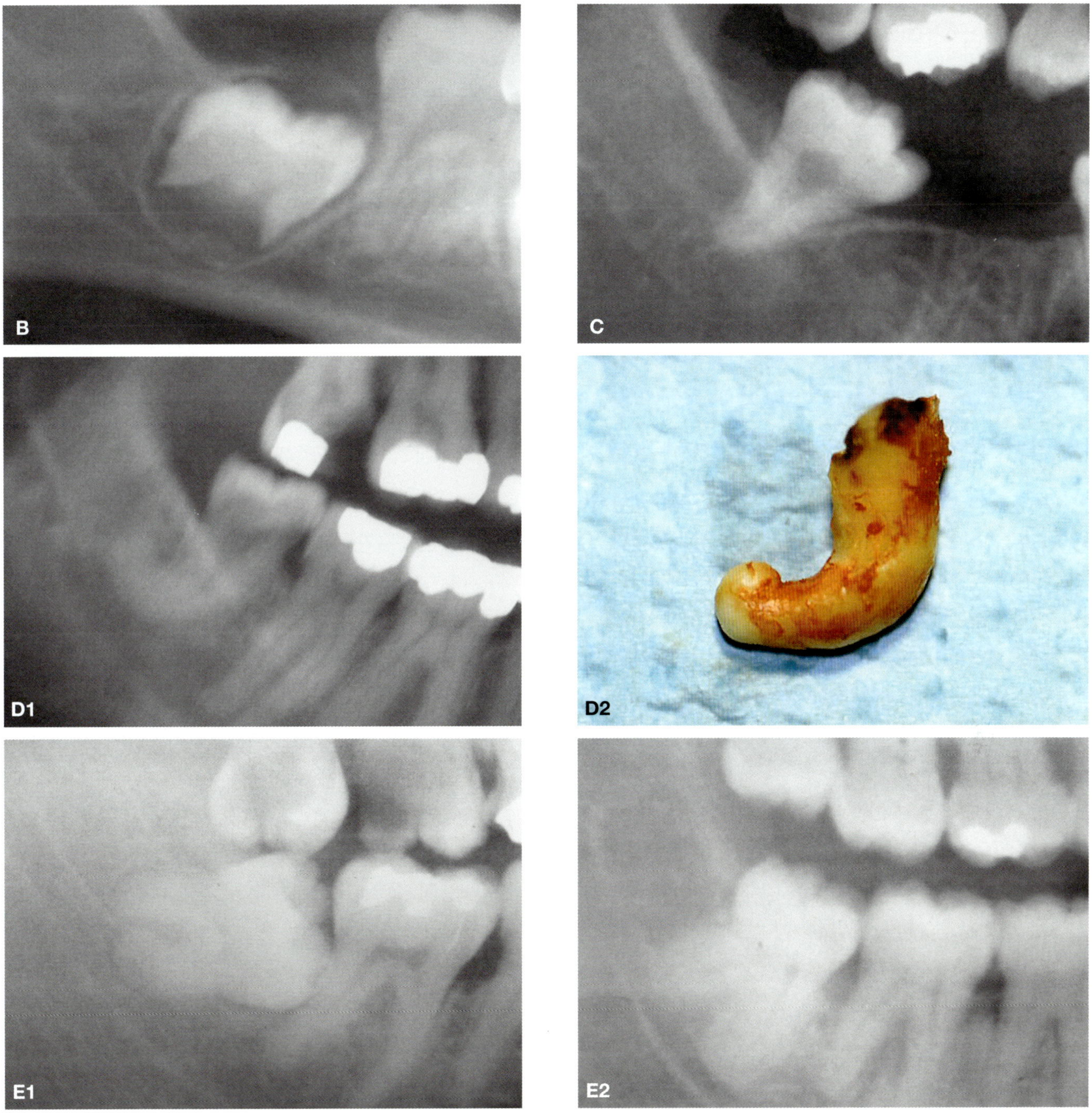

그림 3-11. B, 치근 발육이 안 되어 발치가 어려울 것으로 예측된다. C, 원뿔형태의 치근형태이므로 쉬울 것으로 예측된다. D1, D2, 만곡치근으로 발치가 어려울 것으로 예측된다. E1, E2, 치근비대형태로 난발치가 예상된다.

기타 고려사항

골밀도, 치배의 크기, 제2대구치와의 근접성, 주변 중요 구조물과의 관계(하치조신경, 상악동 등) 또한 반드시 고려하여 발치의 난이도를 결정한다. 그림 3-12에서 치근 사이로 하악관이 지나가는 발치된 제3대구치를 볼 수 있다.

수술 기법

특정한 수술 전 준비과정이 술후 치유과정에 좋은 영향을 줄 수 있다. 수술 전 건강한 주위조직이 수술 후 창상 치유에 최적의 조건을 형성해 준다. 수술 전 CHX, 항생제 가글이 술후 치유를 증진시키며 특히 치조골염의 발생률을 낮춰준다. 경험에 의하면 치관주위염을 가졌던 환자의 경우 술전 항생제 전처치를 술후까지 유지하는 것이 좋다. 매복 제3대구치 발치는 국소마취, 판막디자인, 골삭제, 치아탈구, 치아 분할, 치아 제거, 봉합의 과정으로 진행된다.

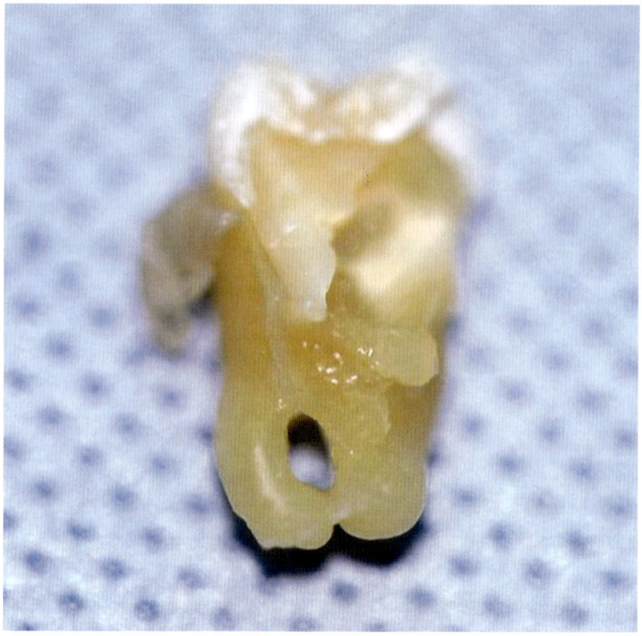

그림 3-12. 하악관이 치근 사이로 지나가는 것을 보여주는 발치된 제3대구치.

마취

발치 전 과정에서 적절하고 깊은 마취가 가장 중요하다. 상악 제3대구치 발치에 선호되는 것은 협측 침윤마취와 구개측 대구개신경 전달마취이다. 하악 제3대구치 발치에 선호되는 것은 하치조신경 전달마취와 장협신경 침윤마취이다.

치과에서 추천하는 마취의 표준은 1:100,000 에피네프린을 함유한 2% 리도케인 1.8ml 카트리지를 사용하는 것이다. 하지만 술자가 선호하는 다른 종류의 마취제도 사용할 수 있다. 각각의 마취제는 각각 발현시간, 작용시간, 특정 독성 수치, 주의사항이 있으므로 이러한 사항을 알아야 한다. 때때로 특정 상황에서 에피네프린이 포함되지 않은 마취제를 사용해야 할 경우가 있다. 이러한 경우 에피네프린의 혈관수축 작용이 부족하므로 수술부위에 다소의 출혈을 예상할 수 있다. 환자의 편안함이 궁극적인 목표이므로 많은 술자들이 술전 또는 술후에 작용시간이 긴 국소마취제를 사용한다. 0.5% Bupivacaine이 이러한 목적으로 가장 일반적으로 적용된다.

판막 설계

제3대구치 발치 시 사용되는 판막은 전층판막(full thickness flap)으로 상피조직에서 골까지 절개한다. 골막기자의 오목한 부분을 골 쪽에 대고 점막골막을 뼈로부터 들어올린다.

다양한 판막 디자인의 분류와 명칭이 존재하는데, 매복 제3대구치의 수술 시 3가지 주요 판막 디자인이 존재하며, 기본적으로 모든 변형은 아래의 변형이다(그림 3-13):

1. 이완절개 없는 판막(envelope flaps)
2. 전방 이완절개가 있는 판막(three-cornered or triangular flaps)

술자는 본인의 경험과 선호도에 따라 기본적인 판막을 변형할 수 있다. 단, 다음에 기술하는 기본을 지키는 디자인으로 변형해야 한다(그림 3-14):

- 판막의 기저부는 첨부보다 넓어야 한다. 이완절개는 노출된 부위와의 위치관계상 벌어지는 방향이어야 거상한 판막에 혈액공급이 원활하게 된다.
- 판막이 찢어지지 않도록 거상한다. 판막이 찢어지면 혈액공급이 저하되고 괴사될 수 있다.
- 이완절개의 높이와 기저부의 길이 사이의 비는 2:1을 넘으면 안 된다.

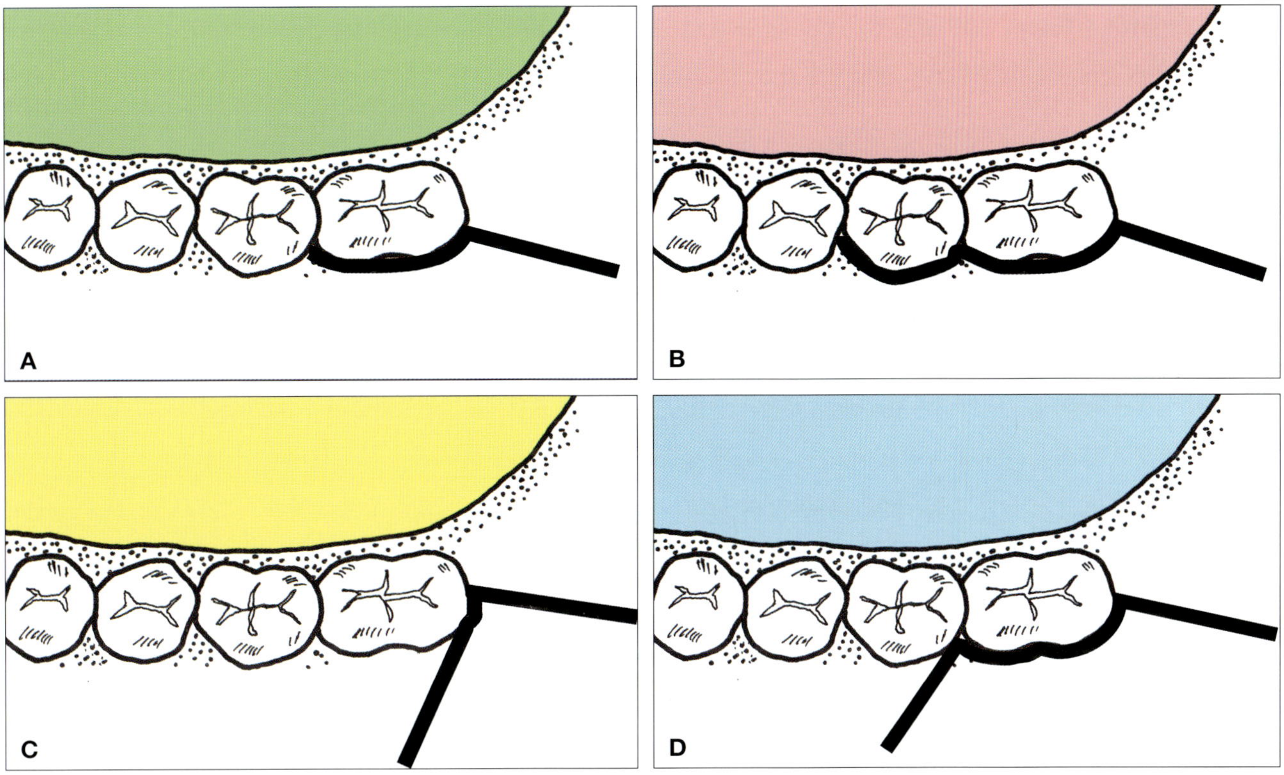

그림 3-13. 하악 제3대구치 발치를 위한 일반적인 판막 디자인. A, 짧은 envelope 판막. B, 긴 envelope 판막. C, 짧은 삼각 판막. D, 긴 삼각 판막.

Envelope flap: 짧은 envelope flap(그림 3-13A)과 긴 envelope flap(그림 3-13B)으로 나눌 수 있다.

부분적으로 노출된 하악 매복 치아를 발치할 때는 envelope flap을 원심절개에서 시작한다. 절개는 반드시 협측에 가해야 하는데 대부분의 매복 치아들이 악골에서 협측에 위치하고, 설신경 손상, 출혈 등의 합병증을 줄이기 위해서이다. 원심절개는 후방부 외사선에서 시작해 전방부는 제2대구치의 원심 협측 선각 또는 같은 위치의 설측까지 가한다. 설측에 가해지는 절개는 설신경 손상 가능성을 증가시킬 수 있다. Kiesselbach 등[15]은 정상인의 약 17%가 치조골 정상 위치 또는 그 상부에 설신경이 존재한다는 것을 발견했다. 따라서 절개가 설측에 잘못 가해지면 설신경을 손상시킬 수 있다. 제2대구치의 열구를 따라 전방으로 절개를 가하고 경우에 따라 원하는 만큼 더 전방으로 연장할 수도 있다.

삼각 판막: 흔히 완전 매복치의 경우 envelope보다 더 많은 노출이 필요한데, 이러한 경우 삼각 판막이 유용하다. 하악 제3대구치의 경우 삼각 판막 절개는 envelope flap과 비슷하게

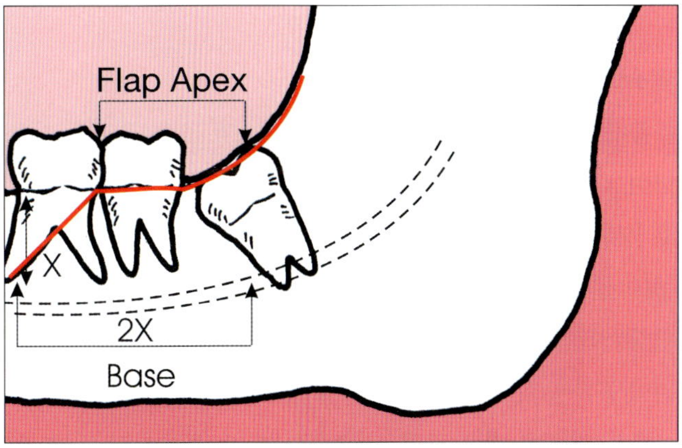

그림 3-14. 판막 디자인의 기본원칙: 판막 기저부가 판막 첨부보다 넓어야 한다. 수직절개의 높이가 기저부의 1/2을 넘지 않도록 한다.

시작한다. 외사선을 촉진하고 견인기로 조직을 당긴다. 견인기가 조직에 닿는 부분에 #15 blade를 위치시키고 제2대구치의 원심 협측에 절개를 가한다. 이후에 두 가지 선택이 가능하다(그림 3-13C, D): 이완절개가 제2대구치 후방부에 가해지거나(짧은 삼각 판막), 제2대구치 전방으로 연장될 수 있다(긴

삼각 판막). 두 가지 경우 모두 삼각 판막에 적절한 혈행 공급을 위해 넓은 기저부를 유지해야 하므로 이완절개는 둔각으로 해야 한다.

적절한 시야 확보를 위해서 전층판막을 거상해야 한다. 기구는 항상 멸균된 것을 사용해야 한다. 때로는 envelope flap으로 충분한 접근이 힘든 경우도 있지만, 이완절개는 신중하게 사용해야 한다. 이완절개가 부착치은을 넘어가게 되는 경우 판막을 재위치 시키는 것이 어렵게 될 수 있다.

초보 임상가들이 가장 많이 저지르는 실수 중의 하나가 판막 설계를 잘못해 충분한 시야 확보를 하지 못하고, 이로 인해 기구 접근이 어렵게 되는 것이다. 이완절개를 포함한 삼각 판막에 비해 envelope flap은 노출이 적어 접근이 좀 더 어렵다는 것을 알아야 한다. 때때로 충분한 시야 확보 및 접근을 얻기 위해 큰 판막을 설계해야 할 때가 있다. 하지만 거상하는 조직의 양이 많을수록 술후 불편감이 증가한다. 따라서 적절한 시야 확보를 하고, 판막의 불필요한 거상을 피하는 등 신중한 수술을 시행하기 위해 주의를 기울여야 한다. 의사가 경험이 많아질수록 각 환자의 경우에 따라 임상 및 방사선 검사에 기초하여 판막의 길이와 디자인을 변형할 수 있다. 또한 개인의 선호도, 술자의 경험에 따라서도 판막 설계를 변형할 수 있다.

골삭제

골막기자로 연조직을 조심스럽게 거상한 후 협측골을 삭제하여 치관부위를 노출시킨다. 이때 판막, 입술, 뺨의 연조직을 보호하기 위해 주의해야 한다. 술자가 열심히 골삭제와 치아분할에만 집중할 경우 이러한 연조직 손상이 쉽게 일어날 수 있다. 골삭제의 목표는 전체 치조골 삭제가 아니며 치아를 제거할 공간을 확보하는 것이다.

골삭제의 **첫 번째 과정**은 치아표면을 노출시키고 볼 수 있게 하는 것이다. 교합면 골삭제를 포함하며(그림 3-15A), 치아가 보이도록 협측골을 삭제한다(그림 3-15B). 필요한 경우 원심 골도 삭제할 수 있다. 제3대구치 발치 시 "lingual split-bone" 기법을 사용할 때를 제외하고는 설측골을 삭제하면 안 된다. 이 기법은 수술 외상 및 설신경 손상 발생률이 협측 접근법에 비해 높기 때문에 보통 잘 사용하지 않고 추천되지 않는다.

치아가 노출된 후 골삭제의 **다음 과정**은 troughing이다(그림 3-15C, D). Troughing이란 치아에 인접한 골을 삭제하여 치아를 꺼낼 때 받침점으로 쓸 수 있는 턱을 만드는 것이다. 직선발치기자가 들어갈 수 있도록 골짜기 모양을 충분히 넓게 만들어야 하지만 기구가 회전할 만큼 너무 넓게 만들어서는 안 된다. 버를 치아의 장축에 평행하게 대면 최소한의 협측골을 제거하면서 groove를 만들 수 있다. 골에 의해 덮여있지 않은 치아부분에서 시작한다면 쉽게 형성할 수 있다. Groove의 깊이는 대략 치근 이개부까지 형성하는데, 이것은 보통 버의 삭제 표면의 길이와 비슷하다. 하치조관이 대개 협측에 위치하므로 너무 협측골을 삭제해서는 안 된다.

Troughing은 보통 협측골에만 시행하지만, 때로는 원심부까지 삭제해야 하는 경우도 있다. 원심이 포함될 경우 최대한 주의를 기울여야 한다. 설신경의 치조골 정상측 위치를 고려할 때, 원심으로 연장할 경우 주의해야 하며 위험을 감수하고 원심중앙부를 지나서는 안 된다. 또한 설신경은 완전히 연조직에 의해 지탱받고 있기 때문에 기구조작 시 골을 따라 가야 하며 연조직과 접촉해서는 안 된다. 제3대구치의 근심측 골을 삭제하는 것은 피해야 하는데, 이는 제2대구치에 손상을 주거나 치간골이 삭제되면 치주결함을 만들 수 있기 때문이다.

탈구

치관이 노출되고 적당한 양의 골이 삭제되었을 때 치아를 탈구(luxation)하는 시도를 해야 하는데, 이때 이 부위의 해부학적 구조 및 힘의 벡터를 생각해야 한다. 이때 쉽게 치아가 제거될 수도 있지만, 그렇지 않을 경우에는 치아를 분할하는 것을 고려해야 한다.

치아 분할 및 제거

치아 분할은 협측에서 치아를 분리하는 것으로 물이 분사되는 회전 기구를 사용해야 한다. 처음에 버를 이용해서 groove를 만드는데, 전체 치아를 관통할 필요는 없다. 전체를 관통하는 경우 설측 연조직과 설신경 손상을 유발할 수 있으므로 주의해야 한다. 많은 경우 치아의 설면은 매우 얇은 설측 피질골판에 가까이 있어서, 회전 버로 피질골판을 천공시킬 수 있으며, 이때 설신경을 포함한 연조직 손상을 야기시킬 수 있다. 따라서 대부분의 술자는 치아의 설면은 아주 조금만 버로 삭제하고, 나머지 부분은 직선발치기자를 이용해 분할한다. 이

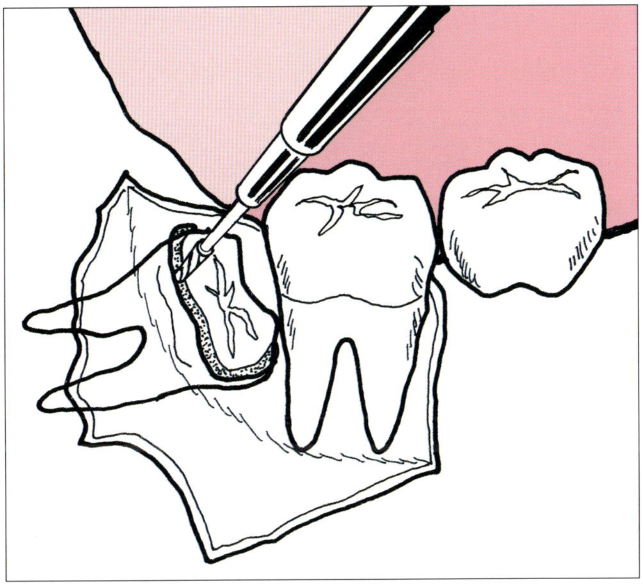

그림 3-15A. 근심경사된 매복 제3대구치 발치를 위한 골삭제. 교합면측에서 골을 삭제한다.

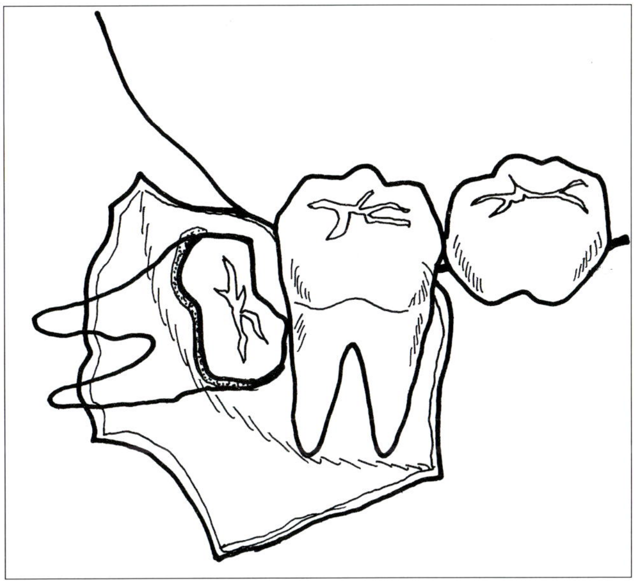

그림 3-15B. 협측에서 골을 삭제한다.

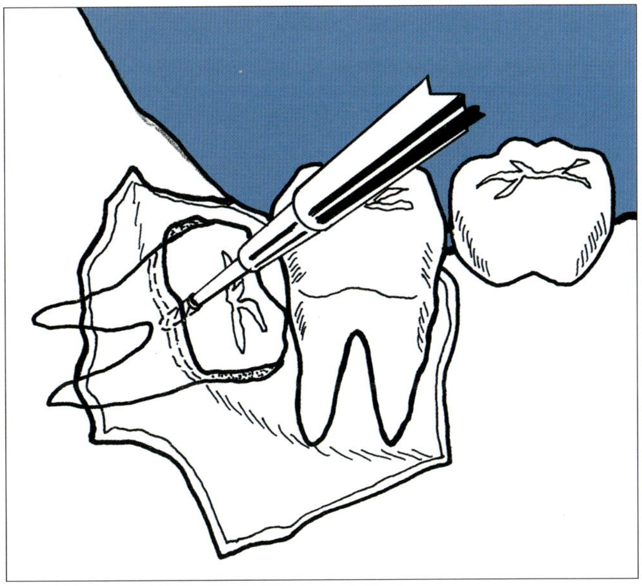

그림 3-15C. 직선형 핸드피스로 협측골을 삭제한다.

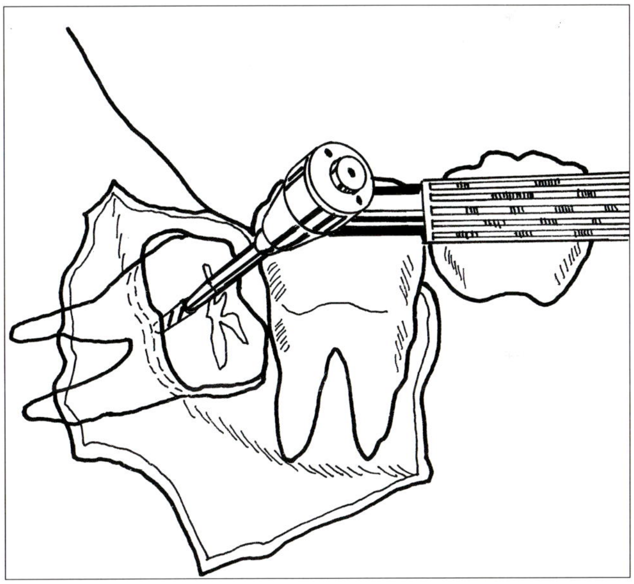

그림 3-15D. 수술용 고속 핸드피스로 협측에서 골을 삭제한다.

때 좁은 직선발치기자를 사용하고 발치기자의 날을 제거할 방향을 향해 회전시킨다.

근심경사매복은 하악 제3대구치 매복의 가장 흔한 형태이다. 대부분의 근심경사 제3대구치에서 근심면이 제2대구치의 원심풍융부 하방에 위치하는데, 이로 인해 치관부위 제거가 어려워진다. 버를 이용해 치아를 여러 방향으로 분할해서 치아를 꺼낸 후 치근을 제거한다(그림 3-16). 한 가지 단순한 방법은 치아의 근원심 중앙 부위를 세로방향으로 자르는 것이다(그림 3-16A). 때로는 치관의 근심면이 제2대구치에 걸려 추가적 삭제가 필요할 수 있다(그림 3-16B). 많은 술자가 치경부에 평행하게 삭제해 치근분지부에서 치관을 분리하는 것을 선호한다(그림 3-16C). 치관부위는 발치겸자 또는 론저를 이용해 잡는다. 남은 치근을 발치하기 위해 치근 주위의 골을 더 삭제하는 것을 고려할 수 있다. 치근분지부가 있다면 치근을 분할하여 2개의 단일 치근으로 만들면 제거가 용이하다(그림 3-16D).

치아를 분할 시 중요한 원칙은 발치기자의 너비와 가능한 한 비슷하게 삭제하는 것이다. 그렇게 함으로써 치근에서 치관을 깨끗하게 분리할 수 있다. 분할하기 위해 형성한 groove에 발치기자를 위치시키고 비틀면 계획한 대로 치아가 2개로 분할되는 것을 느낄 수 있을 것이다. 발치 시 치아의 협측 받침점에 버를 사용하는 것은 술자들이 흔히 놓치는 방법 중 하나이다. Crane pick 또는 Cogswell B elevator를 사용하기 위해서는 충분히 깊이 삭제해야 추가적인 치아분할이 필요 없

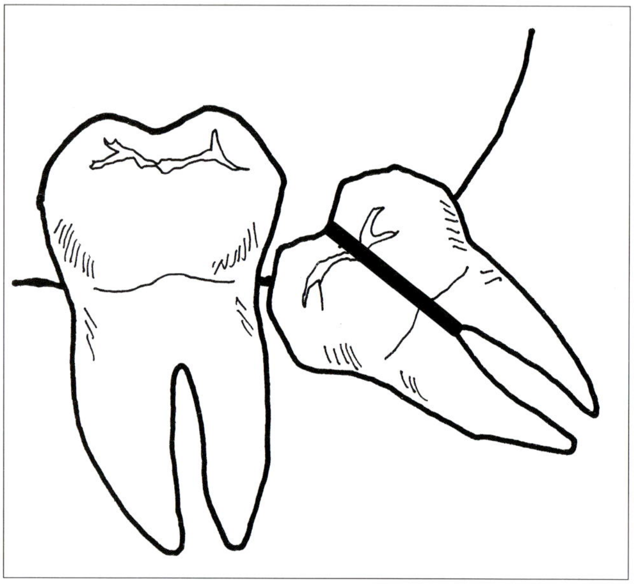

그림 3-16A. 근심경사된 하악 제3대구치의 치아분할 방법. 치근 분지부를 지나도록 장축 방향으로 치아를 분할한 경우.

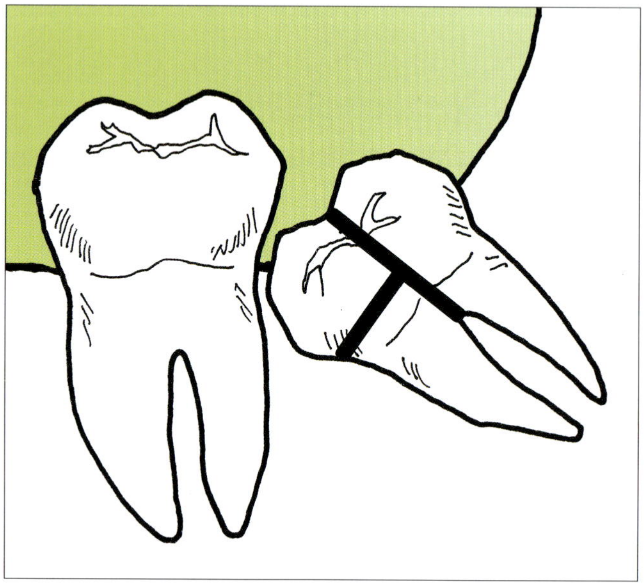

그림 3-16B. 그림 3-16A와 같으나 추가적으로 제2대구치 하방에 끼어 있는 근심 치관을 잘라내는 방법.

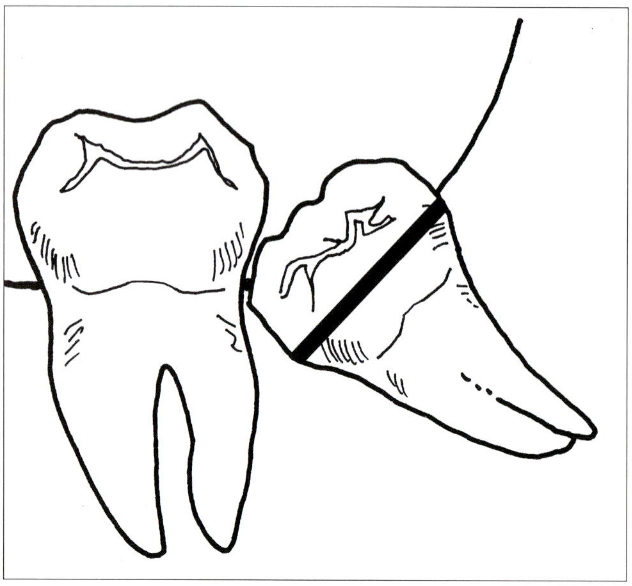

그림 3-16C. 치관과 치근을 분리, 치관을 제거한 후 치근을 제거하는 방법.

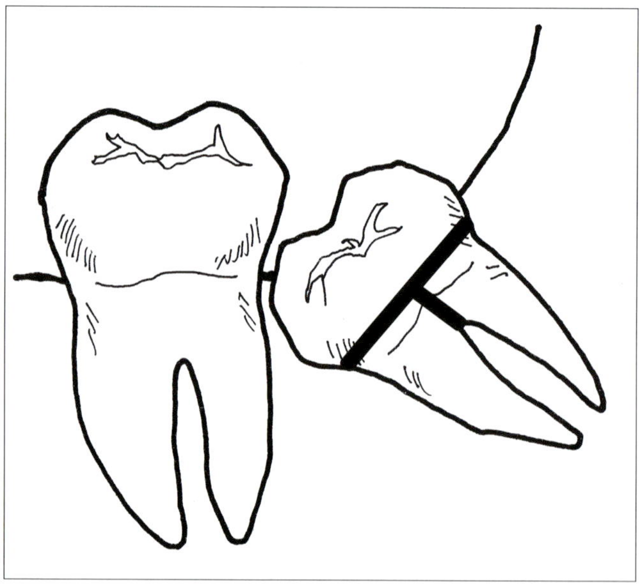

그림 3-16D. 그림 3-16C와 같이 치관을 제거한 후 분지부를 따라서 두 치근을 분리한 후 치근을 제거하는 방법.

다. 올바른 위치에 넣고 적절한 방향으로 힘을 줄 경우 이러한 기구들은 상당한 회전력을 발생시킬 수 있어(short lever-arm) 다루기 힘든 치아를 들어올릴 수 있게 해준다.

수평매복은 근심경사매복과 매우 비슷한 방법으로 발치한다. 경사 정도에 따라 몇 가지 적용법이 있다. 예를 들어, 치근을 발치하기 전에 치관부위를 제거하는 방법을 흔히 선택하는데, 이 방법은 치관부위를 제거하기 위해서 하부보다 상부를 더 넓게 잘라야 한다. 때때로 하악지 상행부위의 원심 골을 절제하는 것이 필요한데, 매우 주의 깊게 시행해야 한다. 이때 설측 연조직을 보호하는 것이 무엇보다도 중요하다. 다행히도 설신경은 완전히 연조직으로 덮여 있다. 버를 조심스럽게 사용하고 견인기를 이용하여 설측 연조직을 잘 보호한다면 안전하게 원심골을 삭제할 수 있다. 제3대구치의 원심 설측 모서리 부분에 드릴이 닿으면 안 된다. 이러한 변형은 수평매복치아의 발치에 유리하며, 다른 종류의 매복치아 발치 시에도 사용할 수 있다. 그림 3-17을 보면 수평매복치아의 발치에 흔히 사용하는 치아분할 방법이 나와 있다.

하악 제3대구치의 또 다른 흔한 매복 형태는 **수직매복**이다. 수직매복은 제2대구치의 치근을 침범하고 있는 경우가 많아 접근 시에 주의를 기울여야 한다. 치관부위에 어떠한 언더컷도 없다면 발치 기자를 이용하거나 crane pick을 이용해 받침점에 대고 치아를 들어 올리면 쉽게 발거할 수 있다. 흔히 전방부에서는 제2대구치에, 후방부에서는 하악지 상행부위에 의해 공간이 부족한 경우가 많다. 만약 치아가 다근치처럼 분

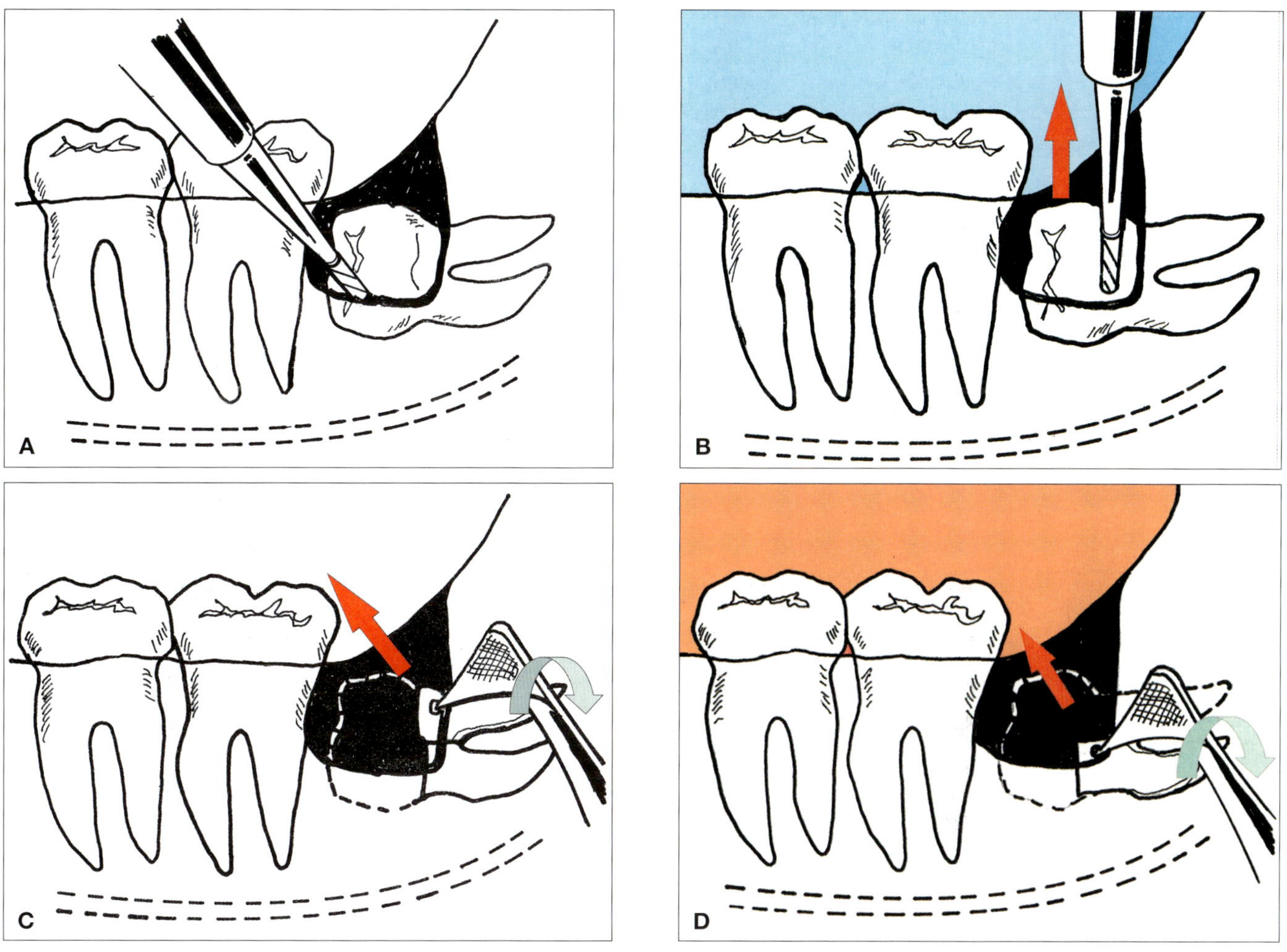

그림 3-17. 수평매복된 하악 제3대구치의 일반적인 수술방법. A, 치아상방과 협측골을 삭제한다. 제2대구치 원심측 골 두께가 두꺼우면 교합면측 골도 삭제할 수 있다. B, 치관을 치근으로부터 분리하여 먼저 제거한다. C, 치근을 한꺼번에 제거한다. 가끔 지렛점을 만들면 보다 쉽게 제거할 수 있다. D, 치근을 분리하여 각각 제거할 수도 있다.

지되어 있다면 치근을 수직으로 분할하는 방법을 선택할 수 있다. 이를 통해 방해물 역할을 하는 부분을 제거하면 나머지 갇혀 있는 조각이 나올 수 있도록 힘을 줄 수 있는 공간이 생긴다. 때때로 치관의 원심부위를 따라 골을 삭제하는 것이 발거를 위해 필요한데, 이때 설측 치조골 상부 가까이 설신경이 존재하기 쉽기 때문에 최대한 주의를 기울여야 한다. 앞서 언급했듯이 주의 깊게 드릴을 사용하고 골 위에 견인기를 위치시켜 설측 연조직을 보호하면 안전하게 원심골을 삭제할 수 있다. 다른 대안 방법으로 치관의 원심 부분을 사선 방향으로 제거하여 지렛대 작용을 위한 근심부분을 남기는 것이 있다. 원심골을 상당히 제거해야 하는 경우, 협측에서 전체 치관부위를 수평방향으로 제거할 수 있다. 이 방법은 치관부위를 제거한 후 생기는 틈새를 이용해 치근부위를 제거할 수 있게 해준다. 그림 3-18을 보면 수직매복 제3대구치의 흔한 치아분

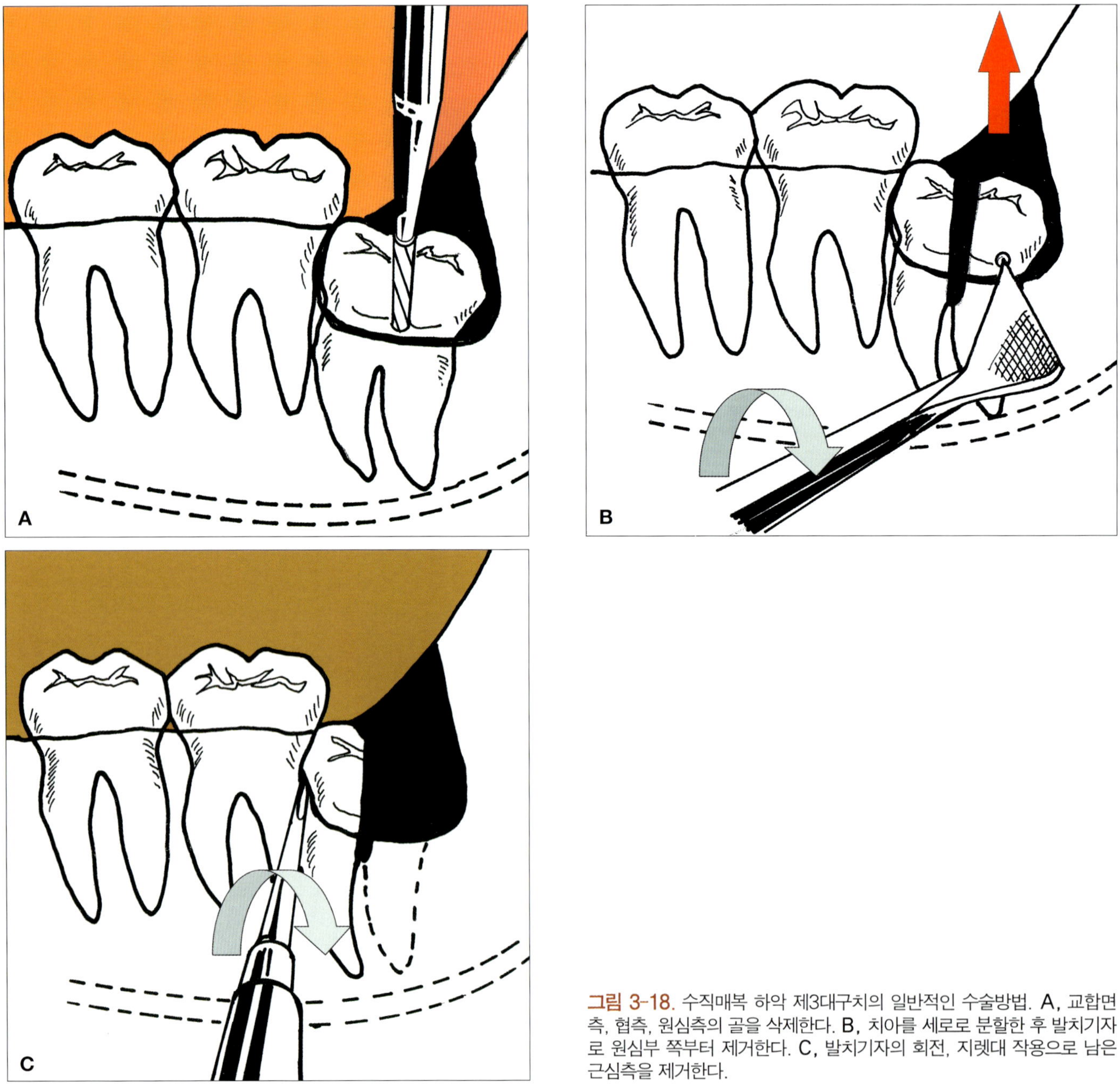

그림 3-18. 수직매복 하악 제3대구치의 일반적인 수술방법. A, 교합면측, 협측, 원심측의 골을 삭제한다. B, 치아를 세로로 분할한 후 발치기자로 원심부 쪽부터 제거한다. C, 발치기자의 회전, 지렛대 작용으로 남은 근심측을 제거한다.

할 방법이 나와 있다.

원심경사 매복치는 경험이 많은 술자에게도 매우 어려운 경우가 많은데, 경사도 때문에 접근이 매우 어렵기 때문이다. 원심경사 매복치 발치 시에도 같은 원리 즉, 연조직 박리, 경조직 제거 및 치아 분할이 적용된다. 다른 점이라면 분할할 때의 접근이다. 술자는 항상 물리적으로 방해되는 부분들을 제거하여 치아를 제거할 수 있는 공간을 만들려고 노력한다. 이것이 "분할하여 정복하는" 방법이다. 치아를 분할하는 순서는 다를 수 있다. 원심 쪽으로 경사진 치아는 하악지가 방해물일 것이다. 그렇다고 하악지를 제거할 수 없으므로 치관과 뼈를 삭제하거나 또는 치근을 분할하는 방법으로 발치한다. 그림 3-19는 가장 흔한 방법으로 원심경사 매복치를 분할하는 방법을 보여주는 그림이다. 매번 원심 부분의 치관을 제거하는 것이 언더컷을 없애기에 충분하나 이런 치아는 상당한 양의 힘을 필요로 한다. 받침점을 최대한 치근첨 쪽으로 위치시키고 받침점 내에 지렛대를 제공하여 탈구시켜 치아를 빼낸다.

봉합

완벽하게 모든 치아 조각들이 제거되었는지, 다른 병적 소견이 있는지 발치와를 주의깊게 관찰해야 한다. 연조직을 재

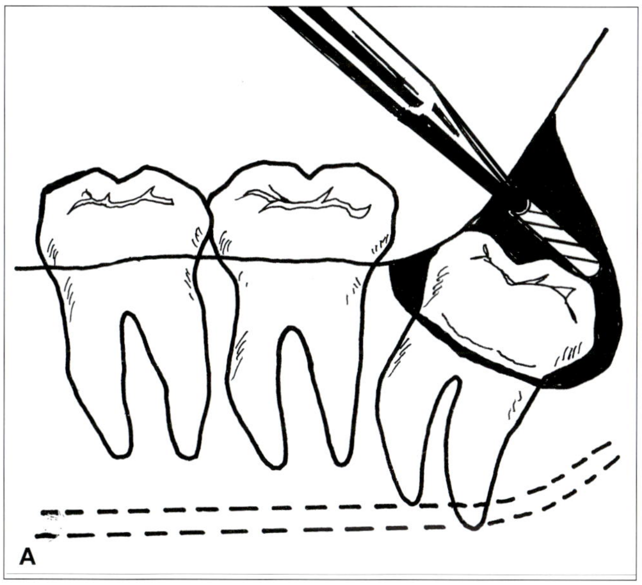

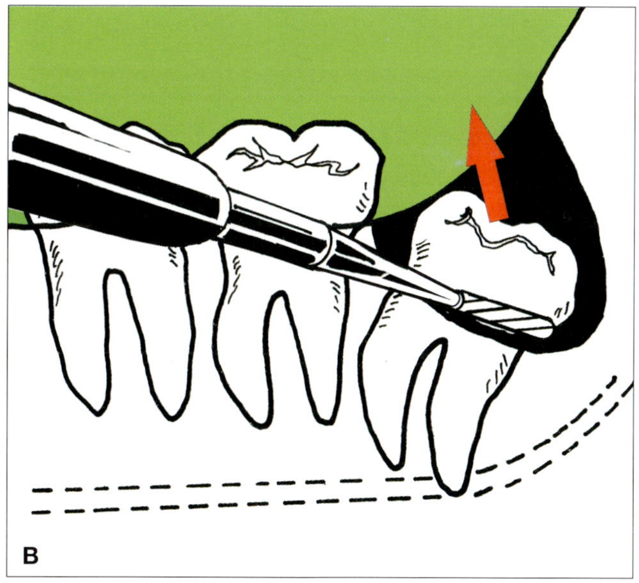

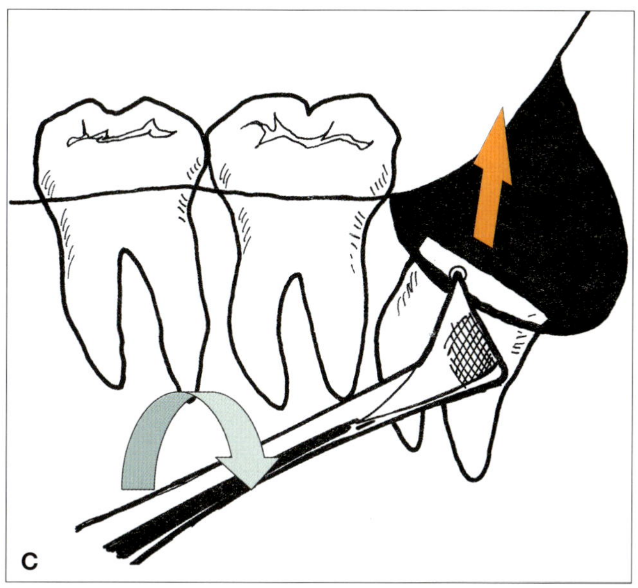

그림 3-19. 원심경사된 하악 제3대구치의 일반적인 수술방법. A, 교합면측, 협측, 원심측의 골을 삭제한다. 이 경우 원심측 골 삭제를 충분히 해야 한다. B, 치관을 치근으로부터 분할하여 발치기자로 치관을 제거한다. C, 지렛점을 만들어 발치기자로 치근을 제거한다. 가끔 치근을 서로 분리하여 따로 제거해야 하는 경우도 있다.

위치시키기 전 발치와를 충분히 세척하고 거상한 판막 아래도 충분히 씻어낸다. 특히 골막하 농양의 감염 원인이 될 수 있는 잔사나 조직은 봉합 전에 꼭 씻어내야 한다. 만약에 낭종이 관찰된다면 완벽히 제거해야 한다. 지혈겸자를 이용해 제거한 후 적출 또는 발치와 소파술을 수행한다.

미맹출 치아와 흔히 치낭(dental follicle)은 함께 존재하는데, 근심 및 설측면에 주의를 기울여야 한다. 남아있는 치낭은 병적 낭종 및 종양으로 발전할 가능성이 있다. 신경을 포함한 주변 구조물을 손상시키지 않도록 주의하면서 제거해야 한다. 육아조직은 이 단계에서 반드시 제거해야 한다. 골의 형태 또한 반드시 평가해서 날카로운 부분이나 치아 조각 또는 느슨한 골 조각들도 론저나 본 파일 등을 이용해 제거해야 한다. 이러한 술식을 통해 연조직 적합이 더 좋아지며 양호한 치유 결과를 얻을 수 있게 해준다. 봉합 전에 한 번 더 세척한다.

판막을 봉합할 때 이완절개 부분의 가장자리 또는 치은유두 부분과 같은 지표를 이용해 연조직을 재위치시킨다. 이렇게 하면 발치 후 연조직을 잘 적합시킬 수 있으며, 봉합하는 동안 판막의 움직임을 줄일 수 있다. 봉합사 선택은 술자의 선택에 따른다.

상악 매복 제3대구치

상악 매복치의 발치는 하악과 유사한 점도 있지만 두드러진 차이점 또한 존재한다. 술자는 유사점과 차이점 모두를 잘 이해하고 있어야 한다.

분류

상악 제3대구치에 대해 논의하는 경우 하악 분류 체계의 해부학적 지표인 하악지(ramus)와의 근접성은 관련이 없다. 일반적으로 매복 각도에 따른 난이도는 상악과 하악에서 반대이다. 상악에서는 근심경사매복이 원심경사매복에 비해 더 힘들지만 하악에서는 그 반대이다. 또한 하악 대구치의 설측 위치는 치조골의 협설폭에 의해 제한되지만, 상악 제3대구치는 어떤 경우 매우 구개측으로 위치할 수 있다.

하악과 비교하였을 때 상악의 시술과정은 더 직선적인 접근을 필요로 한다. 이런 점은 상악 매복치에서 가장 어려운 문제이며 시야 확보가 큰 제한요소가 될 수 있다. 따라서 술자는 이를 염두에 두고 접근해야 한다.

판막설계

상악 수술에서도 envelope, triangular flap이 이용된다(그림 3-20A~D). 하악수술처럼 짧거나 긴 판막을 사용할 수 있다. 절개 시에는 반드시 멸균된 새 #15 blade를 이용하여야 한다. 치아와 상악결절(maxillary tuberosity)의 상대적인 위치를 고려하여 절개 시 후방경계를 결정한다. 절개는 상악결절의 전방에서 시작하여 제2대구치의 후방까지 협측으로 치조정 절개(crestal incision)를 시행한다. Envelope flap인 경우 제1, 2대구치 주변 잇몸까지, 삼각판막인 경우 제2대구치까지 전방으로 절개를 연장한다.

언급한 바와 같이 상악에서 시야 확보가 매우 어렵기 때문에 이완절개가 필요한 경우가 많다. 특히 술자가 경험이 부족하거나 치아가 완전히 뼈에 매복된 경우 더욱 그러하다. 이완절개와 넓은 기저부를 통해 시야 확보의 어려움을 극복할 수 있다. 상악 수술 시 하악의 오훼돌기(coronoid process)가 종종 방해가 되는데, 개구 시 오훼돌기가 전방으로 이동하여 매복된 상악 제3대구치의 협측으로 위치하게 된다. 만약 이런 해부학적 구조가 시야나 접근에 방해가 된다면 개구량을 줄이고, 하악을 수술하는 방향으로 측방이동시키면 적절한 시야를 확보할 수 있다.

골막기자(periosteal elevator)를 이용하여 전층판막을 형성한 후 전방에서 후방으로 거상한다. 연조직 손상에 대한 예방책은 하악 수술 시와 동일하다. 치아의 원활한 발거를 위해 구개측 연조직, 특히 치조정 부위를 거상하는 것이 좋다.

골삭제

상악의 협측골은 하악에 비해 치밀하지 않기 때문에 골삭제는 더욱 보존적으로 이루어져야 한다. 일반적으로 하악 제3대구치의 수술과 다르게 매복된 상악 치아에서는 협측과 교합면의 골삭제만이 필요하다. 원심측 뼈를 삭제하는 경우는 극히 드물다. 골삭제는 날카로운 치주기자와 같은 수동기구 혹은 회전기구를 사용하여 이루어진다. 골삭제를 통해 치아의 치관부의 시야를 확보하고 발치기구의 접근이 용이하게 한다. 직선형의 발치기자가 주로 이용된다.

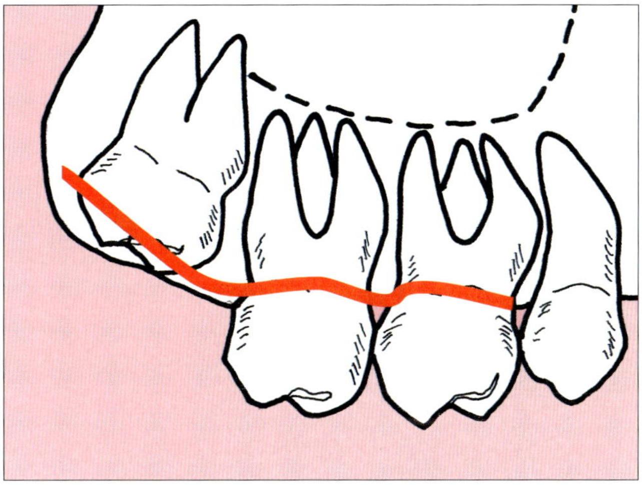

그림 3-20A. 거의 직선으로 연장된 envelope 판막.

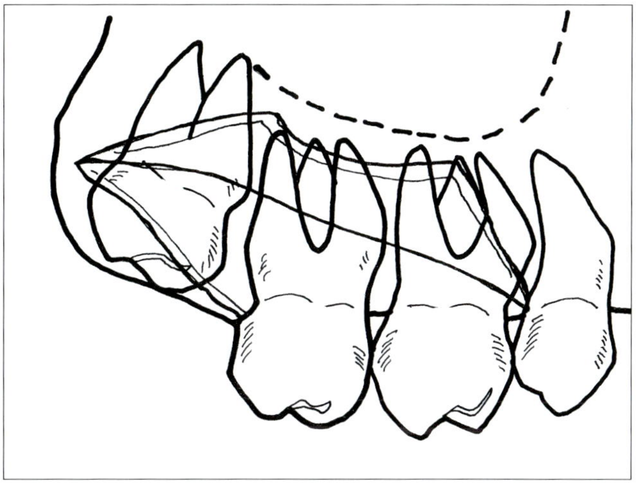

그림 3-20B. Envelope 판막을 거상하면 접근이 가능하다.

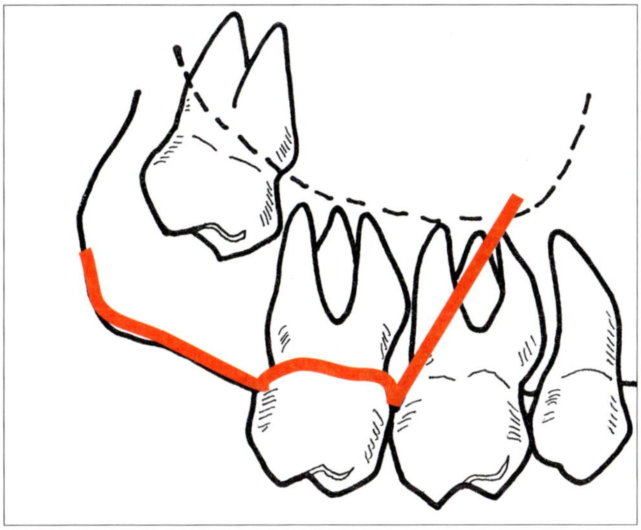

그림 3-20C. 전형적인 삼각 판막 절개선 도해.

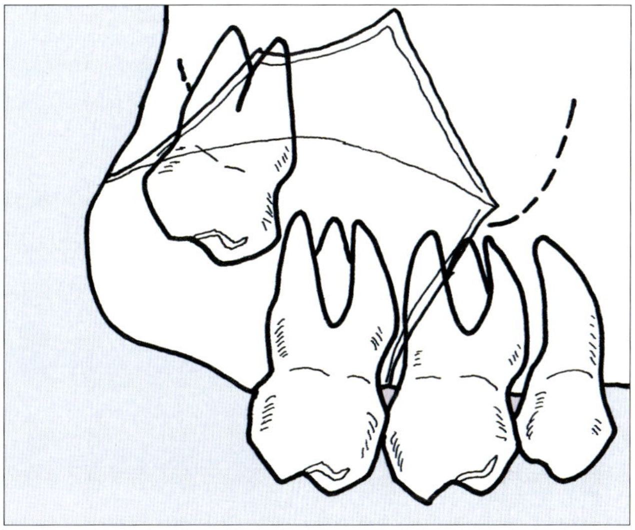

그림 3-20D. 삼각 판막을 거상하면 추가적인 접근이 가능하며 envelope 판막보다 시야가 더 좋다.

치아의 분할, 탈구, 발거

치과의사는 상악동과 상악융기의 위치를 파악하고 상방, 후방으로 힘이 가해지는 것에 주의를 기울여야 한다. 발치기자를 근심 협측으로 위치시켜 치아에 적합하여 치아가 원심 협측 또는 협측 방향으로 움직일 수 있도록 해야 한다. 만곡된 기자(curved elevator)의 사용 또한 고려하여야 하며, 만곡된 기자는 치아 인접면에 적합되어 구개측에서부터 힘을 전달한다(그림 3-21A, B).

상악 제3대구치의 위치 때문에 탈구를 위해서 반드시 수직 방향으로의 힘이 필요한데, 힘을 잘못된 방향으로 주면 심한 경우에는 상악 제3대구치가 상방으로 변위될 수 있다. 이것을 방지하기 위해서 Seldin 견인기를 상악결절 후방에 위치시키는 것이 추천된다. 이렇게 함으로써 힘이 후방 및 상방으로 얼마나 가해지고 있는지 술자가 느낄 수 있고, 치아가 이탈하는 것을 막아주는 기계적인 장벽이 되며, 치아가 구강 밖으로 나오도록 하는 wedge 효과도 있다.

상악 제3대구치는 치근의 변화가 가장 많은 것으로 알려져 있다. 비록 많은 경우 곧은 모양이지만 다양하고 이상한 모양의 치근 형태도 존재한다. **상악 제3대구치의 경우 보통 치아 분할은 필요하지 않다.** 하지만 상악 제3대구치를 분할하는 것

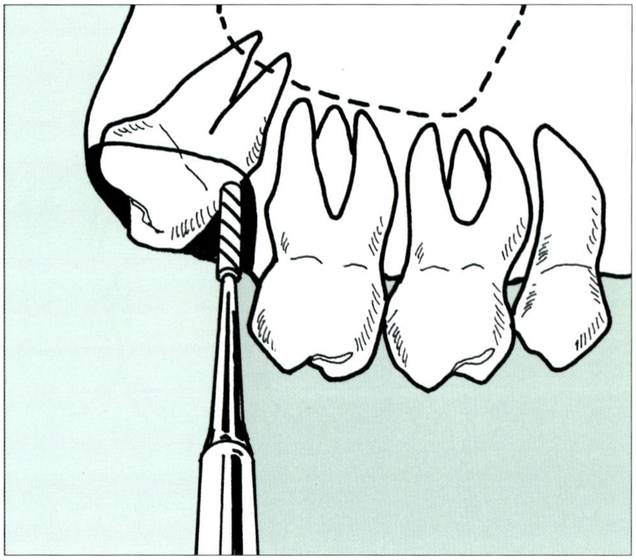

그림 3-21A. 매복 상악 제3대구치의 발치 수술방법. 연조직 거상 후에도 치아가 보이지 않으면 협측과 교합면측 골을 삭제한다. 골 삭제시 골막기자나 핸드피스와 같은 기구를 사용한다.

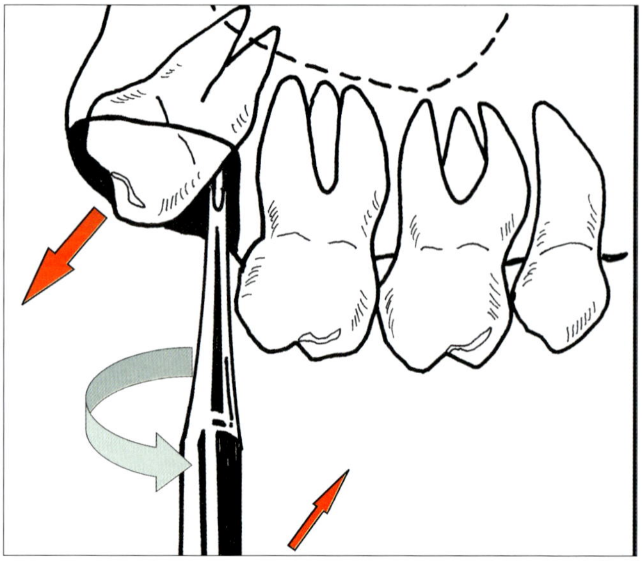

그림 3-21B. 근심 협측에 발치기자를 대고 회전, 지레작용으로 치아를 제거한다. 치아는 항상 원심 협측이나 교합면 방향으로 제거해야 한다.

이 필요하다면 치아가 발거되는 방향을 반드시 고려해야 한다. 만약 세 갈래 분지부가 존재한다면 상악의 발치술인 "T"자 모양을 형성하여 치근을 세 개로 분할하는 것이 쉽다. 이러한 분지부가 존재하지 않는다면 치관의 원심부분을 사선방향으로 분할하는 것이 치아가 원심 협측 방향으로 발거될 수 있는 충분한 공간을 제공한다.

원심경사 매복치인 경우 몇 가지 변형된 방법이 필요하다. 이 경우에도 앞에서 기술한 방법들로 충분하지만 몇 가지 해부학적 고려사항이 있다. 원심경사 매복 상악 제3대구치는 치관이 상악결절 아래 있어 상악결절 골절 위험성을 가지고 있다. 이것은 환자가 차후에 틀니를 하게 될 경우 불리할 수 있다. 후방부 쪽으로 치아가 발거되어야 해서 반드시 상악 결절이 제거되어야 한다면 보존적인 제거(최소한의 골삭제)가 전체 상악결절이 파절되는 것보다 낫다. 치근분지부에서 치관부를 분할하는 방법 또한 고려해야 한다. 협측골을 제거하는 것이 필요하다면 모든 지레 작용이 안 되는 경우에만 제거해야 한다.

협측 피질골 또는 상악결절과 같은 골 조각의 파절이 예상될 때는 혈행 공급을 유지하기 위해 연조직을 최소한으로 거상해야 한다. 파절이 예상될 경우 분리된 조각에 혈행 공급을 유지시켜 주는 골막의 거상을 피해야 술후 생존 가능성을 높일 수 있다. 거상된 후 파절이 일어난다면 파절 조각은 감염이 될 수 있으므로 제거하는 것이 바람직하다.

봉합

앞서 언급했듯이 발치 후에 발치와를 주의 깊게 관찰한 후 판막 하방을 충분히 세척하여 잔사를 모두 제거하여야 한다. 세척 후 하악 치아 발거 시와 동일한 원칙으로 판막을 봉합한다.

술후관리

수술 후 일어날 수 있는 합병증에 대하여 환자들이 수술 전에 충분히 이해하고 있는 것이 중요하다. 예측하지 못한 일이 일어나는 경우 환자의 회복이 더딜 수 있다. 치료계획 단계에서 술전 상담이 적절히 이루어지고 충분한 설명을 통해 환자의 동의가 이루어졌다면 환자는 술후 어떤 일들이 발생가능한지 대략적으로 알 수 있다.

환자들에게 매복 제3대구치의 수술적 발치 후에 중등도의 불편감이 생길 수 있음을 주지시켜야 한다. 본인의 경험으로는 매복 하악 제3대구치 발치 후 회복이 상악에서보다 더 느리다. 적절한 진통제가 처방되어야 하며 필요시 적절한 항생제 사용이 동반되어야 한다. 또한 환자들에게 피해야 하는 음식물이나 피해야 할 특정 활동에 대해 교육해야 한다. 주의 사항을 지키지 않는 경우 여러 가지 합병증에 의한 손상이 일어날 수 있는데, 이중 가장 흔한 것은 흡연으로 통증, 감염, 건성발치와, 치유지연 등의 원인이 된다. 그러므로 흡연은 완전히 금하거나 발치와가 개방된 기간 동안만이라도 중단할 수 있도록 해야 한다. 힘주어 침을 뱉거나 빨대를 사용하면 혈병이 탈락하여 치유를 방해할 가능성이 있으므로 환자에게 이러한 행동을 자제하도록 교육하여야 한다. 술후 24~48시간 동안 냉찜질을 하도록 반드시 교육하여 부종과 통증을 최소화하도록 한다. 3일 경과 후에는 온찜질을 시행하면 연조직 부종을 완화시킬 수 있고, 관절 부위의 경직을 감소시켜 턱의 움직임을 증가시킬 수 있다. 발치와가 완전히 치유되지 않은 민감한 시기에는 차갑고 부드러운 음식을 섭취하는 것이 좋다. 부서지거나 조각으로 떨어져 발치와에 남아있기 쉬운 음식들은 섭취하지 않도록 주의한다. 큰 물리적 자극 없이 발치부위를 세척하기 위해 다음날부터 생리식염수를 이용하여 조심스레 헹구어 내도록 한다. 매복된 제3대구치를 수술 발치한 환자들은 항상 적절한 경과를 관찰하여 합병증이 발생하는지 평가해야 한다.

수술 후 합병증의 치료

술자가 수술시 주의를 기울이면 술후 합병증을 줄일 수 있다. 하지만 아무리 세심히 주의를 기울인다 하더라도 합병증은 간혹 발생한다.

연조직 손상

발치 술식 중 판막이 찢어지거나 천공이 일어날 수 있고, 입술이나 점막에 찰과상이나 열상 등이 발생할 수 있다. 이런 손상은 보통 과도하게 판막을 당겨서 발생한다. 조직의 긴장이 심하고 저항감이 있다면 판막을 연장하거나 감장절개를 고려해야 한다. 판막이 찢어지게 되면 술후 통증이 증가하고, 치유가 지연되며, 찢어진 부분은 괴사되기 쉽다.

판막 천공은 종종 기구가 미끄러질 때나, 힘이 잘 조절되지 않는 경우 발생한다. 기구를 주의 깊게 올바른 방법으로 사용하고 이런 일이 발생할 수 있음을 알고 있는 것이 예방에 도움이 될 것이다.

발치기자 손잡이를 따라 손가락을 대거나 필요하다면 지지대를 사용하는 것, 턱과 얼굴을 적절하게 지지하는 것(술자의 다른 손이나 보조 인력이) 모두가 이러한 연조직 손상을 예방하는 데 도움이 될 수 있다.

입술과 점막이 수술 중 의원성(iatrogenic)으로 손상 받을 수 있다. 장시간 과도하게 입술을 당기는 경우 입꼬리 부위에 찰과상이 발생할 수 있다. 또한 드릴과 같이 회전하는 기구가 과열되어, 이 기구가 직접 입술에 닿는 경우 입술 화상이 발생될 수 있다. 버 보호대를 사용하고 핸드피스로부터 연조직을 적절하게 보호하는 등 주의를 기울여야 한다. 이러한 화상이나 찰과상은 보습 연고로 완화시킨다. 열상이 발생하면 봉합이 필요한지 평가해야 하며, 치유기간은 약 5~10일이다. 드문 경우지만 성형재건수술이 필요한 경우도 발생하며, 명확한 치료를 위해 전문가에게 의뢰해야 하는 경우도 있다.

통증과 부종

술후 부종은 제3대구치의 외과적 발치, 특히 과도한 연조직 박리, 골삭제, 긴 수술시간에 의해 발생한다. 부종은 보통 술후 이틀째까지 심해지다가 그 후부터 줄어들기 시작한다. 부종이 3일이 지나도록 지속되거나 심해지면 수술부위를 재평가해야 한다.

환자는 수술 후에 어느 정도의 통증과 불편감을 겪게 된다. 보통 2~3일간 마약성 진통제 투여가 필요할 수 있으며, 이후 일반 진통제를 사용한다. 이부프로펜과 같은 비스테로이드성 소염진통제를 처방하는 것도 좋은 방법이다. 이런 약은 염증을 감소시키고 진통 효과가 있어 마약성 진통제의 남용을 줄여준다. 초기에 나아지다가 악화되기 시작하여 술후 수일이 지나도록 통증이 지속되면 재검진해야 한다.

감염

연조직 판막을 거상하거나 골삭제를 할 경우 감염의 기회가 증가한다. 판막이 찢어지지 않도록 조심하고, 드릴을 이용한 골삭제 시 철저하게 주수하고, 연조직 판막 봉합 전에 충분히 세척하는 것이 감염을 예방하는 방법이다.

감염은 첫 1~2일 내에는 드물지만 3~4일 후에 나타날 수도 있다. 부종의 지속 혹은 심화, 발적, 동통 증가, 개구 제한 등은 검사를 요하는 징후들이다. 이런 징후들은 정상 치유 과정의 일부로 나타나기도 하므로 이 둘을 구별하는 것이 매우 중요하다. 열, 오한, 연하곤란을 동반한 개구 제한은 종종 심각한 감염을 뜻하는 것일 수 있으므로 즉각적인 평가가 요구된다.

예방적 항생제 투여나 술후 항균 구강세척액 사용은 논쟁의 여지가 많은 주제이다. 의견이 분분한 만큼 연구결과도 다양하다.

감염을 유발하는 미생물은 보통 연쇄상 구균을 주로 한 혼합 구강 세균총이다. 금기증이 있는 경우가 아니면 구강 감염에 대해 경구 항생제(penicillin V, K나 amoxicillin-페니실린 과민증이 있다면 clindamycin)를 이용한 경험적 치료가 시작되어야 하며 1주간 지속되어야 한다. 파동성의 부종이 있으면 항생제 복용과 함께 절개와 배농, 드레인 삽입을 고려해야 한다. 이런 환자들은 면밀히 자주 관찰하여 증상이 해소되는 것을 확인해야 한다. 감염이 악화되거나 통상의 치료에 반응이 없으면 전문의에게 즉각 의뢰해야 한다.

치조골염

치조골염, 다른 말로 dry socket이라 알려진 현상은 흡연, 난발치, 세균 오염, 경구피임약, 비정상적인 숙주 치유 반응 등을 포함하는 여러 인자에 기인한다. 이런 전구 인자는 있을 수도, 없을 수도 있다. 어떤 경우든 원인을 밝히기는 어렵다. 단순 발치 후에도 치조골염이 발생할 수 있다.

Dry socket의 정확한 병태생리는 알려져 있지 않지만 수많은 설들이 제시되어 왔다. 종종 발치 후 3~4일이 지난 후에 발병하며 발치부위의 갑작스런 통증 악화를 호소한다. 특징적인 악취와 불쾌한 맛이 동반될 수 있다. 열, 부종, 발적, 림프선 부종은 없다. 발치와 검사 시 혈병 없이 개방된 상태로 극도의 통증을 나타내는 부위가 보인다.

치조골염의 치료는 환자를 편안하게 해 주는 것을 목적으로 자연치유를 유도하는 것이다. 통증 해소를 위해 종종 식염수를 이용한 조심스런 발치와 세척, 진정제를 이용한 발치와 처치, 단기간의 마약성 진통제 사용 등이 필요할 수 있다. 이를 위한 유용한 진정제들이 많이 시판되고 있는데, 보통 마취제, 유지놀, 소나무향이나 페루 발삼을 함유하고 있다. 이런 진정제가 함유된 작은 거즈 조각을 발치와에 삽입할 수 있다. 삽입 시 아프지만 곧 진정된다.

이렇게 치료한 환자는 24~48시간 후에 재내원시켜야 한다. 대부분의 환자에서 자주 드레싱을 해주는 것이 효과적이다. 많은 환자들에서 완전히 증상이 해소될 때까지 2~3회의 드레싱과 거즈 교체가 필요하다.

출혈

술후 출혈은 수술 발치 후 72시간까지도 있을 수 있다. 출혈은 맥동성보다는 "oozing"의 형태를 띤다. 맥동성 출혈이 발생하면 응급 상황에 준한 치료를 해야 하며, 72시간 이후의 oozing은 응고장애의 징후일 수 있다. 국소적인 지혈 방법으로 출혈조절이 되지 않으면 의과적, 혈액학적 정밀 검사가 필요할 것이다.

술후 출혈 조절을 위한 국소적 방법은 술중 지혈 방법과 비슷하다. 이러한 방법에는 직접 압박법, 봉합, Gelfoam(흡수성 gelatin sponge), Surgicel(regenerated oxidized cellulose), topical thrombin, collagen과 같은 국소 지혈제가 있으며, 보통 8자 봉합으로 유지한다.

직접 압박법은 모든 치아에 관계없이 기본적으로 지혈에 사용된다. 직접 단단하게 지압하거나 젖은 거즈를 물고 있게 하면 대부분의 경우에 지혈이 잘 될 것이다. 술후 며칠이 경과한 후에 나타나는 출혈도 때로는 거즈나 티백으로 직접 압박하면 지혈될 수 있다. 차에 함유된 타닌산이 지혈 작용에 효과적이라고 보고되어 왔다. 앞서 언급된 방법들(Gelfoam 등)도 지혈할 때 종종 마취가 필요할 수 있으므로 주의해야 한다.

출혈이 계속되면 봉합을 해야 한다. 연조직이 뼈에 단단히 붙어있지 않으면 출혈의 원인이 될 수 있으며, 종종 봉합으로 지혈되는 경우가 많다.

전신 건강이 양호한 환자는 보통 압박과 봉합으로 지혈이 잘된다. 기본적인 지혈 방법으로 출혈조절이 되지 않으면 의과적, 수술적 치료를 의뢰해서 문제가 복잡해지는 것을 막아야 한다. 출혈의 원인이 되는 전신적 의과 병력을 가진 환자나 적절한 지혈을 방해하는 약을 투약 중인 환자는 전문가의 치료가 필요한 경우가 많다.

치아나 인접 구조의 손상

제3대구치 수술은 모든 발치 중 접근이 가장 힘들기 때문에 인접 구조물이 손상될 위험성이 크다. 인접치는 기구 적용 시에 항상 보호하기 위해 조심스럽게 힘을 적용해야 한다. 인접치나 대합치의 광범위한 우식, 수복물 유무, 근관치료 여부를 항상 검사해야 한다. 모든 치아가 이런 힘에 취약한 것은 아닐지라도 이런 특성은 인접치아의 손상 가능성을 증가시키므로 시술 전에 환자에게 미리 설명해야 한다. 문제(인접치 파절, 치관 동요 등)가 발생되면 환자에게 알리고, 그것을 해결하기 위한 절차를 밟아야 한다.

신경 기능 장애

드물긴 하지만 하치조신경이나 설신경 기능장애는 하악 치아 발치 시 일어날 수 있는 가장 심한 합병증 중의 하나이다. 대부분의 신경손상은 보통 예방이 가능한데, 주의깊은 진단, 치료계획, 철저한 수술원칙이 중요하다. 저자들은 매복 제3대구치 수술 발치 치료를 받은 모든 환자들이 술후 1주째 재검 예약을 해야 한다고 추천했다. 이 내원 때 늘 신경기능을 평가해야 한다. 감각신경 기능이상이 있다면 그 부위를 기록해야 한다. 발치와 연관된 감각신경이상은 전문가의 평가를 요한다. 신경손상 치료와 철저한 평가는 이 책에서 다루지 않는다.

치아나 치근의 변위

발치 중인 치아나 치아 조각이 시야에서 사라지는 것은 술자에게 매우 당황스러운 일이다. 하악 제3대구치 치근은 악하간극이나 하치조신경관으로 밀려 들어갈 수 있다. 상악 치아는 상악동, 측두간극, 협측간극 등으로 변위될 수 있다.

피질골이 얇고 과도한 힘이 가해지면 하악 치아나 치근은 설측 피질골판을 지나 악하간극(submandibular space)으로 변위될 수 있다. 이런 상황이 발생하면 검지를 골 설측에 대고 치아 조각을 제거하기 위한 시도를 해야 한다. 때로 치근단부터 압박하면 치아 조각을 밀어올려 제거가 보다 용이해질 수 있다. 만약 그렇지 못하면 설측 조직을 박리해야 한다. 이 술식은 설신경 손상 및 구강저로부터 과도한 출혈을 유발할 가능성이 있다. 술자의 경험에 의하면 상당한 수술 경험을 가진 술자만 시도해야 하며, 전문가에게 의뢰하는 것이 추천된다.

치아, 치근, 치아 조각이 상악동으로 변위되면 제거하기 매우 어렵다. 변위가 의심되면 치아의 이전 상태를 평가해야 한다. 치아가 감염되지 않았고 조각이 비교적 작은 경우에는 발치를 시도해 보고, 안 되면 치근을 그냥 남겨둘 수도 있다. 발치 전에 치근단 병소가 있었거나 크기가 큰 조각은 제거해야만 한다. 적절한 세척 및 흡인이 시야 확보에 필수적이다. 발치와를 세척하고 흡인하는 도중에 조각이 빠져나올 수도 있으며, 이를 확인하기 위해 흡인기 끝을 살펴봐야 한다. 발치와를 통한 상악동-구강 교통을 **절대로** 더 넓혀서는 안 된다. 발치의를 통한 시도가 실패하면 Caldwell-Luc 수술을 통한 접근이 필요하다. 상악동에 접근하기 위한 이 술식은 전문가에 의해 행해져야 한다.

의뢰가 필요하다면 환자에게 알리고 **주의사항**을 알려야 한다. 금연은 필수적이며, 빨대는 사용을 금지하고, 재채기나 코풀기는 입을 벌린 채 해야 한다. Amoxicillin, clindamycin, cephalosporin과 같은 항생제를 10일 정도 처방해야 한다. 상악동 ostium이 개방된 채로 유지될 수 있도록 비강 스프레이와 함께 항울혈제(decongestant)도 처방해야 한다.

측두하악간극(infratemporal space)으로의 변위는 입원하여 전문가에게 치료받아야 한다. 이때는 특수 방사선과 장비가 필요하다.

때로 치아나 조각이 목 뒤로 넘어갈 수도 있는데, 환자 입을 아래로 향하게 하여 기침을 시켜야 한다. 제거에 실패하면 조각이 폐로 흡인되었거나 삼킨 것이다. 기침이나 호흡 곤란이 생겼다면 폐로 흡인되었을 가능성이 많으므로, 응급시스템에 연락하여 도움을 요청하고 기본심폐소생술을 시행한다. 원칙을 따라야 한다. 기침, 호흡 곤란과 같은 징후가 없으면 그 조각은 위장관으로 삼켜진 가능성이 많고, 2~4일 후에 자연적으로 배출될 것이다. 두 경우 모두 환자를 흉부와 복부 방사선 사진을 찍을 수 있는 응급실로 의뢰하는 것이 원칙이다.

상악동-구강 교통

상악동—구강 교통(oroantral communication)이란 상악동막의 연속성이 파괴된 상태이다. 이는 발치 중에도 발생 가능하고(이때는 즉시 폐쇄가 필요하다) 술후 몇 주 후에도 일어날 수 있다. 환자는 울혈, 이환 측의 안면 통증, 물을 마실 때 코로 액체가 들어가는 느낌을 호소할 것이다.

상악 대구치 발치 시 상악동—구강 교통이 의심된다면 환자의 코를 막고 환자에게 입을 벌린 채로 **가볍게** 코로 숨을 내뿜어보라고 한다. 직접 혹은 거울을 통해 공기방울이 있는지 살펴보고 바람이 새는 소리가 들리는지 들어본다. 천공이 의심되면 환자에게 상악동과 연관된 수술 후 주의사항과 상악동 세균총을 억제할 수 있는 항생제를 처방한다. 발치와에서의 상악동—구강 교통이 기구 조작에 의해 더 넓어져서는 절대 안

된다. 5mm보다 작은 천공은 건강한 환자에서는 보통 자연치유 된다. 큰 천공은 외과적 재건을 요하며 전문가에게 의뢰하는 것이 최선이다. 상악동—구강 교통 재건에 대한 외과적 술식은 이 책에서는 다루지 않는다.

악골 골절

드물기는 하지만 악골 골절이 매복 제3대구치 수술시에 발생할 수 있다. 악골골절이 생길 수 있는 요인은 깊이 매복된 난이도 높은 치아, 나이 많은 환자, 위축된 악골, 골을 침범하는 전신 질환(예, 골다공증), 골 약화를 유발하는 큰 악골 병소(예, 낭에 의한 골 결손), 부적절한 술식(과도한 힘이나 골삭제) 등이다. 세심한 치료 계획을 세우고 올바른 술식을 행한다면 대부분의 악골 골절은 예방할 수 있다.

치과의사는 골삭제 후 그 결손부에 최종 골 침착이 일어나기까지 수 주 동안 골개조(remodeling)가 일어난다는 것을 명심해야 한다. 이런 초기 골개조 현상은 약 4주 정도 파골세포를 활성화시킨다. 따라서 수술 직후보다 술후 2~4주 정도에 악골 골절이 일어나는 환자들을 더 흔히 볼 수 있다. 술후 악골 골절이 일어나기 쉬운 고위험도 환자들(예, 광범위한 골 삭제가 요구되는 환자들)은 이 기간까지 세심하게 경과를 관찰해야 한다. 악골 골절 가능성을 낮추기 위해 완전 유동식을 하도록 지시하거나 악간 고정(wiring of jaw)을 고려해야 한다.

수술 중에 악골 골절이 발생하면 파노라마 방사선 사진을 촬영하며, 환자에게 사실을 알리고 악골 기능을 최소로 하는 유동식 섭취를 지시해야 한다. 악골 골절된 모든 환자는 즉시 구강악안면외과의사에게 의뢰하여 적절한 치료를 받을 수 있도록 해야 한다. 항생제(penicillin이나 clindamycin)와 클로르헥시딘 구강 세척액을 처방한다.

상악 골절은 보통 치조돌기 골절에 국한되며 레진-강선 고정으로 치료할 수 있다. 악간 고정은 할 수도 있고, 하지 않을 수도 있다. 그러나 하악 골절은 대부분 기저골까지 연장되며 보다 복잡한 치료를 필요로 한다.

참고문헌

1. A.F. Fielding, A.F. Douglas, and R.D. Whitley. Reasons for early removal of impacted third molars. Clin Prev Dent 3:19. 1981.
2. E.C. Hinds, and K.F. Frey. Hazards of retained third molars in older persons: report of 15 cases. J Am Dent Assoc 101:246. 1980.
3. R.A. Bruce, G.C. Frederickson, and G.S. Small. Age of patients and morbidity associated with mandibular third molar surgery. J Am Dent Assoc 101:240. 1980.
4. G.W. Pederson. Oral Surgery. Philadelphia, PA: W.B. Saunders Company. 1988.
5. L.J. Peterson. Principles of management if impacted teeth. In Contemporary Oral and Maxillofacial Surgery. L.J. Peterson (ed), 3rd edition, pp. 215-48. St. Louis: Mosby Year Book. 1998.
6. Amercian Association of Oral and Maxillofacial Surgeons. Position paper on impacted teeth. Chicago: AAOMS. 1983 and 1989.
7. K.R. Koerner. The removal of impacted third molars: principles and procedures. In Basic Procedures in Oral Surgery. Dent Clin North Am, pp. 255. Philadelphia, PA: W.B. Saunders Company. 1994.
8. H. Dymm. Management of impacted third molar teeth. In Atlas of minor oral surgery, pp. 80-92. Philadelphia, PA: W.B. Saunders Company.
9. A. Khanooja, and M.P. Powers. Surgical management of impacted teeth. In Oral and Maxillofacial Surgery (vol 1). R.J. Fonseca (ed), pp. 245°©80. Philadelphia, PA: W.B. Saunders Company. 2000.
10. D. Nitzan, J.T. Keren, and Y. Marmary. Does an impacted tooth cause resorption of an adjacent one? Oral Surg Oral Med Oral Pathol 51: 221. 1981.
11. NIH Consensus Development Conference for removal of third molars. J Oral Surg 38: 235. 1980.
12. M.H. Amler. The age factor in human extraction wound healing. 35: 193. 1977.
13. K.R. Koerner. Clinical procedures for third molar surgery. St Louis, MO: PennWell Books. 1986.
14. T.P. Osborn, G. Frederickson, I.A. Small, et al. A prospective study of complications related to mandibular third molar surgery. J Oral Maxillofac Surg 43: 767. 1985.
15. J.E. Kiesselbach, and J.G. Chamberlain. Clinical and anatomic observations on the relationship of the lingual nerve to the mandibular third molar region. J Oral Maxillofac Surg 41:565. 1984.

제 4 장

보철 전 수술

Dr. Ruben Figueroa and Dr. Abhishek Mogre

김 성 태 교수 역

서론

완전 무치악이나 부분 무치악 환자들에게는 심미적이고 생역학적인 고려사항이 있는데, 이는 보철물 제작 전에 반드시 확인되어야 한다. 무치악 환자의 최종적인 목표는 구강 기능을 회복하고 안모를 회복하는 것이다. 대략 미국 인구 중 10%가 무치악 환자이고, 65세 이상 미국인구의 35% 정도가 무치악 환자이다. 부분 무치악 환자는 수백만 명에 이른다.

자연치가 소실된 후 울퉁불퉁한 치조골 형태, 언더컷, 흉터 형성, 보철물의 안정성을 파괴하는 구강 주위 근육의 간섭 등 보철물을 제작하기에 불리한 구강환경이 형성될 수 있다. 연조직의 변화는 하부 악골의 위축된 정도와 연관성이 있다. 발치를 하면 자연적으로 치조골이 흡수되며, 이 과정은 발치 후 빠르게 진행되고 점점 속도가 느려져, 결과적으로 조골세포와 파골세포의 작용이 조화를 이루게 된다. 수년에 걸쳐 치조골이 흡수된 경우에, 종종 적절한 보철적 지지를 얻을 수 없는 치조골 형태를 띠게 된다. 발치 후 즉시 나타나는 현상과 시간이 지난 후 나타나는 무치악 부위의 상태를 주의 깊게 평가해야 한다. 이 평가를 통해 적절한 회복이 이루어질 수 있고 치조골 흡수도 최소화할 수 있다.

울퉁불퉁한 치조골 형태, 언더컷, 골융기, 큰 상악결절, 그리고 협소한 전정은 보철 치료를 방해하는 문제가 될 수 있다. 이 장에서는 이러한 문제를 해결할 수 있는 수술적인 방법에 대해서 알아보고자 한다.

환자 평가

치료 과정에서 환자 평가는 가장 중요한 단계이다. 수술 또는 보철 과정 전에 환자를 전반적으로 평가하는 것은 매우 중요하다.

평가는 환자의 의과적 및 치과적 병력을 자세히 이해하는 것으로부터 시작된다. 이 초기 평가 단계 동안, 치과의사가 환자의 불만과 기대에 대해 명확한 이해를 할 수 있어야 환자의 기대에 부합할 수 있는지 여부를 알 수 있다. 전신병력을 통해 치조골과 연조직 치유에 영향을 미칠 수 있는 전신적인 상태를 포함한 모든 위험인자에 대한 정보를 얻을 수 있어야 한다.

구강 외 검사는 이전의 외상이나 수술, 안면 비대칭에 관한 평가를 포함한다. 구강 내 검사는 잔존 치아의 평가, 의치가 들어갈 무치악 부위의 연조직, 근육 부착, 악간 관계, 연조직과 경조직의 병소 유무 평가를 포함한다.

구강 내 검사

골 구조의 구강 내 검사에는 시각적 검사, 촉진, 방사선 검사가 필요하며 모형상에서도 평가를 해야 한다. 시각적 검사

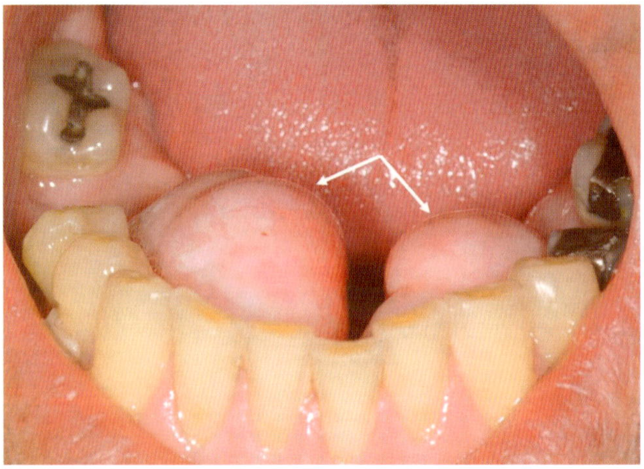

그림 4-1. 상당히 큰 하악골 융기를 보여준다. 견치와 소구치 부위의 설면 쪽에 양쪽으로 존재한다.

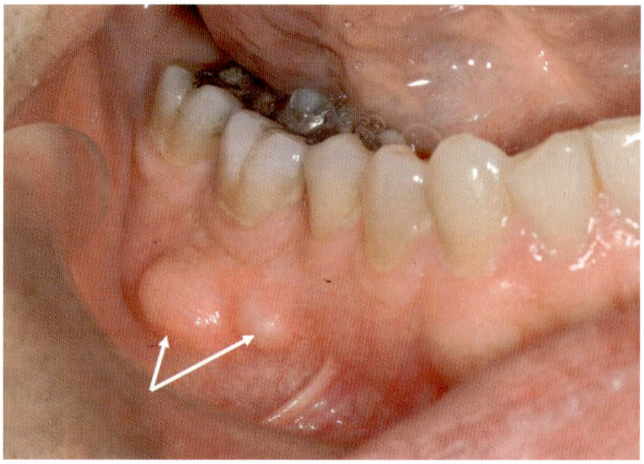

그림 4-2. 협면 쪽에 위치된 골외골이 있다. 설면에 생기는 골융기와 달리 협면 쪽에서 발견되었다.

를 통해 치조능의 외형, 높이, 언더컷, 근육부착뿐만 아니라 연조직의 건강상태도 결정해야 한다. 틀니가 들어갈 부위의 촉진을 통해 종종 수술적 수정을 필요로 하는 날카로운 골 부위를 발견하게 된다. 방사선학적 검사는 존재하는 골내 병소를 진단하는 데 필요하다. 적절한 치료계획을 세우기 위해서 방사선 투과성 또는 불투과성의 병소를 포함하는 잔존 치근은 반드시 확인하고 감별진단 해야 한다. 잔존치근을 제거하려는 시도는 종종 부분적으로 성공하게 되고 그 후 남겨진 골 결손 부위는 잔존치근을 남겼을 때보다 틀니의 유지력에 더 많은 문제를 야기하게 된다. 환자에게 잔존치근에 대해 반드시 설명하고 왜 잔존치근을 남겨야 하는지 충분히 이해시켜야 한다.

상악

상악의 의치 지지부위에서는 협면과 구개면에 존재할 수 있는 언더컷과 골융기를 평가해야 한다. 구개부위의 골융기, 상악결절의 비대가 특별한 관심부위이다. 상악 틀니를 넣을 때 방해가 되는 부위는 반드시 수술적으로 수정해야 한다. 틀니의 안정성과 후방부 밀폐를 얻기 위해서는 상악결절의 후방부를 평가하는 것이 매우 중요하다.

하악

하악 치조골능의 평가에서는 형태, 불규칙한 양상, 협면 골외골, 골융기 등의 평가가 중요하다(그림 4-1, 4-2). 심각한 하악골 흡수를 검사할 때는 시각적인 검사만으로는 충분하지 않기 때문에 주의가 필요하다. 전정 부위가 부족한 것뿐만 아니라 근육부착 등이 하방에 있는 골의 형태를 확실히 알아볼 수 없게 만든다. 촉진을 할 때는 mental foramen의 위치를 확인하고 신경혈관 다발을 확인해야 한다. 특별히 상부에 위치된 경우는 종종 신경감각 장애를 유발할 수 있으므로 주의해야 한다.

악궁 사이의 관계

악궁 사이의 관계는 매우 중요하다. 검사 중, 전후 및 수직관계를 골격의 비대칭 가능성과 함께 반드시 평가해야 한다. 이 평가는 환자를 정상적인 resting 위치에서 평가해야 한다. 하악을 과도하게 다문 경우는 가성 III급 부정교합처럼 보일 수 있다. 환자를 정상적으로 다물게 하고 찍은 lateral cephalometric radiograph는 악간 관계의 전후 관계를 평가하는 데 도움이 된다. 게다가 상악결절 부위가 수직적으로 과도한 경우는 연조직 또는 경조직 때문에 틀니가 들어갈 공간을 침범하게 된다.

연조직의 중요성

틀니를 지지해야 하는 부위를 덮고 있는 연조직은 주의 깊게 평가해야 한다. 건강한 연조직은 총의치 성공에 가장 중요한 요소 중 하나이다. 이상적으로 하방 골에 견고하게 붙어 있는 각화 조직이 있어야 한다. 견고하게 붙어 있지 않은 섬유성 조직이 존재하는 영역은 틀니를 만들 때 안정적인 틀니 지지

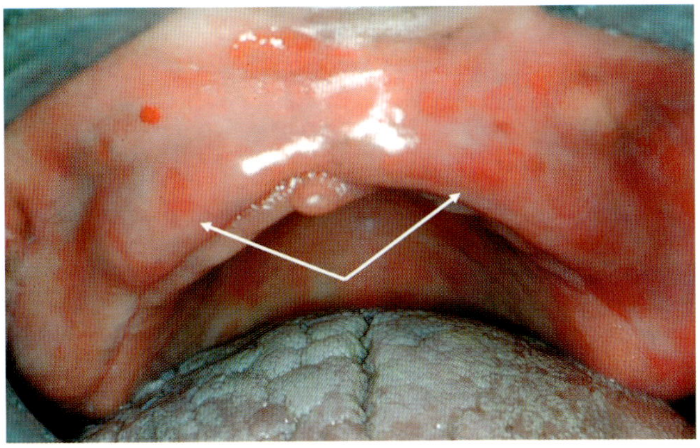

그림 4-3. 화살표는 상악무치악 치조제 상에 존재하는 과증식된 조직을 보여준다. 이는 의치를 불안정하게 만들 것이다.

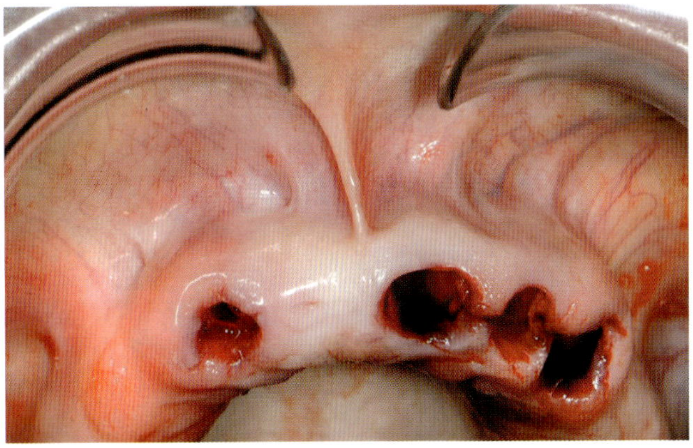

그림 4-4. 치조정까지 연결되어 있는 순측 소대를 보여준다. 이는 의치의 협측 변연 연장에 방해가 될 것이다.

영역이 될 수 없다(그림 4-3).

전정 부위는 잘 맞지 않는 틀니로 인한 염증이 없어야 한다. 가장 깊은 전정 부위에는 불규칙성이 없어야 하는데, 이는 가장 많은 peripheral sealing을 얻기 위함이다. 전정 부위 평가 시 근육 부착도 평가해야 한다. 근육 부착이 골 능선상에 있다면 말하거나 저작할 때 의치의 유지가 불안정하게 된다(그림 4-4). 하악의 설면부위 구강저를 검사할 때는 mylohyoid muscle과 genioglossus muscle의 부착위치를 치조능과의 관계에서 파악하는 것이 중요하다. Mylohyoid muscle과 genioglossus muscle은 혀가 움직이면서 거상되는데 만약 근육부착이 높다면 틀니를 탈락시키게 된다.

치료계획

전신병력과 치과병력을 조사하고 physical한 검사를 마친 후에 치료계획을 세워야 한다. 이는 수술을 하기 전에 이뤄져야 한다. 수술의 장점과 가능한 합병증을 반드시 환자에게 설명해야 한다. 가능한 다른 치료방법도 반드시 언급해야 한다. 골 형태를 수정하거나 이식하는 수술을 먼저 하고, 연조직에 관한 술식을 시행해야 한다.

다음 수술 술식을 이 장에서 언급할 것이다:

- 발치후 즉시 의치
- 치조골 성형술
- 상악결절 삭제
- 상악 골융기
- 하악 골융기
- 열구성 치은 육종
- 치간 유두 증식
- 구강저 성형술
- 순면 소대 절제
- 설면 소대 절제
- 구개 이식
- 치조골 증대술

기구

보철 전 수술을 위해서는 다음과 같은 기구들이 필요하다.

- #15, #11 blade
- Bard Parker scalpel handle
- Molt periosteal elevator
- Seldin retractor
- Tissue forceps
- Chisel and mallet
- Blumenthal bone rongeurs
- Straight fissure bur
- Large round or oval nongouging bur

표 4-1. 즉시 의치 치료 순서

순서	내용
1. 발치 전 스케일링	출혈과 감염 가능성 최소화
2. 어려운 발치	골의 변화가 인상과 의치의 적합성에 영향을 미친다.
3. 상악 · 하악 구치부 발치	발치 후 최종 인상 채득 전에 6주를 기다려야 한다.
4. 최종인상	
5. 모형상에서 시행하는 수술	치은 상방에 보이는 치아를 삭제한다.
6. 투명한 surgical stent 제작	치조골을 다듬는 술식 중에 기준이 된다.
7. 잔존 치아의 발치	최소한의 치조골 성형이 필요하다.
8. 의치 장착	필요한 부위는 조정한다.

- Dean scissors
- Needle holder
- Bone file
- Allis forcep

발치 후 즉시 의치

많은 환자들에게 발치하는 날, 발치 후 즉시 의치를 만들어 줄 수 있다. 그러나 이 술식은 발치를 하고 의치를 장착하기 전에 주의 깊은 치료계획을 필요로 한다. 치석과 치태가 많아서 염증이 있고 출혈이 되는 치은조직에서는 술후 출혈이나 감염이 반드시 생기게 된다. 심도의 치주염이 있거나 잇몸에 염증이 있는 환자들에게는 발치 전 반드시 스케일링이나 치면 활택술을 시행한다.

드문 경우이기는 하지만 적절한 치료계획을 통해 모든 잔존 치아들을 한 번의 약속으로 발치할 수 있다. 보다 일반적으로는 복잡한 발치를 먼저 시행하고, 치조골은 최종 인상을 채득하기 전에 충분히 치유되어야 한다. 발치 후 상당한 치조골능의 변화가 생기게 되는데, 이로 인해 의치의 유지력이나 적합성에 문제가 발생한다.

전체 치료과정에서 발치의 순서는 매우 중요하다. 일반적으로 상하악 구치를 먼저 발치하고 소구치를 남기게 되는데, 이는 교합고경을 유지하는 데 도움이 되기 때문이다. 2개월 정도 지나서 발치 후 즉시 의치가 만들어졌을 때 나머지 치아를 모두 뽑고 틀니를 장착한다.

발치를 할 때 미리 계획한 대로 치조골을 다듬는다. 압력이 가해지는 부위는 이후 골삭제가 더 필요한데, 이러한 부위는 투명한 surgical stent를 위치시킴으로써 발견할 수 있다. 봉합 시에는 너무 큰 장력이 가해지지 않도록 주의하며, 수술 후 진통제를 처방한다. 대부분의 경우 항생제는 필요하지 않다. 환자에게 다음날까지 의치를 빼지 않도록 주의시킨다. 치과의사는 의치 제거 후, 세척 등 필요한 조정을 해야 한다. 봉합사는 5~7일 정도 후 발사한다.

치조골 성형

치조골 성형은 치조골에 존재할 수 있는 불규칙한 부분과 언더컷 부위를 수정해 주는 작업이다. 대부분의 치조골 성형은 상악과 하악 전치부에서 시행된다. 목표는 보철물을 위한 안정된 기저부를 만들어주고 치조골을 최대한 보존하는 것이다. 환자가 향후 임플란트를 식립하고자 한다면 치조골을 잘 유지하는 것이 매우 중요하다는 것을 기억해야 한다.

무치악 환자에서 치조골 성형 술식

적절한 국소 마취 후에 치조골능에 절개를 하게 된다. 연조직이 찢어질 위험성이 있을 때는 수직절개를 가하기도 한다. Mental nerve 같은 해부학적 구조물을 고려해야 하고 판막의 기저부는 항상 넓어야 한다. 하악 전치부의 얇은 치조골은 종종 구강저에서 끝나는 경우가 있으므로 매우 어려운 상황이 된다.

조직의 천공을 막기 위해서 periosteal elevator는 항상 뼈에 닿아 있어야 한다. 수직절개를 할 경우는 치조골능 절개와 만나는 부위부터 열기 시작해야 한다. 성형을 하고자 하는 부

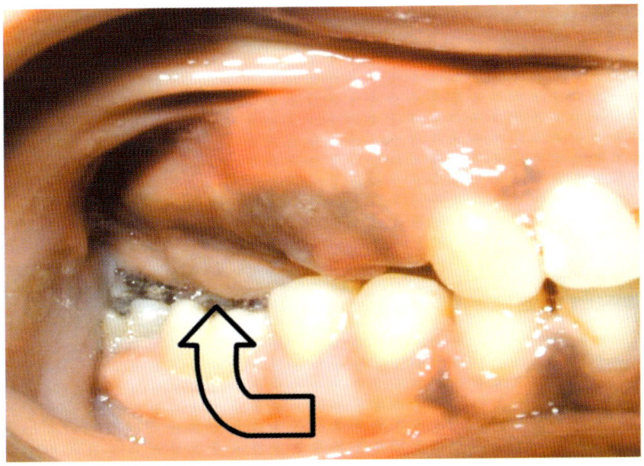

그림 4-5A. 악간 공간이 심각하게 손실되었음을 보여준다. 무치악 부위를 수복할 공간이 없다.

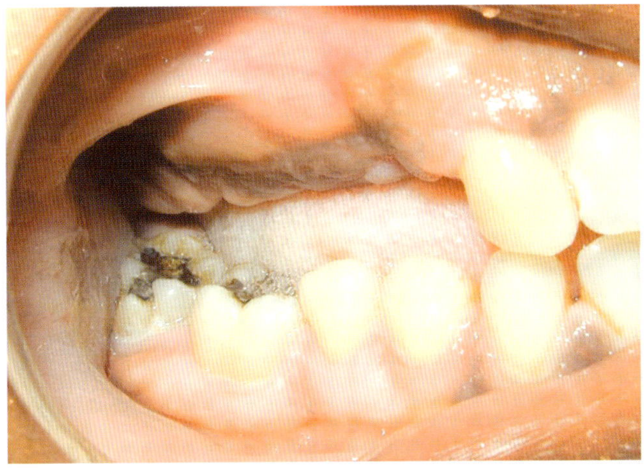

그림 4-5B. 치조골 성형술 이후에 증가된 악간 공간을 보여준다.

위가 완전히 파악될 수 있도록 판막을 충분히 열어야 한다. 전층판막을 열 경우 Seldin 또는 Minnesota retractor를 사용해서 판막을 열고 판막을 보호해야 한다.

치조골의 성형은 bone file, rongeurs, slow-speed round bur로 시행한다. 언더컷과 날카로운 부위는 반드시 제거해야 하지만 절대적으로 부드러워야 하는 것은 아니다. 종종 판막을 재위치 시키고 나서 촉진을 통해 손가락으로 어떠한 불규칙한 부분이 없는지를 평가해봐야 한다. 골을 직접적으로 촉진하는 일은 피해야 하는데, 이는 어떤 불규칙한 부분은 판막으로 덮어지면서 밖에서는 느껴질 수 없기 때문이다. 최종적으로 다듬을 때는 bone file을 사용한다. 봉합 전에 충분히 irrigation해 준다. 특히 판막의 바닥부위는 삭제된 골들이 모일 수 있는 부위이므로 반드시 irrigation해 주어야 한다. 치조골 성형이 끝나면 판막을 원래 위치로 재위치 시키고 interrupted suture나 continuous suture 방법으로 봉합해 준다. 진통제는 처방하되 항생제는 꼭 필요한 것은 아니다(그림 4-5A~B).

상악결절 삭제

상악결절은 수직고경을 증가시키고 결과적으로 악간 공간을 감소시킨다. 결과적으로 의치를 위한 공간이 부족하게 된다. 적절한 공간을 확인하기 위해서 구강검경을 상악결절과 하악골의 ascending ramus 사이에 집어넣는다. 구강검경이 잘 들어가고 구강검경이 들어갈 때 환자가 불편감을 못 느낀다면 이는 의치를 위한 충분한 공간이 있음을 의미한다. 상악결절에는 심한 언더컷이 있을 수 있는데, 이는 의치의 삽입경로를 방해하게 된다.

적응증

- 감소된 악간 공간
- 감소된 freeway space
- 의치를 만들거나 삽입 시 방해가 될 수 있는 심한 언더컷
- 의치의 안정성에 영향을 미치는 고정되지 않은 연조직

술전에 방사선 사진을 찍어야 하는데 이에 적절한 필름은 파노라마 필름이다. 이를 통해 상악동이 얼마나 가까이 있는지 평가할 수 있고 상악 결절의 비대가 연조직에 기인한 것인지, 실제 골삭제가 필요한 상황인지 보여준다. 일반적으로 상악결절 삭제 술식 중에 상악동이 노출되어도 대개의 경우 판막을 덮어 primary closure를 이룰 수 있기 때문에 문제될 것이 없다.

섬유성 상악결절

이 섬유성 비대를 제거하는 이유는 커진 상악결절을 삭제함으로써 의치 장착에 필요한 충분한 공간을 만드는 것이다. Wedge resection이 선택할 수 있는 술식이다. 적절히 마취한

후에 타원형의 절개가 골상에 #15 blade로 이루어진다. Wedge incision을 치조골능에서 시작하는데 이 위치는 정상적인 치조골과 섬유성 조직이 만나는 위치이다. 절개는 hamular notch를 향해서 후방으로 연장한다. 구근 모양 mass의 1/3을 제거하게 된다. Allis forceps을 이용해서 tissue wedge를 잡고 blunt dissection으로 치밀골로부터 분리해낸다. Wedge가 제거될 때 술자는 #15 blade를 이용하여 submucous lateral resection을 실시한다. Submucous cuts은 골면과 평행하게 양쪽에서 이루어지고 판막이 찢기지 않도록 주의해야 한다. 협측 판막과 구개측 판막을 재위치 시켜 보아서 겹치거나 너무 많은 장력이 가해지지 않도록 조직을 다듬는다. 조직을 제거할 때 항상 구강전정과 부착 치은이 보존되어야 한다. 주로 3-0 suture를 이용해서 봉합한다. 진통제를 처방하며, 항생제는 언제나 필요한 것은 아니다.

골성 상악결절

#15 blade를 이용하여 단일 치조정 절개를 만드는데 상악결절부터 시작해서 앞쪽으로 진행해 삭제하고자 하는 곳을 지나 10mm 더 연장해야 한다. 치조정 절개의 끝에 수직절개가 이루어진다. Release incision은 판막의 기저부가 더 넓게 설계되어야 하므로 135도 경사를 이루도록 하면 된다. 전층판막이 periosteal elevator로 거상된다(periosteal elevator 끝은 골과 맞닿고 있어야 한다). Undercut이 있을 경우 판막이 찢기지 않도록 주의해야 한다. Side-cutting roungeur나 large oval bur로 골을 다듬는 작업이 이루어진다. 치밀골이 제거된 후에는 그 하방에 부드러운 해면골이 나오므로 삭제 시 주의해야 한다. 주의를 기울이지 않는다면 술후에 결손부를 만들게 된다. 판막을 재위치 시키고 평가함으로써 결과를 예측할 수 있다. Bone file로 형태를 다듬고 생리식염수로 irrigation을 잘 해준다. 필요 없는 조직은 tissue scissor를 이용해 제거한다. Vestibule과 hamular notch를 보존하도록 주의해야 한다. 이는 나중에 의치의 유지에 도움이 된다.

술식 중 상악동이 노출된 경우는 irrigation하고 장력이 없는 상태에서 봉합을 한다. 이 경우 환자에게 상악동이 노출된 것을 교육시켜야 하고 코를 풀거나 입을 다물고 기침하지 못하도록 한다. 항생제(Amoxicillin 500mg tid for 7days)를 처방하고 nasal decongestant도 처방해야 한다.

상악 골융기

상악 골융기는 구개부 중앙에 치밀골의 튀어나온 mass로 구성된다. 대부분의 상악 골융기는 수술적 제거를 필요로 하지 않는다. 상악 골융기가 있어도 만족스러운 틀니를 만드는데는 어려움이 별로 없다. 그러나 꼭 제거해야 할 필요가 있는 경우가 있는데 다음과 같다:

- 지속적인 외상
- 후방부 긴밀한 적합을 얻을 수 있는 posterior dam의 형성을 막는 경우나 인상을 채득하는 데 방해가 되는 경우
- 말하는 데 장애가 있는 경우
- 환자 스스로가 심하게 걱정을 하는 경우

비강과 상악동의 근접성을 평가하기 위해 방사선 사진은 꼭 찍어봐야 한다. Lateral radiographs는 대개 이 정보를 공급할 것이다. 이 술식으로 인한 합병증은 비강의 노출이나 oronasal communication을 만드는 것이다.

술식

상악 인상채득 후 모형을 만든다. 골융기를 모형상에서 제거하고 투명한 레진으로 stent를 만든다. 이 stent는 이 부위를 보호하고 hematoma가 생기는 것을 막으며 환자에게 술후 편안감을 제공한다. 저자는 이 stent를 사용하지만, 어떤 surgeon은 이를 꼭 필요한 것으로 생각하지 않는다.

혈관 수축제가 포함된 국소마취제로 greater palatine nerve나 nasopalatine nerve를 마취한다. 얇은 mucoperiosteum을 거상하는 데 용이하게 하기 위해서 골융기 근처와 골융기에 국소마취제를 주입해야 한다. 마취제와 혈관수축제가 역할을 다하기 위한 충분한 시간을 주어야 한다.

골융기를 노출시키기 위해서 Y자 형태의 절개를 #15 blade를 이용해서 그어야 한다. Periosteal elevator로 판막을 거상한다. 점막이 매우 얇으므로 거상 시 찢어지지 않도록 주의한다. 판막이 열린 상태로 유지되기 위해서 3-0 silk 봉합사를 사용한다.

골융기가 완전히 노출된 후에 fissure bur를 이용하여 depth cut을 한다. 이는 crisscross pattern이 되어야 한다. 삭

제 시 반드시 irrigation을 사용하여야 한다. Depth cut은 대개 1.0~2.0mm 정도 되어야 한다. 그 후 individual segment를 chisel과 mallet으로 제거한다(만약 술자가 chisel과 mallet을 사용하는 데 익숙하지 않다면 bur를 사용할 수 있다). 비강으로의 관통을 피하기 위해서는 표면에 머물러야 한다. 마지막으로 다듬는 작업은 large oval bur를 이용해야 하며, 동반된 irrigation을 반드시 시행한다. 골융기를 완전히 제거할 필요는 없다. 마지막으로 깨끗이 irrigation을 시행하고 3-0 silk나 chromic gut로 봉합을 실시한다. Stent는 구강 내에서 평가되고 만약 고정되지 않는다면 soft tissue reliner material로 relining할 수 있다. Stent는 vacu-form device를 이용하여 만들 수도 있고, 기공소에서 acrylic resin을 이용하여 만들 수도 있다.

Stent는 48시간 동안 유지되어야 하고 술자가 나중에 수술부위를 살펴보거나 깨끗이 하고자 할 때 stent는 제거된다. Stent는 치유되는 2주 동안 장착할 수 있지만 48시간이 지난 후부터 식후에는 반드시 제거하여 stent를 깨끗이 하고 다시 장착해야 한다.

구개측 판막이 허물 벗듯이 벗겨지는 것은 일반적으로 생길 수 있는 현상이다. 결과적으로 육아조직이 결손부위를 덮게 되고 secondary epithelialization이 생긴다(그림 4-6A~J).

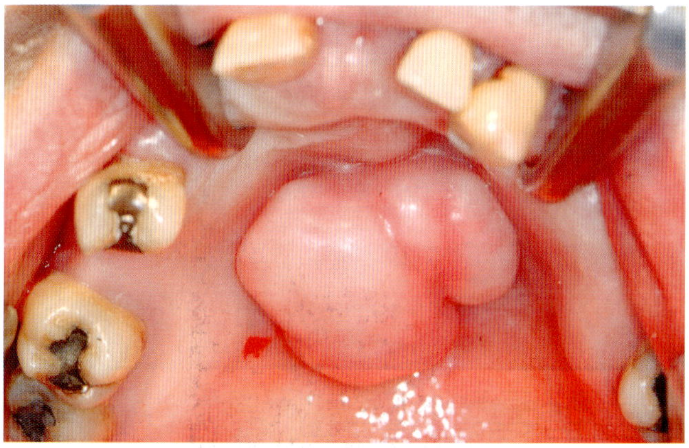

그림 4-6A. 구개부 골융기가 상악 틀니를 만드는 데 방해가 되는 경우를 보여준다.

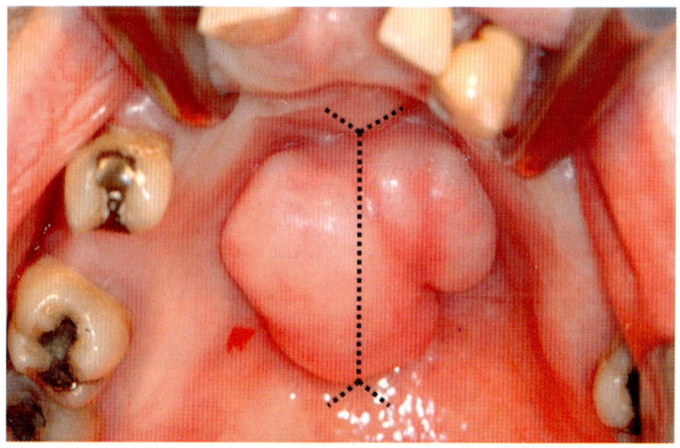

그림 4-6B. 절개해야 할 가상선을 보여주고 있다. 절개는 전방부, 후방부 경계를 넘어까지 형성되어야 한다. 전형적인 절개는 두 개의 Y자 모양이 중앙에서 만나는 것같이 보인다.

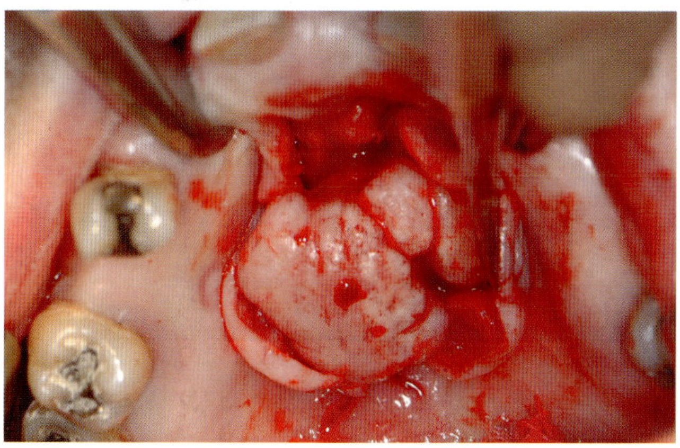

그림 4-6C. 판막이 거상되고 골융기가 노출된다.

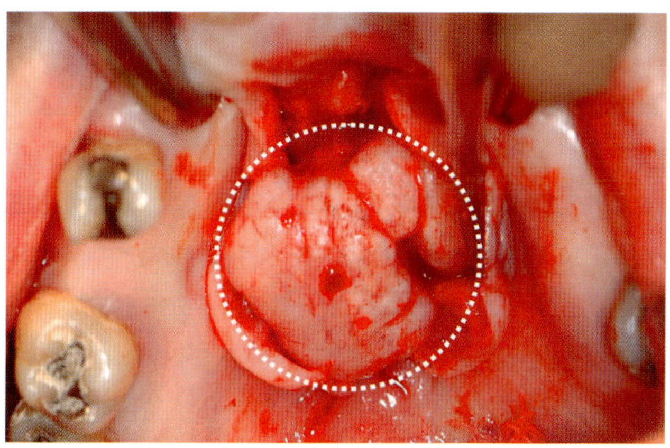

그림 4-6D. 골융기의 경계가 표시되었다.

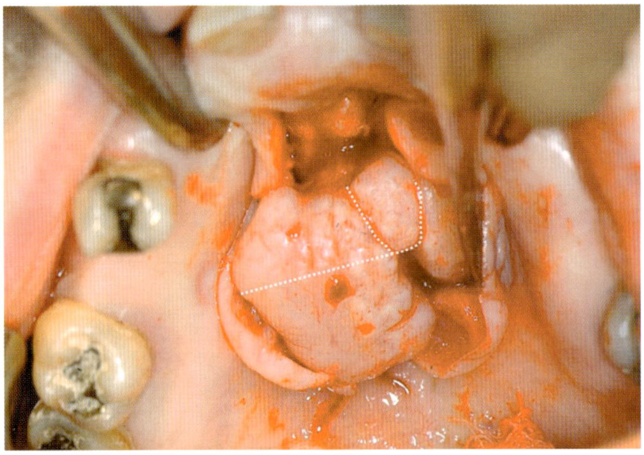

그림 4-6E. 골융기가 작은 조각으로 제거된다. 한 번에 모든 골융기를 제거하려는 시도는 자칫 비강을 노출시킬 수 있는 가능성이 있다. 가상선은 제거 전에 술자가 선택한 제거할 부위이다.

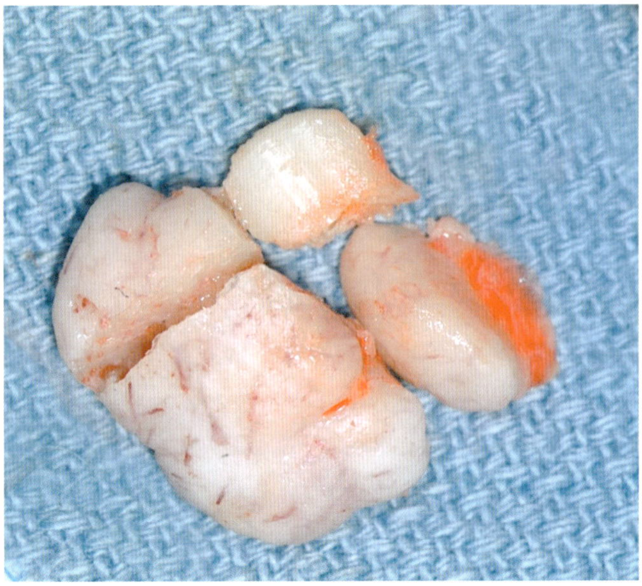

그림 4-6F. 제거된 골융기.

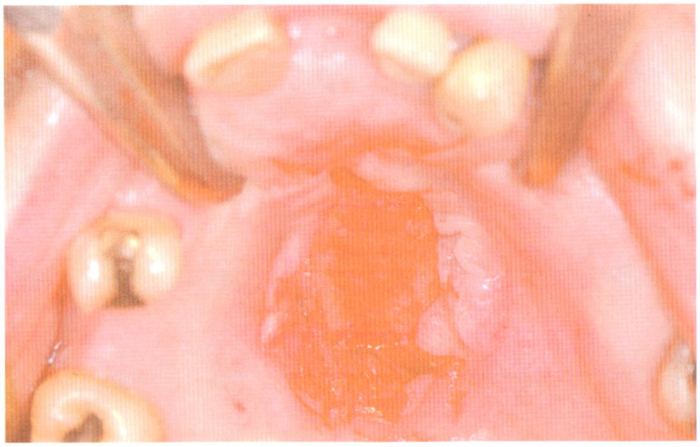

그림 4-6G. 골융기는 hand instrument를 이용하여 제거하거나 rotary instrument를 이용하여 제거할 수 있고, 양쪽 다 사용할 수도 있다. 이 그림은 수술 후 모습을 보여준다. 제거된 양은 종종 판막을 닫고 골의 날카로운 부분을 느끼면서 평가할 수 있다.

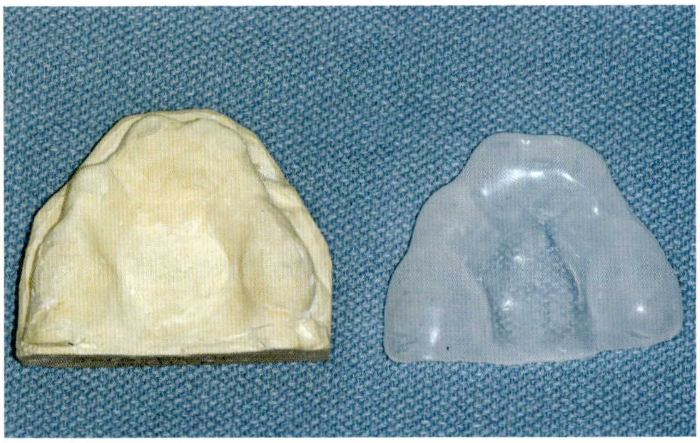

그림 4-6H. Surgical templates가 지혈의 목적으로 사용될 수 있다. Surgical dressing으로 soft tissue liner를 사용하기도 한다. 이 경우에 환자가 전악 발치를 계획하였기 때문에 상악의 투명한 surgical template가 만들어졌다. 즉시 식립 위치가 만들어질 수도 있었다.

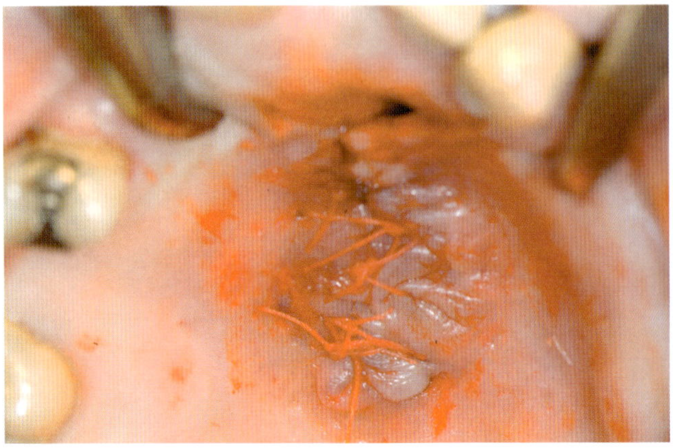

그림 4-6I. 봉합함으로써 판막이 닫혔다.

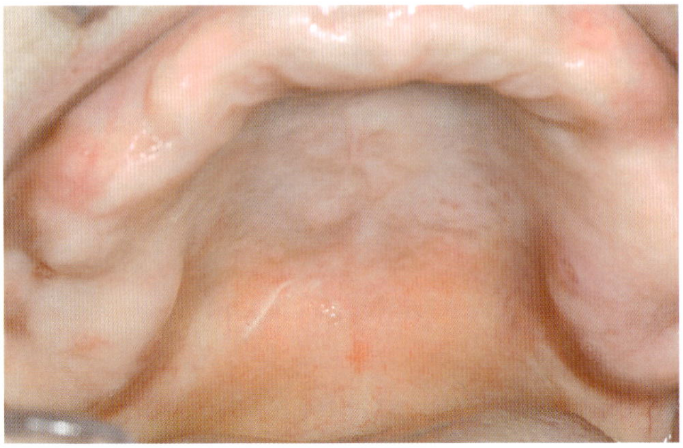

그림 4-6J. 8주 후 건강한 구강점막과 좋은 치유를 보인다.

하악 골융기

하악 골융기는 대개 양측성으로 설면에 나타난다. 보통 소구치나 대구치 부위에서 발견된다. 하악 가철성 의치를 제작하기 전에 이들은 제거될 필요가 있다. 이를 덮고 있는 점막은 매우 얇고 자극받기 쉬우며 궤양도 생기기 쉽다.

술식

골융기 부위의 골막하 침윤마취와 더불어 하치조신경 전달마취를 시행한다. 절개는 골융기 근원심 쪽에서 각각 두 개의 치아 정도 길이만큼 연장하여 설면 치은 열구에 절개를 시행하고 무치악 부위에서는 치조정에 절개를 실시한다. 일반적으로 releasing incision은 가하지 않는다.

판막이 찢어지지 않도록 주의 깊게 전층 판막을 만들어 열게 된다. 점막이 얇기 때문에 판막이 찢어지기 쉬운데, 이는 술후에 장기간 환자에게 불편감을 줄 수 있다. 판막을 거상하여 유지시켜주며 그 부위를 보호하기 위하여 Seldin retractor를 사용한다. Fissure bur를 이용하여 골융기의 상부 경계에 groove를 만든다. 보통 이 groove의 깊이는 골융기 높이의 반 정도가 된다. 골융기가 클 경우는 부가적으로 수직적인 cut을 만들어 나중에 제거하기 용이하게 만들어 준다. Monobevel chisel을 groove에 위치시키고 mallet으로 쳐서 조금씩 제거하는데, 이때 턱은 손으로 받쳐야 한다. 다른 방법으로 수직 groove를 골융기의 크기에 해당되게 만들어서 needle holder로 제거할 수 있다. 최종적으로 표면을 부드럽게 하기 위해서는 bone file이나 큰 round bur를 사용할 수 있다. 항상 견인기를 이용하여 판막을 보호해야 한다.

생리식염수로 씻어내고 3-0 silk나 Vicryl을 이용하여 interrupted 또는 continuous suture 방법으로 봉합한다. 마지막으로 수술부위에 생길 수 있는 hematoma를 막고 fibrin adhesion을 유도하기 위해서 수 분간 손가락으로 눌러준다.

Hematoma를 동반한 bleeding이 가능한 합병증이고 이는 기도를 막을 수 있으므로 주의해야 한다(그림 4-7A~D).

HA를 이용한 치조골증대술

Particulate hydroxyapatite(HA)를 이용하여 치조골증대술을 하는 술식 뒤에는 이 물질이 무시할 만한 이물반응을 보인다는 기본개념이 있다. Subperiosteal tunneling이라는 방법에 의해 골막 아래로 골 이식재를 넣게 된다. 치유되는 과정에서 골과 닿고 있는 입자 주위로 골이 형성된다는 증거가 있다. 보다 안쪽에 남아있는 HA입자는 혈관화가 이루어진 결합조직에 치밀하게 위치하게 된다. 골형성 되는 양은 술자가 얼마만큼 골막을 잘 다뤄서 늘리고 tunneling하느냐에 달려있다. 이 술식의 단점은 자가골이식에 비해 입자가 움직여 빠져나가 버릴 가능성이 있고 밀도가 치밀하지 못하다는 데에 있다.

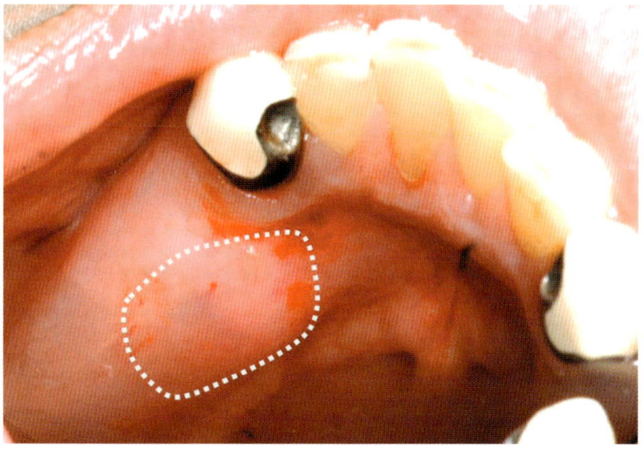

그림 4-7A. 하악골에 있는 골융기가 표시되었다. 이는 undercut이 되어 의치를 만드는 데 장애물이 될 수 있다. 이 골융기를 덮고 있는 점막은 얇아서 찢어지기 쉬우므로 조심해야 한다.

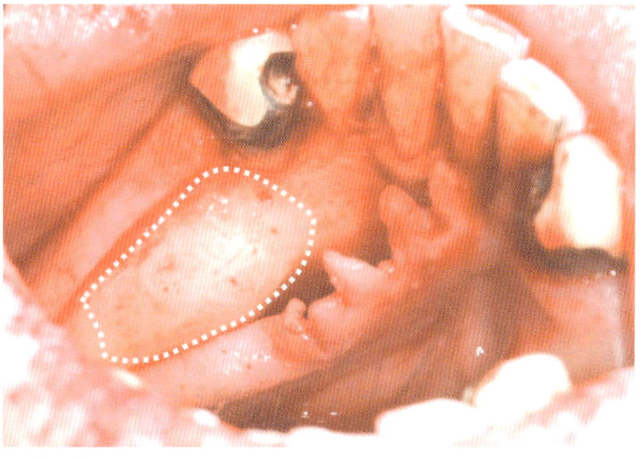

그림 4-7B. 절개는 골융기 근원심 쪽에서 각각 두 개의 치아 정도 길이만큼 연장하여 설면 치은 열구에 절개를 시행하고 무치악 부위에서는 치조정에 절개를 실시한다.

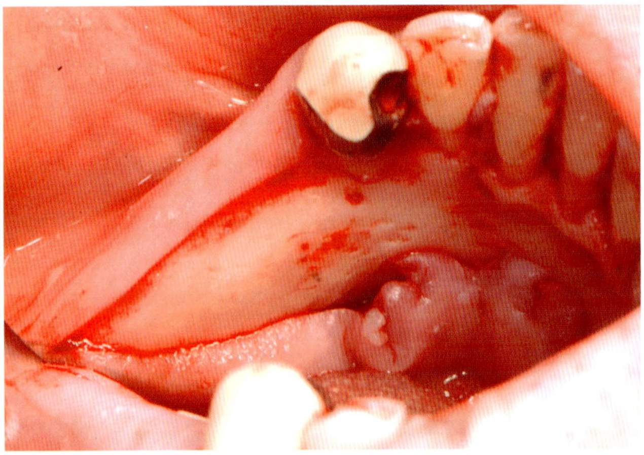

그림 4-7C. 골융기가 제거되고 부드럽게 처리된 모습을 보여준다. 이는 판막을 재위치 시키고 손가락으로 만져서 검사할 수 있다.

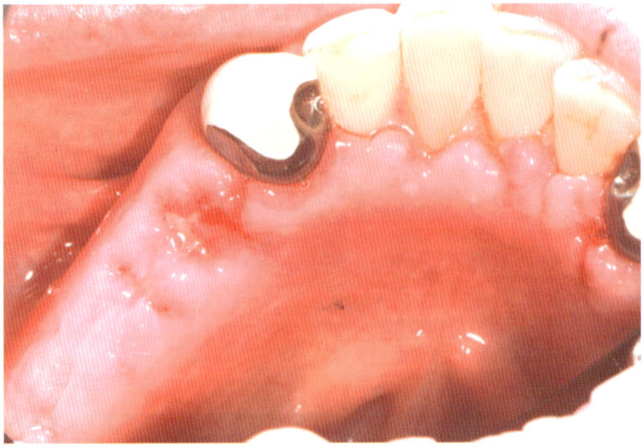

그림 4-7D. 하악치조골능의 모양이 바뀌어 아무 undercut도 없는 모습을 보여준다.

Epulis fissuratum

의치의 자극에 의해 점막이 비정상적으로 자란 양상을 말한다. 지속적인 자극은 결과적으로 submucosal fibrosis를 유도한다. 이 상태에서는 의치의 안정성에 문제가 생기므로 수술을 시행하여 이를 수정할 수 있다. 그러나 수술 전 2주 동안 의치를 빼놓아야 한다. 또는 자극이 되는 의치의 부위는 조정되어야 한다.

만성자극이 오랫동안 지속된 부위는 치조골의 흡수가 많은 것을 볼 수 있다. 너무 많은 양의 골이 흡수되었다면 수술 후 의치장착에 필요한 vestibular depth나 의치의 유지력을 얻을 수 있는 상황이 생기므로 수술 전 평가하는 시점에서 환자에게 이러한 가능성을 잘 설명해야 한다.

수술방법

혈관수축제가 들어있는 국소마취제를 이용하여 주입하는데 너무 많은 양을 사용할 경우 epulis fissuratum의 모양이 바뀌므로 주의해야 한다. Epulis의 모양을 확인하고 다수의 Allis forcep을 필요한 만큼 사용해서 tumor 같은 덩어리를 잡는다. 술자가 forcep을 잡고 assistant가 입술을 당겨서 입술이 술식 도중 다치는 것을 막는다. Epulis의 위쪽 경계가 #15 blade 또는 electrosurgery 또는 laser에 의해 먼저 절개된다. Epulis가 술자에 의해 들어올려지고 아래쪽 cutting이 이루어진다. 모든 절개는 표면부터 periosteum까지 이루어진다. 모든 mass가 제거되는데 부착치은을 최대한 많이 남겨놓는 것이 중요하다. 출혈은 electrocautery나 laser로 조절되고 제거된 조직은 조직검사가 시행되어야 한다.

Primary closure가 언제나 필요한 것은 아니다. 가끔 이를 시도하다가 입술이 말려 안쪽으로 당겨지게 되어 결과적으로 vermillion의 양이 부족하게 된다. 술후 의치는 조절되어야 하고 필요에 따라서 soft tissue relining material로 relining해야 한다. 48시간 후에 이 material은 제거되고 의치가 깨끗이 청소되어야 한다. 완전히 치유되는 데까지 6주 걸린다. 진통제가 처방되어야 하지만 항생제는 꼭 처방해야 하는 것은 아니다.

유두증식증(Papillary hyperplasia)

잘 맞지 않는 의치에 의해서 가해진 자극에 의해 이차적으로 생기는 염증 반응이다. 이를 유발할 수 있는 다른 요소로서 불량한 구강위생, 진균감염 및 의치를 24시간 장착하고 있는 것 등이 있다.

전암병소는 아니고 염증 조직이기 때문에 항상 완전히 제거하는 것이 필요하지는 않다. 수술을 고려하기에 앞서 의치가 soft reliner로 relining되어야 하고 밤에는 반드시 의치를 빼놓도록 교육시켜야 한다. 의심되는 candidiasis가 있다면 반드시 치료되어야 하고 conservative therapy가 효과적이지 않을 때에는 surgical therapy를 시행한다.

수술방법

혈관수축제가 포함된 국소마취액을 사용하여 수술부위 마취를 시행한다. Nasopalatine nerve와 greater palatine nerve를 block한다. 조직생검을 실시하는데, 이때 greater palatine vessels이 다치지 않도록 주의해야 한다. 조직제거는 antral curette을 이용하여 시행한다. 조직의 scraping은 상피조직 아래에 치밀하고 하얀 조직이 나올 때까지 시행한다.

Hyperplastic tissue는 고리모양의 electrode를 이용한 electrocautery를 이용하여 제거할 수 있다. 구강주위 구조가 수술 도중 손상을 입지 않도록 최선을 다해야 한다. 골막은 언제나 intact하게 유지하도록 해야 한다. Mucoabrasion은 큰 round bur를 이용하여 이루어질 수 있다. Irrigation이 반드시 시행되어야 한다.

레이저를 이용한 수술이 아마도 가장 이상적인 방법이 될 것이다. 레이저는 redundant tissue를 제거하는 동시에 지혈을 하게 된다. 인접한 부분을 보호하기 위해서 젖은 sponge를 위치시킨다.

절제하고 나서 의치는 soft material로 relining해야 한다. 3~5주 후에 secondary epitheliazation이 완성된다. 진통제는 반드시 처방하고, 일반적으로 항생제는 처방하지 않는다.

Vestibuloplasty

이 술식의 목적은 원치 않는 근육이 치조능에 insertion되는 것을 막는 것이다. 근육이 붙어 있는 부위의 골을 노출시킴으로 이 술식이 이루어지게 된다. 충분한 양의 치조골이 있는 경우에만 이 술식을 시행할 수 있다. 의치가 적절한 안정성과 유지력을 갖는 것이 방해가 되는 이유는 치조골이 부족해서가 아니라 의치의 변연이 위치될 vestibule이 얕기 때문이다. 만약 환자의 치조골 높이가 부족하다면 먼저 ridge augmentation이 시행되어야 한다.

신경의 위치나 근육의 부착 위치가 술전에 미리 파악되는 것이 중요하다. 파노라마 사진이 이를 평가하는 데 도움이 될 것이다.

전달마취와 침윤마취를 동시에 시행한다. 절개는 부착치은과 비부착치은의 경계부위에 #15 blade로 만들어진다. 부분층 판막이 blade와 Dean scissor를 이용해 만들어진다. 골막에 부착된 어떠한 근육이라도 제거되어야 한다. 골막에 천공이 생기는 것이 큰 문제를 일으키지는 않지만 되도록 피해야 한다. 점막의 경계는 dissected area의 바닥부위에 봉합된다.

노출된 골막은 그냥 놔둘 수도 있고 여러 가지 방법으로 덮을 수 있다. 그냥 놔둔 경우의 50%에서는 relapse가 생긴다. Palatal mucosa나 collagen membrane 또는 cadaveric mucosal membrane을 이용해 덮을 수 있다. 혈병이 membrane과 골막 사이에 남는 것을 막기 위하여 membrane에 #11 blade를 이용해서 구멍을 낸다. 가벼운 압박을 가해서 혈병이 남는 것도 막고 graft도 움직이지 않게 고정시켜 준다. 보통 환자의 의치에 soft reliner를 이용하여 압박을 가해주는데 graft의 하방에 soft reliner가 들어가지 않도록 주의를 기울인다. 다른 방법으로 투명한 splint와 두 개의 screw를 써서 고정시키기도 한다. 의치든지, splint이든지 1주일 동안 환자의 구강 내에 유지시킨다.

splint가 제거되면, graft의 조직은 하얗고 혈관이 없는 것처럼 보일 것이다. 이것은 정상적인 것이다. 이는 대개 graft의 얕은 층이 손상되었다는 것을 의미하지만, 나머지 부분은 살아 있기 때문에 걱정할 필요는 없다. Graft에 혈관이 자라 연결될 때까지 48시간이 필요하고, 치유되는 데는 5~6주가 필요하다(그림 4-8A~F).

순측 소대 절제

소대는 골에 부착된 섬유성 조직의 얇은 band로 이루어진다. 소대가 치조정 근처에 위치된 경우에는 결과적으로 의치의 안정성과 유지력을 방해하는 작용을 하게 된다.

수술방법

세 가지 방법이 있다. Fibrous band가 상대적으로 협소한 경우에는 단순 절제나 Z-plasty가 효과적이다. 그러나 넓은 band의 경우는 이차상피화를 목적으로 하는 국소적 vestibuloplasty가 필요하다.

혈관수축제가 포함된 마취제로 침윤마취를 하는 데 너무 많은 양을 쓰면 해부학적 형태를 알아보기 어려우므로 적당량만 쓰도록 한다. 보조 인력은 입술을 당겨 벌려준다.

단순절제 방법은 협소한 타원형의 절개를 소대 주위에 골막

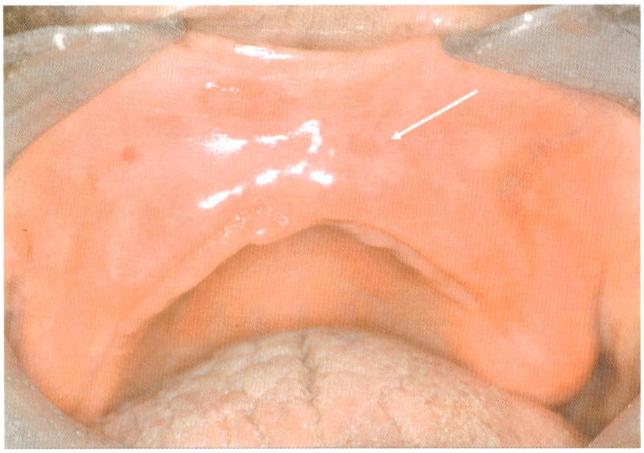

그림 4-8A. 화살표는 비부착 점막과 얕은 labial vestibule을 보여준다.

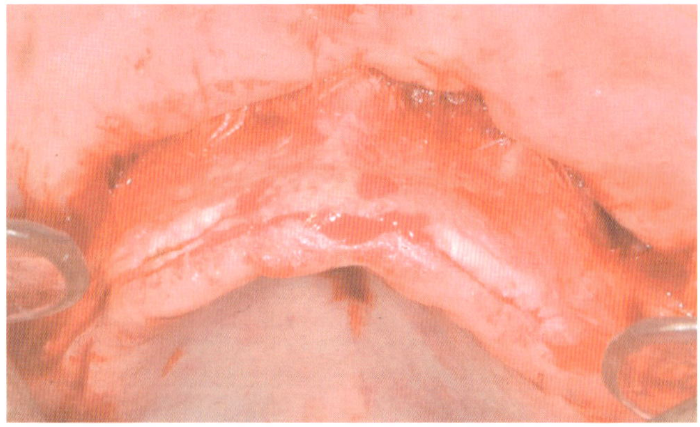

그림 4-8B. 수여부는 부분층 판막을 이용하여 준비한다. 골막은 유지되지만 어떠한 근육이나 지방조직은 제거되어서 치유된 후에 움직이지 않는 graft를 갖게 해준다.

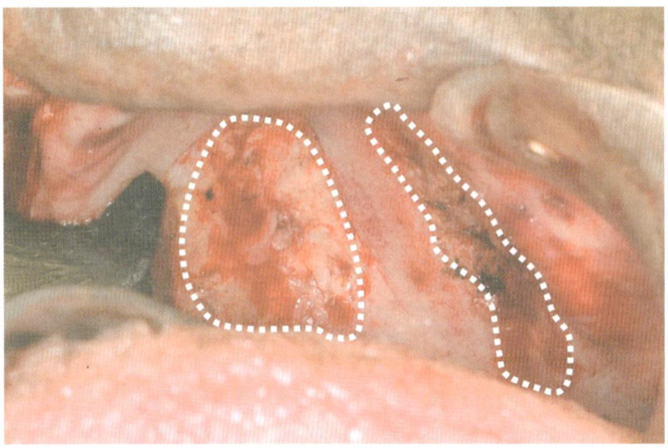

그림 4-8C. 구개면 공여부를 보여준다.

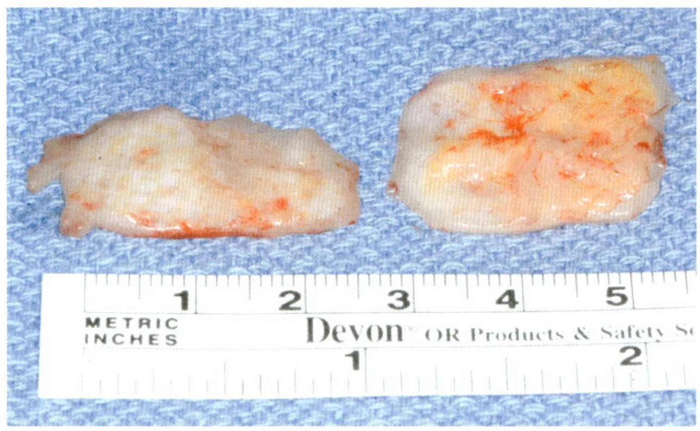

그림 4-8D. 공여부로부터 요구되는 크기의 palatal graft가 얻어진다. 노란색 부위가 지방조직인데 나중에 이식편이 잘 적합되기 위해서 제거되어야 한다.

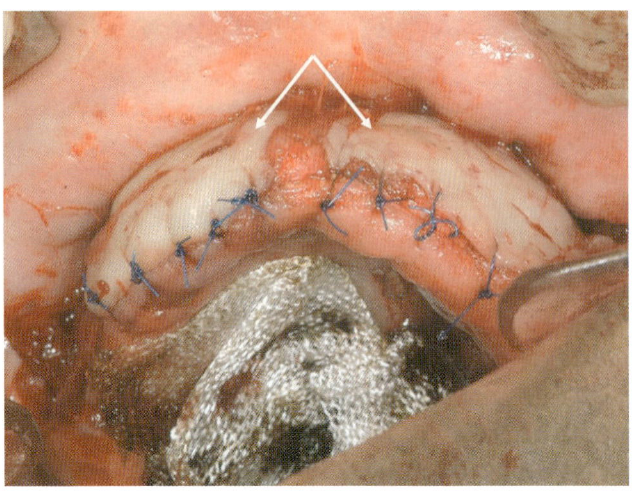

그림 4-8E. 화살표는 구개이식편이 봉합되어 제자리를 잡고 있는 것을 보여준다. 따라서 vestibule이 증가된 양상을 보인다.

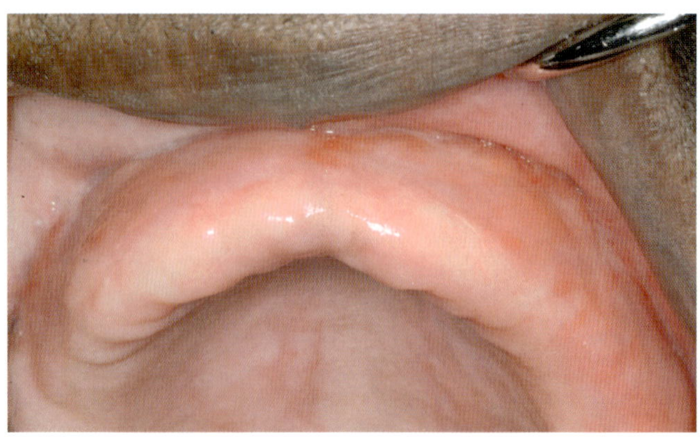

그림 4-8F. 3개월 뒤, 각화치은이 건강해졌고 vestibular depth가 증가된 양상을 보인다.

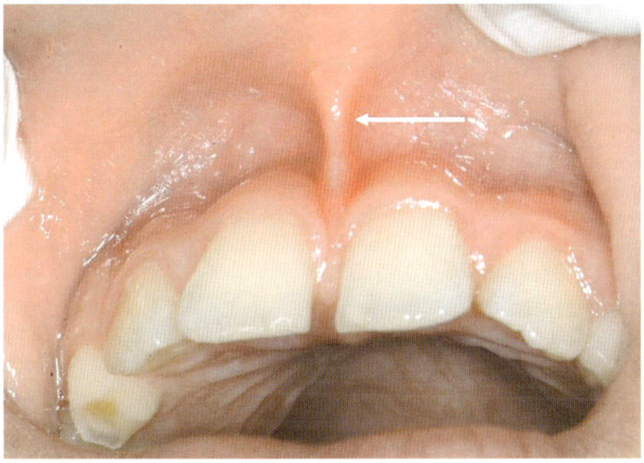

그림 4-9A. 화살표는 소대가 높게 부착되어 있는 모습을 보여준다. 이는 중절치 사이의 diastema를 유도할 수 있다.

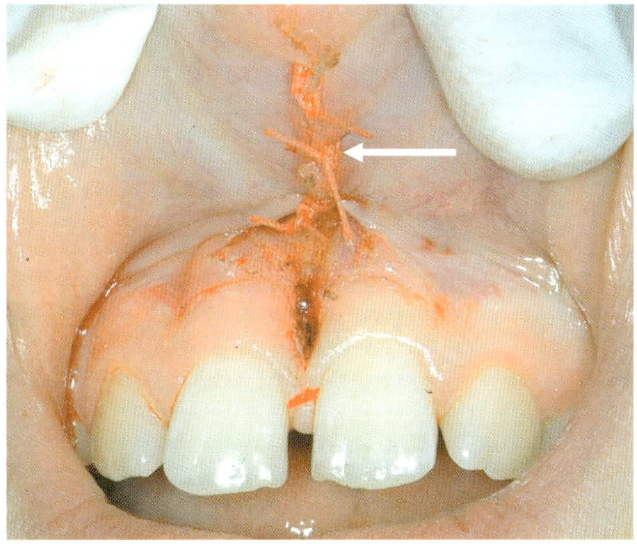

그림 4-9B. 소대부착이 단순 절제방법에 의해 수정되었다. 화살표는 봉합된 상처부위의 일부를 보여준다. 종종 연조직이 완전히 폐쇄될 수 없기 때문에 그 아래부위는 봉합될 수 없다. 이는 육아조직에 의해 이차적으로 치유된다. 중요한 것은 중절치 사이에 존재하는 섬유성 조직을 제거하는 것이다.

까지 시행한다. 소대는 골막으로부터 날카롭고 무딘 dissection으로 제거한다. 절개의 경계부는 Dean scissors를 이용하여 undermine된다. 첫 번째 봉합은 가장 깊은 vestibule에서 시행하게 되는데 점막 양쪽과 하방의 골막이 포함되게 된다. 이 봉합을 anchor suture라고 한다. 이는 vestibule의 깊이가 최대한이 되도록 도와줄 것이다. 절개의 나머지부위는 interrupted suture로 봉합해야 한다. 가끔 상처부위가 완전히 닿지 않게 되고 육아조직에 의한 이차 치유로 유도된다(그림 4-9A, B).

Z-plasty technique은 다음과 같다. 입술을 당기면서 벌려 소대부위가 노출되도록 한다. #15 blade를 이용하여 소대를 따라 절개가 이루어진다. 각각의 절개선 끝에 두개의 작은 절개가 만들어지는데 최종적으로 Z모양을 띠게 된다. 두 개의 판막이 undermine되고 회전되어 원래의 수직적 절개에 근접하게 위치시킨다. 이 술식으로 단순 절제에 비해 전정 절개를 최소화할 수 있다(그림 4-10A~C).

마지막 방법은 vestibuloplasty에 의한 방법으로 이차적인 상피화를 유도하여 치유하게 된다. 넓은 소대 부착을 가진 경우 사용되는데 반달형의 골막상 절개를 부착 점막과 비부착 점막 사이에 만든다. 판막은 골막상에서 undermine되고 골막에 봉합된다. 이로 인해 전정의 깊이를 증가시킬 수 있다.

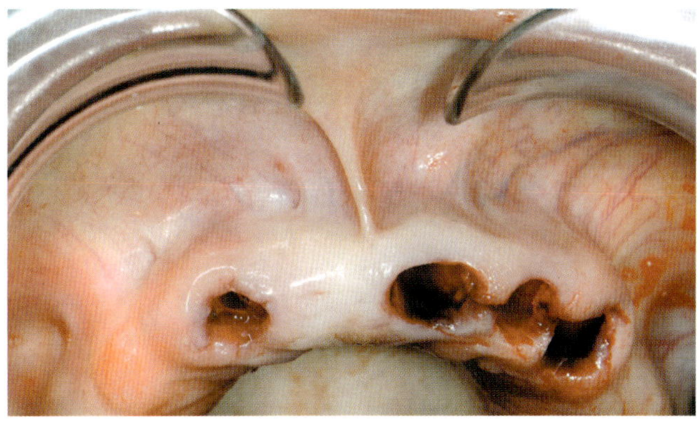

그림 4-10A. 순측 소대가 의치의 안정성을 방해하는 모습이다.

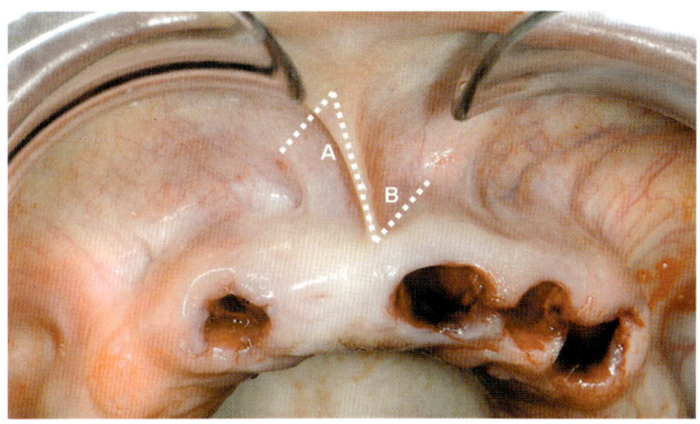

그림 4-10B. 가상선이 Z-plasty 술식을 보여준다. A와 B로 표시된 부위는 두 개의 판막을 의미한다. 이는 수술적으로 재위치 되어 소대를 제거하게 된다.

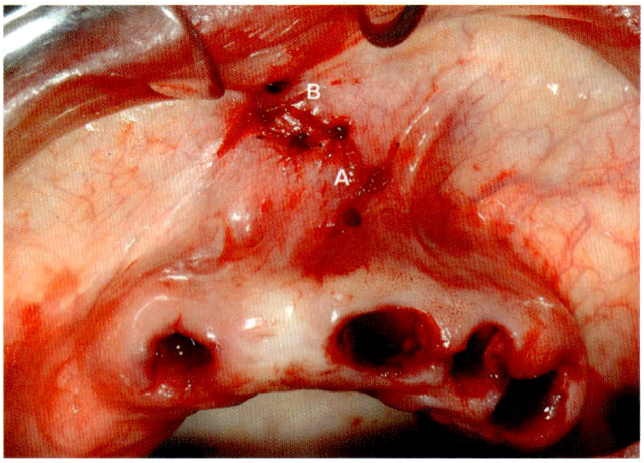

그림 4-10C. 수술적 수정에 의해서 많은 개선이 되었음을 보여준다.

치유는 이차적 상피화에 의해 진행되고 의치에 soft liner를 첨가해 위치시킨다.

설측 소대 절제

Tongue-tie나 ankyloglossia의 경우 섬유성 설측 소대부착의 과도한 연장 때문에 의치 제작에 어려움이 야기된다. 이 소대는 종종 치조정까지 연장되어 붙어있기도 한다. 이는 또한 말하는 데 어려움을 야기할 수 있다.

수술방법

혈관수축제를 포함한 국소마취를 사용한다. 견인을 위한 봉합을 혀의 tip부분에 시행하고 혀를 위쪽 구개 쪽으로 당기는데 사용한다. 수평적인 절제를 하기 앞서 소대의 기저부에 수분 동안 hemostat로 잡아 놓으면 출혈을 최소화할 수 있다. Submandibular gland duct의 손상을 최소화하는 노력이 반드시 필요하다. 절개가 시행되고 동시에 혀의 tip이 뺨 쪽으로 당겨진다. 변연부를 undermine시키고 3-0 chromic gut로 봉합한다. 치유되는 동안 혀를 많이 움직이지 않도록 환자를 잘 교육시켜야 한다(그림 4-11A, B).

구개부 이식

경구개는 구강 내 작은 결손부위에 이식을 위하여 유용한

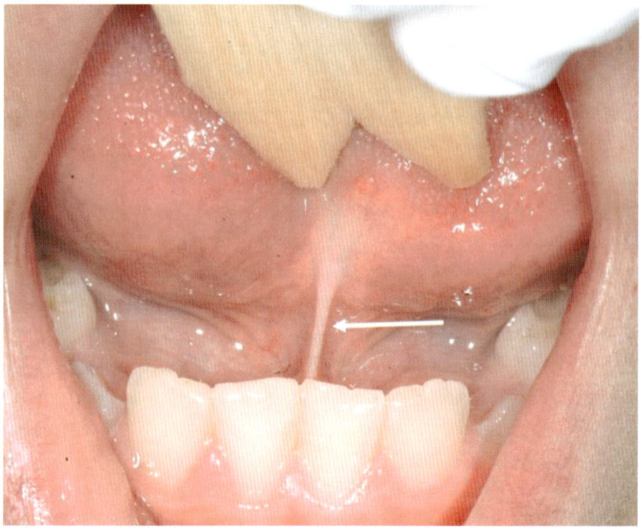

그림 4-11A. 설소대의 위치가 비정상적으로 혀의 tip까지 연장되어 있어서 혀의 운동이 방해를 받는 모습을 보여준다. 이를 tongue-tie라고 한다.

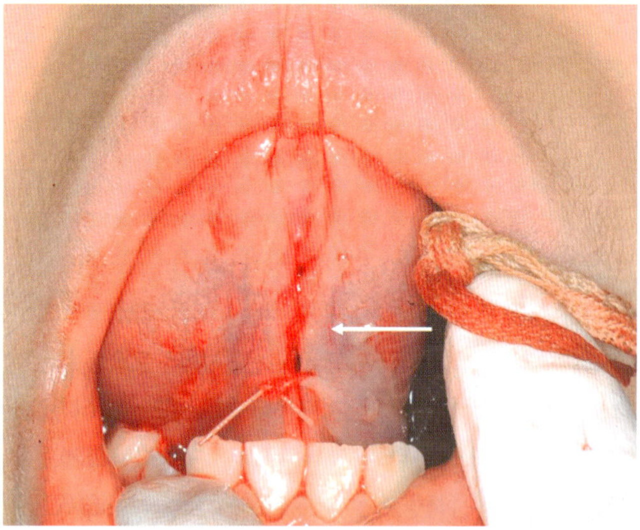

그림 4-11B. 혀가 수술로 수정되며, 이 술식을 설소대 제거술이라 한다. 술후 바로 혀의 운동영역이 향상되었음을 보여준다.

공여부이다. 이는 각화치은이 부족한 임플란트 collar 주위의 각화 조직을 공급할 수 있다. Vestibuloplasty, root coverage 시행 시 사용할 수도 있다.

수술방법

이식을 받을 부위가 먼저 준비되어야 한다. 그 후 이식해야 할 부위의 결손부 크기나 형태를 파악하고 필요하다면 template를 만들 수도 있다. Template는 봉합사를 넣는 봉투 안

에 있는 소독된 종이로 간단하게 만들 수 있다.

국소마취가 공여부위에 시행된다. 혈관수축제가 포함된 것이 선호된다. 공여부에서 이식재를 얻기 위해 최소한 5~7분 정도 기다려야 한다. 가장 이상적인 부위가 될 수 있는 곳은 제1소구치와 제2대구치 사이이다. 이 영역은 전치부 rugae가 없고 충분히 두꺼워서 부분층 판막을 형성할 수 있다. Greater palatine artery는 제2대구치부위의 골막에 붙어 위치하며 이를 건드리지 않도록 주의해야 한다. 절개의 깊이를 판단하기 위하여 #15 blade가 사용될 수 있고, bevel의 깊이인 1mm 깊이로 절개를 시행한다. 전반적인 외형을 상상한 후에 앞쪽 corner의 일부분으로부터 이식재를 제거하기 시작한다. 어려움에 봉착한다면 앞쪽 모서리의 한쪽 깊이를 1mm까지 증가시킬 수 있다. #15 blade로 이식편 채취를 시작하고 모서리 부위를 Adson tissue pickup으로 들어 올린다. Blade나 Metzenbaum scissors를 사용하여 sharp dissection을 시행한다. 이식편이 조심스럽게 dissection되어 골막상에서 하부 조직에서 멀리 dissection된 후 제거된다. 공여부에 어떠한 출혈이 있는지 조사된다. 출혈이 있을 경우 지혈은 electro-cautery로 시행될 수 있다. Collagen이 지혈을 위하여 위치될 수 있다. 환자가 의치를 사용한다면 soft tissue conditioner가 추가되어 공여부를 압박하여 지혈을 도울 수 있다. Greater palatine artery를 건드리지만 않았다면 출혈은 정상범위일 것이다.

이식편을 잘 살펴서 지방조직이나 glandular 조직은 scis-sor에 의해 제거된다. 이는 영양분이 수여부 host bed에서 이식편으로 도달되는 데 매우 중요하다. 이식편은 수여부에 잘 적합되고 잘 들어맞게 봉합을 실시한다. 이식편의 안정적인 위치고정이 성공에 가장 중요한 성공 요소이다. 이식편이 위치되면 젖은 거즈로 가볍게 눌러져야 한다. 이는 hematoma를 막아 이식편이 수여부에 잘 적합되어 결합되도록 도와준다. Drainage를 목적으로 이식편이 수여부에 봉합된 후 이식편에 부가적인 절개가 만들어질 수 있다. 혈관생성은 48시간 후에 생기기 시작하고 완전한 치유는 5주 지나야 이루어진다 (그림 4-8C~E).

결론

보철 전 술식은 구강 악안면 부위 수술에 매우 중요한 부분이다. 이 장에서는 일반치과의사에 의해 널리 사용되고 있는 기본적이고 간단한 보철 전 수술이 소개되었다. 저자가 이 주제를 단순화시킨 목적은 이 술식을 시행하고자 하는 일반 치과의사에게 자신감을 주기 위함이다.

제 5 장

보존적인 수술적 치관길이 연장술

Dr. George M. Bailey

김 성 태 교수 역

서론

치관길이 연장술은 수복치료, 치주낭 제거 및 심미적 목적을 위해서 꼭 필요한 술식이다. 수술적 방법 자체는 복잡한 수술 술식, 수술 후 치아의 안정성 및 심미성 사이의 복잡미묘한 관계로 인해 종종 기피된다. 일부분의 문제는 치아와 연조직 부착 사이의 관계에 관한 옳지 않은 개념에서 기인하기도 한다. 이 장에서는 이러한 복잡미묘한 관계, 치관길이 연장술의 적응증, 여러 가지 가능한 술식 그리고 특별히 수술적 방법에 대해서 알아보고자 한다.

생물학적 폭경

보존적인 치관길이 연장술을 시행하기 위해서 치아와 연조직의 관계를 완진히 이해하는 것이 필요하다. "왜 치관길이 연장술을 하는가"라는 질문이 있을 수 있는데, 이 질문에 대한 이론적 근거는 **생물학적 폭경**에 달려 있다.

생물학적 폭경은 처음으로 "치은열구의 바닥부터 골의 상부까지의 상피와 결합조직"으로 소개되었다.[1] 부가적으로 치은열구의 깊이와 상피 부착 사이의 비율적인 관계가 보고되었다(요즘 와서는 접합상피, 결합조직, 치조골 상부라는 명칭들이 사용된다)(그림 5-1).

이 연구에서 이러한 관계가 평가되었는데 **매우** 건강한 치은에서는 치은열구가 대략 1mm 깊이이고, 접합상피가 1mm이며, 치조골 상부에 위치한 결합조직이 1~2mm 두께이다.[2] 이 연구에 치관길이 연장술의 기본 개념이 있고 수복물 변연에서 치조골까지 생물학적 폭경를 위하여 최소한 3mm의 공간이 있어야 한다는 개념이 있다.

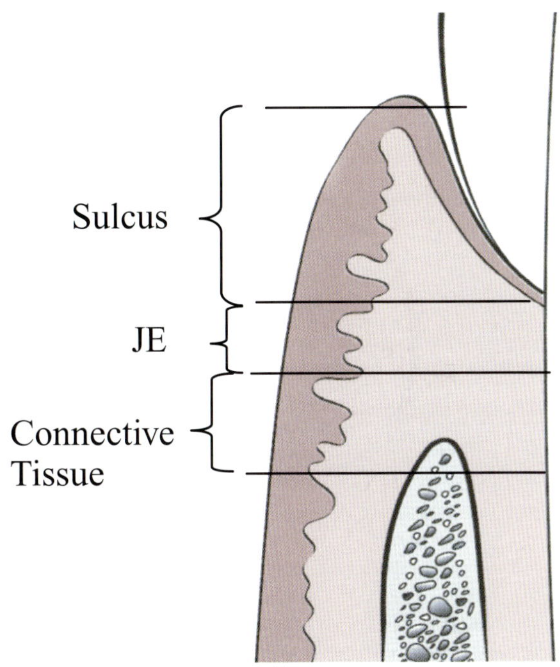

그림 5-1. 생물학적 폭경 관계.

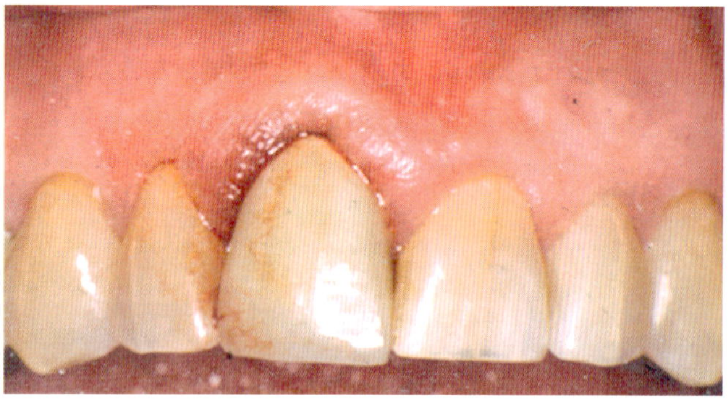

그림 5-2. **수평적인 폭경**이 침범되었을 때 생기는 염증.

Vacek 등에 의한 최근 연구에서는 근본적인 개념이 약간 변하였다. 개인별로 생물학적 폭경의 수치는 차이가 있으므로 모든 수치가 똑같다고 생각하면 안 되고 환자를 대할 때마다 따로 측정해야 한다고 주장했다.[3] 환자들마다 매우 다양한 biologic structure를 갖는다는 것을 항상 명심해야 한다.

저자의 경험에 비추어 살펴보면 건강한 조직에서도 치은열구 깊이가 1mm 이상이고, 결합조직의 두께가 종종 2mm 이상인 경우를 많이 보았다. 그리하여 어떤 저자는 수복물 변연에서 치조골 상부까지 5.5mm가 되어야 한다고 주장하기도 한다(2mm의 결합조직, 1mm의 접합상피, 2mm의 치은열구, 0.5mm의 연조직 rebound).[4]

치아의 support를 생각하고 심미성을 고려할 때 이 늘어난 거리는 치과의사가 쉽게 받아들이지 않을 수도 있다. 보존적 개념으로는 3mm 그리고 최대 5.5mm의 치근을 노출시킬 수 있다는 개념은 수술적 치관길이 연장술을 시행하는 데에 있어서 방해물이 된다. **생물학적 폭경**을 단순 수직적 측정치로 보는 것뿐만 아니라 비율적인 관계로 보는 것도 중요하다. 게다가 생물학적 폭경은 염증, 호르몬, 약물, 치아의 위치에 의해 변화되는 측정치로 이해해야 한다. 생물학적 폭경이라는 개념은 근원적으로 인간의 시신에서 측정한 측정치를 근거로 만들어졌다는 것을 기억해야 한다.[5]

생물학적 폭경에 **수평적인** 측정치는 거의 정의되지 않지만 실제 임상에서는 모두가 알고 있는 사실이다. 과도한 협설 폭을 가진 과풍융된 crown 주위에 생긴 만성 염증은 수직적인 생물학적 폭경이 충분하더라도 존재하게 된다. 그림 5-2를 보면 알 수 있다. 수직적인 생물학적 폭경이 침범되지 않았지만 과풍융된 순측면이 수평적인 폭경을 침범했기 때문에 염증

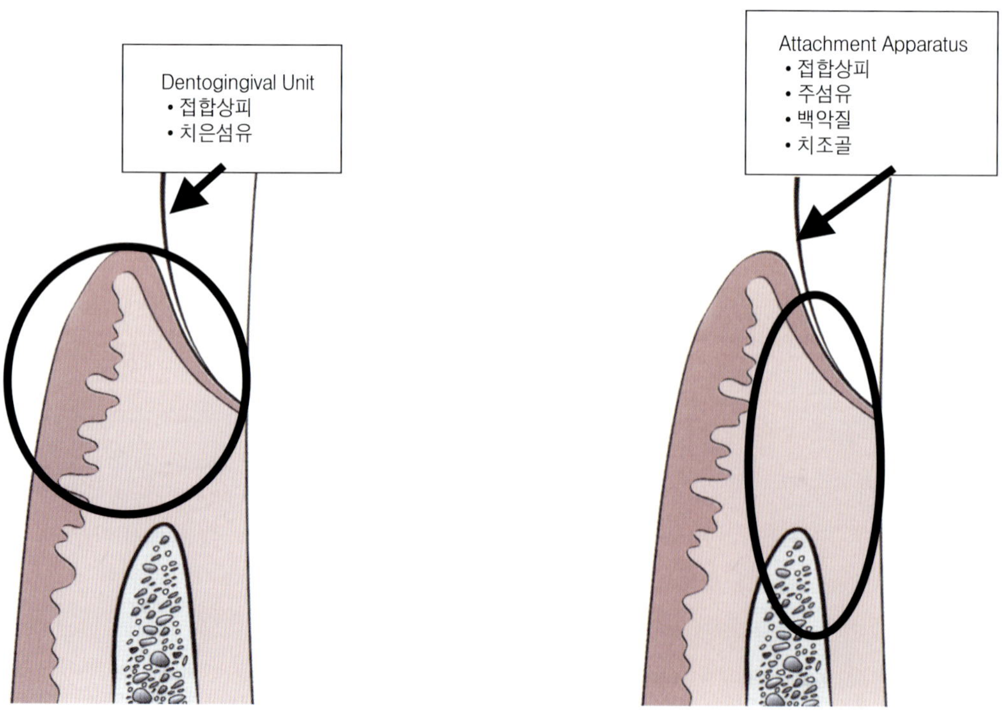

그림 5-3. 접합상피와 치은섬유로 구성된 dentogingival unit.

을 일으키고 자발적인 출혈을 야기한다.[6]

마지막으로 생물학적 폭경에 관한 중요한 언급은 그것을 서술하기 위해 일반적 또는 바꿔 사용할 수 있는 용어와 연관되어 있다. 이들은 언어의 정확성을 위하여 사용됨에도 불구하고, 유사어로 사용되어도 어떠한 부정적인 영향이 없다(그림 5-3).

임상가들이 이러한 측정치들을 오직 지침으로만 사용하고 모든 경우에서 각각 평가하여야 한다.

외과적 치관길이 연장술의 치료계획

치의학에서 모든 술식들의 치료계획은 비슷한 단계들로 구성된다. 능숙한 임상가는 거의 직관에 의해 술식을 진행하게 된다. 단계적인 절차에 의해 진행되었다고 하더라도 최종결정이 왜 그렇게 내려졌느냐고 누가 물어본다면 술자는 멈춰서 잠시 생각해야 한다.

표 5-1은 수술적 치관길이 연장술을 결정하게 되는 전형적인 절차를 보여준다. 각각의 경우에 따라 변화를 요구하는 임상적인 요소는 매우 많기 때문에 이는 그저 방향을 잡아주는 안내자의 역할을 할 수 있다. 확장된 정보의 개개 요소들은 다음에 다뤄진다.

표 5-1. 수술적 치관길이 연장술을 위한 치료계획

정보의 수집

전신 - 환자의 전신적인 상태와 복용 중인 약물의 치관길이 연장술에 대한 영향을 결정한다. 환자가 수술을 잘 견뎌낼 가능성. 전신적인 상태에 의해 생길 수 있는 제한.

치과 - 치주탐침에 의한 치주낭의 평가, 방사선학적 평가, 염증의 기록, 각화조직의 양, 심미적이고 구조적인 관계.

진단

문제점을 진술한 모든 정보를 수집(예를 들어, 치은연하 충치가 치조골 연하로 2mm 있고, 생물학적 폭경을 위한 충분한 공간이 있으며, 이는 수술적 치관길이 연장술을 필요로 한다).

술전 과정

협진 - 진단에 관해서 환자에게 설명함, 필요한 술식, 선택할 수 있는 모든 술식, 만약에 있다면 각각의 장단점, 술식의 설명, 만약 행해졌다면 진단, 행해지지 않았다면 가능한 결과, 어떻게 술식이 시행되는가, 필요한 시간, 술후 예상되는 상황, 재정적인 고려사항, 수술적 과정이 어떻게 전반적인 치과치료계획에 적합한가, 환자가 알아야 하고 이해해야 하는 다른 사항들.

Debridement과 구강 위생 - 염증을 줄이는 데 꼭 필요한 깨끗이 하는 술식과 구강위생 기술. 또한 항생제의 적절한 사용을 포함한다.

환자동의서 - 환자를 전반적으로 파악하는 용도로 사용되고 또한 법적인 document도 된다.

수술 술식들

준비 - 필요한 기구들을 모으는 것을 포함한다. 임상적 정보를 조직화하고 멸균된 수술 환경을 만든다.

수술 - 실제 수술 술식을 시행한다. 술식의 목표를 항상 기억한다.

술후

수술 후 즉시 - 술후 수술부위의 care에 대한 교육, 음식물 먹을 때 주의할 사항, 적당한 항생제와 진통제, 점검을 위한 약속.

치유 과정의 monitoring-언제 환자가 와야 하고, 어떤 치료가 이뤄졌는지, 그리고 수복 치료할 때까지의 시간은 행해진 술식에 따라 달라질 수 있다.

수복치료

언제 수복치료가 수술결과에 나쁜 영향이 없이 효과적으로 완성될 수 있는지 결정.

표 5-2. 생물학적 폭경의 침범

통증	수복물 변연을 따라 가볍게 치주탐침을 시행해도 통증이 야기된다.
염증	주변 영역에 병소가 없다면 이갈이 진단내릴 수 있다.
직접적인 측정	국소마취 하에 하방의 골이 닿을 때까지 치주탐침을 넣어서 측정한다. 수복물이나 충치의 하방경계에서 2mm가 되지 않는다면 생물학적 폭경을 침범했음을 의미한다. 반드시 건강한 인접조직에서도 이와 같은 평가를 하여 비교하여야 한다.

전신

의학적인 진보는 생명을 유지하게 해 주었고 일반적으로 환자들의 삶을 개선시켰다. 그러나 환자의 정확한 의학적인 상태를 결정하는 것은 어려워졌으며 약물이 환자의 전신적으로 혹은 환자의 구강에 어떤 영향을 미칠지는 매우 복잡하여 파악하기 어려워졌다. 각각의 임상가들은 수술을 하기 전에 반드시 환자의 이러한 상태를 잘 파악하고 있어야 한다. 만약 환자의 몸 상태가 건강하지 않아 수술부위가 적절히 치유될 수 없다면 아무리 국소적으로 좋은 수술을 했더라도 이는 굉장히 안 좋은 결과를 초래할 것이다.

구강

정확한 진단을 위해서는 시각, 촉각 그리고 풍부한 경험을 바탕으로 이루어져야 한다. 표 5-2는 생물학적 폭경을 침범했는지를 결정하는 일반적인 임상적 방법들이 될 것이다.

치주낭 측정

치주낭 측정은 의심가는 치아뿐만 아니라 인접치도 해야 한다. 건강한 상태의 치아들은 reference로 사용할 수 있다. 염증에 의해 생긴 진짜 치주낭인지 아니면 치은비대에 의한 가성 치주낭인지 잘 기록해놓아야 한다. 또한 생물학적 폭경을 침범한 것인지 아니면 염증에 의한 것인지도 잘 구분해야 한다.

탐침

표 5-2와 그림 5-4를 보면 치주탐침을 이용하여 실제 뼈의 위치를 결정하는 것이 **가장 정확한** 방법이다. 이 총 깊이에서 치주낭의 깊이를 뺀 것이 생물학적 폭경의 높이가 된다. 국소마취가 이 과정에서 꼭 필요하다.

이 술식이 실제로 치은열구와 하방 조직을 뚫고 지나가지만

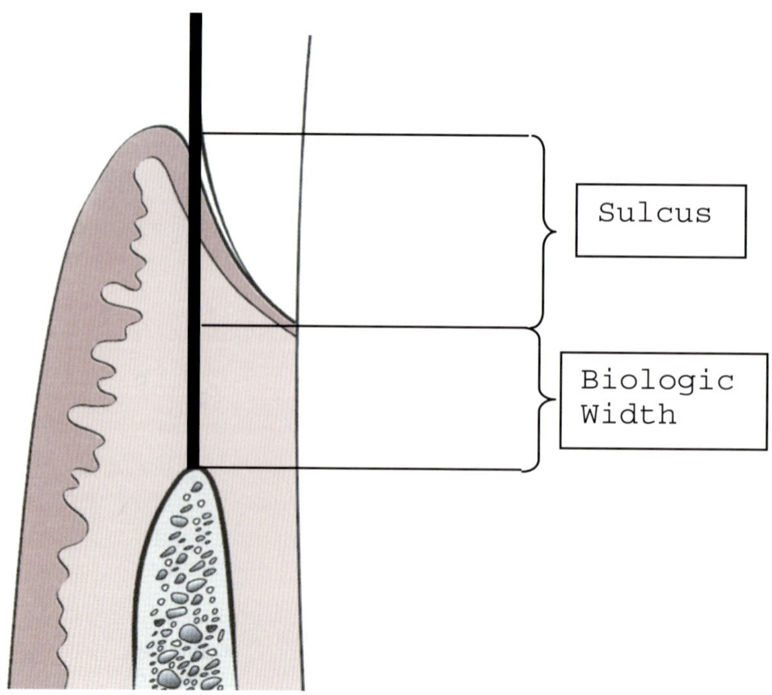

그림 5-4. Sounding: 전체적인 sounding depth – 치은열구 깊이 = 생물학적 폭경.

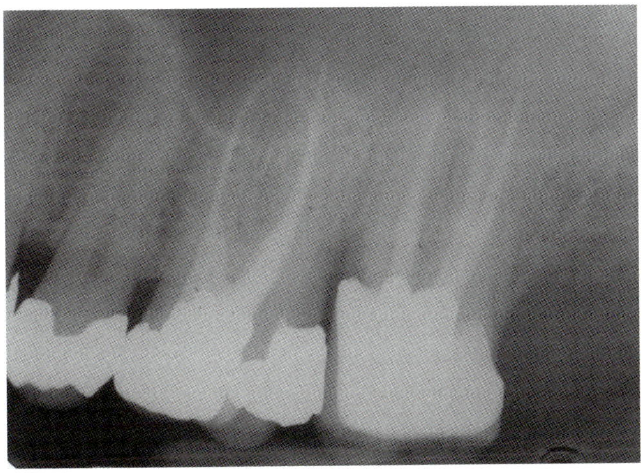

그림 5-5. Paralleling technique. 충치가 생물학적 폭경을 침범한 것을 보여준다.

적절히 행해진다면 향후 치주조직에 아무 문제도 없다. 인접 건강한 치아도 치주낭 측정을 하여 참고해야 한다.

한 가지 더 꼭 필요한 것이 **수평적인** 생물학적 폭경을 측정하는 것이다. 이 측정은 조직을 잘라낼 것인가 아니면 안쪽으로 사면절개를 해서 하방으로 판막을 위치시킬 것인가를 결정하는 데 매우 중요하다. 치주탐침으로 치은을 관통하여 치조골이나 치아에 닿을 때까지 밀어 넣어서 측정하게 된다. 치관길이 연장술의 또 하나의 목적이 인접 치은과 비슷한 두께의 치은으로 만드는 것이기 때문에 인접 건강한 조직에서도 측정하여 기준으로 삼는다.

방사선학적 평가

방사선학적 평가는 치아 사이의 골 위치를 평가하는 데 있어서 매우 정확한 방법이다. 그러나 협설면에서의 골의 위치와 이 위치에서의 생물학적 폭경의 침범은 겹쳐 보이기 때문에 잘 파악될 수 없다(그림 5-5, 5-6).

전통적인 periapical 사진과 bite-wing은 정확한 사진을 위해 반드시 paralleling technique을 이용해서 찍어야 한다. Radiographic grid를 이용하면 보다 정확한 계측을 할 수 있다(그림 5-7).[7]

Digital X-ray의 등장으로 방사선 사진을 판독하는 것이 보다 용이해졌다. 영상은 확대될 수도 있고, 특정 영역만 확대될 수도 있으며, density의 변화를 줄 수 있고, reverse image로 만들 수도 있으며, subtraction도 가능해졌다. 디지털 X-ray는 골과 부착 관계를 결정하는 데 보다 용이하다. 디지털 영상이 발전하면서 이는 골과 연조직의 관계를 파악할 수 있는 가장 주요한 도구가 되었다(그림 5-8A~C).[8]

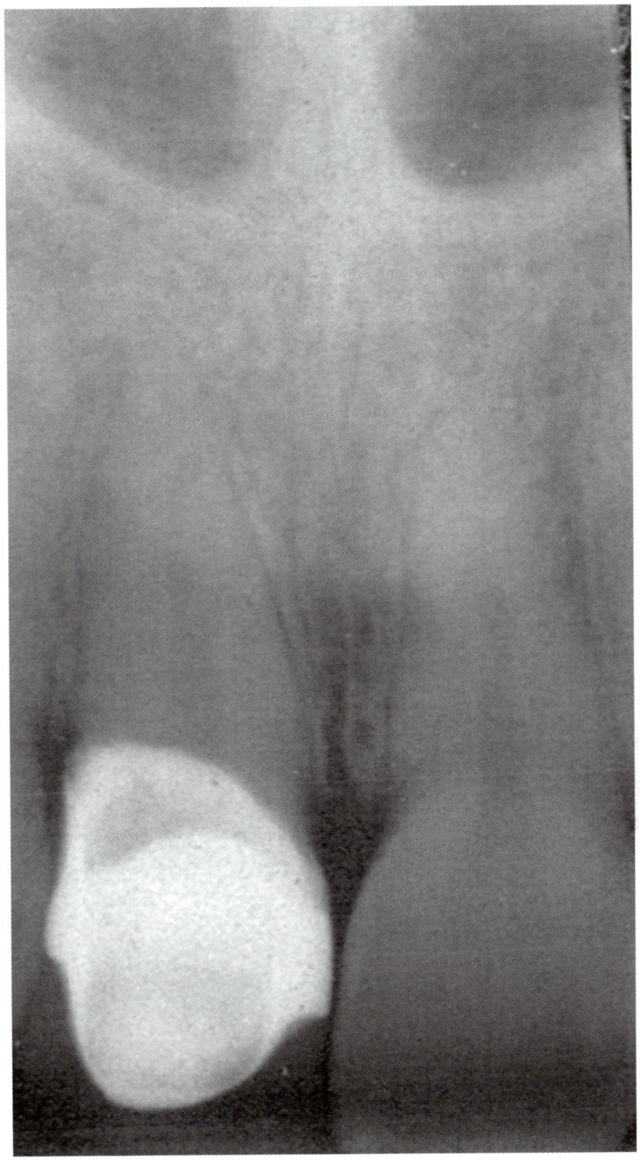

그림 5-6. 보철물의 변연이 생물학적 폭경을 침범한 것을 보여준다.

어떤 방사선 사진을 이용하더라도 주변 구조가 함께 나올 수 있는 방사선 사진을 찍는 것이 중요하다.

방사선 사진으로 충치인지, 치근의 흡수인지 분간할 수 있어야 한다. 종종 치근흡수를 치료하는 것이 더욱 어려운 일이다. 이러한 진단을 잘 세움으로써 발치를 할지 아니면 치아를 치료해서 수복치료할지 결정할 수 있다(그림 5-9, 5-10).

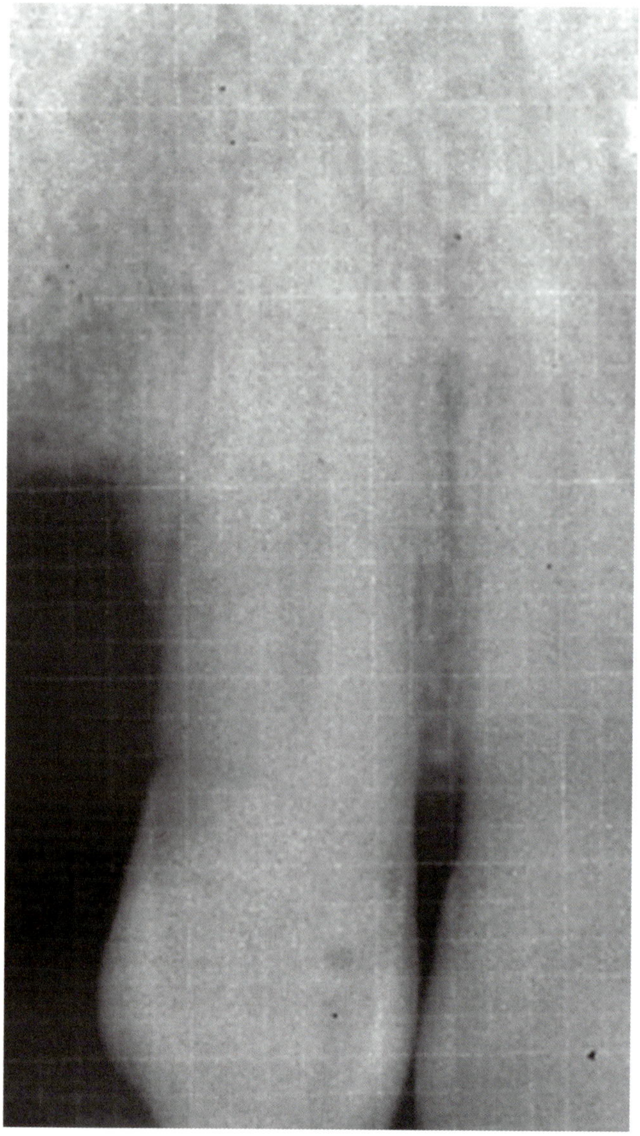

그림 5-7. Grid를 사용한 방사선 사진.

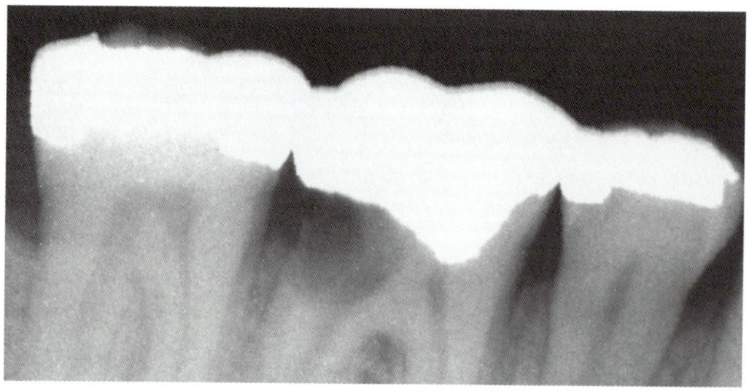

그림 5-8A. 하악 구치부의 디지털 방사선 사진.

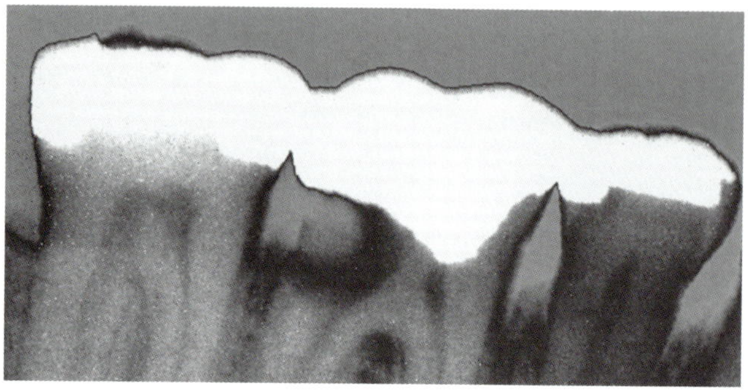

그림 5-8B. 명도를 증가시키고 대조도를 증가시켜서 얻은 사진. 진단을 보다 용이하게 할 수 있다.

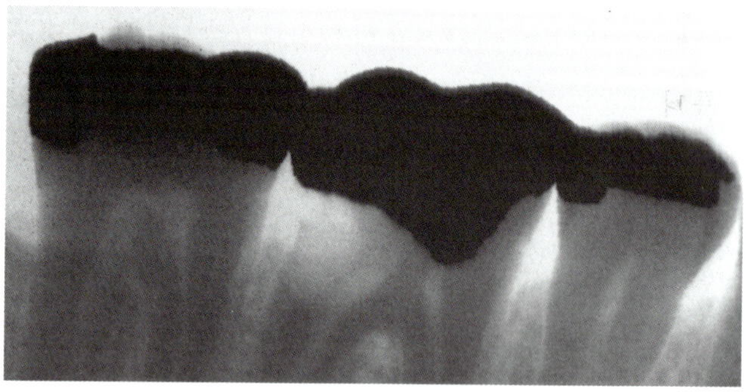

그림 5-8C. Image reversal 방법을 이용한 방사선 사진. 치조골의 높이와 치근 이개부를 평가하는 데 좋은 방법이다.

주관적인 고려사항

결정적인 진단과 치료계획에 이를 수 있는 정보를 수집하는 것에는 환자를 motivation하는 것도 포함된다. 모든 종류의 수술 술식들은 환자를 지치게 한다. 따라서 환자의 감정을 **술전에** 파악하는 것이 매우 중요하다.

환자가 이 술식의 필요성에 대해 동의했는지의 여부, 환자가 이 술식을 받는 것을 원하는가, 또한 수술과 관련된 환자의 감정 등을 파악해야 한다.

환자가 어느 정도까지 통증을 참을 수 있는지도 파악되어야 한다. 환자의 기대가 현실성이 있는지에 대한 고찰도 이루어져야 한다. 수술과 치유과정에 필요한 시간을 환자가 받아들일 수 있는지에 대한 평가도 이루어져야 한다. 의학적인 내용뿐 아니라 감정적인 내용을 파악할 수 있는 질문을 통해 술전에 환자를 평가하는 것이 매우 중요하다.

긍정적인 태도야말로 모든 수술 술식에 꼭 필요한 사항이다.

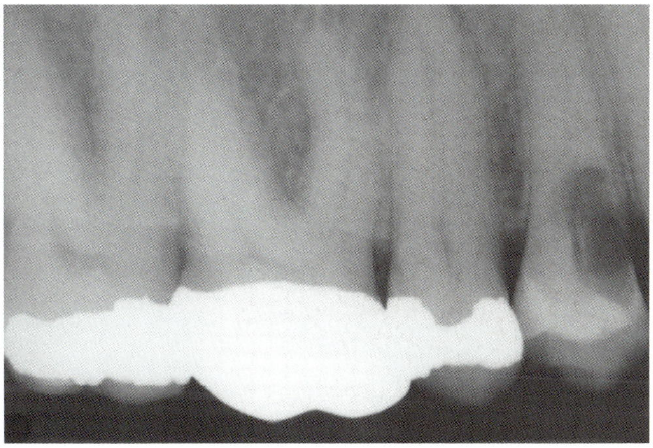

그림 5-9. 생물학적 폭경 안으로 흡수가 된 방사선학적 증거. 치조정까지 골흡수가 이루어진 것을 보여준다. 이는 또한 신경치료가 필요함을 보여주며 수복치료 가능성이 낮음을 보여준다.

진단

결정적인 진단의 중요성은 결코 간과될 수 없는 매우 중요한 것이다. 진단은 치료술기의 방향을 제시해주고, 가능한 결과의 방향을 제시해주기 때문에 치료과정 중 **가장 중요한 단계**라고 생각해야 한다. 진단이 잘못된 경우 아무리 훌륭한 치료를 한다 하더라도 결과가 좋을 수 없다.

혹자는 치과의사가 진단과정을 경시하는 풍조에 대해 우려를 나타낸다. 왜 진단에 대해서는 그렇게 소홀히 하면서 치료술기를 습득하기 위해 그렇게 애쓰는지 이해하기 어렵다는 것이 그 주장이다. 진단을 잘 세움으로써 그 외의 모든 과정은 적재적소에 배치된다.

수술적 치근 증대술이 필요하다고 결정할 수 있는 진단은 많은 요소들을 갖고 있지만 크게 두 가지로 분류할 수 있다: (1) 생물학적 폭경의 침범, (2) 과도한 치은 비대 · 아래에서는 이 두 가지에 대해 더 길게 다룰 것이다.

술전 술식

실제 수술 술식에 앞서서 미리 고려되어야 할 여러 요소들이 있다. Case의 결과에 좋은 영향을 미칠 수 있기에 이들은 매우 중요하다.

구강위생

수술적 치관길이 연장술의 두 가지 중요한 적응증은 생물학적 폭경의 침범과 치은의 비대이다. 이들 둘은 염증성 치주질환의 특징을 보인다. 꼼꼼한 구강위생은 염증을 조절하는 데 필요한 사항이다. 구강 내 세균의 조절 없이 실시되는 구강 내 수술은 많은 문제를 유발할 수 있다.[9-11]

수술에 앞서 환자가 구강위생을 잘 유지할 수 있도록 교육이 실시되어야 한다. 특히 심미적으로 중요한 위치에서 더욱

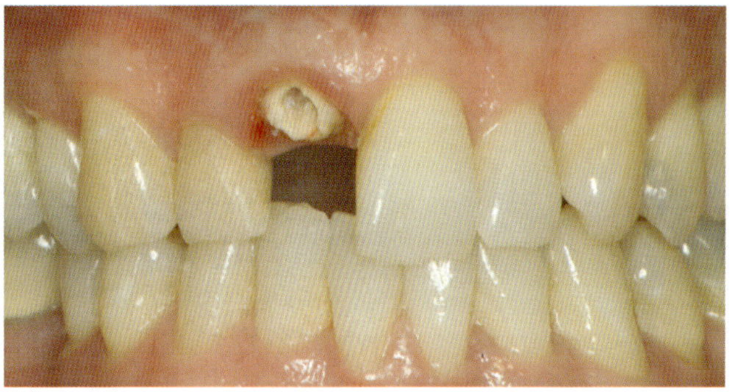

그림 5-10A. 이 경우에서 치관길이 연장술의 결과를 고려한다.

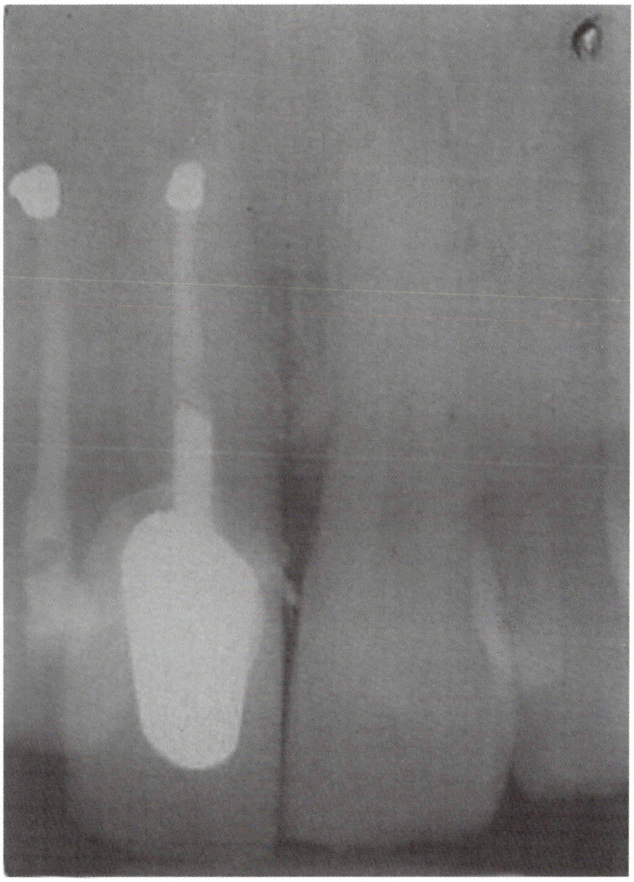

그림 5-10B. 위의 그림 5-10A에서 치관파절이 이루어지기 전의 방사선 사진을 보여준다. Post 사이에 충치가 있었고 치아 길이가 치근단 수술로 인해 짧아져 있다. 이는 수술적 치관길이 연장술의 좋은 경우가 될 것이다.

그러한데, 이는 염증이 많은 부위에서는 치유 후에 연조직이 어느 위치가 될지 예측하기가 어렵기 때문이다.[12-14]

데브리망

적절한 구강위생교육과 함께 철저한 debridement(hand instrument와 mechanical cleaning methods)이 수술 3주 전에 시행되는 것이 이상적이다. 이 3주라는 기간 동안 연조직이 충분히 치유될 수 있고 술후 연조직의 최종 위치를 예측할 수 있는 것이다. 이는 또한 환자가 이 부위를 건강하게 유지할 수 있는지에 대해 평가할 수 있는 시간이기도 하다.

항생제

여러 가지 종류의 항생제의 적절한 사용은 술전에 염증을 감소시키는 데 중요한 역할을 하게 된다. 적응증이 된다면 이 항생제 치료는 심미적으로 중요한 부위에서 술후보다 예측가능한 연조직 변연 위치 결과에 영향을 미칠 수 있다. 적절한 항생제 사용이 기계적 치태 및 치석 제거, 적절한 구강위생관리와 함께 이루어질 때 세균을 확실히 조절할 수 있다.

최종 보고 말하기

먼저 언급된 것이 모두 실행되고 수술할 부위가 건강하다면 최종평가를 하게 된다. 대부분의 환자는 구강해부학적 구조에 대해 잘 이해하지 못하고 미리 설명했던 부분을 잘못 이해하였거나 잊어버렸을 수도 있다.

그래서 이 단계에서 다시 한 번 환자의 구강을 보여주며 어떠한 술식이 시행될 것이며, 최종 결론은 이러하다고 설명을 해주는 과정이 반드시 필요하다. 모형이나 사진, 컴퓨터를 이용해서 설명할 수도 있다. 목적은 환자의 이해를 돕고 모든 과정에 환자를 동참시키는 데에 있다. 대부분의 수술적 치관길이 연장술이 심미적인 이유에 의해 행해지므로 환자에게 보여주고 설명하는 이 과정을 매우 중요하다고 할 수 있다. 가끔 환자는 현실적이지 못한 기대를 한다.

환자의 질문에 대해 답을 해주는 것도 이 단계에서 중요하다고 할 수 있다. 이로 인해 환자가 갖고 있는 근심을 듣고 환자에게 확신을 심어줄 수 있는 것이다. 대부분의 수술적 치관길이 연장술은 작은 영역에 제한되고 치과의사에게 minor procedure로 인식될 수 있다. 이 시점에서 minor surgery에 대한 야유조의 정의를 살펴 볼 필요가 있겠다. 그 정의는 다음과 같다. Minor surgery는 내 자신이 아니라 다른 사람(my no surgery)에게 행해진 surgery이다. 대부분의 환자들에게는 minor surgery도 중요한 surgery인 것이다.

환자동의

주로 환자동의서는 수술 바로 직전에 환자에게 주어진다. 이 환자동의서는 법률적인 요구 이상의 것이다. 이 과정을 통해 환자와 의사가 같은 생각을 하고 있는지 점검할 수 있다. 환자가 수술 받으려고 chair에 앉아 있는 상태에서 받는 환자동의는 환자를 공포에 떨게 할 수 있다.

적절하게 얘기하자면 이 환자동의는 법률적인 필요성과 최종적인 점검, 이 두 가지 역할을 한다. 환자는 최종적으로 질문하고 모든 것을 명확히 할 필요가 있는 것이다. 그러나 종종 환자에게 서명을 급하게 강요하는 일이 발생한다. 환자와 대화를 나눌 수 있는 좋은 기회임에도 불구하고 매우 성가신 일로 치부해버리는 경향이 있다.

서식 5-1은 수술적 치관길이 연장술을 위한 전형적인 환자동의를 보여준다. 지역적으로 또는 다른 국가에서는 다른 요구사항도 있을 수 있으니 이는 단지 참고자료로만 사용해주기 바란다.

치은비대와 치관길이 연장술

먼저 언급한 것처럼 치은열구 깊이와 치조골 상부에 부착되는 연조직부착은 비율적인 상관관계가 있다. 증가된 gingival height로 인한 증가된 치주낭은 연조직부착이 정상이라고 할지라도 이 관계를 침범하게 된다. 이는 치주염을 야기할 수 있는 치주낭을 만들고 심미적인 문제를 야기한다. 교정장치, 약물 및 유전적인 요인은 치은의 hypertrophy를 유발하는 데 중요한 역할을 할 수 있다.

Patient Information / Consent for Crown Lengthening

1. 나는 치주수술술식의 목적과 양상에 대해 설명을 들었고 이해를 한다.
2. 치과의사_______________는 주의 깊게 나의 구강을 검사하였다. 가능한 다른 선택사항에 대해 설명을 들었다.
3. 수술을 통해 생길 수 있는 합병증과 위험성에 대해 설명을 들었다. 이는 다음과 같다: 통증, 부종, 감염, 약물 반응, 다른 구강 구조에 대한 손상.
4. 아무 것도 시행하지 않는다면 지속적인 염증과 골 파괴가 있을 것이라는 것에 대해 이해한다.
5. 수술적 치관길이 연장술을 시행하지 않는다면 치아나 치아들을 수복하는 것이 불가능하다는 것을 이해한다.
6. 성공을 보장하거나 치유능력을 정확히 예측할 수 있는 어떠한 방법도 없음을 이해한다.
7. 흡연, 호르몬의 변화, 약물사용 그리고 다른 전신적인 질환이 전반적인 치료결과에 영향을 미칠 수 있음을 이해한다.
8. 지시받은 대로 술후 검사에 응할 것을 동의한다.
9. 내가 아는 한도 내에서 나의 육체적이고 정신적 건강에 대한 병력을 모두 말했다. 나는 또한 전신병력, 알러지 반응, 질환, 약물, 이전의 수술에서 나타났던 일체의 문제점에 대해 모두 말했다.
10. 나는 나를 위한 수술적 치관길이 연장술을 포함한 치과 술식을 요청하였다. 나는 의도된 술식을 하는 도중이나, 하고 나서 의사의 판단에 의해 부가적이거나 변형된 치료가 시행될 수 있음을 이해한다. 나는 또한 그것이 나를 위해 최선이라고 여겨진다면 design이나 재료의 수정을 승인한다.

의사 서명 ______________________________

환자 서명 ______________________________

(환자가 서명할 수 없거나 미성년자인 경우는 부모나 법정 보호자가 대신 서명한다.)

날짜 ______________________________

환자와의 관계 ______________________________

증인 ______________________________

서식 5-1.

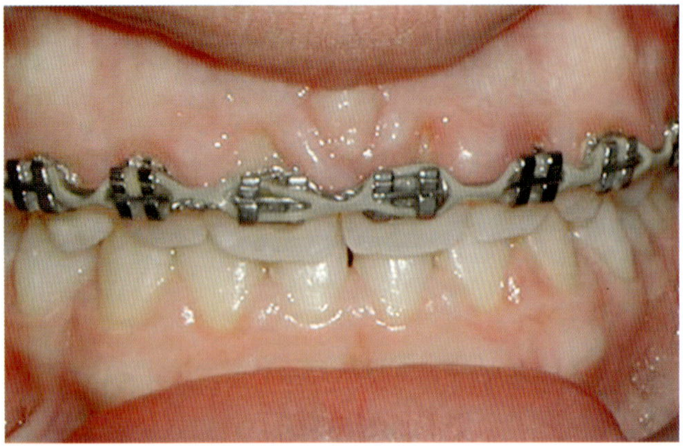

그림 5-11. 교정치료환자에서의 치은비대. 교정장치, 불량한 구강위생 및 호르몬의 변화로 인해 치은비대가 생겼다. 이는 생물학적 폭경은 intact할지라도 생물학적 폭경 개념의 **비율적인 관계**에 위배되는 것이다.

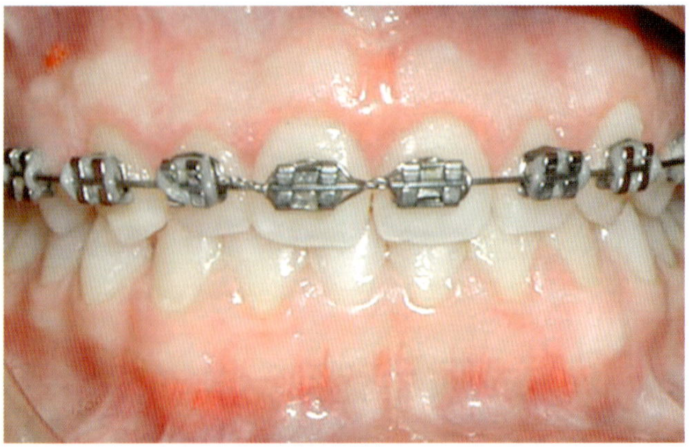

그림 5-12. 수술적 치관길이 연장술을 시행한 후. 건강한 잇몸상태를 보여준다. 정상적인 생물학적 폭경 관계로 돌아왔다. 접합상피나 결합조직이나 뼈의 어떠한 수직적인 손실도 없었다.

교정치료와 치은비대

젊은 환자들은 교정장치를 낄 경우 종종 치은비대를 갖게 된다. 이는 bracket 자체의 자극이라기보다는 불량한 구강위생과 호르몬의 변화 때문이라고 생각된다. 그러나 어떤 연구에서는 교정장치와 음식물 및 치태침착이 치은열구 안의 미생물 변화에 영향을 미침을 보였다. 이로 인해 치은염이 일어날 가능성은 교정장치를 끼지 않은 경우보다 높음을 보였다(그림 5-11, 5-12).[15,16]

임상적 및 방사선학적 평가는 일반적으로 정상적인 생물학적 폭경을 보이지만 치은비대로 인해 매우 증가된 치은열구 깊이를 보인다. 처음에는 잇몸 크기의 변화는 구강위생의 향상과 debridement로 쉽게 감소될 수 있다. 만약 비수술적 방법에 의해 빠르게 감소되었다면 치은조직은 fibrotic해진다. 이는 결과적으로 수술적 치관길이 연장술을 필요로 할 것이다.

교정치료 중에 발생할 수 있는 치은의 비대는 정상적인 치아의 맹출과 교정치료를 방해할 정도로 비대하다. 일반적인 문제는 diastema 안쪽의 치은비대이다. 이는 교정력으로 인한 closure를 방해하게 된다. 교정치료를 받는 젊은이들이 많아지면서 치은비대 또한 중요한 문제점으로 인식되고 있다.

약물에 의한 치은비대

약물로 유발되는 치은비대는 많은 약물의 부작용으로 알려져 있다. 과거에 오직 제한된 수의 페니토인 같은 약물이 치은의 변화를 야기한다고 알려졌었다.[17] 새로운 약물들이 마구 쏟아져 나오고 이중 많은 약물이 치은 변화를 일으킬 수 있음이 밝혀졌다. 이들은 물론 항간질약, 면역억제제, 칼슘채널 블록 항고혈압제제들을 포함하지만 이에 국한되지는 않는다(그림 5-13).

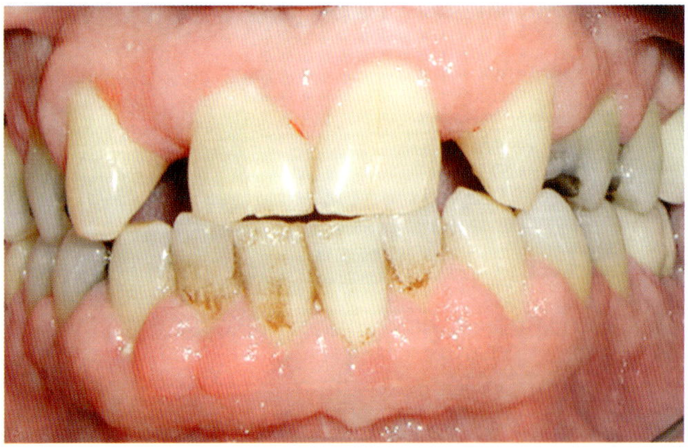

그림 5-13. 약물에 의한 치은비대. 칼슘채널블록 항고혈압제로 인해 치은비대를 일으켰다. 어떤 약물은 치은조직에 더 빠른 병적 증식을 일으킬 수 있지만, 한 가지 약물에 의해 발생하는 치은비대와는 본질상 임상적으로 다르다.

임상가는 대개 다른 약물보다 칼슘채널 블록 항고혈압제제에서 더 많은 치은비대를 보인다는 것을 알고 있다. 이는 심혈관계에 매우 폭넓게 쓰는 약물이기 때문이다.[18-20] 임상적으로 치은비대의 치료와 외형은 약물의 분류에 따라 다르지 않다. 치은비대는 임상가들에게 세 가지 확실한 문제점을 안겨준다:

1. 치은비대는 구강위생이 깨끗함에도 불구하고 나타날 수

있다. 구강위생이 치은비대를 다소 감소시킬 수는 있지만 수많은 연구에서 보이는 바와 같이 구강위생이 좋다고 해도 치은비대를 막을 수는 없다고 한다. 개인적으로 저자는 구강위생이 상당 부분 치은비대를 막을 수 있지만 일반적으로 그 과정을 완전히 차단하지는 못한다고 생각한다. 이는 환자를 굉장히 혼란스럽게 하는데 약물을 끊는 방법 외에는 예방할 수 있는 방법이 없기 때문이다. 치은비대를 야기하지 않는 대체약물을 환자의 주치의에게 의뢰해서 찾을 수 있지만, 이는 매우 오랜 시간이 걸리며 약물을 대체할 경우 또 다른 부작용이 나타날 수 있다.

2. 약물에 의한 치은비대는 구강 전체에 걸쳐서 나타날 수 있다. 대부분의 치관길이 연장술은 한두 개의 치아에 국한되지만 약물에 의한 경우는 전체에 걸쳐서 시행되므로 수술이 보다 복잡하게 된다. 심미적이고 기능적인 문제가 중요할 수 있다.
3. 수술적 치관길이 연장술을 다시 해야 할 수도 있다. 종종 여러 번 해야 할 경우도 있다. 약물의 중단은 잇몸의 크기를 작게 만들 수 있지만 수개월 내지 1년에 걸쳐서 반응이 나타난다.

약물성 치은비대 환자를 치료할 때는 환자의 전신질환상태, 치유능력, 주치의와의 상호관계 등을 주의 깊게 고려해야 한다. 치아 하나의 생물학적 폭경 침범으로 인한 치관길이 연장술보다 더욱 복잡할 수 있다.

치은증대의 유전적인 요소

종종 유전적인 요소가 치은증대의 한 요소가 되기도 한다.[21] 흔하게 볼 수 있지는 않지만, 이 치은증대는 전신질환과 연관되어 있다. 이로 인해 수술적 접근방법이 위험하거나 어렵게 되는 것이다. 따라서 매우 유능한 전문가에 의해 다뤄져야 한다. 대부분 임상가들의 역할은 이 질환과 다른 질환을 구분하는 것이다.

대부분의 임상가들은 오직, 왜 수술 후 치은이 다시 자라는가를 결정하는 데 있어서 유전적인 요소의 역할을 중요시하게 된다. 치과의사는 가족구성원 중에 한 사람을 검사함으로써 임상적 치관수술 전에 임상적 견해를 만들 수도 있다. 다른 가족구성원에서 치은이 증대된 양상이 보였다면 이는 유전적 요소의 역할이 중요한 지표가 되는 것이다. 불행히도 이러한 평가는 수술 후 심각할 정도의 조직이 자라는 양상을 확인하고 이루어지게 되는 경우가 대부분이다. 현재로서는 치과의사에게 도움이 될 만한 어떠한 검사도 없다(그림 5-14).

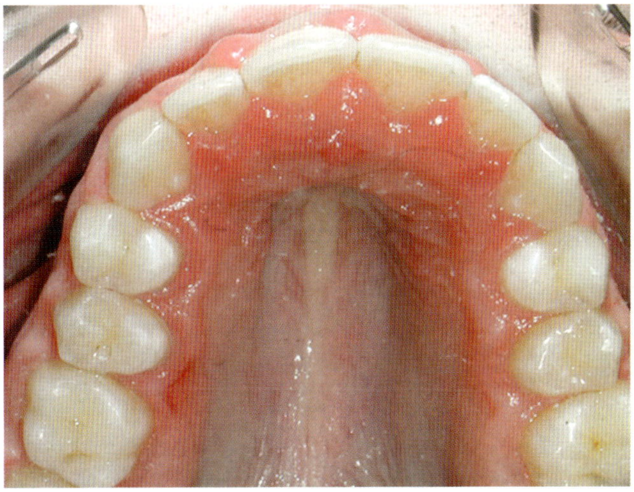

그림 5-14. 유전적인 영향에 의한 치은 비대. 다른 가족구성원이 비슷한 잇몸의 증식을 보였다. 유전적 요소 외에는 어떠한 요소도 찾을 수 없다.

수술준비

다음 단계는 수술준비가 제대로 이루어졌나 하는 것이다. 다음의 두 부분에서 이 치료단계의 중요한 점을 지적할 것이다.

무균상태

과거에는 구강에서 행해지는 수술에 대해서 대강의 주의만 기울여왔다. 이는 구강이 조절될 수 없을 정도로 세균에 의해 오염된 지역이라는 잘못된 생각 때문이다.

게다가 수술방이 아닌 치과 체어에서는 무균상태가 조절될 수 없다고 논쟁이 되어왔다. 이는 근본적으로 옳은 말이지만 수술 도중에 생기는 구강의 오염은 비록 미약하다고 하지만 심각한 결과를 초래할 수 있다. 치료의 기본은 치과 체어에서 할 수 있는 한 최고의 무균상태를 유지하는 것이다.

모든 수술 기구는 멸균되어야 한다. 치과의사는 엄격한 멸균기술에 익숙하며 잘 사용할 줄 알아야 한다. **기본원칙**은 오직 멸균된 표면은 멸균된 표면과만 닿아야 한다는 것이다. 대부분의 수술은 **멸균의 삼각지대**에 들지 않는 비멸균지역에 위

표 5-3. 치관길이 연장술에 필요한 일반적인 수술 기구들

진단도구	데브리망 도구	절개 도구	골절제술 도구	봉합 도구
구강검경	Curettes	Scalpel handle	High-speed handpiece #4,	Needle holder
치주탐침	Ultrasonic scaler	#15, #15c, #12 blade	#8 round carbide burs	Suture
이개부 탐침		Kirkland knife	Rhodes chisel	Suture scissor
Explorers		Orban knife	Wedelestadt chisel	
		Curved scissors	Bone files	

Flap Reflection	마취	Suction	Others
Elevators	오래 지속되는 마취제	Fine-tip surgical evacuator	2×2 gauze
Kirkland knife	(bupivicaine and articaine)		Cheek retractor
			Hemostat
			Hemostatic gauze
			Ice packs

치하면서 수술을 돕는 인력을 필요로 하고, 이 인력은 차트나 기구 같은 것을 조달한다.

멸균된 가운과 surgical pack이 필요하다. 치과의사나 직원들은 지역병원을 통해서나 continuing education을 통해서 멸균 pack을 만드는 방법 등을 교육받을 수 있다.

대부분 치과 멸균에서 취약점은 water source에서 드러난다. 대부분 식용으로 쓰는 물은 많은 수의 세균이 있다. 이를 수술과정에서 사용하게 되면 감염원을 직접적으로 수술부위에 닿게 하는 것과 마찬가지이다.

게다가 많은 dental cart 위에 있는 작은 직경의 tube에는 세균이 증식할 수 있고, 심각할 정도의 세균 필름을 만든다. 이러한 세균들은 rinsing과정을 통해 수술부위로 들어가게 된다. 특히 면역력이 떨어진 환자에서 더욱 심각하게 나타날 수 있다. 그러므로 구강외과 수술과정에서는 완전히 멸균된 물이 사용되어야 한다.

수술기구

표 5-3은 여러 종류의 치관길이 연장술에 사용되는 기구를 보여준다. 기구들은 크게 6가지로 나누어지는데(진단, debridement, 절개, reflection, bone resection, closure), 수술하는 의사들은 각각의 선호하는 도구들이 있다.

일반적인 수술도구 정리 방법은 사용될 순서에 따라서 기구를 tray에 위치시키는 것이다. 다른 치과 술식과 비교하였을 때 수술은 더욱 많은 기구들을 필요로 한다. Mayo tray 같은 큰 tray를 구입하는 것이 좋은 방법이다. 기구를 온갖 곳에 펼쳐 놓는 것은 기구를 떨어뜨릴 위험과 오염될 가능성을 높이게 하는 것이다(그림 5-15).

치관길이 연장술-치은비대

이러한 종류의 치관길이 연장술은 주로 과도한 연조직을 제거하는 subtraction procedure이다. 다음 section에서는 이 술식을 위해 중요한 고려사항에 대해 알아보고자 한다.

적응증

치은비대의 다음과 같은 경우에 행해질 수 있다.

1. 골연상 치주낭(주로 치은비대에 의해서 야기된 치주낭): 교정치료 중에 일반적이며, 특정약물 사용과 관계되어 나타난다. 비록 이 경우는 정상적인 생물학적 폭경을 가지고 있지만 이 또한 세균의 침착으로 골 파괴가 생길 수 있는 위험성을 가지고 있다.
2. 적절한 수복치료나 교정치료를 할 수 없을 정도까지 비대해진 치은: 종종 불량한 수복물 변연이나 충치로 인해

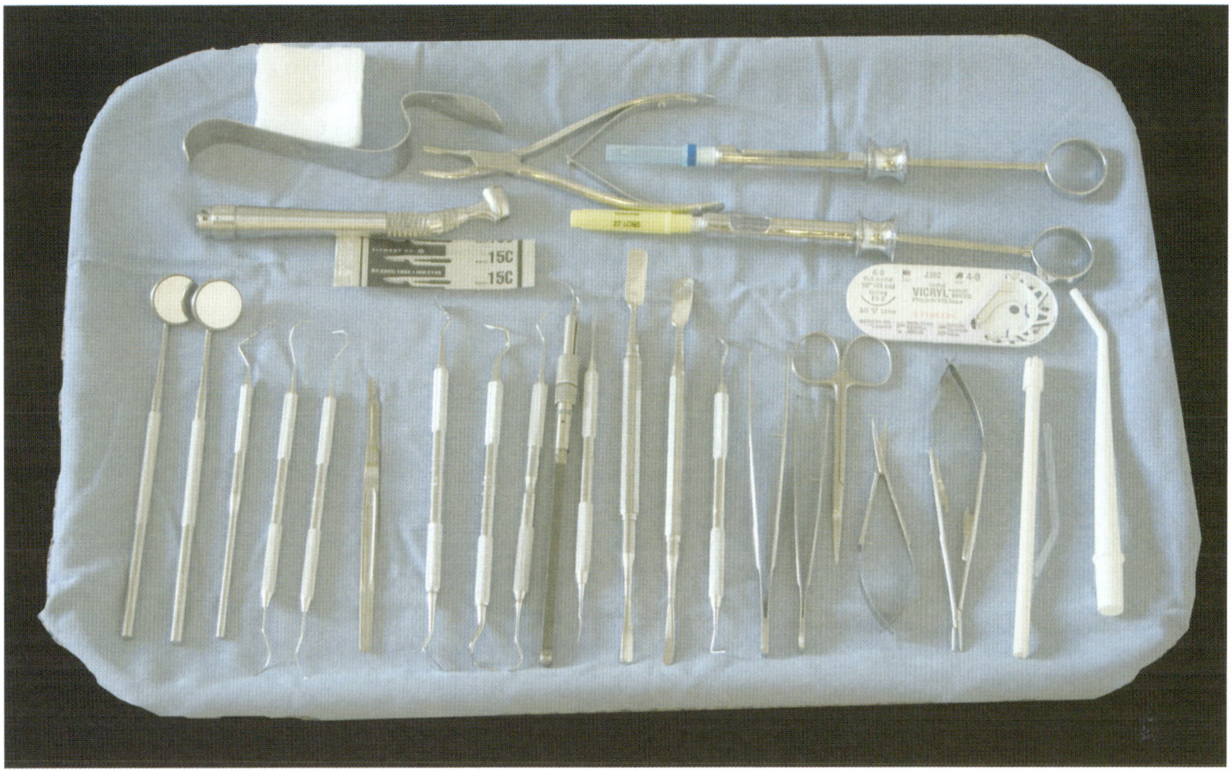

그림 5-15. 전형적인 수술 tray setup. 하나의 멸균된 영역에 도구를 담기 위한 oversized tray. Tray는 멸균 cover에 의해 씌워졌다. 사용될 대략적인 순서에 의해 기구가 배열되었다.

나타나는 염증과정의 결과이다.

3. 심미적으로 받아들일 수 없는 치은비대(특히 전치부): 치관의 상부로 심각하게 치은이 위치한 경우, 흔히 얘기하는 delayed passive eruption이 대표적이 예이다(gummy smile). 대부분의 이러한 치은비대는 수평적인 양상을 띠고 치주낭을 형성하는 일은 없으므로 세균도 침착되지 않는다. 이러한 수평적인 치은비대는 가끔 soft tissue pearls로 알려져 있다.

Note: 적절한 구강위생이나 비수술적 debridement으로는 위에서 언급한 치은비대를 해결할 수 없을 때 수술을 고려하게 된다. **비수술적 방법의 접근이 어떠한 수술보다도 먼저 시행되어야 한다.**

술식

치은절제술과 치주판막수술은 치은비대가 있을 때 가장 흔히 사용되는 두 가지의 술식이다. 둘 다 이점, 적응증 및 단점이 있으며, 이는 후에 이 책에서 다루어질 것이다. 주어진 임상적인 상태에 따라 어느 술식이 적절한지 판단하여 시행하는 것이 중요하다. 주어진 임상적인 상태가 익숙한 술자라면 어떠한 술식이 사용될지 말할 수 있을 것이다.

치은절제술

치은절제술은 골성형을 동반한 치주판막수술 이전에 폭넓게 사용되어 왔다. 현재 이는 폭넓게 사용되고 있지 않으며, 이 술식은 치은비대의 절개를 통해 수술적 치관길이 연장술을 하고자 할 때 보통 사용된다.

치은절제술은 레이저나 전기 수술기 또는 화학물질을 통해서도 가능하며 blade를 이용하여 시행되기도 한다. 이 모든 술식의 대부분의 결과는 비슷하다. 그러므로 술자의 능력이나 임상에서 장비의 유무에 따라 결정되기 쉽다. Blade를 이용한 술식이 가장 널리 이용되는 술식으로 이 장에서 중점적으로 다룰 것이다.

치은절제술의 술전 고려사항

명백한 이점은 비교적 단순하다는 것이다. 조직은 필요한 형태나 모양에 맞추어서 잘려지게 된다. 그러나 치은절제술 후에 생기는 wound 부위는 상당히 폭이 넓고 출혈 가능성도 많다. 레이저나 전기 수술기가 출혈을 막는 데는 좋다.

종종 치은절제를 하다가 각화치은을 많이 제거하여 결과적으로 각화치은이 부족한 경우가 생기기도 한다. 이는 후에 치은점막 술식이 필요하게 된다. 그러므로 술자는 치은절제를 하기 전에 각화치은을 충분히 남길 수 있는지 평가를 해야 한다. 만약 그게 가능하지 않다면 다른 술식을 사용하여야 하는 것이다. 각화치은이 없어질지라도 치은절제술이 최선의 술식이라고 생각된다면 연조직 이식술식을 치료계획에 포함해야 한다.

치은절제술의 방법

그림 5-16은 치은절제술의 기본적인 과정을 보여준다. 다음의 과정들은 각각의 과정을 자세히 설명한다.

1. **마취.** 침윤마취나 전달마취를 필요에 따라 실시하게 된다. 일반적으로 출혈을 막기 위해 1:50,000 epinephrine으로 수술부위에 직접 주입한다.
2. **Sounding.** 치조골 상부의 위치를 확인하기 위해 일반적인 치주낭 측정과 진단목적의 sounding을 실시하게 된다(표 5-2; 그림 5-4). 수평적인 sounding은 제거해야 할 협설측 조직의 양을 측정하기 위해 실시된다.
3. **절개.** 절개는 #15, #15-C, #12 blade를 이용하여 시행할 수 있다. Kirkland, Orban, Buck 나이프 같은 치주수술용 knife도 사용할 수 있다.

   절개는 수복하는 데 필요한 형태를 고려하거나 심미적인 면을 고려하여 시행한다. 예를 들어, 충치를 노출시키기에 충분할 정도로 절개를 apical 쪽으로 충분히 시행하기도 하고, 심미적인 목적으로 주변 영역을 잘 고려하여 충분히 제거하기도 한다.

   가장 흔히 사용되는 절개는 치아에 대해 45도 각도의 외사면 절개이다. 이 절개는 치아표면에 닿을 때까지 완전한 잇몸의 두께로 시행하게 된다. 필요하다면 비슷한 각도의 비슷한 절개가 인접치에 행해지게 된다.

   대체할 수 있는 방법은 치아에 90도 각도로 정해진 부위에 절개를 하는 것이다. 이는 연조직 ledge를 만들게 되는데, 후에 부드럽게 만드는 작업이 따로 필요하다. 이는 blade나 가위, 전기 수술기, high-speed 핸드피스에 다이아몬드나 carbide bur를 연결하여 시행할 수 있다.

   치은절제술에서 조직은 골막을 제거하지 않는 범위 내에서 최대한 골에 가깝게 제거될 수 있다. 골이 노출되어야 한다면 전층판막이 사용된다. 골을 노출시키는 것은 일반적으로 치유시간을 지연시킨다.

   우리가 치은절제술에 관해서 배울 수 있는 점은 생물학적 폭경은 종종 **어떠한 임상적 결과 없이도** 제거된다는 것이다. 바꾸어 말하자면 부착 전체(접합상피와 결합조직)가 상실된다고 하더라도 어떠한 hypertrophy도 없이 재생이 된다. 이는 일정하게 조절되는 골의 흡수와 더불어 치근쪽으로 옮겨가 재형성이 되는 것이다.
4. **Tissue removal and shaping.** 제거된 조직의 collar는 치아로부터 제거된다. 그리고 surgical area는 정상적인 physiologic contour에 맞춰서 모양을 만든다. 모양을 다듬는 과정에서는 blade, 가위, high-speed handpiece와 bur 등이 사용될 수 있다. 연조직 tag이 있으면 반드시 제거하도록 한다. 그렇지 않을 경우 원치 않는 조직의 성장이 생길 수 있다. 또한 치아의 표면을 완벽하게 깨끗하게 해야 하는 시기이기도 하다. 이는 치유가 더 잘 되게 해준다. Ultrasonics가 cleaning procedure에서 유용하다.
5. **수술부위의 보호와 출혈 조절.** 이는 open wound이기 때문에 치주 dressing이나 cyanoacrylate 접착제를 이용해 보호될 필요가 있다. 또한 여러 가지의 지혈을 위한 거즈가 있어서 적당한 압박과 함께 사용된다면 지혈을 할 수 있으므로 부피가 큰 치주 packing을 안 해도 된다.[18]
6. **Postoperative care.** 술후 관리가 수술 자체만큼 중요하지는 않지만, 저자는 치은절제술 후 술후 관리는 최종결과를 결정짓는다고 믿는다. 왜냐하면 이는 open wound이기 때문에 세균의 자극, chewing에 의해서 원치 않는

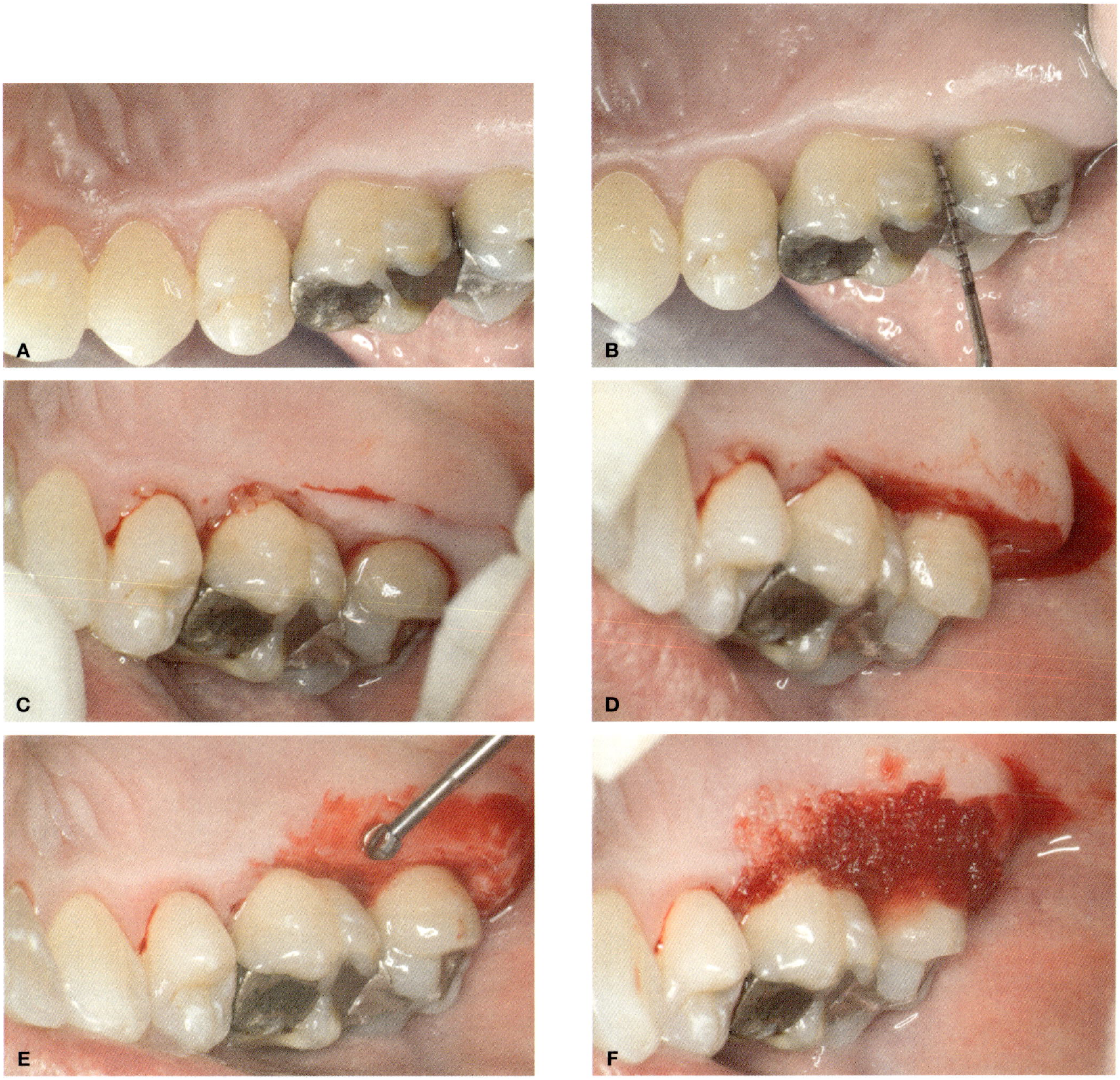

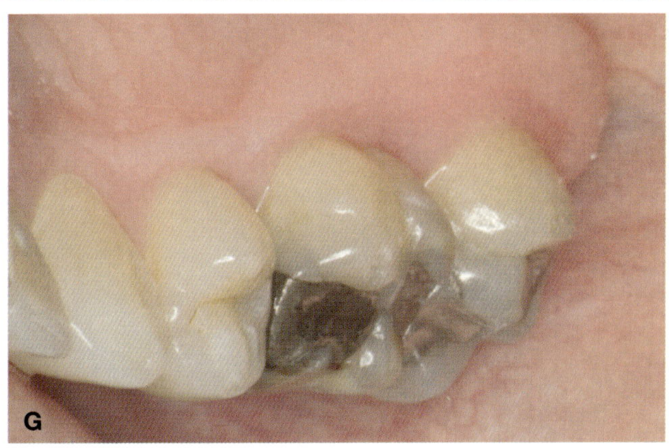

그림 5-16A~G. 국소적인 치은절제술에서 치아에 90도로 만들어진 절개로 처음 sounding을 하게 된다. 그리고 #8 round bur나 carbide bur 그리고 scissors로 모양을 다듬게 된다. 절개는 45도로 해도 비슷한 결과를 얻을 수 있다. 지혈을 돕는 거즈가 적용되었고, 3주 후에 재내원하여 다시 평가되었다.

표 5-4. 치관술후 환자 관리

치은절제술	절개과정
• 지혈 거즈를 사용하거나 의학용 cyanoacrylate를 수술부위에 적용한다. 거즈나 얼음팩을 이용해서 수술부위를 압박한다.	• 적당한 항생제 사용
• 최소한 2시간 정도 환자는 압력을 유지해야 한다.	• 거즈와 얼음팩으로 압력을 가한다.
• 치주팩을 적용할 수도 있다.	• 최소 2시간 정도 환자는 압력을 유지해야 한다.
• 하루에 두 번씩 클로르헥시딘으로 양치하도록 한다. 칫솔질할 때 수술부위를 건드리면 안 된다.	• 치주팩을 적용할 수도 있다.
• 수술부위가 씹히는 것을 막는다. 음식섭취와 수분섭취가 잘 되도록 한다.	• 하루에 두 번씩 클로르헥시딘으로 양치하도록 한다. 수술부위는 칫솔질이나 치실 사용을 하지 않는다.
• 적당한 항생제와 진통제	• 수술부위가 씹히는 것을 막는다. 음식섭취와 수분섭취가 잘 되도록 한다.
	• 일주일 후 발사하고 클로르헥시딘 1주 더 사용

hypertrophy가 생길 수 있다.

표 5-4는 전형적인 술후 관리와 치은절제술의 교육을 요약했다.

7. 만약 치은비대의 절제가 수복치료를 용이하게 하기 위한 것이거나 아니면 교정치료를 끝내기 위한 것이라면 수술부위가 앞에서 언급한 그런 치료를 하기에 적당한가 평가하는 것이 중요하다. 연구결과에 의하면 표면이 상피화되고 각화되는 데까지는 약 4주 정도 걸린다. 생물학적 폭경을 얻는 데까지는 8주 정도 걸린다.[22]

   치은절제술 후에 수복치료를 마치고자 시도할 때 환자와 치과의사에게 있어서 가장 혼란스러운 부분은 너무 깊은 치은열구가 있는 것보다는 치은열구가 없는 경우일 것이다. 임상적 경험으로 비추어봤을 때 치조골 높이까지 치은절제술을 시행한 경우 6개월이 지날 때까지는 안정적인 치은열구가 만들어지지 않는다. 수술부위를 너무 일찍 수복할 경우 수복물 변연이 노출될 가능성이 있다. 이러한 결과는 결정하기 어려운 많은 요소에 의해서 결정되게 된다. 수복치료는 안정적인 열구의 증거가 있을 때까지 연기되어야 한다.

치은절제술 요약

치은절제술은 수술적 치관길이 연장술이 필요한 대부분의 경우에 적용할 수 있다. 기본적인 수술과 수술 후 지침을 따름으로써 치은절제술은 지속적으로 예측 가능한 수술 결과를 만들 수 있다. 오직 충치나 파절부위가 골 하방에 있거나 생물학적 폭경이 침범되었을 때 치주판막 수술이 필요하게 된다. 대부분의 치주판막 수술은 뒤에도 언급하겠지만 건강한 환경을 만들기 위한 골삭제는 거의 필요 없다(그림 5-17).

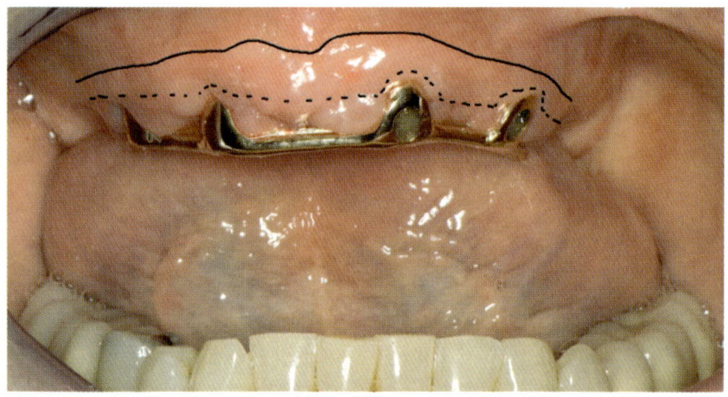

그림 5-17. 임플란트 주위로 생긴 치은비대를 보여준다. 이는 유전적인 요소와 의치에 의한 자극에 기인한다. 절개점과 절개각도 및 연조직 성형을 미리 생각해 본 것을 보여준다. 점선은 치조골의 위치를 보여주고 실선은 mucogingival junction의 위치를 보여준다.

심미적인 sculpting

이는 건강이나 기능적인 면 때문이 아니라 심미적인 이유로 과도한 치은조직을 제거할 때 사용되는 용어이다. 흔히 gummy smile은 연조직이 나이에 비해 심각하게 치관 쪽으로 위치되는 것을 일컫는다. 이때 마치 치아는 치은에 파묻힌 것 같이 보인다. 성인에서 기대되는 치은 위치는 아마 cementoenamel junction(CEJ) 근처나 그 부위일 것이다. 그림 5-18은 잇몸이 거의 치관 크기의 반을 덮어버린 성인의 경

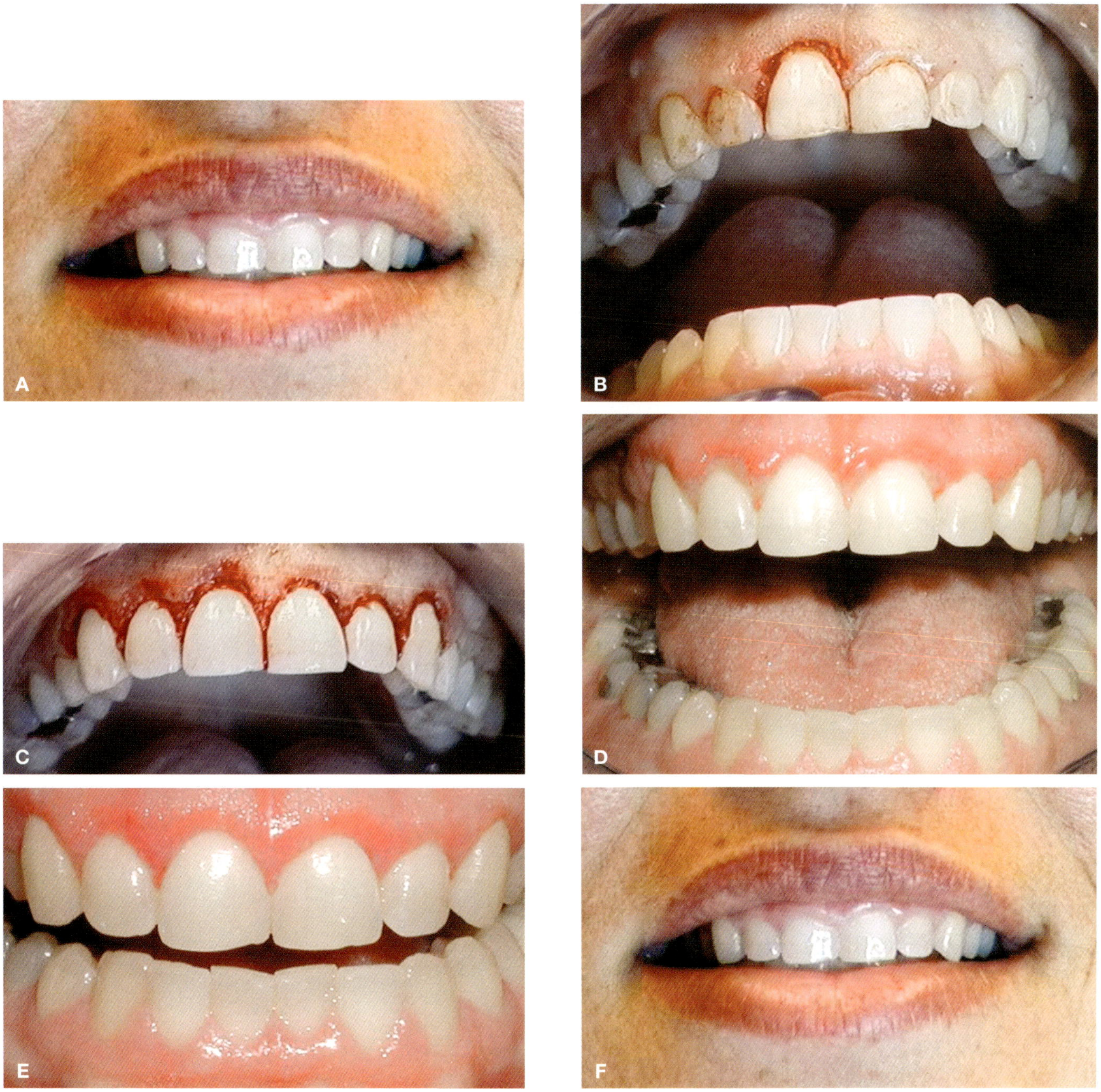

그림 5-18A~F. 심미적인 sculping.

우를 보여준다. 그것 외에는 조직이 건강한 상태이다.

치아의 수직적인 크기가 치은에 의해 덮였기 때문에 치아는 짧고, 네모나게 보인다. 이러한 일이 전치부, 특히 상악 전치부에 발생하면 환자에게는 굉장히 큰 문제가 된다. 이러한 위성 치주낭이 존재한다고 하더라도 구강위생이 문제없고 attachment apparatus가 건재하기 때문에 치주조직이 파괴되는 일은 거의 일어나지 않는다. 하지만 대부분의 경우 심미적인 면이 더욱 중요하다. 그러므로 조직 자체의 건강한 상태도 중요하지만 전반적인 심미적 개선이 더욱 중요하다.

수술 전 상담

긴급성을 요하지 않는 수술을 치과영역에서 시행할 때는 환자에게 더욱 자세히 설명해 주어야 한다. 수술을 행하지 않았을 때 나타날 수 있는 현상은 구강건강과는 큰 관계가 없고, 오직 외모에서만 차이가 나게 되는 것이다.

두 번째로 고려해야 할 것은 이러한 상악 전치부의 심미적인 sculpting은 환자의 외모를 굉장히 많이 바꿔줄 수 있다는 것이다. 이러한 갑작스런 변화는 가장 긍정적인 것이지만, 환자 스스로 가졌던 이미지들과는 다를 수 있다.

저자는 언제나 싫어했던 gummy smile을 없애는 수술을 하게 되어 매우 흥분하였던 젊은 여자환자를 기억한다. 수술이 끝나고 주변 직원이나 가족들은 많이 좋아졌다고 칭찬했음에도 불구하고 그녀는 그 변화를 보고 슬픔에 눈물을 흘렸다. 이틀 후 그녀는 치과에 전화를 걸어서 그녀의 행동을 사과했고, 그녀가 그의 새로운 외모를 얼마나 좋아하는지 설명하였다. 지난 수년 동안 익숙했던 자신의 외모로부터 갑작스런 변화는 그녀에게 감정적으로 충격을 준 것이었다.

환자에게 설명을 할 때 다른 환자의 치아 모형, 사진 및 컴퓨터로 만들어진 예측 가능한 최종적 모습들이 매우 유용하게 이용될 수 있다. 이를 설명할 때 환자에게 너무 강요해서는 안 된다. 만족한 환자는 종종 이 술식에 대한 강력한 지지자가 된다.

임상적 평가

골을 sounding 해야만 정확한 골의 위치가 예측될 수 있다(그림 5-4; 표 5-2). 얼마나 많은 양의 각화조직이 남을지가 또한 결정되어야 한다. 만약 치은조직의 제거로 건강을 유지하기 위한 충분한 각화조직이 얼마 안 남게 된다면 조직 이식의 필요성이 치료계획에 들어있거나 아니면 다른 치료방법이 사용되어야 한다. 이는 긴급성을 요하는 수술이 아니기 때문에 술식을 시행하지 않을 선택도 있음을 반드시 명심하여야 한다.

적절한 X-ray, sounding, 임상적 관찰 등이 주의 깊게 고려되어야 한다. 입술의 위치와 웃을 때 치아가 어느 정도 보이는지도 주의 깊게 살펴야 한다. 웃을 때 구치부까지 보이거나 입술의 위치가 high lip line일 경우는 구치부까지 조직을 제거해야 하는 경우가 있다. 그 결과로 수복물의 변연이 노출된다면 이를 다시 만들어줘야 한다.

수술 과정

대부분의 심미적인 sculpting 수술 과정은 먼저 언급된 것 같이 gingivectomy이다. 치조골 위의 치아구조가 노출될 필요가 있다면 치주판막 수술이 필요하다.

적절한 국소마취가 시행되어야 한다. 치은절제술은 다소 많은 양의 조직을 제거하게 되므로 1:50,000 에피네프린이 포함된 국소마취제를 사용한다. 출혈을 막기 위해 2×2 거즈도 준비되어야 한다. Unfilled 거즈가 filled 거즈보다 더 빨리 혈액을 흡수하는 경향이 있다.

전형적으로 여러 치아들을 동시에 시행해야 하는 경우가 많다. 이때는 우선 하나의 치아를 정해서 실시한 후 그 제거된 양과 모양을 기준으로 삼아 나머지 치아들에서 치은절제술을 시행한다. 보통 이 기준이 되는 치아는 정상범위의 모양과 위치를 하고 있어야 하며 rotation되어 있으면 안 된다. 그림 5-18은 어떻게 기준이 되는 치아를 정했는지 보여준다.

외사면절개 또는 90도 각도의 절개가 기준이 되는 치아의 치근단 높이 정도 그리고 순면의 중앙부에서 이루어진다. 그 후에 절개가 근원심면으로 이루어진다. 절제된 조직은 이때 제거된다. 술자는 설측 절개가 치아의 접촉부위를 넘어서지 않도록 조심한다. 왜냐하면 이는 인접면에 수직적인 치은퇴축을 야기할 수 있고 이는 심미적으로 문제를 일으킬 수 있기 때문이다.

환자가 수술과정을 볼 수 있다면 기준이 되는 치아의 처음 높이에 대해 언급하는 것이 필요하다. 항상 모든 술자는 계획했던 것보다 조직을 더 많이 제거할 수 있는데, 이를 다시 재생시키는 일은 무척 힘들다는 것을 기억해야 한다. 그러므로 원하는 결과를 얻기까지는 보존적인 접근방법이 가장 좋다.

비슷한 과정들이 인접치에 행해진다. 저자는 중절치부터 시작하는 것이 가장 좋은 결과를 낼 수 있음을 경험을 통해서 알고 있다. 처음 절개를 한 후에 환자를 여러 각도에서 쳐다보는 것은 좋은 결과를 낼 수 있는 또 하나의 방법이다. 때로는 수술하는 곳에 있는 다른 직원들에게 자문을 구하는 것도 매우 도움이 된다.

어떤 임상가들은 조직의 regrowth를 생각해서 25% 정도 더 많은 양의 조직을 제거해야 한다고 주장하는 사람들이 있다. 그러나 저자에 의하면 이러한 regrowth는 언제나 생기는 것은 아니다. 과도하게 조직을 제거하는 것은 후에 치관이 계획했던 것보다 더 많이 노출될 수 있는 위험이 있으며, 각화치은도 더 많이 없어질 위험이 있다.

모든 치아들의 치근단 높이에서 절개가 이루어진 후에 순면에 있는 조직은 다듬어져서 이상적인 모양을 만들게 된다. 이는 가위나 rotary bur를 이용해서 할 수 있다. 전기수술기구나 레이저도 사용할 수 있지만 골의 괴사나 조직 퇴축 등의 문제들이 발생할 수 있으므로 더 많은 주위를 필요로 한다.

먼저 언급되었던 바와 같이 접촉점을 넘어서 절개를 시행하지 않도록 주의한다. 이를 어기면 나중에 수복물을 만들 때 치간유두의 소실로 인해 이상적인 형태의 수복물을 만들기 어렵게 된다.

술후 관리

술후 관리를 다룬 표 5-3을 살펴보길 바란다. 조절되지 않는 출혈은 혈병이 생기는 결과를 초래할 수 있고 불규칙한 표면으로 끝나는 경우가 있다. 지혈거즈를 사용하고 지속적으로 압박하며 얼음팩을 1~2시간 사용하는 것이 필요하다.

클로르헥시딘을 하루에 두 번씩, 구강 세균을 조절하기 위해 사용하는 것이 추천된다. 칫솔질할 때 수술부위를 절대로 자극하지 않도록 환자에게 주의시킨다. 이러한 자극은 술후 불편감이 오래가고 상처가 더디게 치유되며, 불규칙적인 치은의 성장을 야기할 수 있다.

전신적으로 항생제를 투여하는 것은 보통은 사용되지 않는다. 오직 예방적 목적으로 사용될 때만 처방하게 된다. 클로르헥시딘은 정상적인 구강위생이 회복될 때까지 세균의 증식을 조절해준다.

환자는 일주일 뒤에 다시 평가된다. 어떠한 작은 조직의 재성장은 필요에 따라 이 시기에 제거될 수 있다. 아직 신경의 말단이 완전히 형성되지 않은 터라 불편감은 그다지 크지 않을 것이다. 3주째에 환자는 다시 평가된다. 이제 정상적인 구강위생이 회복되게 된다. 다시 6주째에 평가가 이루어진다. 이때 정상적으로 치유가 이루어졌는지 관찰하게 된다. 치은절제술의 유지관리는 3개월마다 재내원하여 prophylaxis를 시행하는 것이고, 보통 1년까지 관찰한다.

심미적인 sculpting 요약

심미적인 sculpting은 예측 가능한 치료방법이고, 이는 환자에게 보다 향상된 심미적 결과를 안겨주게 된다. 치의학은 구강위생에 관한 기술적인 측면 이외의 많은 것을 많이 포함하고 있다. 사실이 아닌 스스로 인식하고 있는 개인의 심미적인 문제점들이 정신적으로 엄청나게 많은 스트레스를 주는 것은 익히 알려져 있는 사실이다. 치아와 잇몸의 관계는 심미적인 면에 굉장히 중요하다. 이 술식은 당연히 선택적인 술식임에도 불구하고 점점 더 많은 환자들이 개인적인 이유에 의해 이 술식을 요청하고 있다.

치관길이 연장을 위한 보존적인 치주판막술식

대부분 수술적 치관길이 연장술은 치은절제술에 의해서 해결될 수 있다. 과거의 연구에 의하면 치주판막수술을 요구하는 일부 경우에는 주관적으로 인지되는 필요에 따르기보다는 생물학적 폭경의 실제 필요성을 이해하고 적용함으로써 골삭제를 적게 하고 보다 나은 심미적인 결과를 얻을 수 있다. 이러한 접근방법은 또한 치질(tooth surface)의 과도한 노출이 필요없는 변화된 수복방법과 재료를 반영한 것이다.

생물학적 폭경 복습

임상적 치관길이 연장술은 치은열구, 접합상피 및 결합조직 사이의 비율에 대한 연구에 의해 실시된다. 전통적으로 임상가들은 수복물의 변연과 치조골 사이에 3mm에서 5.5mm의 거리가 있어야 한다고 교육받아 왔다.[1-4] 이 목적을 이루기 위해서 대부분의 수술적 술식은 치조골을 삭제해야 한다. 이는 치아구조를 망치고 심미적 상황을 바꿀 수 있다(그림 5-19).

이제부터 설명할 것은 개인적인 임상경험과 결론이지만 대부분 문제없이 적용될 수 있을 것으로 생각된다. 기본 전제는 다음과 같다:

1. 향상된 수복 기술과 수복 재료로 인하여 궁극적으로 노출되어야 하는 건전한 치질의 양은 예전에 비해 상대적으로 적다. 대부분의 경우에서 수복치료를 하기 위해서는 2mm 정도의 치질만 있으면 된다.
2. 골삭제는 수복할 때 골 연하로 변연이 위치될 경우 그리고 치은절제술만으로는 해결할 수 없을 경우에 시행하게

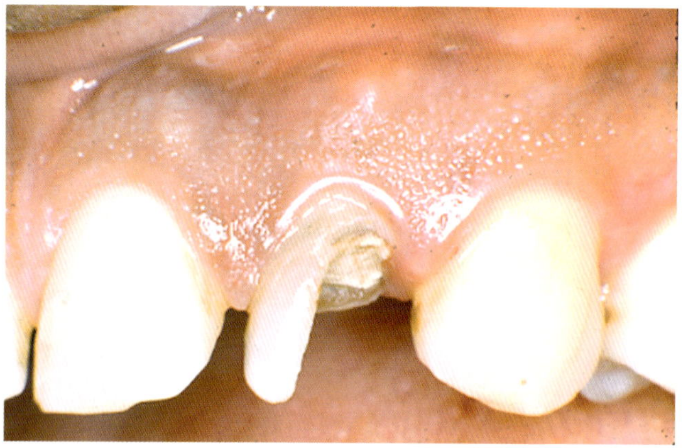

그림 5-19A. 이 치아에 치관길이 연장술을 시행하는 것이 바람직한가를 평가한다. 이 경우 적절한 부착상피가 있다. 만약 치관길이 연장술을 시행한다면 치아는 임상적 치관이 길어지는 결과를 초래할 것이다. 이는 환자의 smile line에 영향을 미치고 심미적으로 안 좋은 결과를 이끌어내게 된다.

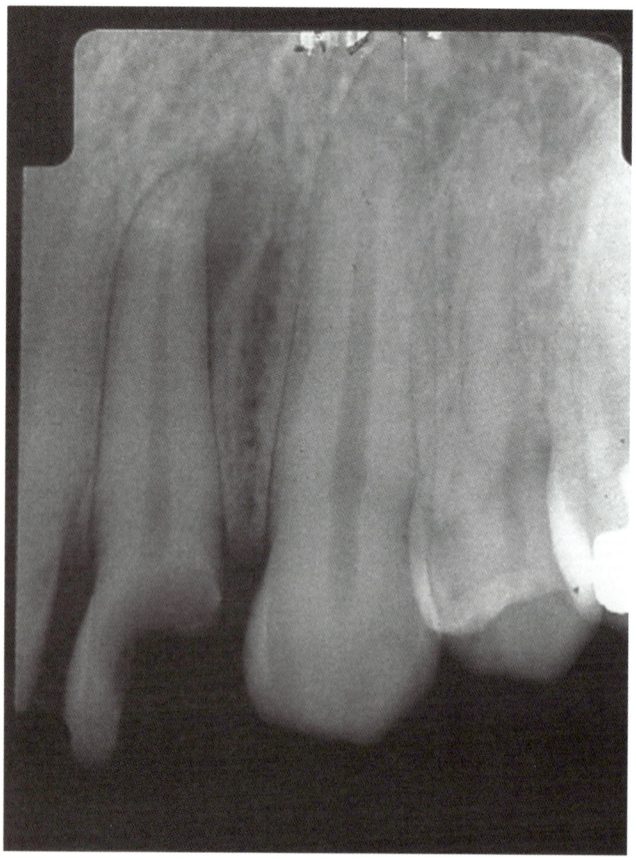

그림 5-19B. 제안된 치관길이 연장술을 시행하기에 골상태가 좋음을 보여준다. 신경치료가 끝난 후 일정기간 임시 치관을 제작하여 쓰도록 함으로써 최종결과를 예측할 수 있는 것이다.

된다. 이는 그리 흔하게 일어나는 경우는 아니다. 대부분 판막을 거상하면 골삭제가 필요 없을 정도로 변연과 골

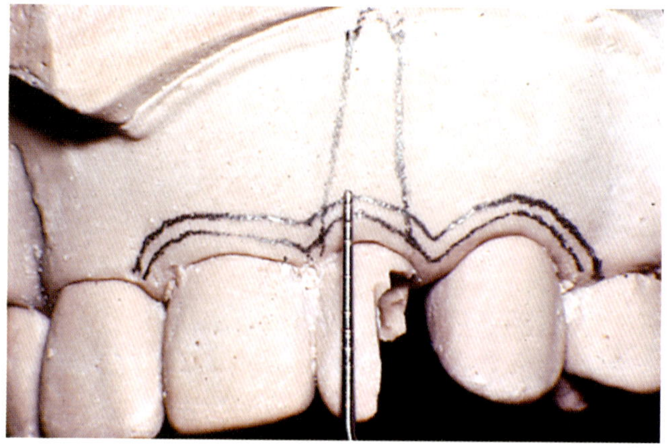

그림 5-19C. 이 모형의 경우, 수직적인 관계를 평가한다.

의 거리가 떨어져 있다. 이는 염증반응에 의해 또는 생물학적 폭경에 의해 만들어진 자연적 공간에 의해 생긴 것으로 볼 수 있다.

3. 만약 판막이 치조정에 위치된다면 몸은 자연적으로 이를 보상하기 위하여 생물학적인 폭경을 제공할 것이다. 생각컨대 생물학적인 재흡수에 의해 그렇게 되는 것이다. 진료를 통한 경험이 이 현상을 증명해 준다. 연조직을 골에서 제거하는 치은절제술의 사례를 생각해보라. 안정적으로 최종 회복된 경우에는 두정 연조직의 재생 없이도, 정상적인 치은열구와 접합상피를 확인할 수 있다(탐침 · 술식에 의해 나타나는). 이것 또한 골의 생리학적 재흡수에 기인하는 것으로 생각된다. 만약 연조직 판막이 치관측이나 치조정에 위치된다면, 몸은 전통적 방법에 따라 골제거를 하지 않더라도 치은 열구를 생성하거나 생물학적 부착을 하기 위해 적합한 골을 재흡수할 것이다. 따라서 3mm 생물학적 폭경의 공간을 허용하기 위해 골을 제거하기보다는 판막을 직접 치조정에 위치시키고 판막 밑에 필요한 공간을 만들어 준다. 이러한 방법은 최소 골의 3mm을 보존하고, 치아의 안정성을 향상시키며 심미적으로 다양한 효과를 나타낸다(그림 5-20).

치주판막수술을 위한 적응증

판막술식은 치관길이 연장술에서 치은절제술을 대신하여 다음과 같은 경우에 시행될 수 있다:

1. 제한적인 각화부착치은이 존재할 경우. 이를 치은절제술

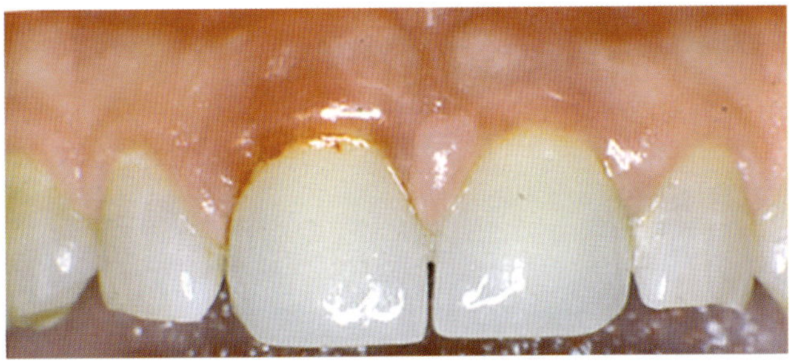

그림 5-20A. 상악 우측 중절치와 상악 좌측 중절치에서 과도하게 연장된 변연을 보인다. 이는 생물학적 폭경을 침범하였기에 만성적인 염증을 유발하게 되는 것이다.

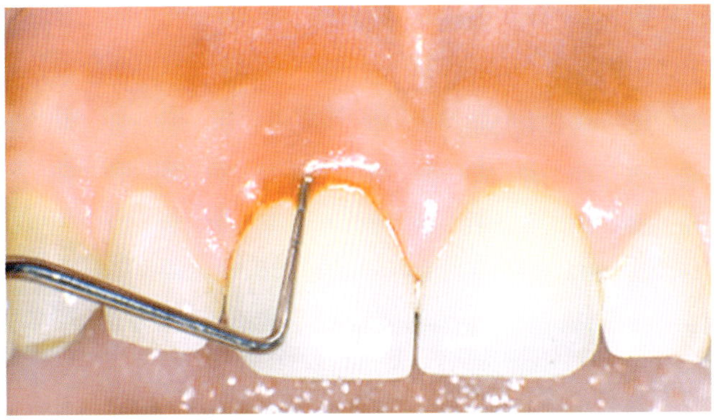

그림 5-20B. 탐침은 치주낭의 깊이를 보여준다.

로 제거할 경우는 치은점막상의 결손부를 형성할 수 있고 부가적 연조직 처치가 필요할 수 있다. 이때 판막수술이 적응증이 될 수 있다. Flap 위치를 치근단 쪽으로 위치시킴으로 인해 각화부착치은의 양을 보존하거나 증가시킬 수 있다.

2. 충치나 치근흡수 또는 파절부위가 골 하방에 위치되어 있을 경우. 이 경우 어쩔 수 없이 골삭제를 동반하여 판막수술을 시행하여야 한다. 정도가 너무 심한 경우는 어쩔 수 없이 발치를 고려해야 한다.
3. 치조골은 건강하고 정상 높이지만 술식이 연조직의 높이를 치은절제술로 이룰 수 있는 것보다 더욱 치근단 쪽으로 위치시켜야 할 때. 즉, 치아길이가 짧아서 CEJ 를 넘어서까지 보철물의 변연을 설정하여야 할 veneer나 crown의 경우에 해당된다.

치주판막수술 술전 평가

치주판막수술은 치은절제술보다 훨씬 복잡하다. 이 술식과 동반하여 항상 움직이는 판막을 고정하는 봉합이 이루어진다. 그러므로 임상가는 반드시 여러 가지 봉합방법을 숙지하고 있어야 한다. 게다가 골을 삭제할 필요성이 있으므로 임상가는 치조골, 치아 지지 및 골치유의 생리학적 과정 등을 숙지하고 있어야 한다.[23]

치관길이 연장술은 정상주위조직과 건강한 조직에서 이루어지는 국소적인 술식이기 때문에 판막거상으로 인해 생길 수 있는 조직의 영향 및 심미적인 영향을 고려해야 한다. 이상적인 판막 설계와 건강한 부위로의 연장 등을 고려해야 한다.

치조골 삭제를 고려해야 할 경우는 그로 인해 치아의 지지

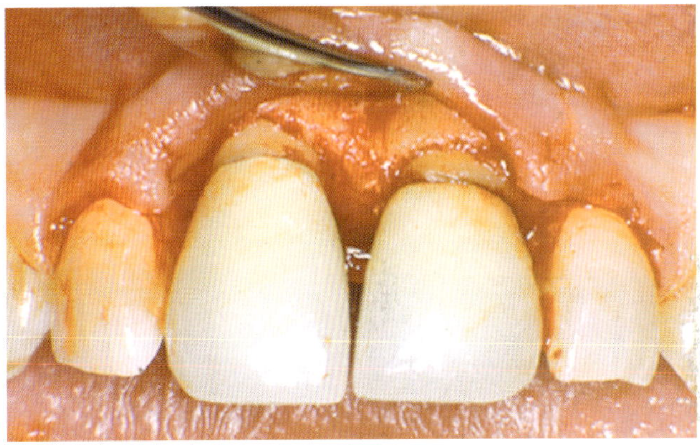

그림 5-20C. 위에서 볼 수 있는 것 같이 염증 반응이 아니라 생물학적인 폭경을 얻기 위한 physiologic resorption에 의해서 골흡수가 일어나 있다.

구조가 없어져 결과적으로 치아의 동요도가 생길 수 있다는 것을 숙지해야 한다. 방사선적인 평가는 필수적이며 술전에 보다 주의 깊은 검사가 필요하다. 골삭제는 4분악을 넘는 판막술식을 넘어서서 더 많은 결정사항, 수술기술, 술전 평가 등이 필요하다.

임상가는 이 시점에서 자신이 치료할지 아니면 전문가한테 보낼지를 결정해야 한다. 치관길이 연장술이 시행될 부위는 적절한 치료와 구강위생관리를 통해 건강하게 유지되어야 한다. 이는 건강한 조직이 수술 후 예측 가능한 결과를 보장하기 때문이다.

다른 치주수술과 마찬가지로 수술하고자 하는 부위는 구강위생이 깨끗한 상태로 유지되어야 한다. 건강한 조직이 보다 예측 가능한 치유과정을 보이기 때문이다.

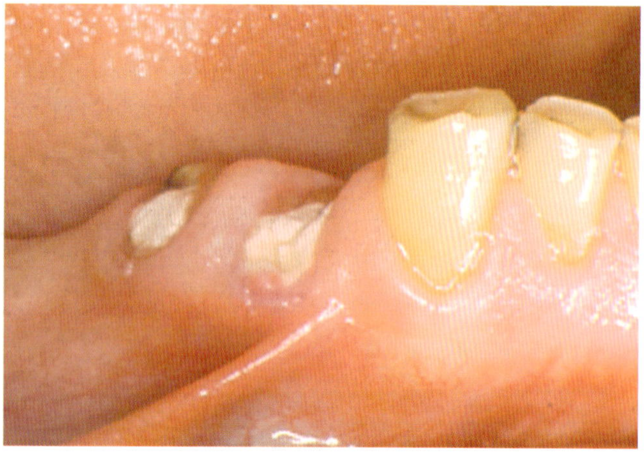
그림 5-21A. 술전 협면 사진.

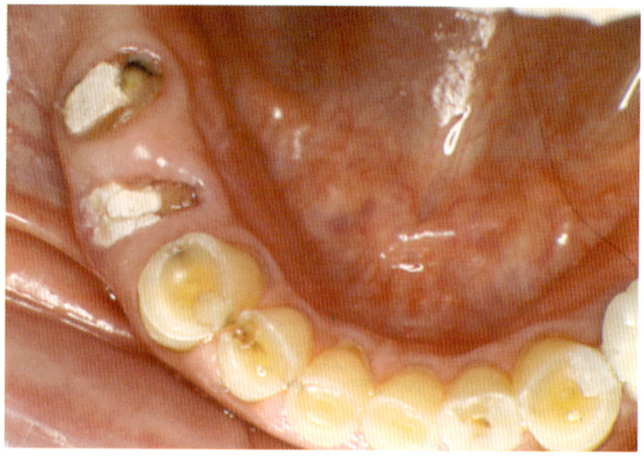
그림 5-21B. 술전 교합면 사진.

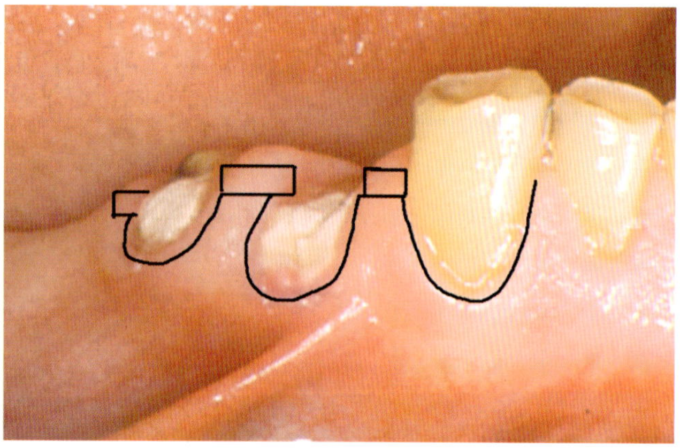
그림 5-21C. 치간부가 완전히 닫히게 되는 판막 설계.

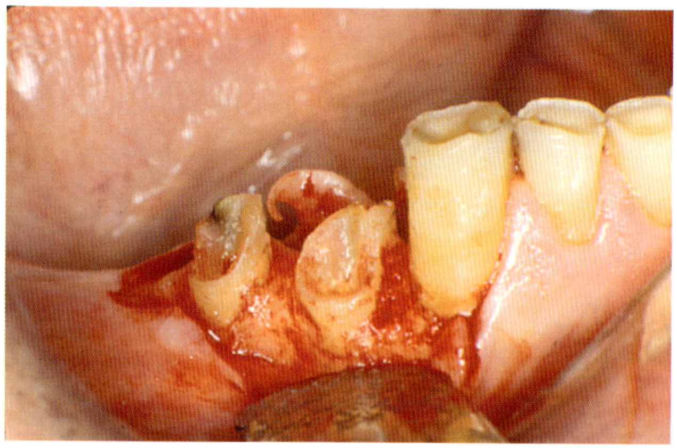
그림 5-21D. 판막이 거상되어서 시야가 확보되어 debridement하고 판막을 재위치 시키게 된다.

수술적 치관길이 연장술에서의 판막 다루는 방법

여기서는 보다 복잡하고 어려운 치관길이 연장술에 대해 설명한다. 성공적 진단과 치료를 위해서는 더 많은 지식과 경험을 필요로 한다.

마취

치주판막수술은 치은절제술에 비해 많은 시간을 필요로 하는 술식이기 때문에 환자는 이를 major surgery로 인식할 수 있다. 그러므로 진정요법이 추천될 수 있다. 수술하는 특정 부위뿐만 아니라 주변조직도 어느 정도까지 국소마취를 해줘야 한다. 1:50,000 epinephrine을 출혈을 조절한다는 의미에서 주입해야 한다.

탐침 술식

하방 치조골의 모양을 치주탐침을 이용하여 살펴보는 과정이다. 인접 부위도 또한 조사되어야 한다. 이 과정을 통해 하방 골조직의 모양을 상상할 수 있는 것이다.

판막 설계

그림 5-21을 보면 절개가 들어가야 하는 방향을 알 수 있다. 치관길이 연장술을 위하여 절개방법을 결정하는 데는 세 가지 요소가 있다.

첫 번째, 각화 조직을 최대한 보존할 수 있는 절개방법을 선택해야 한다. 최소한의 각화치은만 있는 경우 절개는 gingi-

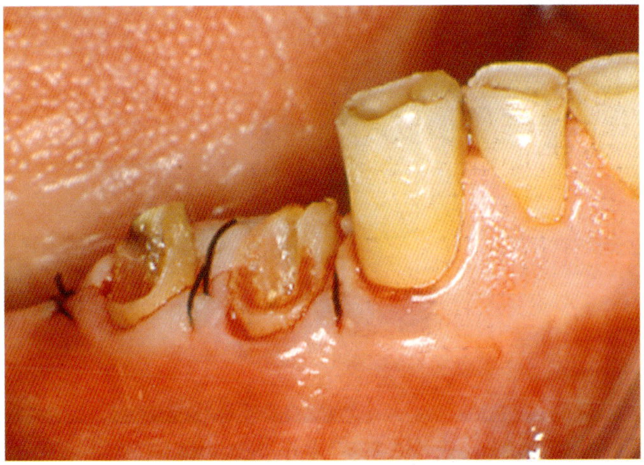

그림 5-21E. 판막을 치근단 방향으로 위치시키고 봉합한 모습. 골삭제는 이루어지지 않았다.

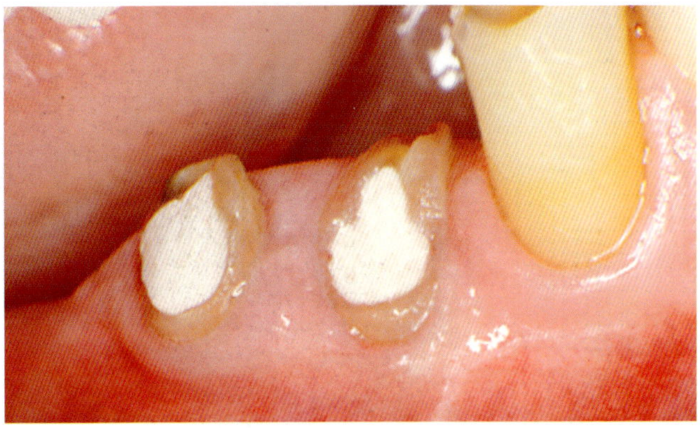

그림 5-21F. 4주 뒤 치유된 협면쪽 모습.

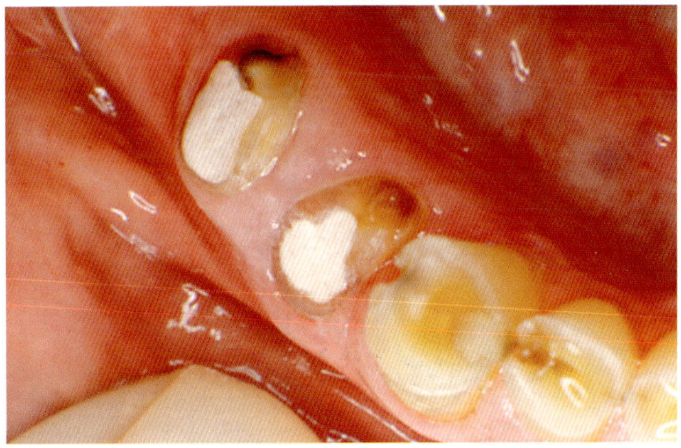

그림 5-21G. 4주 뒤 치유된 교합면 모습.

val margin에서 0.5~1mm 정도 떨어져서 시행해야 한다.

두 번째, bulky한 조직은 얇게 만들어야 한다. 만약 골로부터 얇은 연조직을 떼어낼 필요가 있을 경우에는 blade의 각도가 45도에서 치아장축에 거의 평행할 정도로 절개를 실시한다. 치은열구 또는 치은 변연보다 약간 아래쪽에다 절개를 시행한다. 치은이 bulky해서 안쪽으로 얇게 할 필요가 있다면 내사면 절개를 실시하여 하방골로부터 조직이 잘 박리되도록 해야 한다.

세 번째, 판막 설계는 최대한 골을 많이 덮을 수 있고 동시에 판막을 필요한 위치에 위치시킬 수 있어야 한다.

내사면 절개

내사면 절개는 대부분의 판막 수술의 기본이 되는 부분이다.[24] 치관길이 연장술에서 내사면 절개의 목적은 조직을 얇게 함으로써 판막의 변연을 자연스럽게 골이나 치아에 적합되게 하는 것이다.

세 가지의 절개로 구성된다(그림 5-22). 첫 번째 절개는 역사면 절개이다. 이는 각화조직을 많이 남기고 **안쪽** 조직을 얇게 하는 역할도 하게 된다. 이는 치은절제술과 반대되는 개념으로 생각하면 된다. #15, #15-C, #11, #12 blade를 사용하게 된다. 뼈에 닿을 때까지 절개를 시행하게 된다. 이 절개방법을 통해서 바깥쪽 판막을 원하는 두께만큼 남겨놓게 된다. 그리고 나서 치간 부위로 절개가 진행된다.

두 번째 절개는 치간 부위에서 내면의 thinning을 위해서 시행한다.

마지막 절개는 치아에 붙어있는 여분의 조직들을 떼어내기 위해서 시행한다. 치아장축에 대해서 수직적인 방향으로 가해지게 된다. 이 절개 역시 치조골까지 닿아야 한다. 이로 인해 치아주위의 조직 변연을 효과적으로 제거할 수 있다.

내사면 절개방법은 치은절제술을 사용하는 대신 얇은 치은 증식이 있는 경우에 사용될 수 있다. 이 miniflap 과정은 표면 조직을 견고하게 만들어주고 판막이 치조정과 치아 표면에 잘 적합될 수 있도록 해준다. 결과적으로 보다 심미적이고 기능적인 상태가 되도록 해준다.

다시 언급하지만 판막의 모양을 설계하는 것은 가능한 한 많은 양의 골을 덮을 수 있어야 하고, 적당한 연조직의 두께를 제공할 수 있어야 하며, 각화 조직의 양을 최대한 보존할 수 있어야 한다. 처음 절개를 시작하기 전에 머릿속으로 이러한 원칙들을 한번 생각해 보고 진행해야 한다. 최종 판막 위치가

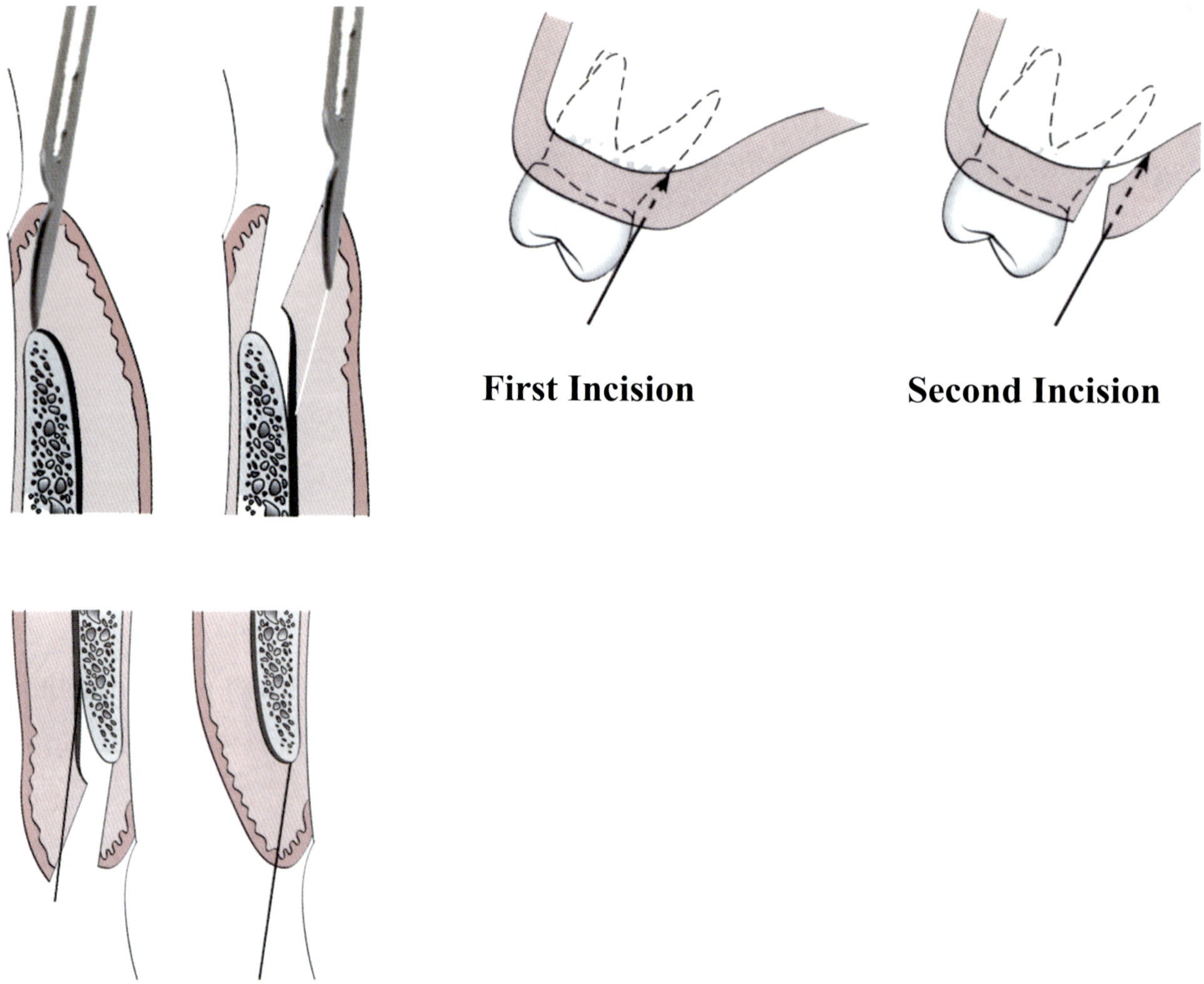

그림 5-22. 내사면 절개의 세 가지 절개방법.

최종 결과를 좌우하기 때문에 판막 모양을 설계하는 것은 매우 중요하다.

지금까지 언급되어 왔던 판막을 envelope flap이라고 한다. 이 판막으로 적절한 치아를 위치시키고, 깊은 충치와 파절면을 노출시킬 수 있다. 이 판막으로 판막 변연을 치근단 쪽으로 위치시킬 수도 있다. 이럴 때는 수직절개가 필요하다. 이는 또한 vertical releasing incision이라고 하기도 한다.

이러한 수직절개는 한쪽 또는 양쪽 끝에서 시행할 수 있다. 이 방법으로 각화치은의 손상 없이 판막을 치근단 방향으로 위치시키는 것이 가능하다. 보통 수직절개는 치아의 line angle에 만들게 되는데 이로 인해 치간유두를 보존할 수 있다. 수직절개는 골상에 시행되고 mucogingival junction을 지나서까지 시행된다. 이로 인해 근육의 영향을 받지 않고 판막이 치근단 하방으로 위치될 수 있는 것이다(그림 5-23).

판막거상

판막거상은 두 가지 방법으로 혹은 이 두 가지 방법을 혼합하여 시행할 수 있다.

1. 판막설계를 위한 절개를 시행할 때 부분층 판막이 동시에 만들어진다. 각화치은의 전체 또는 어느 부위가 blunt dissection을 이용하여 거상된다(a periosteal elevator, Kirkland knife 등이 사용될 수 있다). 이 miniflap은 조심스럽게 거상되어야 한다. Blade는 하방 골과 평행하게

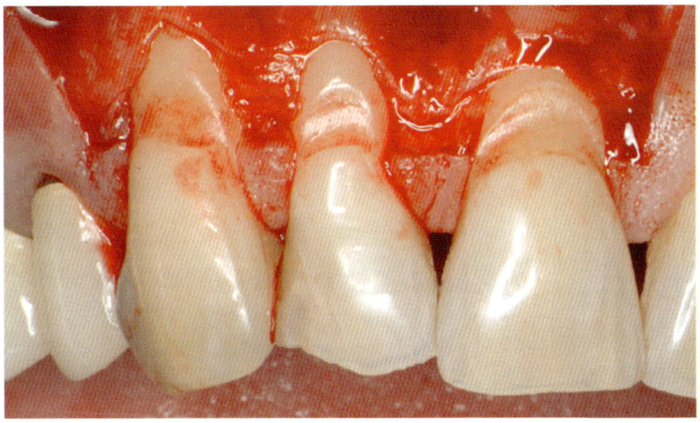

그림 5-23. 수직절개를 시행하여 전층판막을 거상한 모습을 보여준다. 치조골과 치간유두가 잘 보존될 수 있다.

위치되고 조직은 vestibule로 수직적으로 절개된다. 결합 조직의 일부는 골 표면에 남게 된다. 부분층 판막을 만들 경우 치조골에 대해 움직이는 판막의 부분을 긴밀하게 봉합하기에 용이하다.

2. 전층 판막은 blunt dissection을 통해 만들어진다. 골로부터 골막을 분리한다. 골삭제가 필요할 경우 이 판막을 만들게 된다. 절개는 치은열구 내에서 골을 향해 만들어진다. 전체 골막이 periosteal elevator나 비슷한 기구로 거상된다. 이 전층 판막은 근육의 저항이 없이 원하는 위치에 판막을 위치시키기에 충분하다(그림 5-23).
3. 위의 두 가지 판막을 같이 사용하는 방법은 골삭제가 필요하지만 판막의 위치는 변하지 말아야 할 경우에 사용된다. 처음에는 전층 판막이 blunt dissection에 의해 원하는 만큼 치아와 골을 노출시킬 수 있도록 거상된다. 절개는 vestibule로 넘어가면서 부분층 판막을 만들게 된다.

수술부위 평가

판막이 거상되었을 때 치아와 골의 만나는 부위가 검사되어야 한다. 치아가 수복될 수 있는지 아닌지 결정해야 할 중요한 시점이다. 때때로 충치의 범위나 흡수의 양을 통해 치아가 수복될 수 있을지 결정한다. 보이지 않는 파절면은 판막을 거상한 후에만 관찰 가능할 수도 있다. 이럴 경우 발치를 해야 할 경우도 있다.

골 지지를 심도 깊게 평가해야 한다. 골이 어떤 목적에 의해 삭제되어야 한다면 어느 정도 삭제해야 할 것인가? 이로 인해 치아의 동요도가 어느 정도 증가할 것이며 또한 심미적인 면에서 어떠한 변화가 있을 것인가를 평가해야 한다.

데브리망

Debridement은 치아를 깨끗이 하고 염증조직을 제거하는데 사용되는 모든 기술을 일컫는 용어이다. 이는 ultrasonic, rotary, hand instrument를 통해서 시행될 수 있다. 세균이나 염증이 없는 경우에 동통 없이 치유가 빠르고 예측 가능해진다.

치아는 치태나 치석이 없어야 한다. 언제까지 진행하는지는 sealing과 치근면 활택술에서와 같다.

육아조직이 치조골로부터 제거되어야 한다. 이는 특히 치아와 골이 만나는 부위에서 중요하다.

어떠한 육아조직은 일반적으로 연조직 판막의 밑에 존재한다. 이는 가위나 blade를 이용해서 제거될 수 있다.

잘 치유되지 않을 상처부위가 이렇게 육아조직을 제거함으로써 빠르게 치유될 수 있는 부위로 바뀌게 되는 것이다. 그리고 식염수로 이 부위를 잘 씻어서 감염의 위험을 줄여야 한다.

골삭제

앞서 언급한 바와 같이 대부분의 경우는 골삭제가 필요 없다. 골삭제가 필요한 경우는 여러 도구를 사용하여 실시할 수 있다(그림 5-19~21, 5-23).[25]

Rotary burs, high-speed나 low-speed 어느 쪽이나 사용 가능하다. #4, #8 carbide 또는 diamond round burs가 흔히 사용된다. 대부분의 연구에서는 날카로운 carbide bur가 diamond bur에 비해 더 적은 열을 발생시켜 손상을 덜 입힌다고 밝혀져 있다. 어떤 경우든 반드시 물을 사용하여 debris를 제거해줘야 한다.

Round bur가 가장 처음 사용되어서 원하는 양의 골을 치아 주위에서 삭제하게 된다. 치아를 수복하기 충분한 양의 치질을 노출시켜야 하고 심미적으로 필요한 양도 확보하여야 한다. 이미 언급된 것처럼 대부분의 수복치료를 위해서는 치은변연 상방으로 1~2mm 정도의 치질만이 필요하다.

End-cutting bur가 사용될 수 있는데,[24] 이 bur는 round bur에 비해 치아 자체에 손상을 최소화할 수 있다는 장점이 있다.

Round burs는 치아 주위로 그리고 인접면 부위에서 자연스러운 생리학적 형태로 골을 다듬는 데 사용된다. 결국 판막이 잘 위치될 수 있는 형태로 골 형태를 만들어 주는 것이다.

Hand instruments는 전형적으로 치아 주위로 골을 약간 제거하거나 refine할 때 사용된다. Bur보다 hand instruments가 치아 자체에 주는 손상이 훨씬 덜하다. Rhodes back action chisel 같은 것이 많이 쓰인다.

판막 안정화

이 단계에서 판막을 한번 위치시켜서 치유된 후 판막 변연의 위치가 처음 의도했던 대로 되었는지 확인한다. 가위나 blade 또는 다른 도구들을 이용하여 판막의 minor한 reshaping을 실시할 수 있다.

치유되는 기간 동안 판막을 원하는 위치에 고정시키기는 것은 수술적 치관길이 연장술에서 꼭 필요한 과정이다. 대부분의 고정은 봉합을 통해 이루어진다. 봉합은 일반적으로 짧은 문장으로 표현된다. "그리고 판막을 제 위치에 봉합시킨다"는 문장에서 치과영역에서 봉합과정은 minor한 procedure로 치부된다는 것을 알 수 있다. 그러나 현실은 봉합방법 또는 봉합종류가 전체 과정의 성패를 좌우한다.

전형적으로 판막의 위쪽부위를 먼저 제 위치시키고 봉합한다. 그리고 수직적인 절개가 봉합된다.

봉합 종류

사용된 종류의 봉합은 개인의 경험이나 유용성에 의해 결정되는 것 같아 보인다. 특별한 봉합 물질의 성공적인 사용은 보통 어떤 특별한 종류의 봉합사를 사용하는지보다는 사용되는 봉합방법과 밀접하게 연관되어 있음을 알 수 있다. 현재는 굉장히 많은 종류의 봉합사가 나와 있는 상태이다. 간단한 분류를 이 장에서 설명하고자 한다.

흡수 봉합사. 흡수 봉합사는 합성사일 수도 있고 biologic source로부터 만들어진 것도 있다. 이들의 가장 좋은 점은 나중에 제거할 필요가 없다는 것이다. 조직에 미치는 자극이 적다. 수술부위에서 세균이 모이는 양상도 훨씬 덜하다. 그러나 흡수가 다소 늦게 또는 다소 빠르게 이루어질 수 있다. 매듭을 묶을 때 풀릴 위험이 높으므로 한 번 더 묶어줘야 한다.

비흡수 봉합사. 비흡수 봉합사는 물론 제거를 필요로 하는 봉합사이다. Silk로 된 것도 있고, stainless steel일 수도 있으며, synthetic formulation일 수도 있다. Silk는 봉합하기 쉽지만 나중에 bacteria가 잘 모여서 문제를 야기할 수 있다. 이는 특히 얇은 조직에 봉합을 할 때 더욱 그러하다. 앞으로 여러 가지 사용 가능한 봉합사를 조사하여 각각의 임상적 상황에 맞춰서 잘 사용하도록 장단점을 파악하고 있어야 한다.

봉합방법

판막은 하방 결합조직이나 골에 잘 붙을 때까지 위치에 잘 고정되어야 한다. 이는 봉합의 역할이다. 모든 경우에 통용되는 한 가지 봉합방법은 없다. 경험이 많은 수술의사는 경우에 따라 알맞은 봉합방법을 생각해내서 사용할 수 있다.

단일 단속 봉합

가장 간단하게 사용될 수 있다. 협면 쪽에서 판막을 통과시켜서 설면 쪽으로 나오게 하여 묶는 과정으로 봉합을 시행한다. 훌륭하게 판막을 서로 맞닿게 만들 수 있다. 이 봉합방법은 수직절개를 봉합하는 데 가장 보편적으로 사용되는 봉합방법이다. 그러나 너무 긴밀하게 봉합할 경우 판막이 겹쳐져서 이상한 모양으로 치유된다.

수직 매트리스 봉합

이는 일반 외과 영역에서 상처부위를 닫는 방법을 변형시킨 봉합방법이다. 치과영역에서 치아의 위치는 이 봉합방법을 변형시켜야만 했다. 대부분의 치관길이 연장술에서 이상한 모양으로 덩어리를 만들지 않으면서 판막을 서로 잘 맞닿게 만들거나 골 쪽으로 당겨 위치시킬 수 있다는 장점이 있다. 이 봉합방법으로 조직과 골 사이의 공간을 최소화할 수 있다. Vertical mattress 봉합방법이 치아주위에서 사용할 수 있는 좋은 봉합방법이다. 단일 단속봉합보다는 다소 어렵지만 배울 만 한다. 그림 5-24에서 기본적인 사항을 보여준다. 봉합은 협측에선 밖에서 안으로 들어가는 것으로 시작해서 안에서 밖으로 나오게 된다. 골을 지나 설측판막에선 밖에서 안으로 들어오는 것으로 시작해서 안에서 밖으로 나오게 된다. 그 후 다시 끌어와 매듭을 진다. 매듭은 처음 봉합시작점으로 당겨서 이뤄진다. 이로 인해 판막이 말려 올라오는 것을 방지하면서 판막을 골에 밀접하게 붙이게 된다.

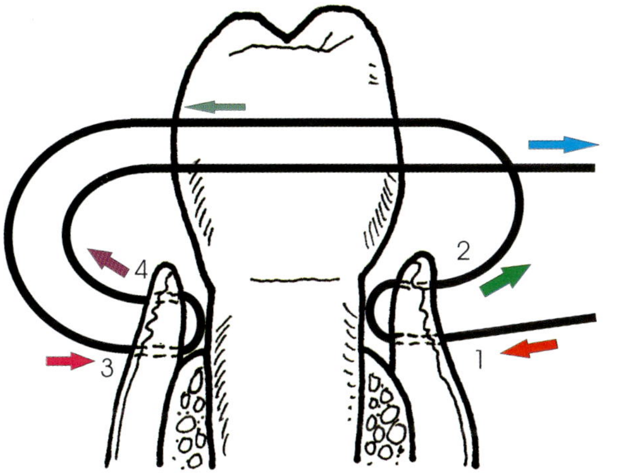

그림 5-24A. 저자의 vertical mattress 봉합방법은 협설면의 판막을 치근단 위치로 위치시킨다. 이 봉합은 치아와 하방 골에 대해 견고하게 판막을 고정시킨다.

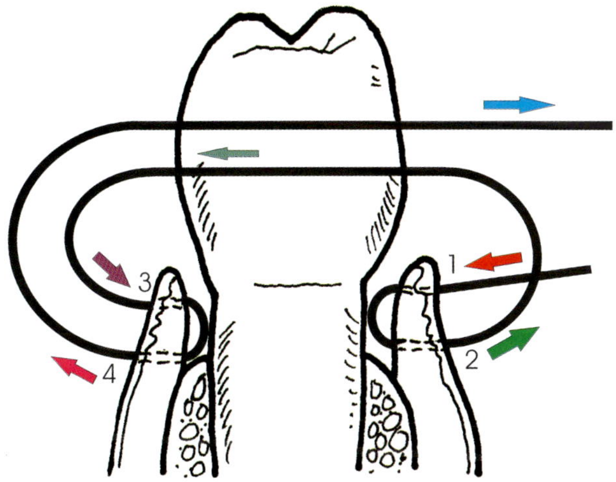

그림 5-24B. 위에서 설명된 것과는 다른 봉합방법을 보여준다.

Sling 봉합

이 봉합방법은 치유되면서 판막이 어느 정도 움직이는 것을 허용한다. 이론적으로는 이 과정을 통해 판막이 근육에 영향을 받지 않는 좋은 위치를 찾아 치유된다는 것이다.

판막이 손으로 위치되고 봉합이 밖에서부터 안쪽으로 이루어진다. 그리고 결찰을 하게 되면 봉합사 자체가 판막의 수직적인 부분을 스스로 제한하게 된다. 판막에는 앞뒤로 가는 움직임이 가능해지지만 봉합에 의해 제한을 받게 된다.

이 봉합 후에 판막을 잘 고정시키길 원한다면 periodontal dressing을 잘 해주어야한다.

수직절개 후 봉합

일반적으로 제일 마지막에 봉합되어야 하는 곳이 수직절개를 한 곳이다. 입술과 볼이 양쪽에서 당겨지므로 약간의 치근단 방향으로의 tension이 수직절개한 부위에 가해진다. 이는 절개부에서 연조직이 측방으로 당겨지는 결과를 초래한다. 이 위치를 잡고 있으면서 single interrupted 봉합을 절개선의 길이를 따라 위치시킨다. 양쪽 판막을 맞닿게 하려는 시도를 하면서 knot를 만들게 되는데 충분한 긴장이 봉합에 위치된다. 결과적으로 겹치지 않고 양쪽 판막이 만나게 된다. 만약 knot 가 치근단 쪽으로의 긴장감 없이 묶여지게 되면 조직은 겹쳐져서 scar tissue를 만들게 된다. 심미적으로 문제를 만들 가능성도 있다.

봉합이 완성된 후에 판막은 치아나 골에 대해 압박되어야 한다. 압박은 손가락으로 눌러서 하기도 하고 gauze로 누르기도 하며 ice packing하기도 한다. 이는 또한 필요없는 피를 뽑아내서 fibrin clot이 잘 형성되도록 한다. 압박을 제대로 하지 않으면 clot이 형성되어서 치유가 지연되고 술후 동통과 감염의 원인이 되기도 한다.

술후 관리

대부분의 판막 수술은 항생제 coverage가 필요하다. 일반적으로 항생제를 사용해야 한다는 것을 뒷받침해줄 많은 연구들이 있다.[25]

가장 일반적으로 사용되는 항생제는 페니실린과 테트라사이클린 및 독시사이클린이다. 술전에 하루 전이나 1시간 전에 투약하는 것이 가장 효과적이라고 알려져 있다. 보통 5일 분량을 처방하게 되는데 이는 치유에 관한 연구 및 판막의 정상적인 maturation과 연관된다.[26]

구강 양치액은 수술부위 세균을 조절하는 데 효과적으로 사용될 수 있으므로 술후에 반드시 사용되어야 한다. 클로르헥시딘이 가장 효과적인 구강 양치액으로 간주된다.[27]

치석의 침착과 치아 착색이 클로르헥시딘을 사용했을 때 나타날 수 있는 부작용이다. 저자는 수술부위에 즉시 국소적으로 적용하는 것을 더 선호한다. 하루에 두 번씩 솜에 클로르헥시딘을 묻혀서 수술부위에 적용하는 방법이다. 이는 클로르헥시딘으로 인한 부작용을 최소화할 수 있는 방법이다.

Periodontal dressing은 과거보다 덜 사용된다. 주로 치은절제술 후 수술부위를 덮기 위해 개발되었지만 치주판막수술에서도 보편적으로 사용되고 있는 경향이다. 그러나 오히려 세균이 모이는 단점이 있고 별 필요하지 않은 과정이라고 생각되어서 그 사용은 매우 감소하고 있다.[28] 대부분의 임상가들은 봉합을 잘하고 구강 양치액을 사용함으로써 이를 대신하고 있다.

Ice pack은 수술부위에 적용하여 술후 부종과 동통을 감소시킬 수 있다. 24~48시간 정도만 사용한다.

이 ice pack은 부종을 감소시킬 뿐 아니라 수술부위를 압박하는 효과도 있다. 보통 치관길이 연장술을 시행할 경우는 식사할 때 그다지 주의할 점은 없지만 보다 넓은 부위를 수술할 경우에는 식사를 액체 위주로 바꿔야 한다.

발사

봉합은 1~2주 뒤에 제거한다. 일반적으로 1주일 뒤에 제거한다. 발사한 후에도 클로르헥시딘은 추가적으로 1주일 동안 사용될 것이 추천된다. 그 후에 일반적인 구강 위생관리법이 시작된다. 만약 치유가 빠르게 이루어졌다면 바로 칫솔질과 flossing을 시작할 수도 있다. 술후 이상적 치유가 일어났다면 세균 침착을 막아주는 것이 중요하다.

술후 합병증

"가장 좋은 치료는 예방"이라는 유명한 말이 있다. 이는 구강영역 모든 수술에 해당된다. 더 많은 경험을 한 의사가 더 적은 합병증을 경험하게 된다. 그럼에도 불구하고 여전히 합병증 가능성은 조금씩은 존재하게 된다. 가장 일반적인 경우들이 이 장에서 소개되고 또한 예방방법과 적절한 처치에 대해서도 설명한다.

출혈

적은 양의 출혈이 대부분의 판막 수술에서 발생한다. 정교한 절개와 수직절개를 잘 마무리할 수 있는 봉합 및 수술부위 압박을 통해서 이는 가장 잘 예방될 수 있다. 수술 후 거즈로 압박을 가하고, 환자는 처음 몇 시간 동안 ice pack을 하도록 교육받는다.

만약에 출혈이 재발되는 곳이 있다면 환자를 다시 내원시켜서 blood clot을 제거하고 다시 압박을 통해 지혈을 유도해야 한다. 간혹 다시 봉합을 시도해야 할 경우도 있다.

감염

예방을 목적으로 항생제가 술전에 투약되어야 한다. 그럼에도 불구하고 감염이 생긴다면 치과의사는 가능한 원인들을 알아야 하고 corrective procedure를 시작해야 한다. 판막 하방에 남겨진 surgical debris, clot이 형성됨으로 인한 지연된 hemorrhage와 감염 그리고 환자의 전신적인 문제가 빈번하게 있을 수 있는 원인이다.

대부분의 경우는 주의 깊은 irrigation으로 조절될 수 있고, 항생제를 사용할 수 있으며, 특정 세균에 보다 민감한 항생제를 사용할 수도 있다. 목표는 단지 문제를 수정하는 데 있지 않고 반드시 cellulitis를 예방할 수 있어야 한다. 이는 감염이 정상적인 몸의 cavity나 space로 들어가지 않도록 정맥주사를 통해 항생제를 투약하는 것을 의미한다.

동통

술전 1시간 전에 하는 진통제 투약의 효과에 대해 많은 의학적, 치의학적 연구가 이루어져 왔다. 보편적인 의견은 통증을 나중에 완화시키는 것보다 미리 예방하는 것이 낫다는 것이다.

각각의 환자는 통증에 반응하는 것이 모두 다르다. 보통 환자에게 다른 수술을 받을 때 어떤 진통제를 썼느냐는 질문을 통해서 그 환자의 반응을 예측할 수 있다.

수복치료를 하기 전 치유시간

판막수술 후 수복치료를 시작하기 전 얼마나 기다려야 하는지는 논란의 여지가 많은 주제이다. 여러 가지 고려해야 할 사항이 있다. 모든 것은 실제 임상이나 연구를 통하여 나온 것이다. 대부분의 조직학적 연구는 4주 뒤 성숙한 상피의 존재와 잘 만들어진 생물학적 폭경을 보였다.[19] 수술적 치관길이 연장술에서 골의 형태를 성형한 후에 골의 remodeling은 술후 6개월까지 진행될 수 있다.

판막수술 후 보편적으로 생각되는 치유기간은 6주 이상이다.[26] Kois라는 사람은 어떤 환자에서는 안정적인 치은의 위

치를 잡는 데 심지어 3년 이상도 걸린다고 발표한 바 있다.[27]

수복치료를 하는 치과의사에게 중요한 것은 안정적인 치은열구의 형성과 성장이다. 만약 적당한 치은열구 깊이가 없다면 인상을 채득하는 과정과 치아를 preparation 하는 과정은 다시 한번 생물학적 폭경을 침범하게 된다. 이로 인해 치관길이 연장술을 다시 해야 할 경우도 있다. 치은이 건강해지기 이전에 시행된 수복치료는 얇은 치은에서는 치은 퇴축을 야기할 수도 있고, 두꺼운 치은에서는 치은 염증을 야기할 수도 있다. 판막수술 후 성숙된 수술부위는 위에서 언급한 것보다 오랜 기간이 지나야 완성될 수도 있다. 이는 모든 경우에 따라 다르다. 가장 좋은 지침은 6주 이상 기다려야 하는 것이다. 보통 치은절제술을 시행할 경우는 이보다 적은 치유 기간이 필요하다.

수술적 치관길이 연장술 요약

이 장에서는 수술적 치관길이 연장술의 진단과 치료의 기본에 대해 살펴보았다. 임상가가 기본지침으로 사용할 수 있으며, 각각의 경우에 따라 수정할 수 있는 실제적인 임상적 배경 역시 살펴보았다. 어려운 경우일수록 기본이 더욱 중요하다는 사실을 전제로 했다. 대부분 기본을 잘 이해하는 임상가들은 다양한 치료방법을 이용할 수 있다.

치아와 생물학적 폭경의 관계를 잘 연구한다면 거기에는 많은 변이가 있다는 것을 알 수 있다. 이러한 변이 때문에 치과의사는 수술적 방법을 변형해야 한다.[28]

수술적 치관길이 연장술은 치과에서 제대로 이용되지 않는 술식 중의 하나이다. 치과재료의 발전으로 인해 많은 경우 수술적 치관길이 연장술이 필요 없다는 것도 사실이지만 여전히 많은 치아들이 치관길이 연장술을 실시하지 않았기 때문에 나쁜 상태로 있다. 수술적 치관길이 연장술은 매우 간단하고 예측 가능한 술식이므로 필요한 부위에서는 이 술식이 많이 이루어져야 한다.

마지막으로 매우 보존적인 치관길이 연장술이 제시되었다. 이는 자연적으로 이루어지는 골의 흡수를 이용하는 것이다. 이는 골을 보존하면서 치관길이 연장술을 실시하게 해준다.

참고문헌

1. H. Sicher. Changing concepts of the supporting dental structures. Oral Surgery Oral Medicine Oral Pathology 12: 31–35. 1959.
2. A. Gargiulo, F. Wentz, B. Orban. Dimensions and relations of the dentogingival junction in humans. Journal of Periodontology 32: 261. 1961.
3. J. S. Vacek, M. E. Gher, D. A. Assad, et al. The dimensions of the human dentogingival junction. International Journal of Periodontology and Restorative Dentistry 14(2): 155. 1994.
4. B. D. Wagenberg. Surgical tooth lengthening: Biologic variables and esthetic concerns. Journal of Esthetic Dentistry 10(1): 30–36. 1998.
5. A. B. Wade. The relation between the pocket base, the epithelial attachment and the alveolar process. Les Parodontopathies. 16th ARPA Congress, Vienna, 1960.
6. G. C. Armitage. Periodontal diseases: Diagnosis. Annual of Periodontology 1: 37. 1996.
7. J. M. Goodson, A. D. Haffajee, S. S. Socransky. The relationship between attachment level loss and alveolar bone loss. Journal of Clinical Periodontology 11: 348. 1984.
8. M. K. Jeffcoat, I. C. Wang, M. S. Reddy. Radiographic diagnosis in periodontics. Periodontology 7: 54. 2000, 1995.
9. G. Dahlen, J. Lindhe, K. Sato, H. Hanamura, H. Okamoto. The effect of supragingival plaque control on the subgingival microbiota in subjects with periodontal disease. Journal of Clinical Periodontology 19: 802–809. 1992.
10. T. Katsanoulas, I. Renee, R. Allstrom. The effect of supragingival plaque control on the composition of the subgingival flora in periodontal pockets. Journal of Clinical Periodontology 19: 760.
11. E. F. Corbet, W. I. Davies. The role of supragingival plaque in the control of progressive periodontal disease: A review. Journal of Clinical Periodontology 20: 307. 1993
12. N. P. Lang, B. R. Cumming, H. Low. Toothbrushing frequency as it relates to plaque development and gingival health. Journal of Periodontology 44: 396–405. 1973.
13. H. Loe, E. Theilade, S. B. Jensen. Experimental gingivitis in man. Journal of Periodontology 177. 1965.
14. H. C. Sullivan, J. H. Atkins. Autogenous gingival grafts. Periodontics 6: 5–13. 1968.
15. A. Diamanti-Kipioti, F. Gusberti, N. Lang. Clinical and microbiological effects of fixed orthodontic appliances. Journal of Clinical Periodontology 14: 326. 1987.
16. M. Paolantonio, G. Girolamo, V. Pedrazzoli, et al. Occurrence of actinobaccillus actinomycetem comitans in patients wearing orthodontic appliances: A cross-sectional study. Journal of Clinical Periodontology 23: 112. 1996
17. I. Glickman, M. Lewitus. Hyperplasia of the gingiva associated with Dilantin (sodium dipheryl hydantoinate) therapy. Journal of the American Dental Association 28. 1941, 1991
18. T. D. Daley, G. P. Wysocki, C. Day. Clinical and pharmacologic correlations in cyclosporine-

induced gingival hyperplasia. Oral Surgery 62: 417. 1986
19. D. Lederman, H. Lummerman, S. Reuben, et al. Gingival hyperplasia associated with nifedipine therapy. Oral Surgery 57: 620. 1984.
20. B. J. Russel, L. M. Bay. Oral use of chlorhexidine gluconate toothpaste in epileptic children. Scandinavian Journal of Dental Research 86: 52. 1978.
21. F. A. Carranza, E. L. Hogan. Gingival enlargement. M. G. Newman (ed.). Clinical Periodontology, ed. 9. Philadelphia, PA: Saunders. 2002.
22. G. Stanton, M. Levy, S. S. Stahl. Collagen restoration in healing human gingiva. Journal of Dental Restorations 48: 27. 1969.
23. T. N. Sims, W. Ammons. Resective osseous surgery. M. G. Newman MG (ed.). Clinical Periodontology, ed. 9. Philadelphia, PA: Saunders. 2002.
24. R. G. Caffesse, S. P. Ramfjord, C. E. Nasjleti. Reverse bevel periodontal flaps in monkeys. Journal of Periodontology 39: 219. 1968.
25. J. Kois. Altering gingival levels: The restorative connection. Part 1: Biologic variables. Journal of Esthetic Dentistry 6: 3. 1994.
26. J. M. Goodson, A. D. Haffajee, S. S. Socransky. The relationship between attachment level loss and alveolar bone loss. Journal of Clinical Periodontology 11: 348. 1984
27. W. Becker, C. Ochsenbein, E. Becker. Crown lengthening: The periodontal-restorative connection. Complete Continuing Education in Dentistry 19: 239–254. 1998.
28. A. B. Wade. The relation between the pocket base, the epithelial attachment and the alveolar process. Les Parodontopathies, 16th ARPA Congress, Vienna, 1960.

제 6 장

미세 치근단 수술

Dr. Louay Abrass

신 수 정 교수 역

서론

지난 10여 년간 근관치료학은 비수술적인 치료와 수술적인 방법 모두에서 놀라운 발전을 해왔다. 이런 기술적인 발전을 계기로 이전에는 존재하지 않던 새로운 기구와 재료가 소개되었다. 이런 변화는 수술적인 근관치료 쪽에 보다 명확히 나타나서 이론적으로나 실제적인 치료 모두에서 많은 변화가 생겨났다. 따라서 이 장의 목적은 수술적인 측면에 관심을 가진 일반 개원의들에게 치근단 수술을 시행하는 데 필요한 기준과 술식을 설명하는 데 있다.

기존 치근단 수술의 문제점들

이전의 치근단 수술은 비수술적 근관치료에 비해 손상이 크고, 어려워서 성공률이 떨어지는 술식으로 인식되었다. 이러한 인식의 배경에는 여러 가지가 있겠지만 의식이 있는 상태의 환자에서 제한된 접근만이 가능한 부위를 수술하다 보니 종종 출혈로 인해 시야가 가려지는 등의 문제를 한계점으로 꼽을 수 있다. 시야확보를 위해서 술자는 기존의 수술에 사용되었던 기구들이 접근할 수 있도록 골 삭제를 크게 해야 했는데, 협측골을 많이 삭제하면서 간혹 불완전한 치유가 일어나는 경우도 있었다. 치근단 절제는 대개 45도의 경사를 가지도록 시행되었는데 실제 이 방법은 생물학적이나 임상적인 근거가 있는 것은 아니며, 단지 수술을 하는 과정에서 치근단 형성이나 역 충전 시 시야의 확보를 위한 것이라고 보면 된다. 실제 이런 경사를 만들어서 치근을 절단하게 되면 문제점을 해결하기보다는 또 다른 문제점을 야기하는 경우가 있는데 비스듬하게 잘려나가면서 상아세관이 노출된 부분이 넓어져서 치근단 부위의 미세누출이 증가하는 것이 그 예가 된다.[1,2] 그 외에 협측의 치근이 더 짧게 남는 셈이므로 치주조직에 의한 지지가 약화되어 후에 치주-근관병소를 유발하게 되는 경우도 있다. 그뿐 아니라 설측에 근관이 있는 경우 제대로 치료할 수 없게 될 수도 있다.[3,4] 마지막으로 비스듬히 잘린 단면은 훨씬 더 복잡한 형태가 되어 제대로 치료하기가 어려워진다. 그림 6-1은 기존에 행해졌던 치근단 수술과정에서 흔히 나타나는 문제점들을 보여주고 있다.

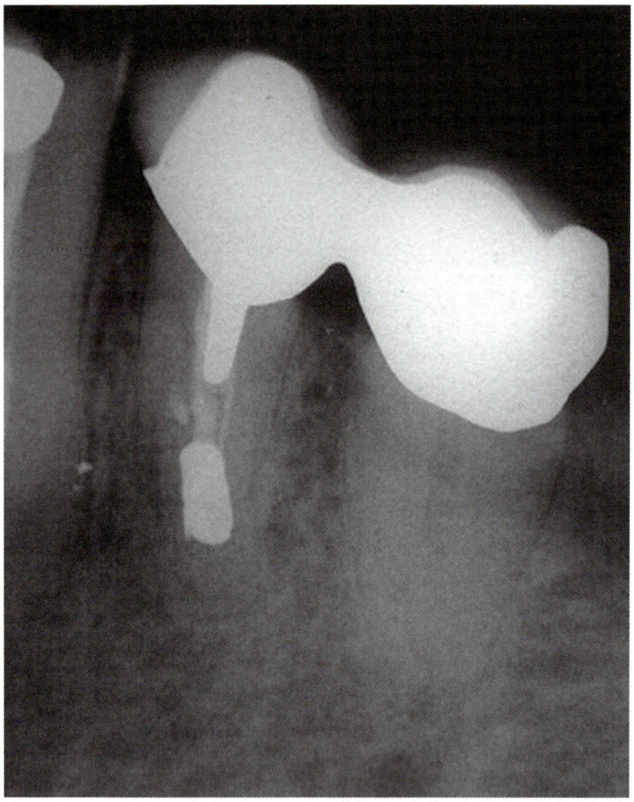

그림 6-1A. 기존의 방법으로 아말감으로 치근단 역 충전된 하악 좌측 제 1소구치(#34)의 방사선 사진. 역 충전 재료가 어느 정도 치근의 방향을 잘 따라 들어가 있는 것이 관찰된다(이후 그림 6-1 사진은 동일 치아임).

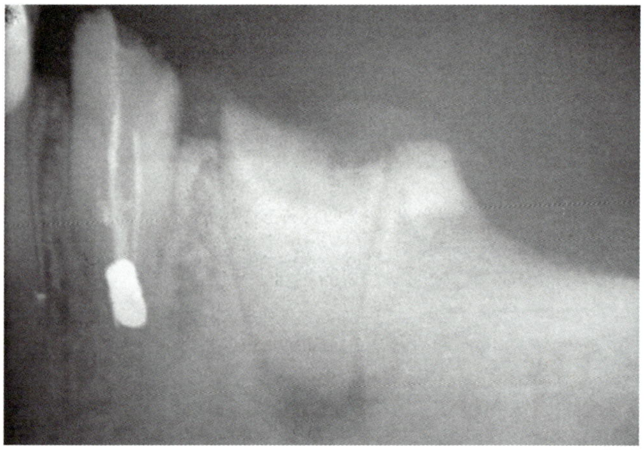

그림 6-1B. 이전의 치료와 보철물이 실패하여 발치하기로 결정되었다.

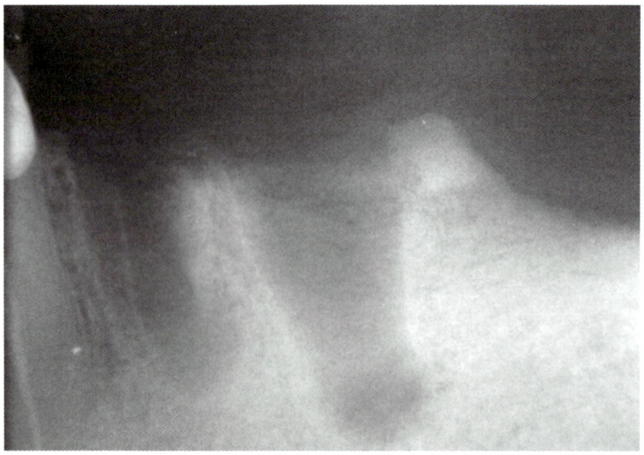

그림 6-1C. 치아를 발치한 후.

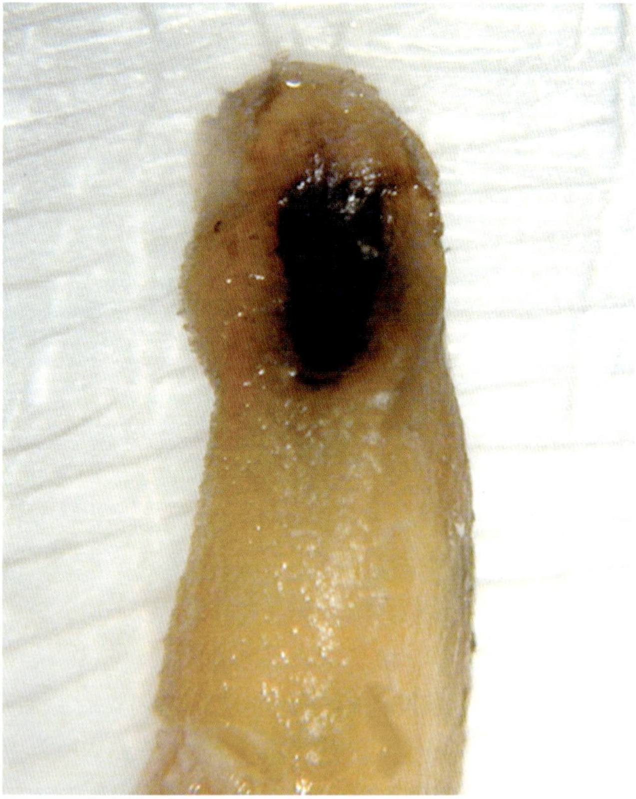

그림 6-1D. 발거된 치아의 협측에서 촬영한 사진. 아말감으로 역 충전된 것이 관찰된다.

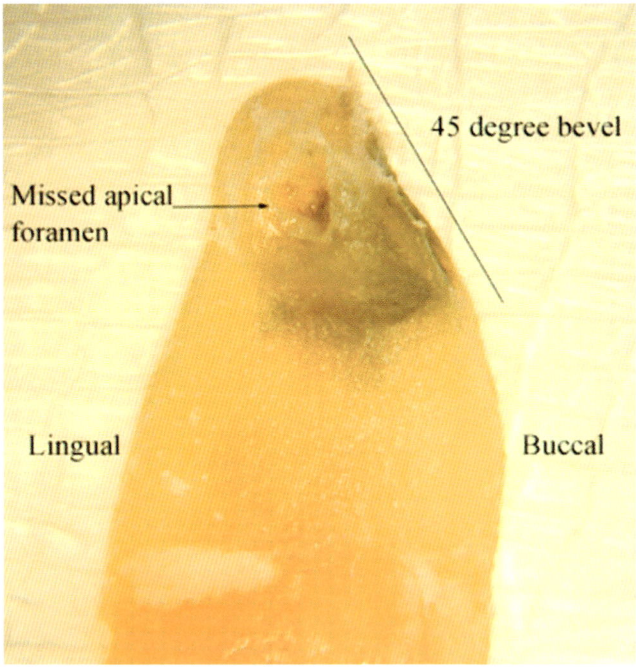

그림 6-1E. 인접면에서 관찰하면 45도의 경사도로 치근이 절단되었고 설측이 완전이 절단되지 않아서 근관의 불균일한 부위가 그대로 남아있는 것이 보인다.

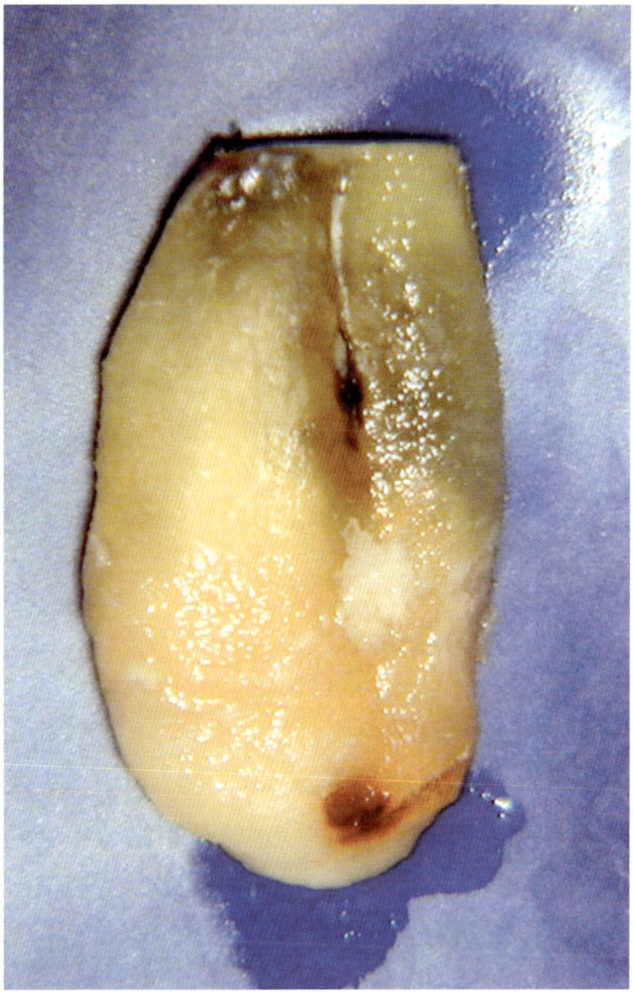

그림 6-1F. 0도의 경사도로 치근단 3mm를 절단해 보면 근관의 불균일한 형태가 모두 제거됨이 확인된다.

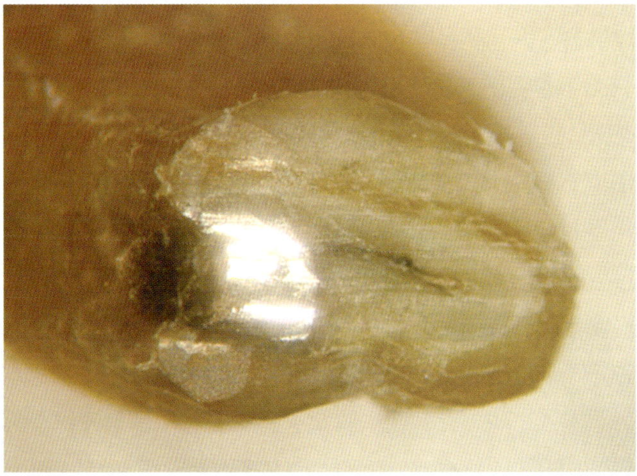

그림 6-1G. 현미경으로 절단된 치근을 관찰해 보면 협측 쪽에만 아말감으로 역 충전이 되어 있고 설측을 포함한 isthmus는 그대로 남아있는 것이 보인다.

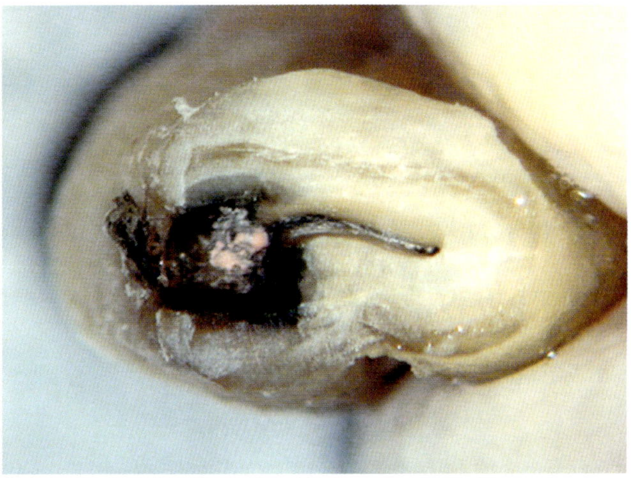

그림 6-1H. 3mm 깊이로 협설측 근관과 두 근관의 연결부위까지 초음파 기구로 형성한 모습.

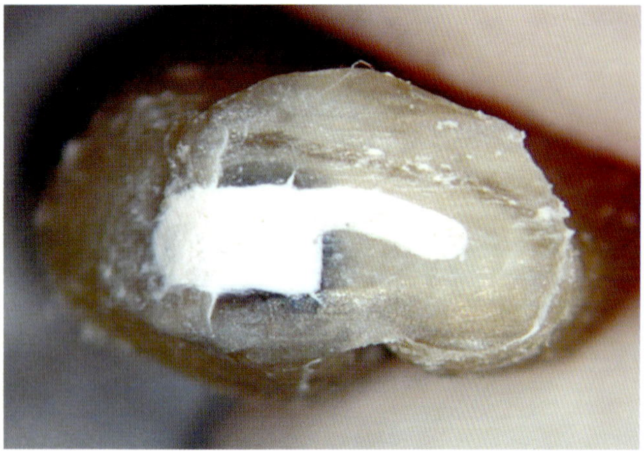

그림 6-1l. Super EBA로 역충전하였다.

기존의 방법과 미세 치근단 수술의 비교

수술용 현미경과 초음파 기구가 도입되면서 치근단 수술은 많은 변화가 생겼다고 할 수 있다(그림 6-2, 6-3). 현미경을 통해서 수술 부위의 조명과 확대를 얻을 수 있게 되었는데, 이는 수술을 진행하는 데 매우 중요한 요소가 된다. 초음파 기구로 치근 축을 따라서 3mm 정도 깊이의 와동을 할 수 있게 되었으며, 이를 통해 적절한 치근단부위의 밀폐를 얻을 수 있다.[1] 이 두 가지의 장비들이 치근단 수술에 사용되는 다른 기구들을 소형화하도록 이끌었다고 할 수 있다. 결과적으로 기존에 행해졌던 수술방법에 비해서 보다 정교한 술식이 되었는데, 이는 최소한의 골 삭제와 아주 약간의 경사도를 갖는 치근 절제를 통한 수술을 의미한다. 이러한 변화들이 치근단 수술이라는 술식에 이론적으로나 임상적으로 적절한 의미를 부여하였다.

치근단 수술이 필요한 경우

비수술적인 근관치료의 성공률은 다양하게 보고되는데 높은 경우는 94.8%에서, 낮게는 53% 정도로 알려져 있다(그림 6-4). 이렇게 차이가 나는 것은 연구의 종류, 연구표본의 수, 치수 및 치근단 상태, 정기검사를 하는 기간, 치료 시 내원 횟수 등 여러 가지 요소들에 기인한다. 비수술적인 재근관치료의 경우 이보다 성공률이 더욱 낮아서 48~84% 정도로 알려져 있다(그림 6-5). 여기서 중요한 것은 때로 아무리 근관치료가 잘 되어도 실패할 수 있다는 사실을 인식하는 것이다. 따라서 왜 일부의 근관치료가 실패하며, 결국 수술적인 접근이 필

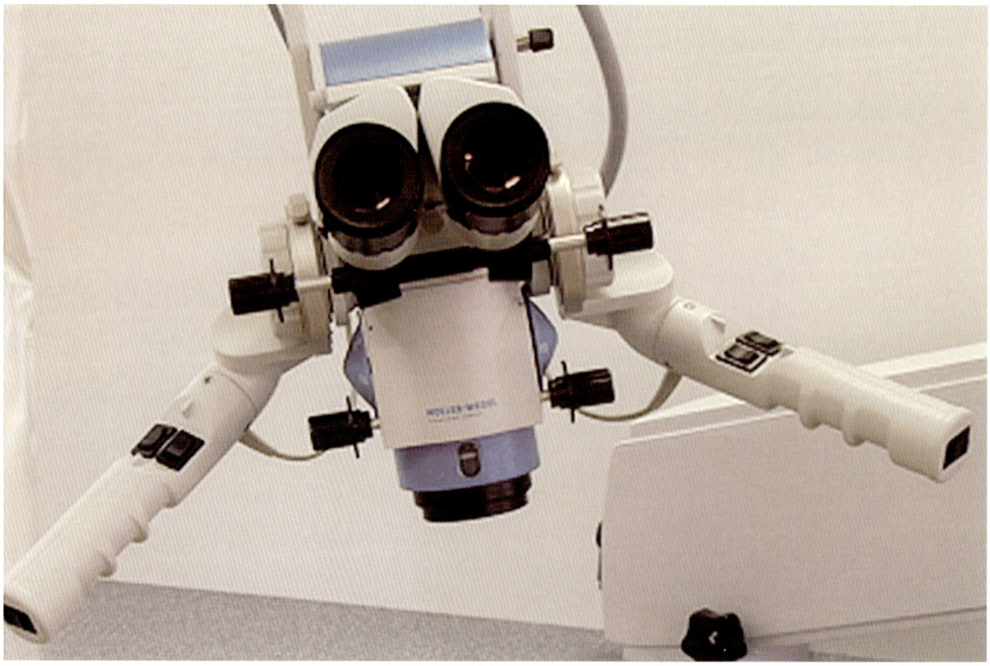

그림 6-2. 치근단 수술에 사용되는 현미경.

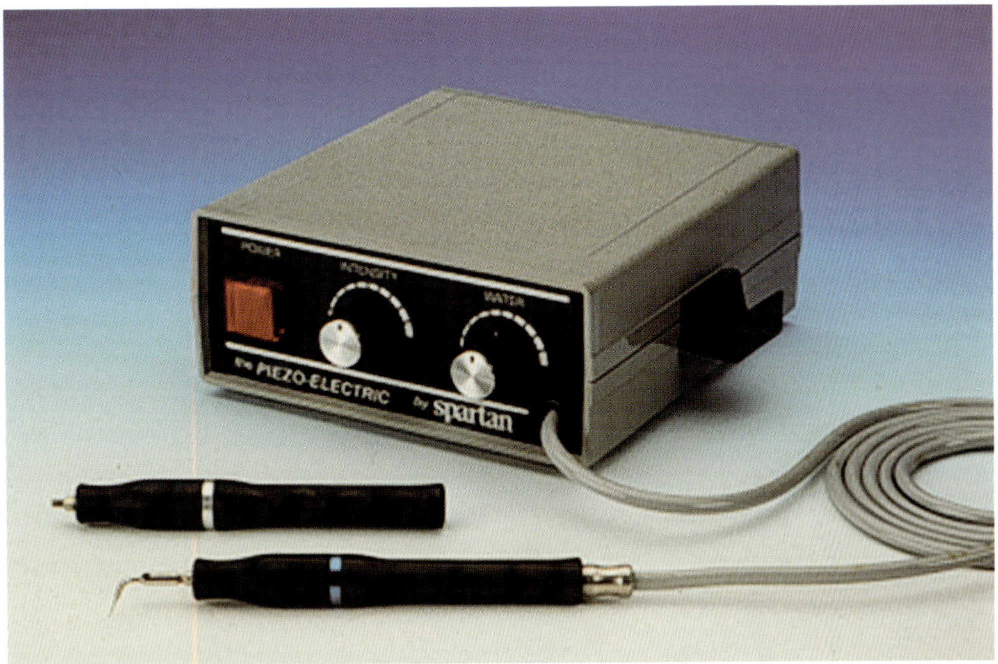

그림 6-3A. Spartan사에서 판매하는 초음파 장비.

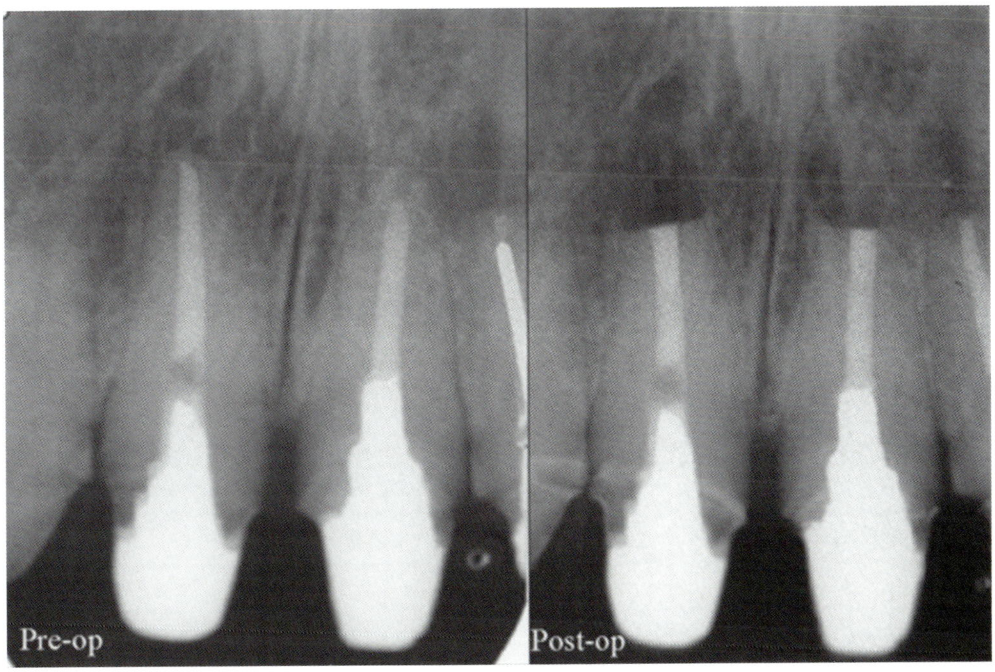

그림 6-3B. 이상적인 치근단 수술 증례. 절단된 치근면의 경사도가 전혀 없고 retropreparation한 모양이 치근의 축을 따르고 있다.

Conventional Endodontic Success Rate

Author/Year	# of cases	Follow-up (yr)	Success %
Strindberg 1956	529	4	87
Seltzer et al 1963	2921	0.5	80
Bender et al 1964	706	2	82
Grossman et al 1964	432	1-5	90
Ingle 1965	1229	2	91.5
Jokinen et al 1978	1304	2-7	53
Pekruhn 1986	925	1	94.8
Ray et al 1995	1010	1 and up	61.1

그림 6-4. 비수술적 방법으로 근관치료를 한 경우의 성공률에 대해 조사한 여러 연구 결과들로 성공률은 결코 100%가 될 수 없음을 보여주고 있다.

Conventional Retreatment Success Rate

Study	Follow-up (yr)	Success rate (%)
Strindberg (1956)	4	66
	7	84
Molven & Halse (1988)	10-17	71
Bergenholtz et al (1979)	2	48
Allen et al (1989)	0.5-1	73
Sjogren et al (1990)	8-10	62
Sundqvist et al (1998)	5	74

그림 6-5. 재근관치료의 성공률에 대한 표로 재근관치료의 경우 성공률이 많이 감소함을 알 수 있다.

요한가에 대해 지금부터 살펴보기로 하겠다.

해부학적 요소

근관계를 주의 깊게 살펴보면 무수한 복잡한 구조들이 관찰되는데 부근관들, C-형 근관, fin, isthmus 등이 그 예가 될 것이다(그림 6-6). 이런 복잡한 구조들은 치근단 1/3 부위에 두드러지게 나타나서[5,6] 술자가 치료할 수 있는 범위 밖에 있을 때가 많다. 치료되지 못하고 남은 부위는 세균이 안전하게 서식할 수 있는 공간이 되면서, 특히 치수가 세균에 감염된 경우 복잡한 해부학적 형태 때문에 근관치료의 성공률이 떨어지는 경우가 생긴다. 실제로 감염된 근관에서의 근관치료 성공률은 낮은 것으로 보고되고 있다.

세균학적 요소

근관치료 후에 생기는 치근단 염증(posttreatment apical periodontitis)의 원인은 근관 내 또는 외부에 잔존하는 세균이다. E. faecalis와 같은 특정 세균은 항균약제가 있거나, 영양 공급이 충분하지 않은 경우에도 단독으로 생존하는 것으로 알려져 있다.[7] 또한 이보다는 낮은 빈도이기는 하지만 근관 밖에 생존하는 세균때문에 근관치료가 실패하게 되는 경우도 있다.[8] 대표적으로 Actinomyces israelii[9,10]나 Arachnia propionica[11]는 치근단 조직에서 따로 생존하는 것으로 알려져 있고, 심지어 일부는 치근단 부위의 백악질까지 침투할 수 있다.[12]

조직학적 요소

세균과 관련 없이 근관치료가 실패하는 경우 치근단 낭종과 연관이 있는데, 이는 전체 치근단 병소의 15% 정도에 해당하는 것으로 알려져 있다.[13,14] 치근단 낭종은 진성낭종(true cyst)과 가성낭종(pocket cyst), 두 가지로 분류할 수 있다.[15] 가성낭종은 근관과 연결된 낭종으로 상피조직으로 둘러싸여

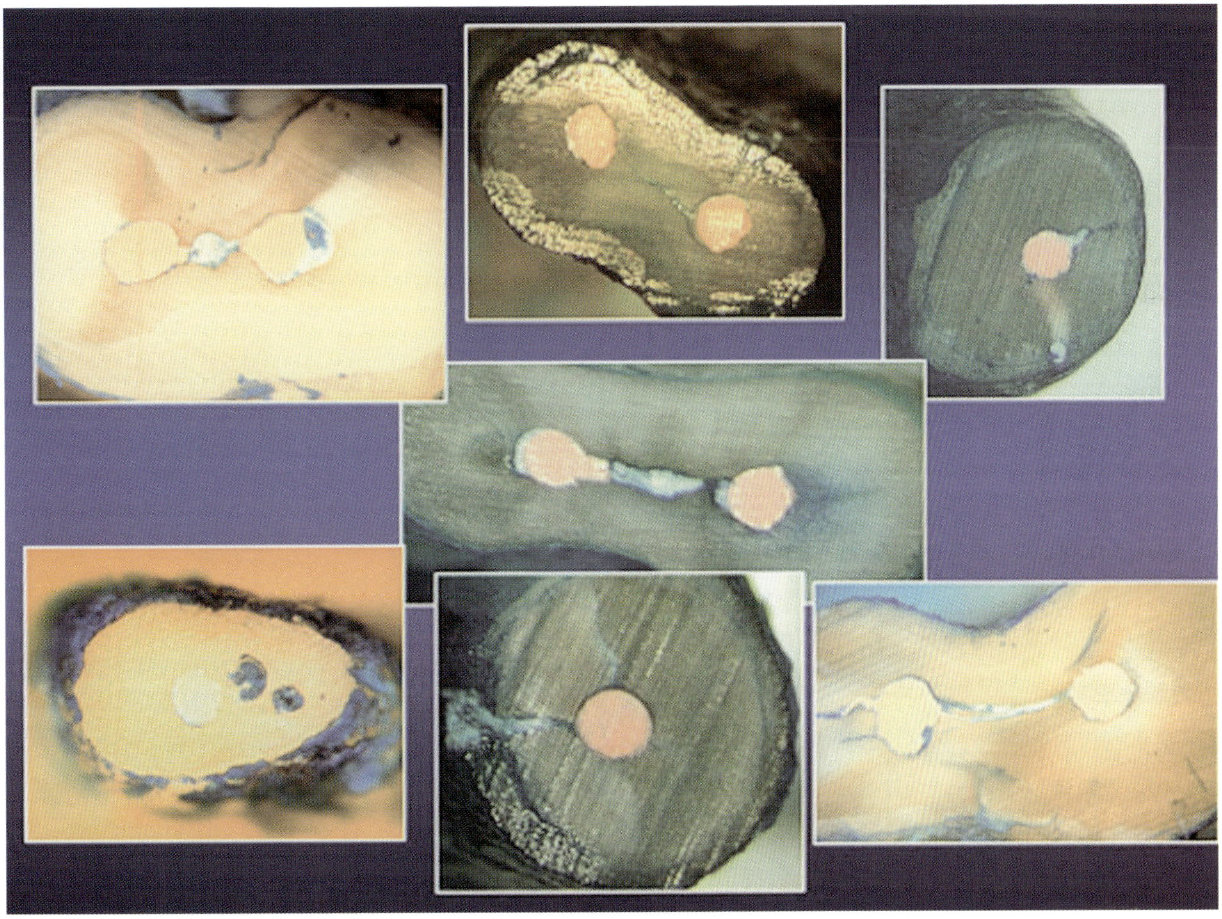

그림 6-6. 복잡한 해부학적 변이를 보여주는 치근의 절단된 단면.

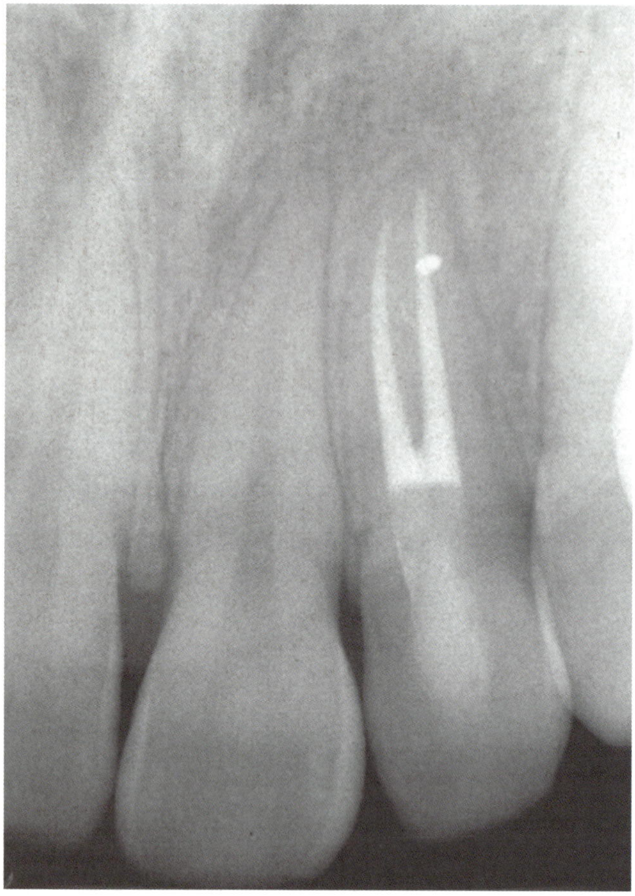

그림 6-7A. 두 개의 치근을 가진 상악 측절치의 방사선 사진으로 근관치료가 되어 있다. 환자는 심한 자발통과 타진 시 통증을 호소하였다.

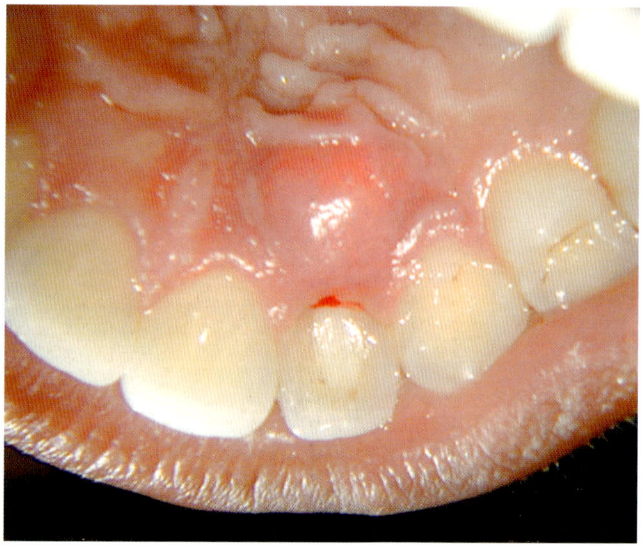

그림 6-7B. 구개측으로 부종이 확인되는 구내 임상사진.

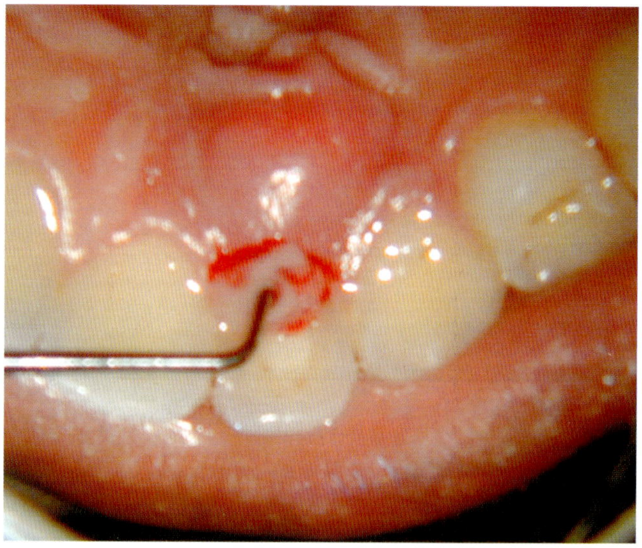

그림 6-7C. 치주탐침 검사 결과 구개측으로 12mm의 치주낭이 관찰되며 농이 배출되었다. 구개 발육구에 기인한 치주 농양으로 진단되었다.

있는데, 이 경우 대개 비수술적인 근관치료만으로도 치유가 일어난다. 반면, 진성낭종은 수술적으로 해결해야 한다.

증례 선택

근관치료가 실패한 경우 술자는 그 원인을 주의 깊게 파악해야 한다. 적절한 진단을 하는 것이 무엇보다 중요한 이유는 이로써 단순히 증상만을 없애는 것이 아니라 질병을 치유할 수 있는 치료계획을 수립할 수 있기 때문이다(그림 6-7).

이미 근관치료가 되어 있는 치아를 평가할 때 다음의 세 가지를 염두에 두어야 한다: (1) 근관치료의 질, (2) 상부 수복물의 질, 그리고 (3) 근관에의 접근가능성. 모든 증례에서 비수술적인 재근관치료가 우선적으로 고려되어야 한다. 그다음 근관까지의 접근이 불가능한 경우나 현재의 근관치료와 수복의 상태가 양호할 때 수술적인 방법이 고려된다(그림 6-8).

실버 포인트(silver point)로 근관충전이 된 경우라면 또 다른 문제가 있다. 대개 실버 포인트 주위로 부식이 되면서 미세누출이 존재하게 되므로 수술을 하게 되면 실버 포인트 변연 주위의 문제만 해결할 수 있게 된다. 이 경우 또한 치근단 와동 형성이나 치근단 역 충전도 용이하지 않으므로 실버 포인트의 증례에서는 가능하면 비수술적인 시도를 해보는 것이 좋다(그림 6-9).

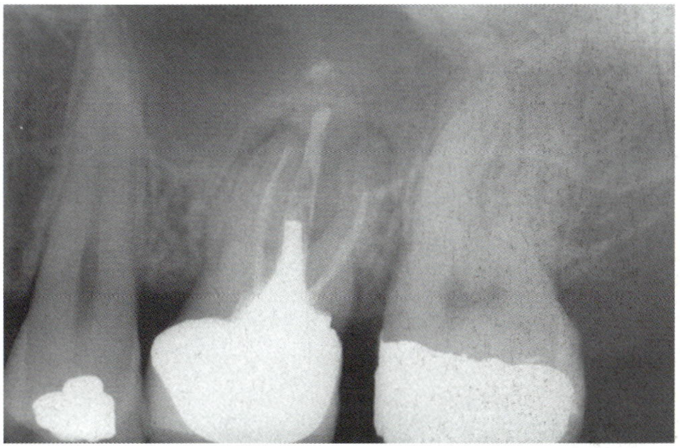

그림 6-8A . 상악 좌측 제1대구치의 경우 이전 근관치료 후 치근단 병소가 관찰된다. 근심협측근관의 경우 또 하나의 근관이 존재할 가능성이 있으며, 상부 치관변연의 누출이 의심된다.

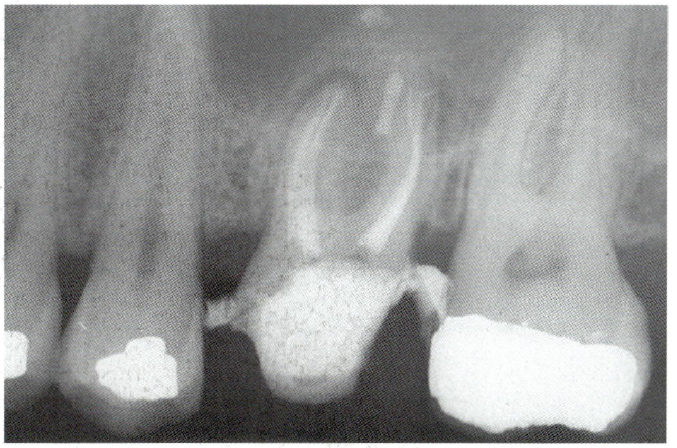

그림 6-8B. 기존의 크라운을 제거하고 재근관치료를 시행하였다.

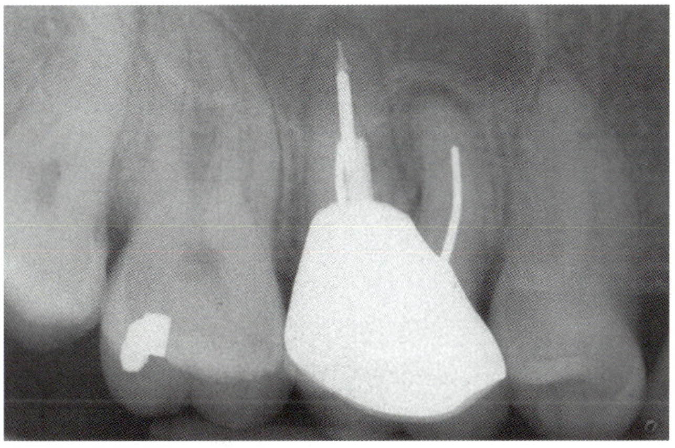

그림 6-9A. 상악 우측 제1대구치는 silver point로 근관이 충전되어 있으며 크라운의 상태는 비교적 양호하다. 증상을 보이는 치근단 병소는 근심 협측 치근에 국한되어 있다.

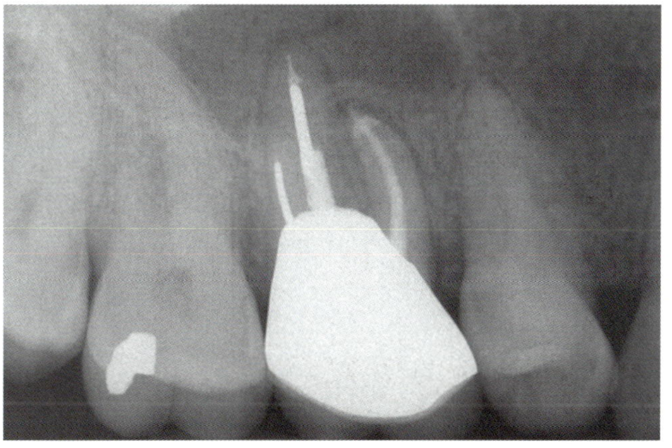

그림 6-9B. 부분적으로 근심 협측 치근만 크라운을 벗겨내지 않고 재근관치료를 시행하였다.

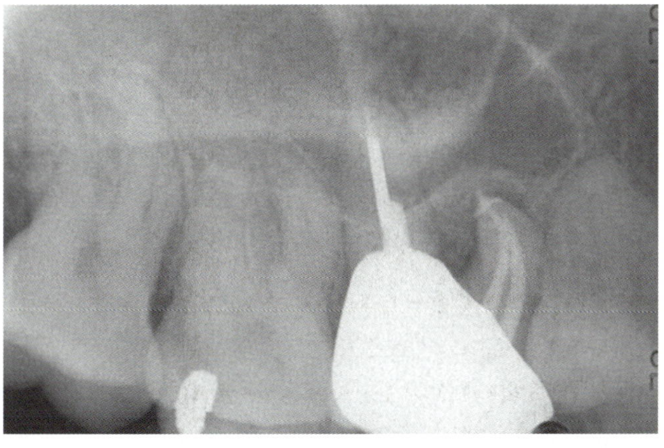

그림 6-9C. 각도를 준 방사선 사진에서 상악 협측 치근 두 개의 근관을 치료한 모습이 관찰된다.

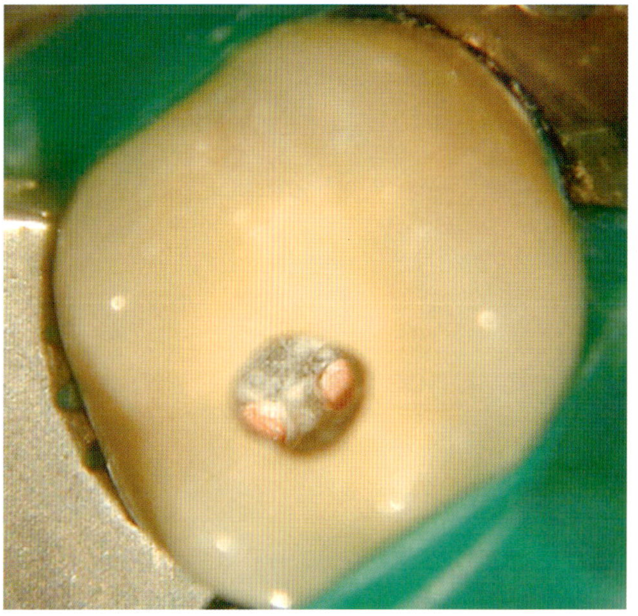

그림 6-9D. 현미경 하에서 재치료를 위해 크라운에 구멍을 낸 모습.

적응증

수술이 필요한 이유는 여러 가지가 있을 것이다. 술자는 다음에 언급되는 수술의 적응증을 숙지한 후 수술이 필요한 경우 직접 시술하거나 또는 적절히 처치해 줄 수 있는 곳으로 환자를 의뢰하는 것이 바람직하다.

이전에 시행한 근관치료가 실패한 경우

기존의 근관치료가 잘 되어 있거나 혹은 이미 재치료를 시도했는데도 별다른 개선이 되지 못한 경우 치근단 수술을 고려해 보는 것이 타당하다(그림 6-10).

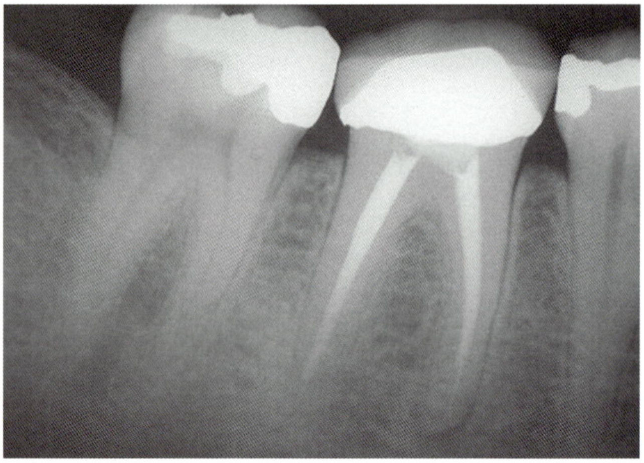

그림 6-10A. 부적절한 근관치료가 되어 실패한 모습.

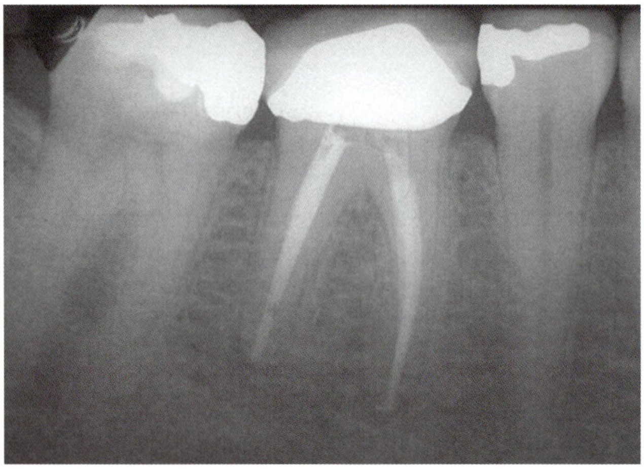

그림 6-10B. 비수술적인 재치료를 시행하였다.

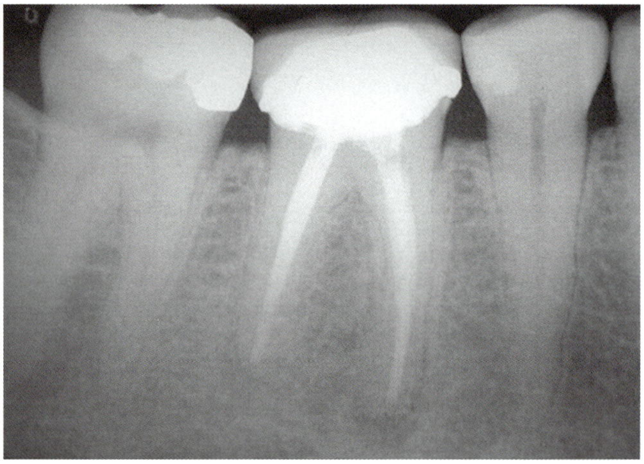

그림 6-10C. 2년 후 재치료가 다시 실패하였다.

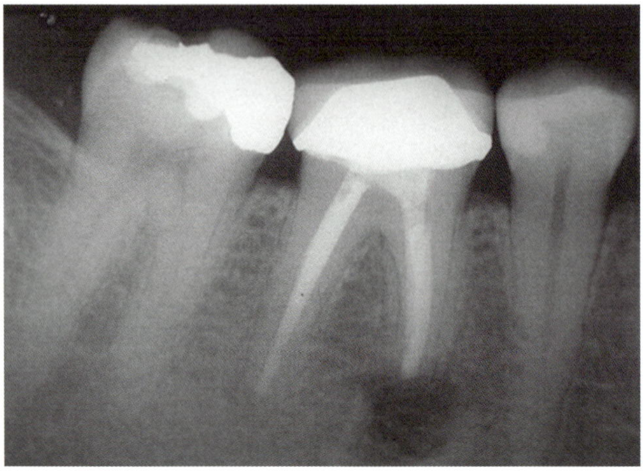

그림 6-10D. 치근단 수술을 시행하였다.

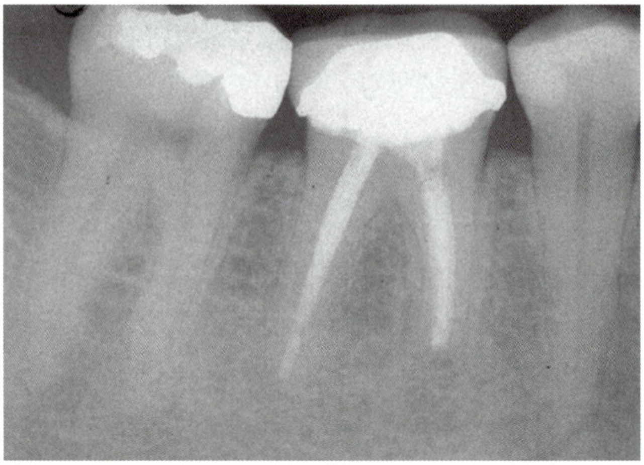

그림 6-10E. 2년 후 방사선 사진에서 완전히 치유된 것을 보이고 있다.

이전에 시행한 치근단 수술이 실패한 경우

이전에 한번 치근단 수술을 했었는데 실패한 경우 다시 수술하는 것을 망설일 필요는 없다. 특히 이전 수술이 적절하게 마무리되지 못한 경우 더욱 그렇다(그림 6-11). 이런 경우 대부분 치근이 완전하게 절제되지 못한 상태에서 치근의 바깥쪽으로 역 충전 물질이 엉뚱한 방향으로 채워져 있을 때가 많다. 이 장에서는 그러한 증례에 대해 자세히 언급할 것이다.

의원성 요인

근관치료 중 원치 않는 실수가 생길 수 있다. 치근의 변위(transportation), 천공, ledge 형성, 막힘 또는 파절된 기구들이 그 예가 될 것이다(그림 6-12). 이런 사고들이 생기게 되면 근관의 기계화학적 형성이 불완전하게 될 때가 많고 근관충전에도 영향을 미치게 된다. 치근단 1/3 부위에 생긴 의원성(iatrogenic) 문제들은 치근단 수술로 해결할 수 있을 때가 많다. 하지만 이런 문제들이 치근 중간이나 상부에 생긴 경우는 무조건 수술보다는 다른 방법을 먼저 고려하는 것이 좋다.

해부학적 변이

몇몇 치아들은 정상적으로 근관형성과 세척을 하기 어려운 형태를 갖고 있다. 대표적인 예로 근관의 석회화, 치근단 쪽으로 넓어지는 근관(blunderbuss apices), S나 C 형태의 근관

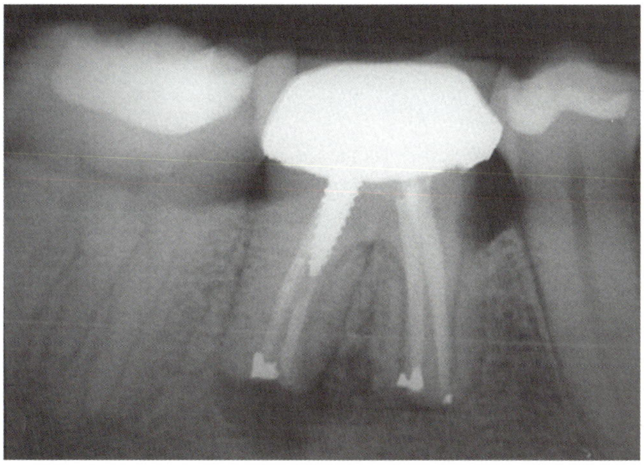

그림 6-11A. 이전에 시행한 치근단 수술이 실패한 것으로 근심 설측(ML)과 원심 설측(DL) 치근이 절단되지 않고 와동형성이 되어 있지도 않다.

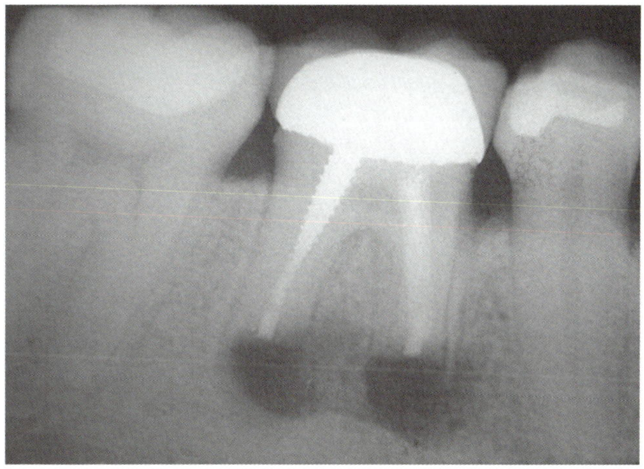

그림 6-11B. 최소한의 경사각을 갖도록 치근절단이 되고, 3mm 치근단 역 충전이 되어 있는 모습.

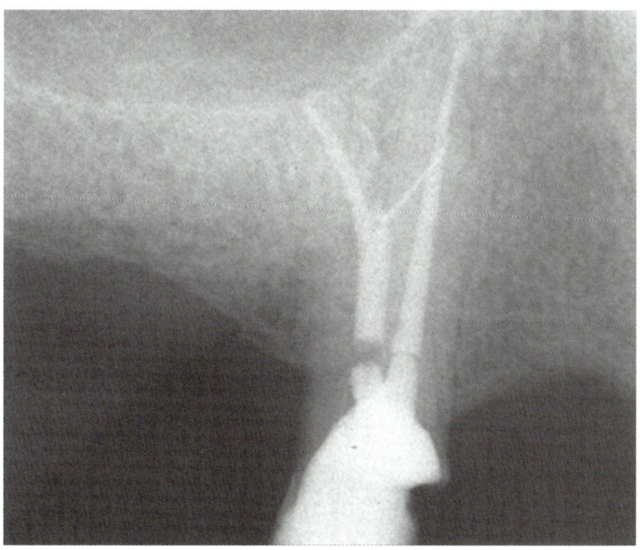

그림 6-12A. 상악 좌측 제1소구치의 근심 협측 치근에 기구가 파절되어 있다.

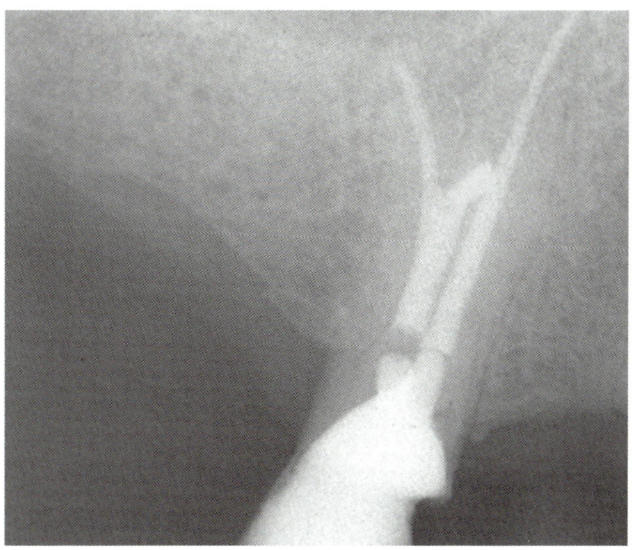

그림 6-12B. 파절된 기구를 제거하고 치근단 역 충전을 시행하였다.

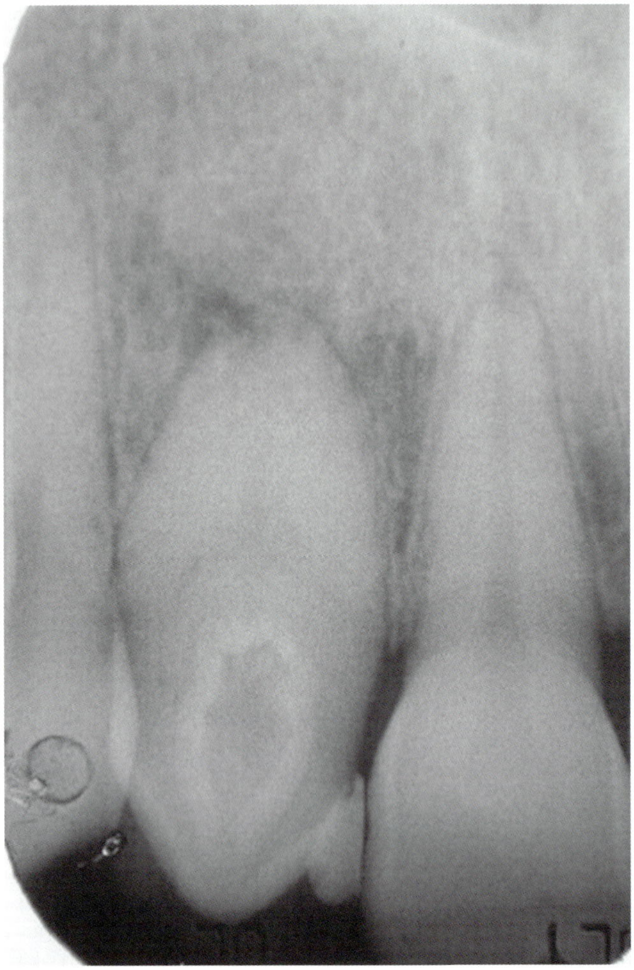

그림 6-13A. 상악 우측 측절치는 치내치, 근관석회화 및 열려진 치근단공을 보인다.

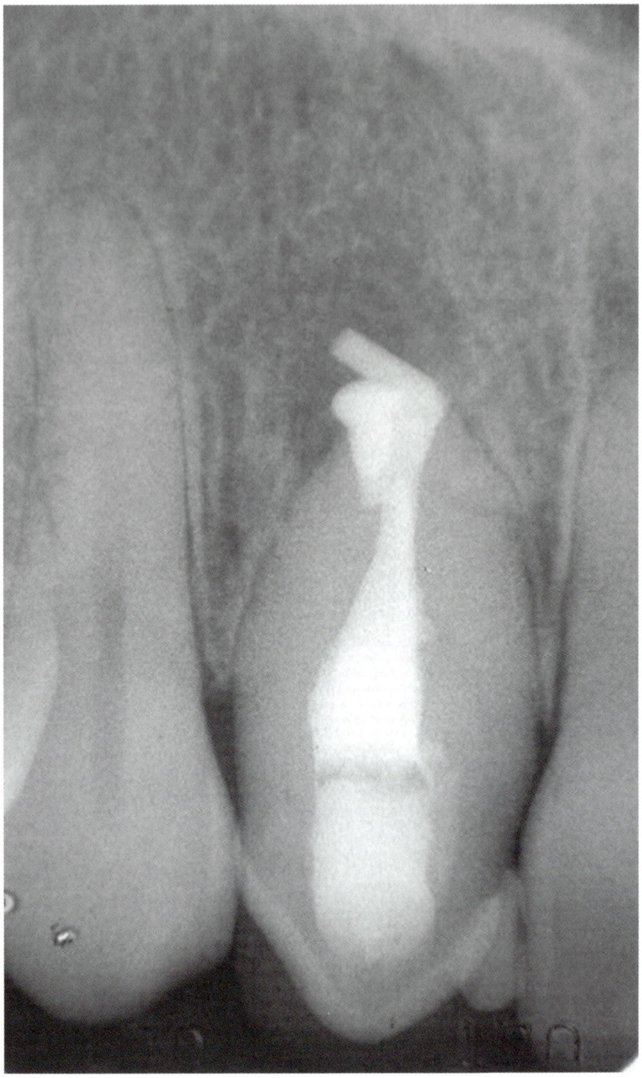

그림 6-13B. 과량의 가타퍼챠가 치근단 밖으로 나가 있는데, 이는 넓고 불균일하며 벌어져 있는 벽을 가진 치근단공 때문으로 판단된다.

및 근관의 만곡이 심한 경우이다. 그림 6-13에서처럼 치내치(dens-in-dente)인 상악 측절치의 경우 근관 석회화와 함께 미완성된 치근첨을 보이는 증례를 생각해보자. 이미 근관치료를 시도해서 근관형성을 시행하였으나 치근단공의 불균일하고 넓은 형태 때문에 적절한 충전을 하기는 어려운 상태였다. 따라서 미세 치근단 수술을 시행하여 과충전된 물질을 제거함과 동시에 적절한 치근단 밀폐를 확보하였다.

금기증

치근단 수술의 금기증 중에 극히 일부만 절대적인 금기증이 될 것이다. 대부분은 일시적인 금기증이거나 술자에 의해서 조절이 가능한 것들이다. 이러한 금기증은 치아적인 것, 해부학적인 것 및 환자의 전신적인 이유 등으로 구분된다.

치아에 관련된 요소

해당 치아의 수복가능성과 치주적 상태는 치료계획 수립 및 예후 판단에 중요한 요소이다. 치주탐침 결과와 동요도를 술전에 주의 깊게 살펴야 한다. 또 다른 고려 사항은 임상적 치관 대 치근의 비율(clinical crown-root ratio)인데 치근이 짧은 치아를 수술하게 되면 후에 이 비율이 매우 불리해질 수 있기 때문이다(그림 6-14). 심지어 수술 후 근관-치주 통로가 생겨서 조만간에 치아를 상실하게 될 수도 있다. 이런 경우 가능하면 비수술적 재근관치료를 시행하는 것이 좋다. 불가능하다면 발치를 하는 편이 나은 경우도 있다.

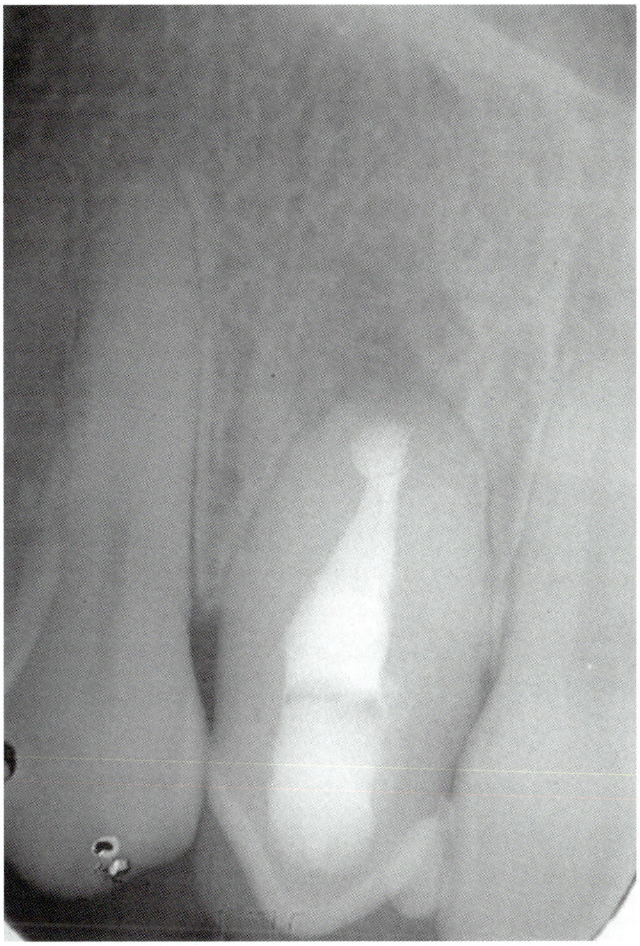

그림 6-13C. 미세 치근단 수술을 이용하여 과도한 충전물질을 제거하였으며 치근단 밀폐를 얻었다. 근관은 초음파 기구를 사용하여 retropreparation 후에 Super EBA를 사용하여 역 충전하였다.

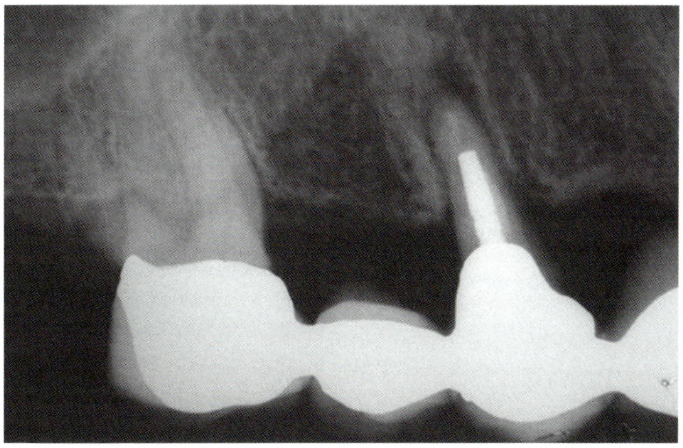

그림 6-14. 상악 우측 제2소구치는 치관 대 치근의 비율이 좋지 않고 치주부착의 소실이 관찰된다. 이런 경우 수술은 적응증이 되지 않는다.

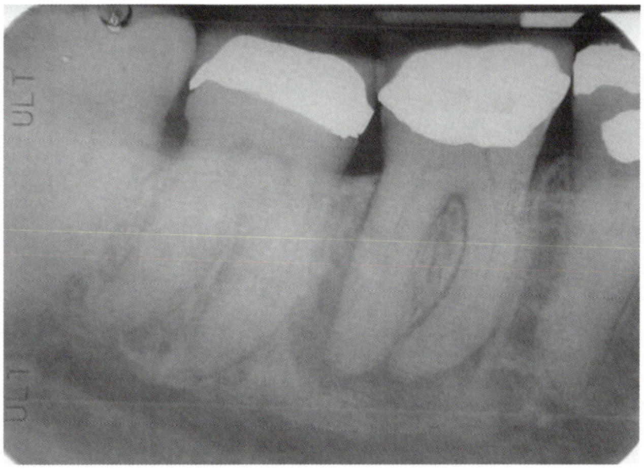

그림 6-15. 방사선 사진을 보면 하악 우측 제2소구치, 제1, 2대구치는 하악 신경 및 이공에서 매우 가깝다는 것을 알 수 있다. 이런 경우 수술은 위험성이 있어서 영구적인 지각이상을 예방하기 위해서 수술은 비적응증이 될 것이다.

해부학적 요소

하치조신경

하악관과 이공(mental foramen)의 위치는 하악 구치부 수술 전에 평가되어야 한다. 현미경을 사용하게 되면 신경다발이 나오는 위치를 확인하는 것이 좀 더 유리하다. 고배율 상에서 신경이 지나가는 부위 위쪽으로 치조골에 수평의 홈을 형성하여 실수로 기구가 미끄러져서 신경손상이 되는 것을 예방할 수 있다. 그러나 경우에 따라서는 신경과 수술부위가 너무 가까워서 수술을 피해야 할 때도 있다(그림 6-15).

상악동

상악 대구치나 소구치의 치근첨은 상악동저와 가깝게 위치한다(그림 6-16). 소수의 경우 아예 치근첨이 상악동 내에 들어가 있기도 한다. 술전 방사선 사진을 주의 깊게 보고 수술 중 현미경을 사용함으로써 상악동의 막이 찢어지는 것을 방지할 수 있을 것이다.

수술 중 상악동 막이 찢어진 경우 조심스럽게 수술을 시행하고 적절히 술후 처치를 하게 되면 치근단 수술은 성공적인 결과를 보이고 부작용은 거의 없을 것이다.[16]

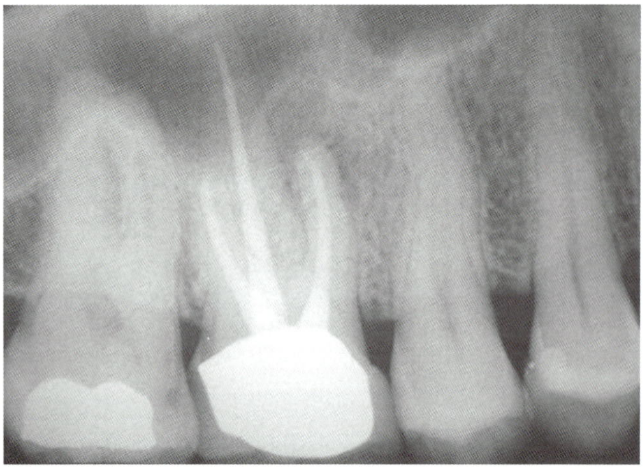

그림 6-16. 상악 치아들의 치근첨과 상악동이 매우 가까운 것을 알 수 있다.

수술과정 중 상악동과 개통이 된 경우 차폐막(barrier)을 적용해서 이물질이나 절제된 치근조각이 상악동 내로 들어가는 것을 차단하는 것이 추천된다.[17] Telfa pad(Kendall Company, Mansfield, MA)는 훌륭한 차폐막으로(그림 6-17) 천공된 크기에 따라 잘라서 사용할 수 있으며 fiber가 포함되어 있지 않아서 수술부위가 오염될 가능성이 낮다. Telfa pad가 움직이는 것을 방지하기 위해서 실로 길게 묶어 놓으면 수술 중 제 위치에 있다가 수술 후 실을 당겨서 쉽게 제거할 수 있다. 부가적으로 환자에게 항생제 처방을 해야 하며(상악동 천공이 된 후 즉시 1.0g의 amoxicillin을 주고 그 후 24시간 동안 500mg을 하루 세 번 복용하도록 한다) 5일 동안 비충혈제거제(nasal decongestant)를 처방한다.

하악 제2대구치 부위

하악 제2대구치 부위는 여러 가지로 수술에 어려운 점이 있다. 협측 피질골이 두꺼운 데다가 치아는 대개 설측으로 경사되어 있으며 하악관과 치근첨이 가깝기 때문에 대개 수술의 대상으로 적절치 않다. 게다가 치아가 너무 후방에 있어서 접근이 불가능한 경우도 있다. 하악 제2대구치의 경우 치근단 수술보다는 재근관치료나 의도적 재식술 등을 고려해야 한다.

전신적인 문제

환자의 전신병력을 잘 청취하는 것이 매우 중요하다. 전신적인 문제나 의문점들은 수술 전 모두 확인할 필요가 있다. 수술이 금기시되는 때는 지혈에 문제가 있는 경우, 조절되지 않는 당뇨, 투석환자 및 면역체계에 이상이 있는 환자 등에서이다. 그 외의 전신질환에서는 특정 문제점이 해결되거나 안정화될 때까지 수술을 지연시켜야 할 때도 있다. 최근에 심근경색이 있었거나, 방사선 치료, 항응고제 투여를 받은 경우, 임신 1기와 3기인 경우 등이 그 예가 될 것이다. 치근단 수술의 결정은 증례마다 다르며 환자의 담당 내과의와 상의 후 결정하게 된다.

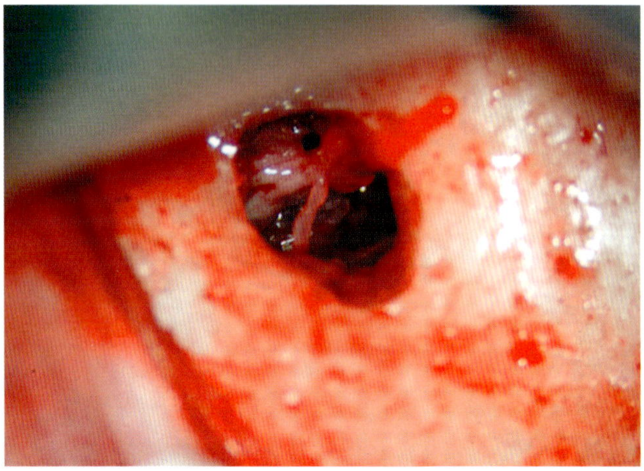

그림 6-17A. 상악동의 천공.

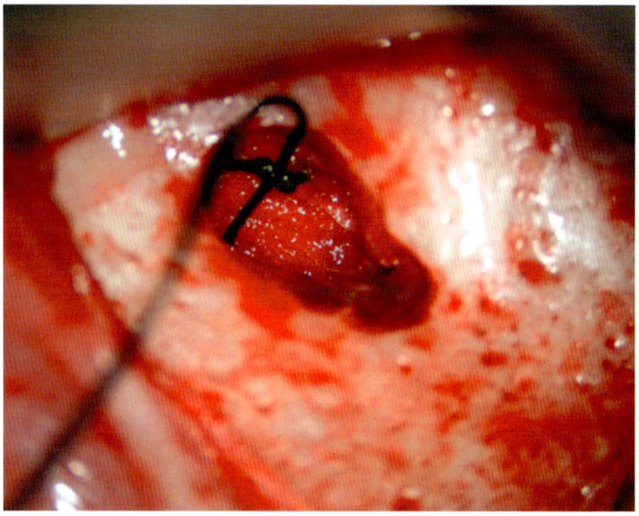

그림 6-17B. 봉합사를 묶어서 제거가 가능하도록 한 후 차폐막을 적용시킨다.

술자의 능력

증례선택에서 매우 중요한 요소로 빼놓을 수 없는 것이 술자의 지식과 경험에 대한 부분이다. 술자들은 각 증례의 난이도를 신중히 평가하여 누가 수술을 하는 것이 최선일지 결정해야 한다. 수술의 난이도가 높은 경우 전문가에게 의뢰하는 것도 방법이 될 것이다.

사용되는 기구

치근단 수술 기본세트에는 치근단 절제술을 시행하는데 통상적으로 사용되는 기구들이 포함되어 있어야 한다. 주로 사용되는 기구와 재료는 표 6-1에 언급하였다. 수술 장비에는 아래의 표에 언급된 기구와 장비가 갖추어져 있어야 한다.

수술용 현미경

현미경이란 사물의 확대된 상을 제공하고 미세하거나 육안으로 보이지 않는 물체를 보이게 하는 장비이다. 치근단 수술에 현미경을 도입하게 됨으로써 작은 수술부위에 조명(illumination)과 확대(magnification)를 제공하여 많은 이점이 생겨났다. 임상적으로 볼 때 추측해서 하던 작업을 보다 정확하고 보존적으로 시술할 수 있게 되었다. 또한 건강한 조직은 최대한 보존하면서 정확하게 병적부위를 제거할 수 있다. 이전에는 불가능했던 치근의 절단면을 관찰하여 해부학적 변이

표 6-1. 수술기구들

관찰을 위한 기구들
- 치경, 근관치료용 탐침, 치주탐침

연조직 절개, 거상을 위한 기구들
- 15C blade
- Microblades
- 골막거상기(Periosteal elevators, Howard, #9 Molt and #149)
- Kim/Pecora retractors(1~4번, Hartzell & Sons, Inc.)
- Tissue forceps

골삭제와 치근절단을 위한 기구들
- Impact Air 45 handpiece
- H 161 Lindemann bone cutting bur(Brasseler, Inc.)
- Surgical-length round bur

소파를 위한 기구들
- Small endodontic spoon curette
- 치주큐렛(Columbia 13/14)
- 34/35 Jaquette, Mini-Jaquette 스케일러
- #2/4 Molt 큐렛

관찰용 기구
- Micromirrors(5mm 원형과 변형된 사각형)

Root-end Preparation Instruments
- 초음파 장비(Spartan 혹은 Miniendo)
- 수술용 초음파 팁(1~6번의 KiS tip, BK3-R과 BK3-L 혹은 CT tips)

치근단 역충전/마무리 기구
- 역 충전 재료 운반기구(West carrier)
- KM-3/KM-4 적용기구와 MTA pellet forming block(Hartzell & Son, Inc.)
- 미세플러거와 ball burnisher
- 연마용 bur

봉합기구
- Castroviejo needle holder
- 수술용 가위
- 다양한 종류의 봉합사(5-0와 6-0)
- 연조직을 압박하기 위한 멸균된 거즈

기타 기구 및 재료들
- Surgical aspirator
- 세척용 시린지와 바늘
- 일회용 micortip이 부착된 Stropko irrigator/drier(Ultradent, Inc.), Cut-Trol(50% ferric sulfate)
- Super EBA(Bosworth, Inc.)
- MTA(ProRoot by Dentsply/Tulsa, Inc.)
- Racellet #3 에피네프린이 함유된 면구(Pascal Company, Inc.)
- 메틸렌블루 염색제(Fisher Scientific, Inc.)
- Microapplicator tip(Quick Tips by Worldwide Dental, Inc.)

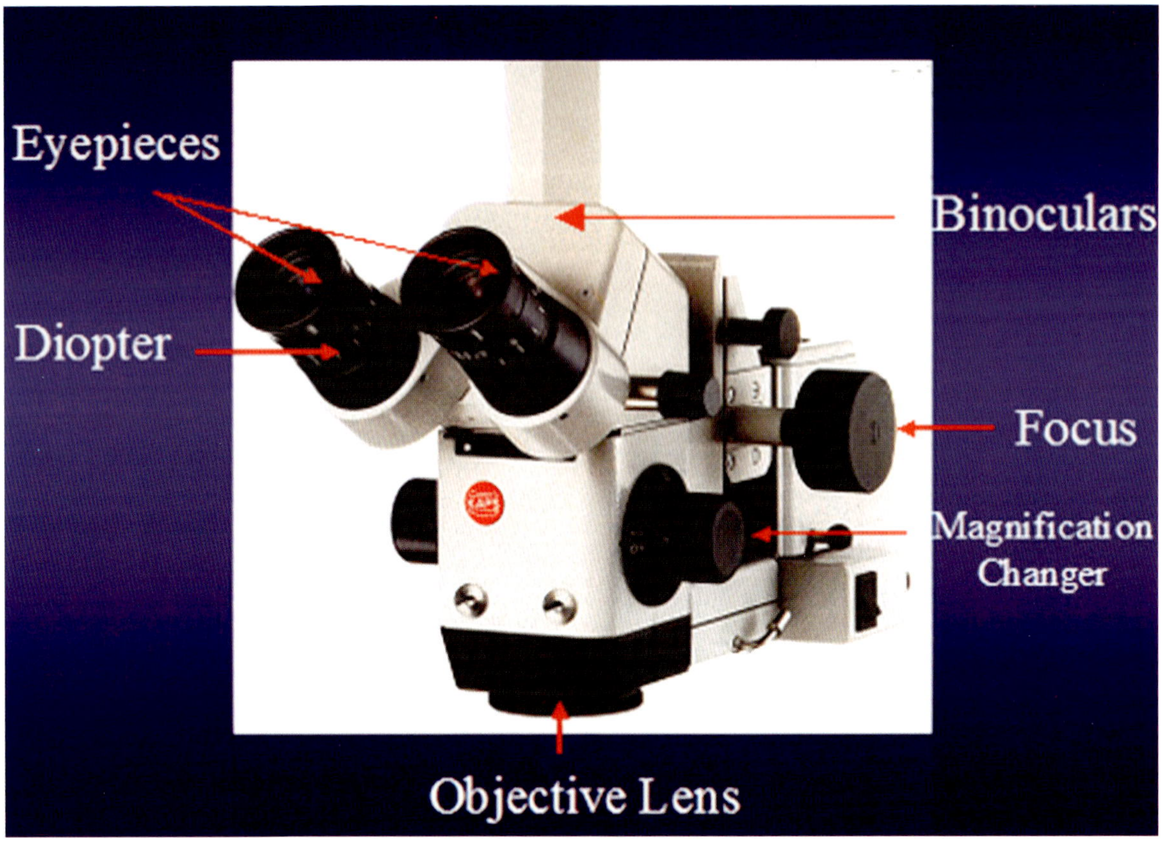

그림 6-18. 수술용 현미경의 구성.

와 미세균열 등을 확인할 수 있게 되었다.

모든 현미경은 다음과 같은 구성을 가진다(그림 6-18): 접안렌즈, binoculars, 대물렌즈(objective lens), 그리고 배율을 조정하는 부위(magnification changer). 배율은 접안렌즈의 power(M_e), binocular의 초점거리(f_t), 배율조정부분(M_c), 대물렌즈의 초점거리(f_o)에 따라 결정된다. 최종 배율은 다음의 공식에 의해 계산될 수 있다:

$$\text{최종배율(total magnification) } M_t = f_t/f_o + M_e + M_c$$

근관치료에서 사용되는 현미경의 적당한 사양은 12.5배의 접안렌즈, 5단계의 배율 조절부위, 200~250mm의 대물렌즈와 최소 60도 이상으로 기울어지는 binocular이다.

임상에 현미경을 도입하게 되면 장비가 고가인데다가 처음에 익숙해지기까지 시간이 필요해서 오히려 시술속도가 느려지게 된다. 하지만 수술용 현미경은 치근단 수술을 현재 요구되는 수준으로 시행하는 데 필요한 가장 중요한 장비라고 할 수 있다. Fiber optic을 달아서 사용하는 loupes도 도움이 되기는 하겠지만 이는 수술에 필요한 최소의 요건만을 충족시킨다. Loupe는 2~6배의 확대된 상을 제공하는데, 이는 전치부 수술은 그나마 가능하게 할 수 있을 정도이다. 구치부로 가면 제한된 접근, 시야 확보, 복잡한 근관구조로 인해 현미경은 반드시 필요하다.

Loupe와는 달리 현미경은 3~30배의 확대된 상을 제공하게 된다. 저배율(3~8배)은 초점거리가 길고 넓은 부위의 관찰이 가능하기 때문에 방향을 설정하는 데 유용하다. 중간배율(10~16배)은 현미경하에서 작업이 가능한 정도로 수술을 진행하기에 적절하다. 고배율(20~30배)의 경우 절단된 치근면의 관찰 등 미세한 작업에 사용된다. 고배율의 경우 초점거리가 얇기 때문에 환자의 호흡과 같은 미세한 변화에도 초점이 흐려지기 쉽다.

미세수술기구

대부분의 미세수술기구는 기존의 기구를 축소시켜놓은 형태이다. 그 외에 미세수술을 위해서 특별히 고안된 기구들도 있다.

이제부터는 각각의 미세수술기구의 용도에 대해서 설명하도록 한다:

미세수술도(microblade). 15C가 일반적으로 사용된다. 하악 전치처럼 치아 사이 간격이 좁은 경우 미세한 수술 칼을 사용하게 되면 조직손상을 줄이면서 정확하게 절개할 수 있다.

미세경(micromirror). 재질과 모양, 크기에 따라 다양한 micromirror가 시중에 나와 있다. 두 종류의 micromirror를 갖추면 되는데 하나는 둥근 형태(직경 5mm)이고, 다른 하나는 변형된 직사각형이다(그림 6-19). 스테인리스 스틸이나 사파이어 또는 다이아몬드 등 어떤 재질도 무관하다. 사파이어로 된 것이 긁힘이 방지되고 다른 것보다 밝은 상을 제공하는 반면 가격이 비싸다.

초음파장비 및 기구. 이전에 사용되었던 마이크로핸드피스는 초음파 기구들로 대체되는 경향이다. 초음파 장비 중 대표적인 상품은 Miniendo II(Analytic/SybronEndo)와 Spartan (Spartan/Obtura)이다(그림 6-3 참조).

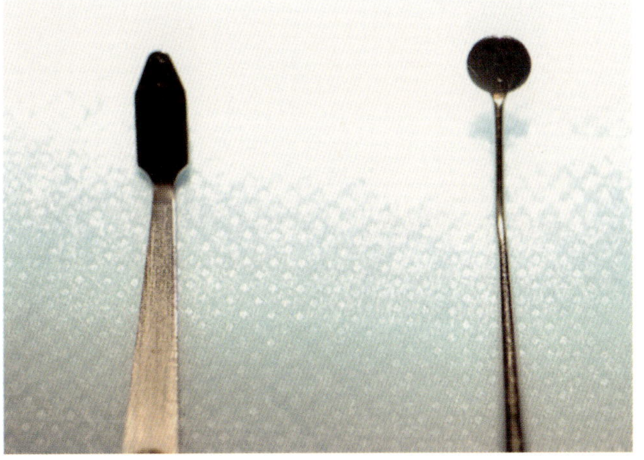

그림 6-19. 변형된 사각형과 원형의 미세경.

초음파 팁은 다양하게 시판되는데 가장 많이 사용되는 것은 KiS, CT, BK3가 있다(그림 6-20~6-22). 이 세 가지 모두 매우 효과적이고 정밀하며 재질이나 팁의 각도, 디자인이 다르다. 이들 팁의 크기는 전에 사용되었던 핸드피스 머리 부분의 1/10 정도이다. CT와 BK3는 스테인리스 스틸로 만들어졌고 다이아몬드로 코팅된 것도 나오는데, 이는 절삭력을 증가시키기 위한 것이다.

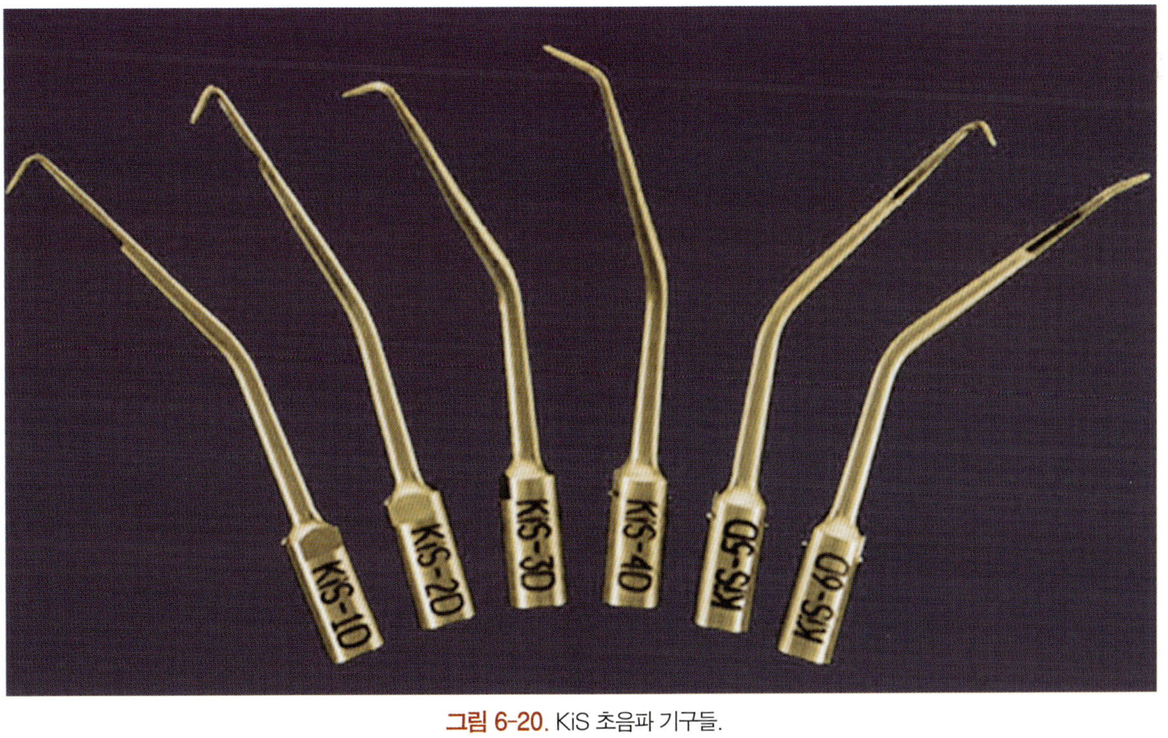

그림 6-20. KiS 초음파 기구들.

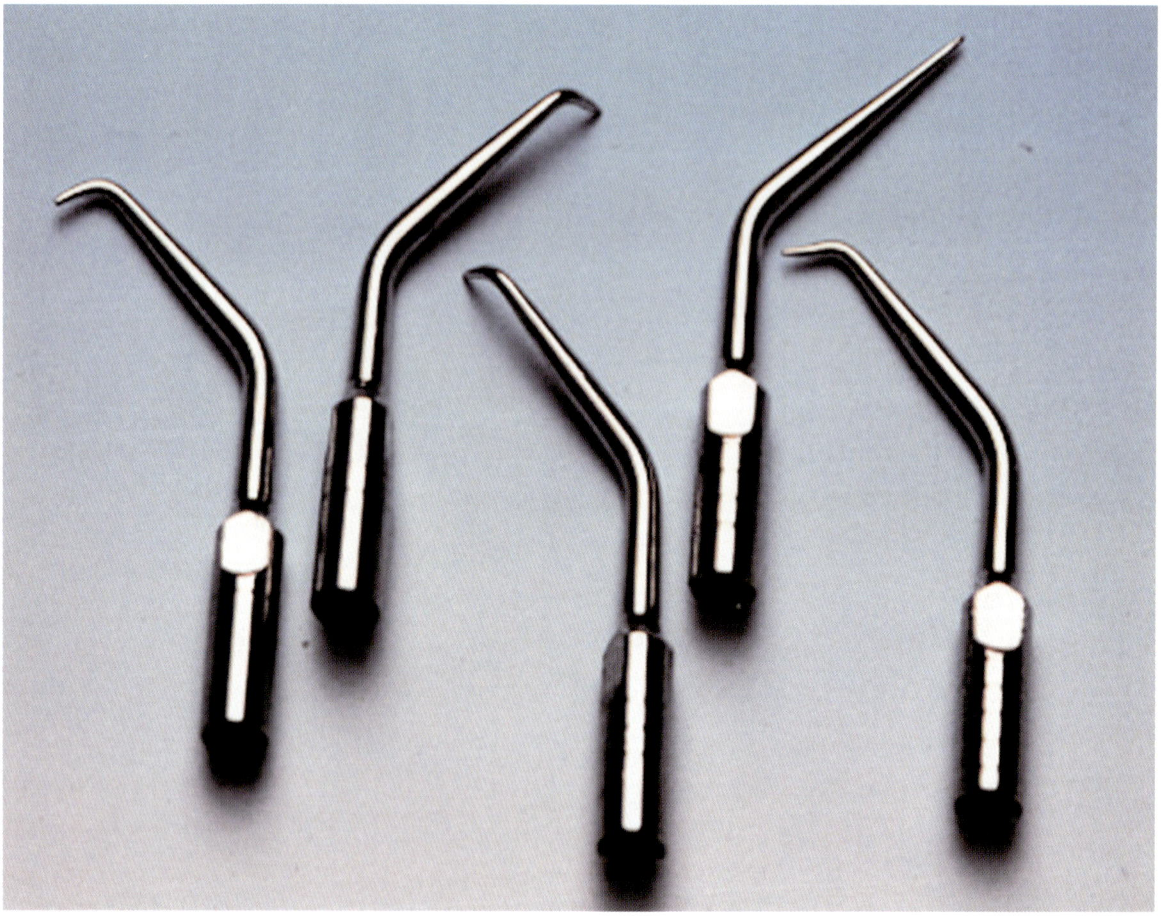

그림 6-21. CT 초음파 기구들.

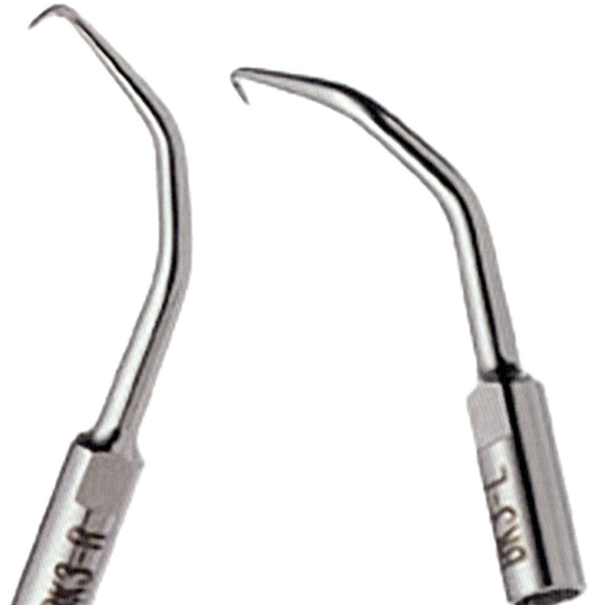

그림 6-22. BK3 기구.

BK3는 두 개가 한 세트(BK3-R right, BK3-L left)로 각 팁은 세 번 구부러져 있어서 어떤 방향으로 삭제를 할 때에도 적용할 수 있도록 하였다. BK3 right는 상악 우측 구치부와 하악 좌측 구치부에 사용하며, BK3 left는 상악 좌측 구치부와 하악 우측 구치부에 사용한다.

KiS는 6개가 한 세트로 모두 zirconium nitride로 코팅되어서 부드럽고 효과적으로 치질이 삭제되도록 만들어졌다. 물이 분출되는 부위가 삭제날 끝 3mm에 가깝게 되어 있다. KiS 1번 팁은 80도 각도로 구부러져 있고 끝부분의 직경은 0.24mm이다. 이는 하악 전치와 소구치부위에 사용하면 이상적이다. KiS 2번은 좀 더 직경이 커서 상악 전치부에 사용하면 좋다. KiS 3번은 70도를 이루며 두 번 구부러져 있는데 상악 좌측, 하악 우측 구치부에 접근이 용이하다. KiS 4번은 3번과 비슷한 형태이나 각도가 110도로 동일부위의 안쪽, 즉 설측에 도달하도록 고안되었다. KiS 5번은 KiS 3번의 좌우

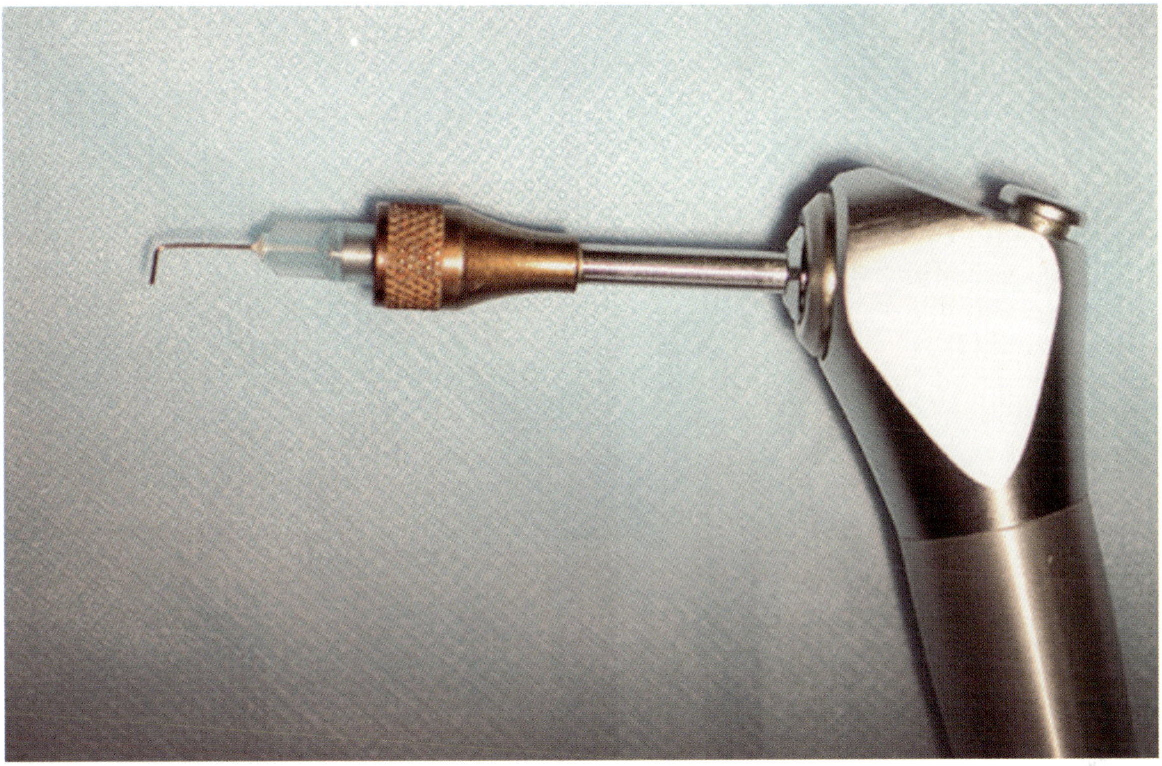

그림 6-23. Stropko irrigator/drier. 니들의 끝부분 3mm를 90도로 구부린 것에 주목하자.

대칭된 형태이고, KiS 6번은 KiS 4번의 거울상이다.

Stropko irrigator/drier. 이 장비는 일반적인 유닛 체어에 달린 air/water 시린지에 끼울 수가 있으며, microtip needle(Ultradent Inc.)이 있어서 치근단 역 충전을 위한 와동형성을 한 후에 세척과 건조를 하는 데 편리하게 사용된다. 그러나 조심스럽게 사용하도록 해야 하는데 부주의하게 사용하면 기종(emphysema)을 유발할 수도 있기 때문이다. 기존에 나오는 둔각의 needle 대신 90도로 구부린 3mm의 microtip으로 바꾸어 사용하는 것이 추천된다(그림 6-23). 이렇게 하면 tip이 치근단 형성한 부위까지 직접 도달할 수 있게 되어 골와 부위의 지혈에 지장을 주지 않으면서 충분히 치근 부위를 건조할 수 있다(그림 6-24).

역 충전기구. 미세플러거(microplugger), retrofilling carrier 및 ball burnisher가 이에 해당한다(그림 6-25). 미세플러거는 끝이 공모양으로 0.25~0.75mm까지의 다양한 크기가 있으며 끝부분이 일직선이거나 한번 구부러져 있다. 일직선의 플러거는 두 가지가 있는데 90도로 꺾어져서 일반적으로 사용될 수 있는 것과 65도로 휘어서 설측 부위에 도달할 수

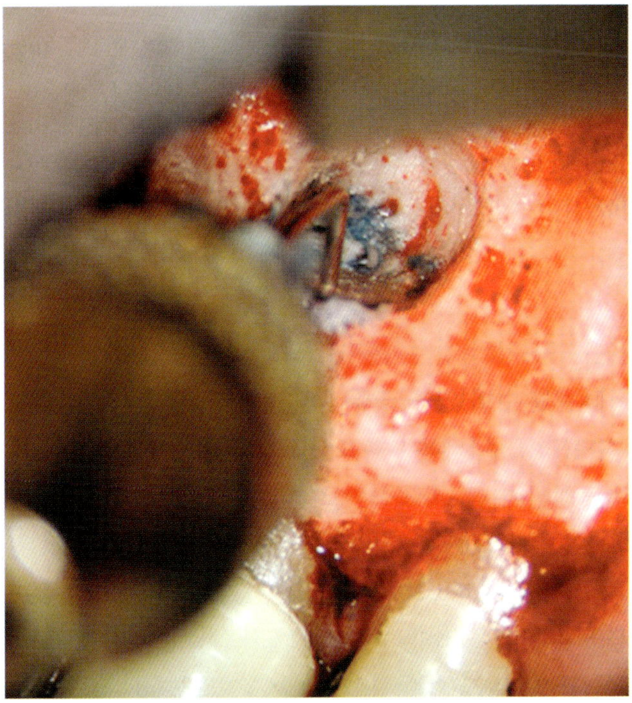

그림 6-24. 90도로 꺾어진 니들이 직접 retropreparation한 부위에 적용되어 잘 건조시키면서 시야를 방해하지 않는다.

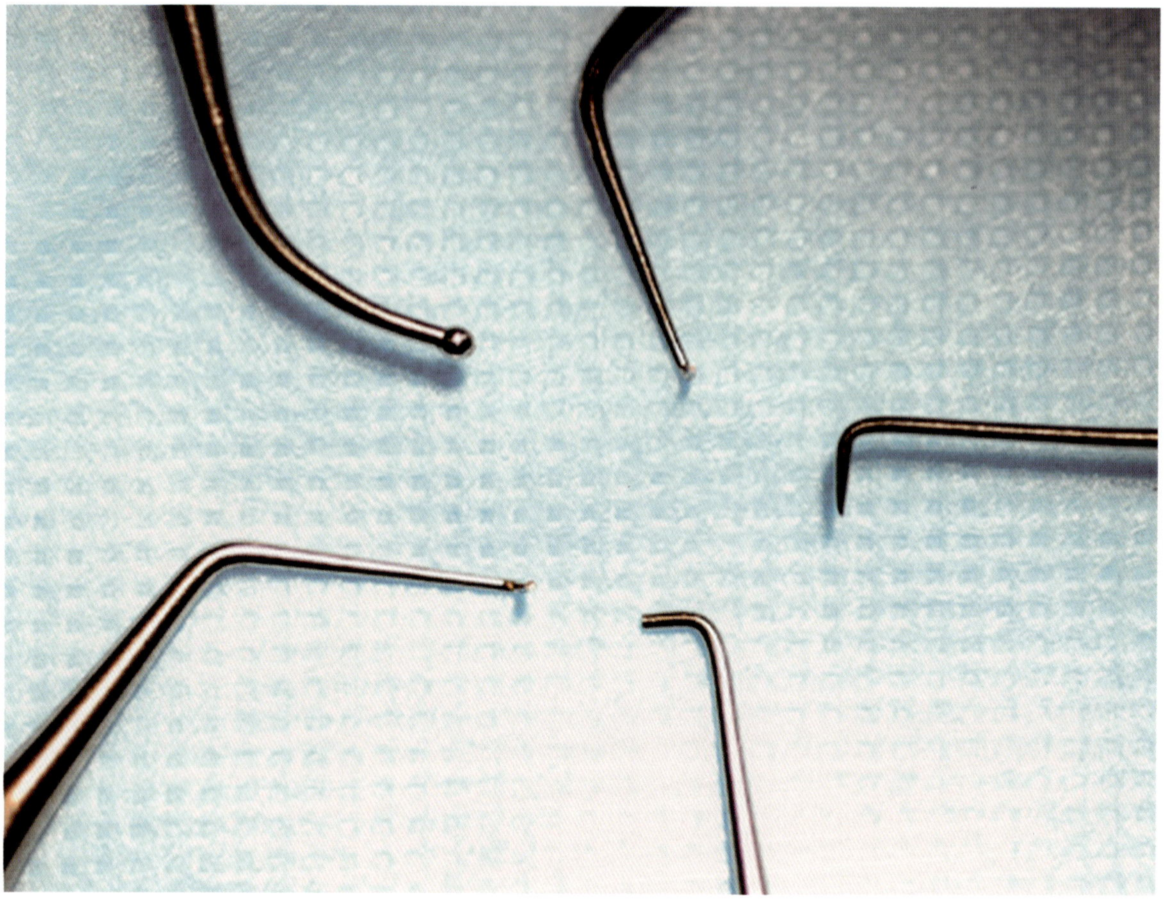

그림 6-25. 역 충전을 위한 기구들.

있는 것이 있다(그림 6-26). 두 번 꺾어진 플러거는 하나는 좌측으로, 하나는 우측으로 65도의 각을 이룬다.

Super EBA retrofilling carrier는 retropreparation한 부위로 역 충전 재료를 운반할 수 있도록 편평한 면을 가지고 있다. 그림 6-27은 일직선과 구부러진 West carrier를 보여준다.

Burnisher는 다양한 크기의 둥근 공모양으로 역 충전 재료를 넣은 후 사용해서 재료가 잘 적합되도록 하여 변연적합도를 높이는 것이 목적이다.

MTA를 사용하는 경우에는 조심스럽게 MTA를 떠서 옮길 수 있는 기구가 필요하다. 다양한 Messing gun 시스템이 시중에 나와 있다. 최근에는 MTA pellet-forming block(Hartzell & Son, Concord, CA)이 개발되어서 다른 시스템보다 간편하게 사용되고 있다. 이 장의 후반부에 이 block의 사용법에 대해 설명하도록 하겠다.

수술 전 평가항목

치근단 수술의 예후는 수술 테크닉과 술후 설명뿐 아니라 신중한 수술 전 전신병력 청취와 구강 내 검사, 치주검사 및 방사선 검사에 영향을 받는다.

전신상태 평가

통상적으로 환자의 전신 병력 및 현재 상태에 대해 살펴보아야 하고 필요에 따라서는 전신상태에 대한 협진이 이루어져야 한다. 일반적으로 다른 치과치료에 비해서 치근단 수술 시 특별히 염두에 두어야 할 주의사항은 따로 없다.[18]

그러나 혈액희석제(blood-thinning medication, 특히 아스피린)를 복용하고 있는 경우 주의해야 한다. 아스피린 등은 상당히 보편적으로 사용되는 약제로 환자들이 전신병력 문진 시 잊고 언급하지 않는 경우가 많다. 아스피린은 수술 전 최소

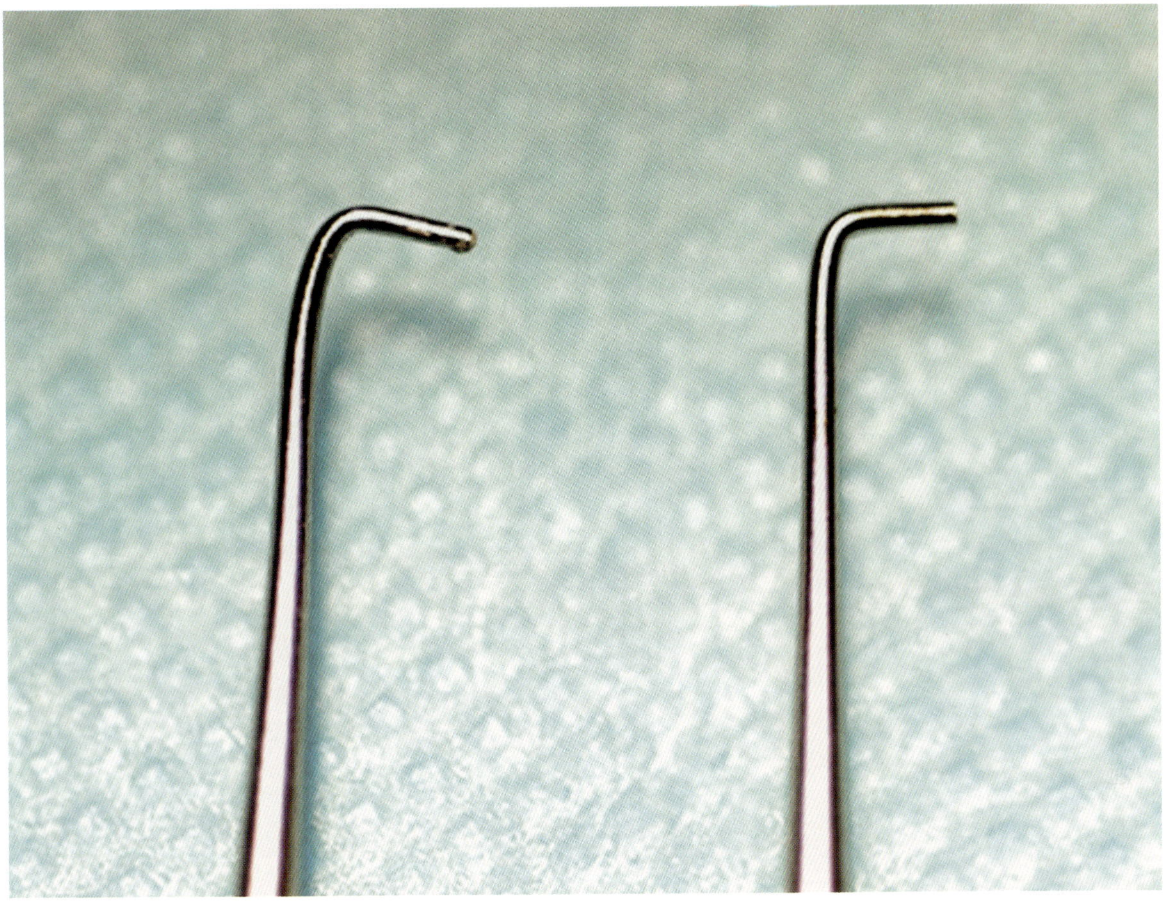

그림 6-26. 직선의 손잡이를 가진 미세플러거는 두 가지 종류가 있다: 90도의 각을 가진 것이 일반적으로 사용되고, 65도의 각은 설측 부위의 치근첨에 사용된다.

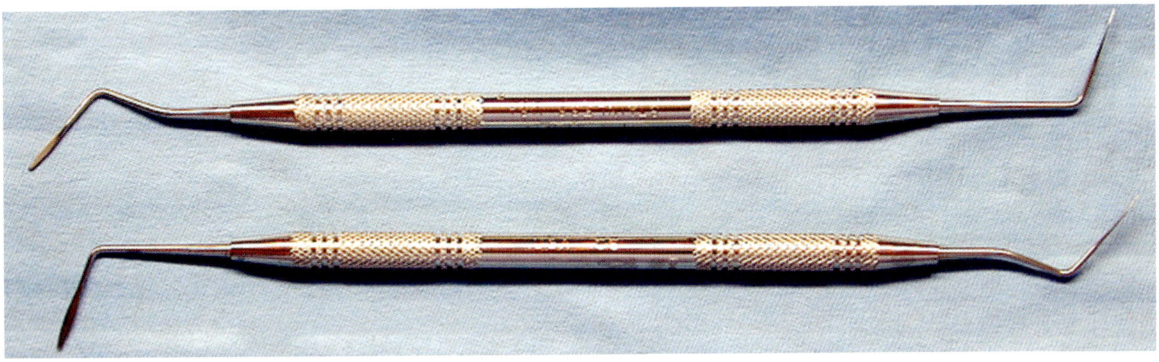

그림 6-27. West carrier.

10일 동안 복용을 중지하도록 한다.

또 다른 고려사항으로 술전 예방적 항생제 투여에 대한 것이 있다. 미국심장협회(American Heart Association)에 따르면 예방적 항생제 투여가 필요한 환자는 최근 2년간 류마티스성 심장열, 심내막염, 심장판막의 기형 혹은 손상, 장기이식, 골반 또는 무릎 등에 보형물을 식립한 경우이다.[19] 표 6-2에 최근에 권장되는 약물처방이 나와 있다.

표 6-2. 고위험군 환자에서 치과치료 시 권장되는 예방적 항생제 처방 표준용법

Amoxicillin - 수술 1시간 전
- 성인: 2.0g 경구투여(PO)
- 소아: 50mg/kg 경구투여(PO)

구강 내로 약물을 섭취할 수 없는 경우: Ampicillin - 시술 30분 전 주사
- 성인: 근육주사로 2.0g 혹은 정맥주사
- 소아: 근육 혹은 정맥주사로 50mg/kg

페니실린에 부작용이 있는 경우

Clindamycin-시술 1시간 전
- 성인: 600mg 경구투여
- 소아: 20mg/kg 경구투여

또는

Cephalexin 혹은 Cefadroxil-시술 1시간 전
- 성인: 2g 경구투여
- 소아: 50mg/kg 경구투여

또는

Azithromycin 혹은 Clarithromycin-시술 1시간 전
- 성인: 500mg 경구투여
- 소아: 15mg/kg 경구투여

페니실린에 부작용이 있으면서 경구투여가 불가능한 경우

Clindamycin-시술 30분 전
- 성인: 600mg 정맥주사
- 소아: 20mg/kg 정맥주사

또는

Cefazolin-시술 30분 전
- 성인: 1g 정맥 혹은 근육주사
- 소아: 20mg/kg 정맥 혹은 근육주사

구강내 검사

전반적인 구강 검사는 다음 항목을 포함해야 한다:

- 환자의 주소
- 문제가 되고 있는 치아의 병력
- 부종의 유무
- 가타퍼차(gutta-percha) 콘을 삽입하여 기존에 존재하는 누공의 추적(tracing)(그림 6-28).

치주상태 평가

치주상태 평가는 동요도 및 치주낭 탐침검사가 있으며 필요한 경우 수술 전 치석제거와 치근면 활택술(root planning)을 받도록 하는 것이 포함된다. 치주탐침검사는 치근수직파절이나 근관-치주병소를 진단하는 데 필수적인 항목이다. 이러한 문제들을 미리 인지하여 환자가 불필요한 수술을 받도록 하는 것을 방지할 수 있다. 치주탐침 시 환자가 예민하게 반응하는 경우 국소마취를 시행하는 것이 권장된다.

방사선학적 평가

방사선학적 평가는 매우 중요하며 가능하면 이전의 방사선 사진들도 포함시켜야 한다. 다른 각도(수직과 근심 쪽에서)에서 촬영한 두 장의 사진을 통하여 이차원적인 방사선 영상에 숨겨진 삼차원 공간을 드러낼 수 있도록 한다.

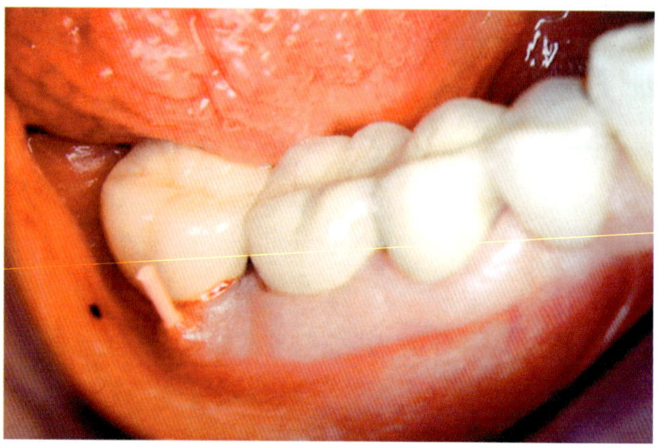

그림 6-28A. 하악 우측 제2대구치에서 누공이 형성된 것이 관찰된다.

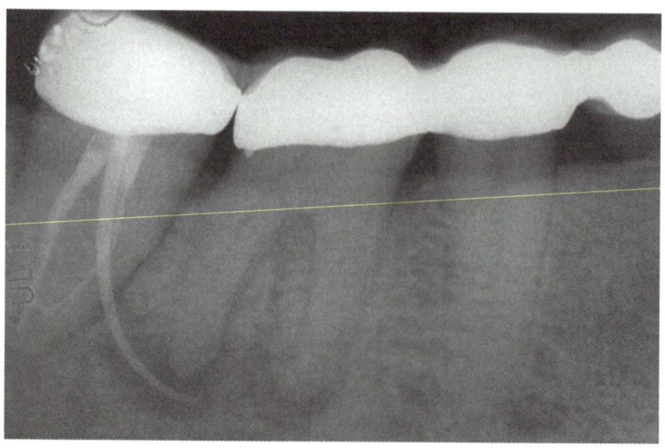

그림 6-28B. 누공에 가타퍼차를 넣고 방사선 사진 촬영 결과 제1대구치의 치근첨으로 향하고 있다.

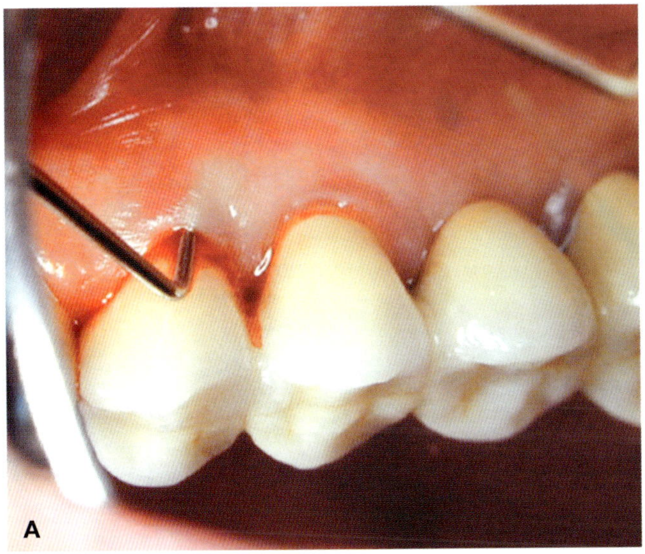

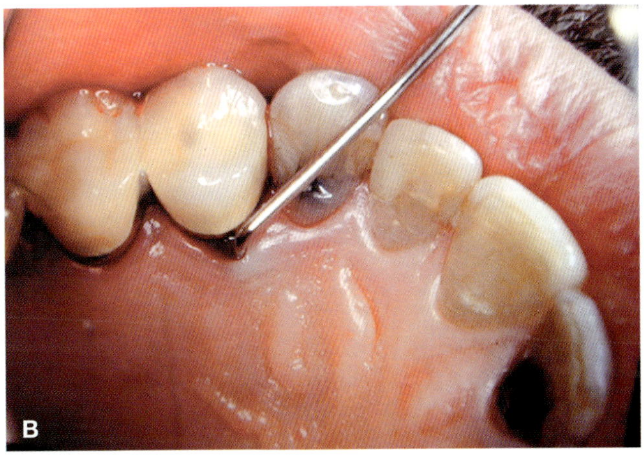

그림 6-29A~B. 협 · 설 양측으로 깊은 치주낭이 관찰된다(치근수직파절의 가능성을 보여준다).

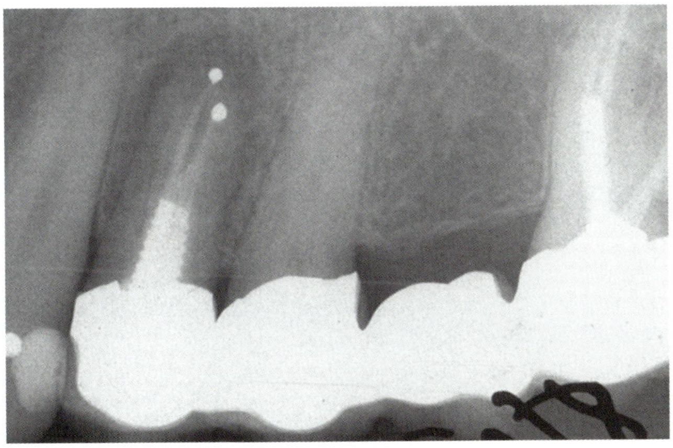

그림 6-29C. J형의 병소는 흔히 치근수직파절과 관련된다.

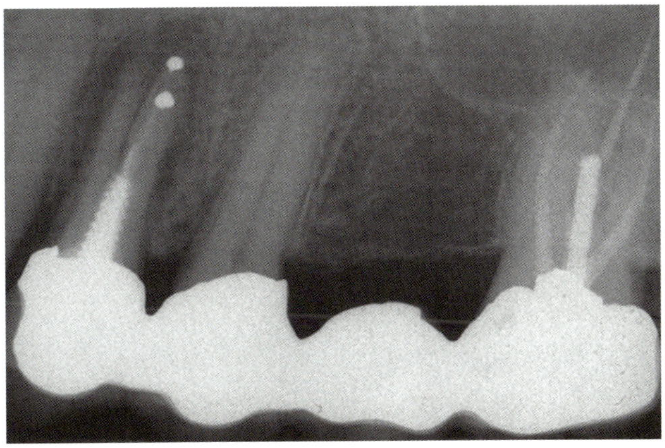

그림 6-29D. 각도를 변화시켜 방사선 사진을 찍으면 수직파절이 명확히 보인다.

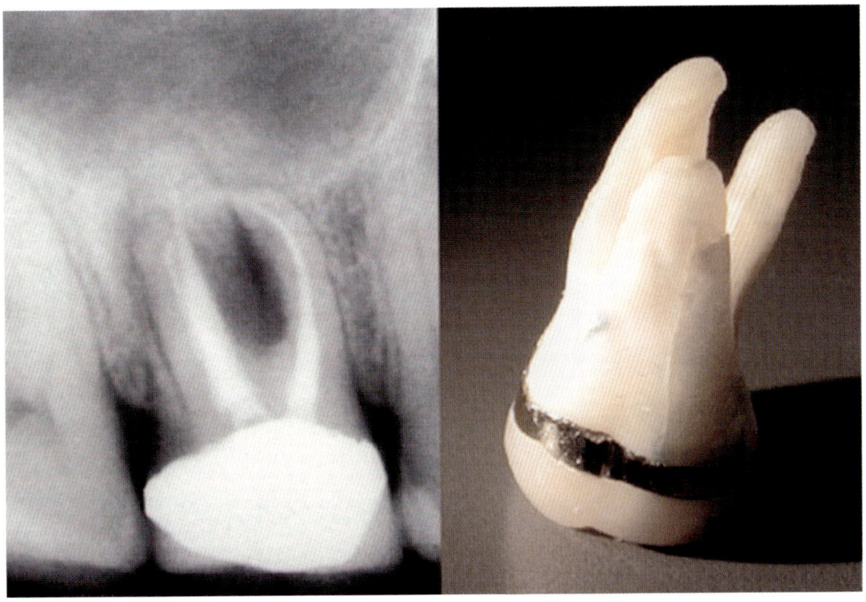

그림 6-29E. 치근수직파절의 방사선 사진과 임상적 모습.

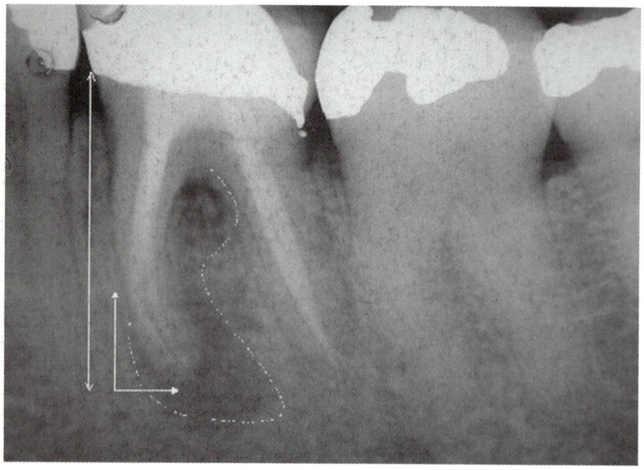

그림 6-30. 술전 방사선 사진은 유용한 정보들을 제공하게 되는데 치근의 대략적인 길이, 치근의 수, 형태 및 만곡의 정도 등이 그것이다. 대략적인 크기, 위치 및 병소의 종류 또한 예상될 수 있다.

술전 방사선 사진에서 다음과 같은 항목들이 체계적으로 평가되도록 한다:

- 대략의 치근의 길이
- 치근의 수 및 모양
- 치근만곡의 정도(그림 6-30)
- 특히, 전치부에서 인접 치근과의 근접도(그림 6-31)
- 하악관, 이공, external oblique ridge, zygomatic process, 상악동 등과 같은 중요 해부학적 구조물과의 거리
- 병소의 대략적인 크기, 위치와 종류
- 치근 수직파절 혹은 이와 연관된 방사선학적 소견들, 치근 측벽을 따라서 생긴 치주인대의 비후, J-shape 병소 또는 근관-치주 병소

술전 투약

다음의 술전 투약이 일반적으로 권장된다:

- 0.12% 클로르헥시딘 양치액을 수술 하루 전에 시작해서 수술 후 1주일까지 구강 내 세균감소를 위해서 사용하도록 한다.
- 수술 한 시간 전 800mg의 ibuprofen을 복용하도록 하는데, 이는 염증반응을 감소시키고 수술 후 통증을 완화하는 데 효과적이다.[20]

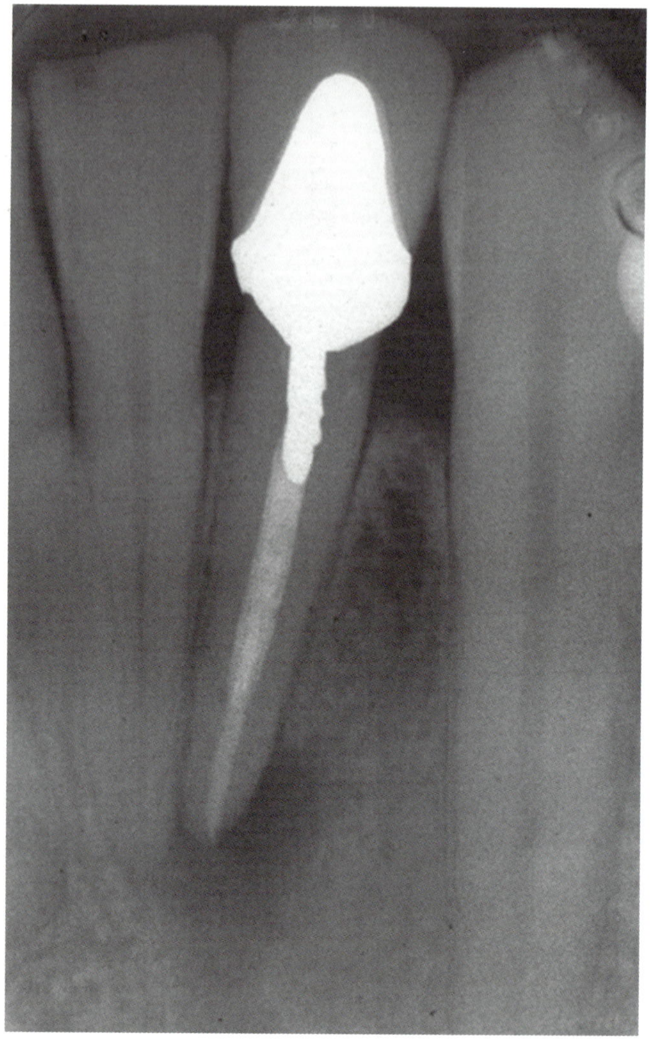

그림 6-31. 두 개의 하악 전치가 매우 가까움을 보여준다. 미리 환자에게 수술을 하는 과정에서 인접치의 생활력이 상실될 가능성을 설명한다.

- 예민한 환자의 경우 신경안정제(tranquilizer)를 사용하기도 하는데 대표적으로 Valium(5mg)을 수술 한 시간 전에 복용하도록 한다. 이러한 약제를 투여하는 경우 반드시 보호자가 동행하여 환자가 안전하게 내원 및 귀가할 수 있도록 한다.
- 수술 받을 환자는 흡연을 삼가도록 한다.
- 앞서 언급된 것처럼 필요한 경우 예방적 항생제를 투여한다.

술식

마취와 지혈

미세 치근단 수술과정에 있어서 심도 있는 마취와 지혈을

하는 것은 매우 중요하다. 마취가 충분히 되어야 상당한 시간이 소요되는 수술과정 동안 환자가 불편하거나 두려워 할 가능성이 줄어든다. 지혈이 잘 되면 수술 시야가 좋아지기 때문에 현미경으로 수술 부위를 관찰하기가 용이하며 수술 시간을 단축시킬 수 있다.

지혈은 수술 전, 수술 중 및 수술 후 단계로 구분할 수 있다. 이 단계들은 서로 연관이 되어 있어서 영향을 미치게 된다.

수술 전 단계

혈관수축제가 들어있는 마취제를 사용하는데, 이는 마취와 지혈을 함께 얻기 위함이다.[21] 1:100,000 농도의 에피네프린이 포함된 2% 리도카인이 좋은 마취효과를 보이기는 하지만 임상적으로 1:50,000 농도의 에피네프린이 들어있는 것이 지혈효과는 더 우수하다.[22,23] 적절한 마취와 지혈을 얻기 위한 1:50,000 에피네프린을 함유한 마취제의 사용량은 수술부위에 따라 다르다. 대개는 2.0~4.0ml 정도가 충분한 양이다. 국소마취제는 수 회에 나누어 천천히 주입되도록 한다. 마취액은 수술할 부위의 치근첨이 있는 부위의 점막하부를 완전히 관통하여 골막 상부에 도달되도록 한다. 여기서 간혹 마취액 전달 과정에서 문제점이 생길 수 있는 가능성에 대해서 설명할 필요가 있을 것이다. 골격근은 에피네프린이 들어가면 혈관수축 대신 오히려 혈관확장을 하게 되는데 골격근에는 β-2 adrenergic 수용기가 많이 분포하기 때문이다. 따라서 치근첨을 지나서 기저골 위에 놓인 골격근을 마취하지 않도록 주의한다.

상악에서는 수술할 치아와 근원심에 있는 인접 2개치(총 5개의 치아)의 치근첨 부위의 mucobuccal fold에 국소 침윤마취를 하면 마취액의 주입과 동시에 충분한 정도의 마취와 지혈이 얻어지게 된다. 부가적으로 상악 전치부 수술을 하는 경우 절치공 근처의 신경전달 마취를 하여 비구개 신경(nasopalatine nerve)을 마취하거나 상악 구치부의 경우 대구개공(greater palatine foramen)의 전달마취를 통해 대구개신경(greater palatine nerve) 마취가 필요한 경우가 있다(그림 6-32, 6-33).

하악에서는 마취와 지혈은 별도로 이루어지게 된다. 마취는 1.5카트리지 정도의 1:100,000 에피네프린이 함유된 2% lidocaine을 사용하여 하치조신경의 부분적인 nerve block을 시행한다. 지혈은 2카트리지 정도의 1:50,000 에피네프린이 함유된 2% lidocaine용액을 사용하여 얻는데, 이때는 수술할 부위의 mucobuccal fold에 마취액을 여러 번에 나누어 주입한다. 0.5카트리지 정도는 설측 부위에도 사용한다.

마취액의 주입속도는 마취나 지혈 정도에 연관이 있다. 분당 1~2ml 속도가 권장된다. 이보다 빠른 속도를 주입하면 마취액이 모여서 퍼져나가는 정도나 속도가 느려지게 되어 마취나 지혈의 효과가 떨어지게 된다. 수술 시 절개를 시작하기 전에 주입된 마취액이 충분히 원하는 부위까지 퍼질 수 있도록

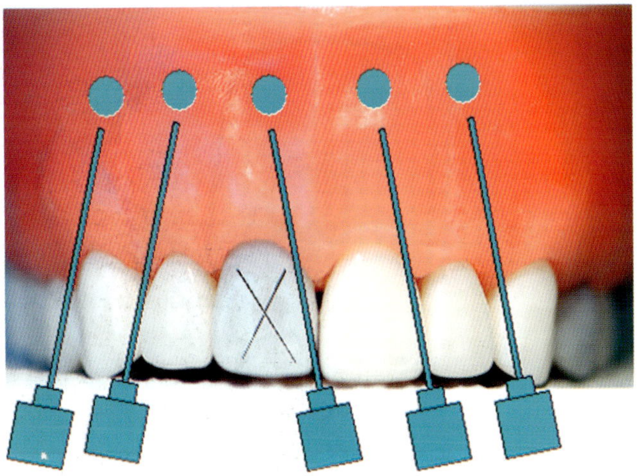

그림 6-32. 상악 우측 중절치의 수술을 위해서 상악 우측 견치에서 상악 좌측 중절치까지 침윤마취한다.

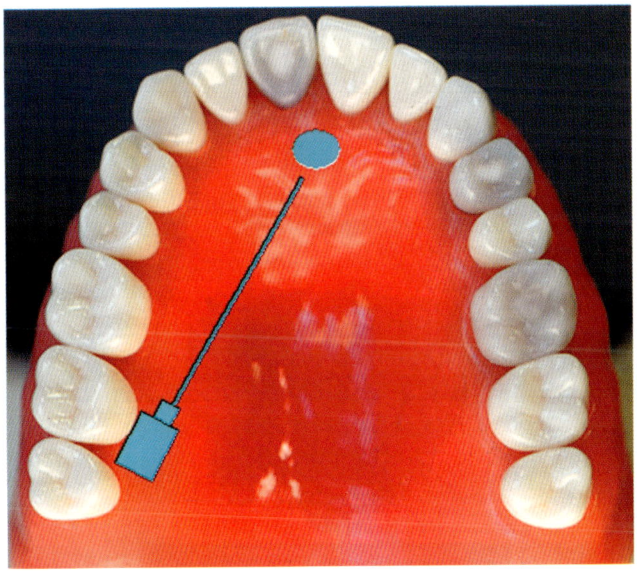

그림 6-33. Incisive foramen의 전달마취.

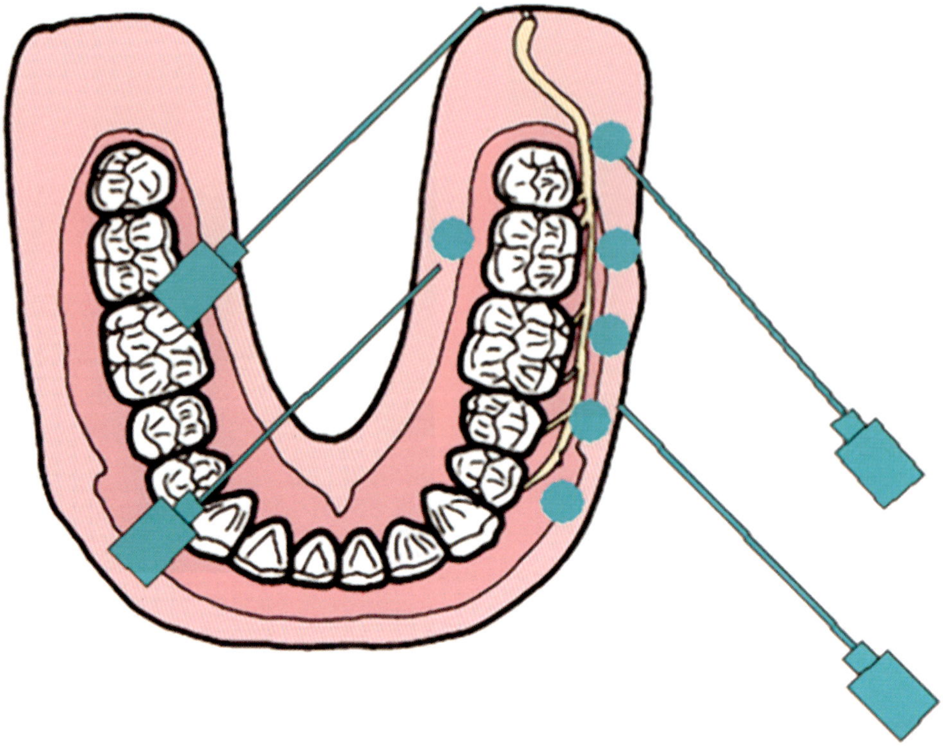

그림 6-34. 하악에서 마취는 1:100,000 에피네프린이 함유된 2% 리도카인 1.5 카트리지를 사용하여 하치조신경의 전달마취를 통해 이루어진다. 지혈은 1:50,000 에피네프린이 들어있는 2% 리도카인 2 카트리지를 사용하여 협점막에 골막상부로 여러 군데 침윤마취를 시행하여 얻는다. 부가적으로 0.5 카트리지 정도(주로 지혈목적임)가 설측 침윤마취에 사용되기도 한다.

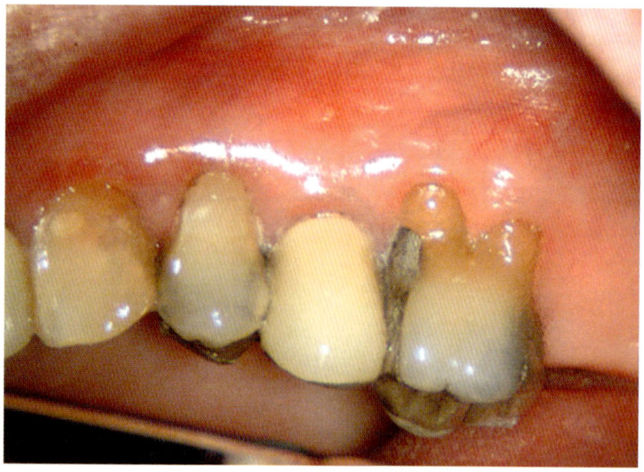

그림 6-35A. 마취 전.

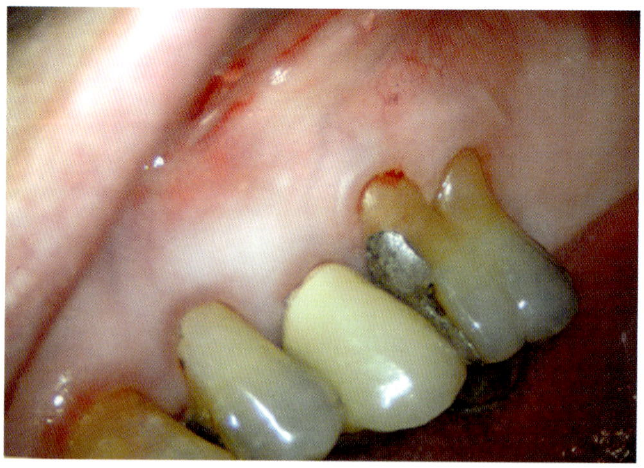

그림 6-35B. 국소침윤마취 10분 후.

기다리는 것이 중요하다. 추천되는 시간은 대개 10~15분 정도로 수술부위의 연조직이 희게 변하게 될 때까지이다(그림 6-35).

수술 중 단계

지혈 효과를 얻는 데 가장 좋은 것은 혈관 수축제이다. 골삭제(osteotomy), 소파(curettage), 치근절제의 과정을 거치는 동안 새로운 혈관이 자극을 받아서 골와부위로 흘러나오기 때문에 다시 한 번 지혈이 필요하게 된다. 이 시점에서는 도포할

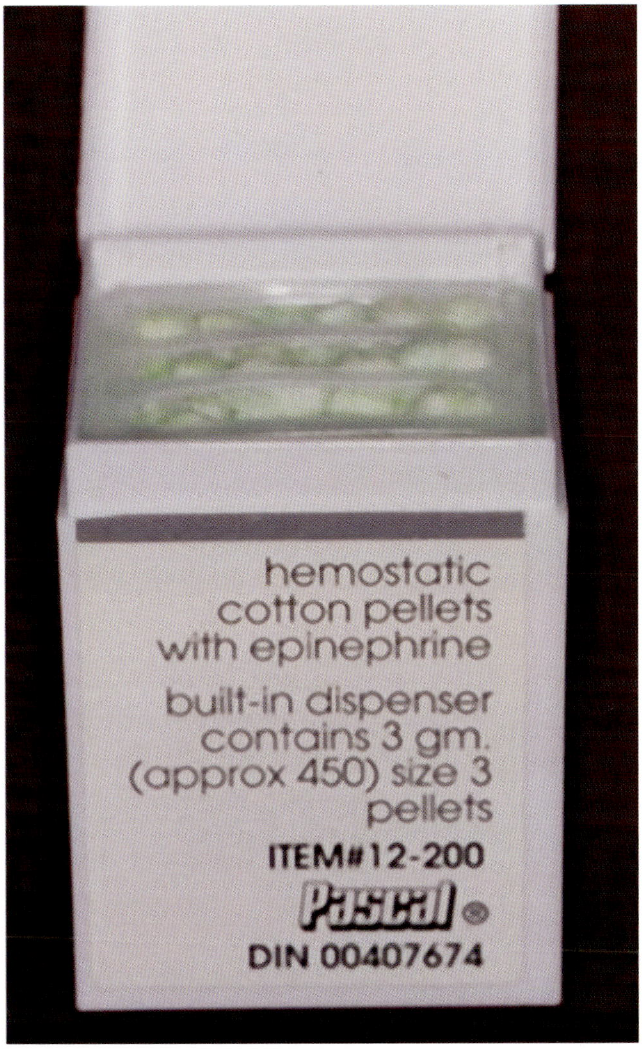

그림 6-36. 에피네프린이 함유된 면구.

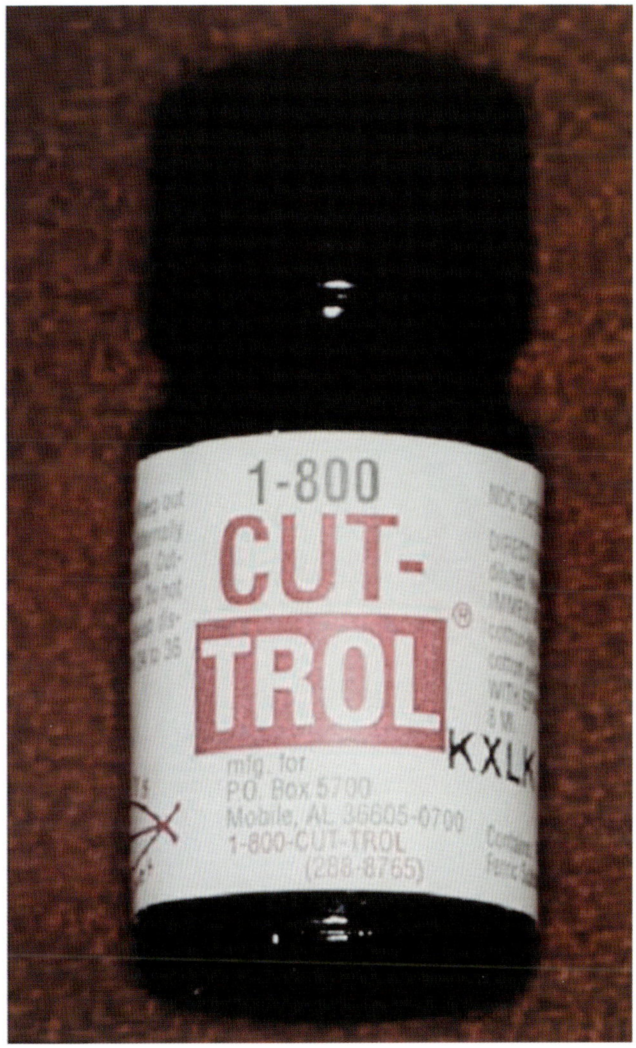

그림 6-37. Cutrol(50%의 ferric sulfate).

수 있는 지혈제가 출혈을 조절할 목적으로 사용된다. 이러한 제재는 절단된 치근단면을 관찰하고, 초음파 기구로 치근단 형성을 할 때 잘 보이도록 하며, 치근단 역 충전 물질을 적용 시 용이하게 수술 시야를 확보하는 역할을 한다.

다양한 지혈제가 나와 있는데 그중 근관치료 영역에는 대표적으로 에피네프린 면구와 ferric sulfate 용액 두 가지가 많이 사용된다. 이 약제들의 특성 및 작용기전에 대해서 소개하도록 하겠다.

Epinephrine pellets. Racellet은 racemic epinephrine HCl(Pascal Company, Inc., Bellvue, WA)를 함유한 면구이다. 에피네프린의 함량은 표기된 번호에 따라 구분된다(그림 6-36). 예를 들어, Racellet #3은 0.55mg의 에피네프린이 들어 있는데, 이는 일반적으로 치근단 수술에 권장되는 양이다. 이 제품은 저렴할 뿐 아니라 면구를 적용하면서 압박지혈의 효과도 얻을 수 있어서 매우 효과적이다.[25] 1~7개까지의 면구를 2~4분 정도 직접 골와에 적용 시 심장혈관계에 이상이 초래되지 않는다고 알려져 있다.[26]

Ferric sulfate. 수복치과분야에서 이 제재는 오랜 기간 동안 사용되어 왔다. 정확한 작용기전은 알려져 있지 않으나 강산성(pH 0.21)약제가 혈액 속에 포함된 단백질에 접촉하여 agglutination을 유도하기 때문으로 생각된다. 이렇게 용해된 단백질이 모세혈관의 입구를 막아서 지혈효과가 일어난다.

Ferric sulfate는 다양한 농도를 가진 여러 제품이 시판되고 있다. 치근단 수술에 적당한 것은 Cutrol이라는 제품으로

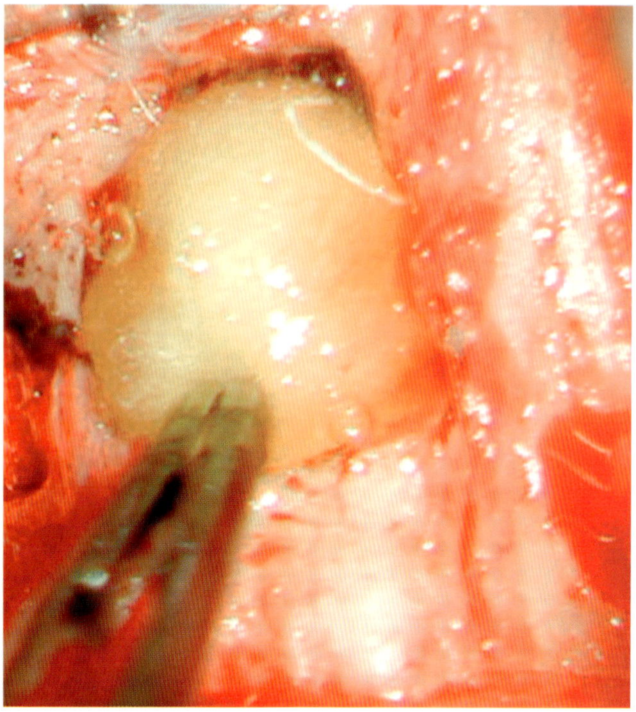

그림 6-38A. 골 부위에 Cutrol을 적용시키는 모습.

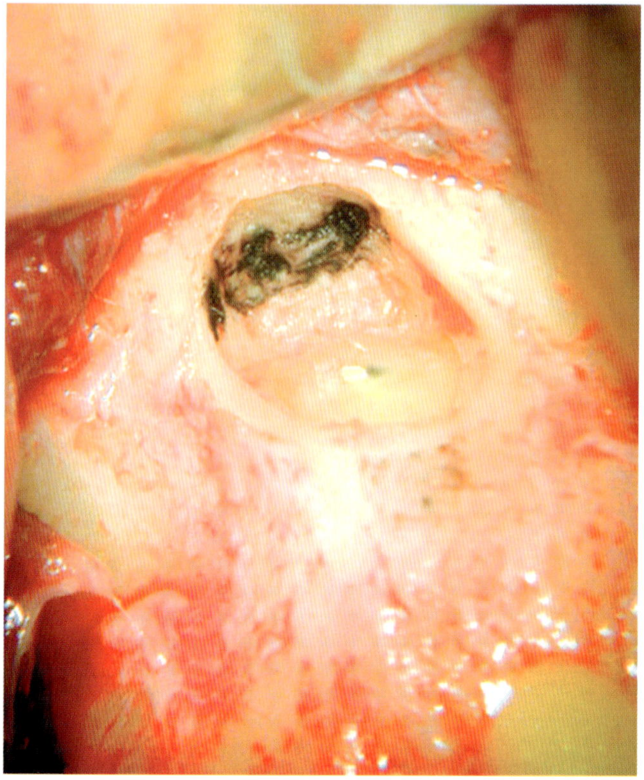

그림 6-38B. 골의 색이 변화하였다.

50%의 ferric sulfate가 함유되어 있다(그림 6-37). 이 약제는 효과적으로 골 표면과 골와 내를 지혈시킬 수 있다. 작은 applicator나 면구를 이용해서 출혈되는 부위에 직접 적용시킨다(그림 6-38A). 혈액과 닿으면 노란색을 띤 액이 어두운 갈색으로 변하게 된다. 이렇게 됨으로써 좀 더 지혈이 필요한 부위와 구분이 되어 용이하다(그림 6-38B).

Ferric sulfate는 닿는 즉시 작용하는 효과적인 지혈제이지만 독성이 있어서 조직괴사를 유발할 가능성도 있다. 따라서 치주판막과는 직접 닿지 않도록 해야 하며, 이 제제는 다른 지혈제의 부가적인 수단으로 사용한다. 예를 들어, 에피네프린 면구를 사용한 후에도 지혈이 되지 않을 때 사용하는 식이다. 이상에 언급된 방법으로 적용하였을 때 약제하방으로 지혈된 혈병이 생기기 때문에 이 약제가 혈류를 타고 전신적인 문제를 일으킬 가능성은 매우 낮다.

하지만 과량을 사용한 후 제거하지 않았을 때 골에 손상을 일으키고 치유를 지연시켰다고 보고되고 있다(Lemon, 1993). 따라서 소량을 사용해야 하며, 사용 즉시 생리식염수로 씻어내야 한다. 봉합 전 혈병을 충분히 제거하고 잘 씻어내면 이후 부작용은 없는 것으로 보고된다.[27]

수술 중에 효과적인 지혈을 얻는 과정에 대한 설명은 다음과 같다:

1. 절제가 필요한 술식(골삭제와 치근절단)을 진행한 후 골와에 존재하는 모든 육아조직을 제거한다.
2. Racellet #3 면구를 골와에 넣고 설측 골벽 쪽으로 압박 지혈을 한다(그림 6-39A).
3. 재빠르게 새로운 Racellet 면구를 기존에 있던 면구 위로 넣어서 골와 전체가 면구로 채워지도록 한다(그림 6-39B). 골와의 크기에 따라 넣는 면구의 수는 다르다. Vickers[26]의 연구에 따르면 7개 정도까지는 안전하다고 보고된다. 만약 병소의 크기가 커서 7개로 부족할 때 멸균된 면구를 그 위에 놓는다.
4. 끝이 뭉툭한 기구(예, 미세경의 손잡이 부분)를 사용해서 2~4분 정도 면구들에 압박을 가해서 더 이상의 출혈이 되지 않는 것을 확인한다(그림 6-39C).
5. 넣어둔 면구를 하나씩 제거하고 맨 처음 넣었던 것만 남겨놓아서 터진 혈관이 다시 개방되는 것을 막는다(그림 6-39D). 이 면구는 최종 세척을 하고 판막을 봉합하기

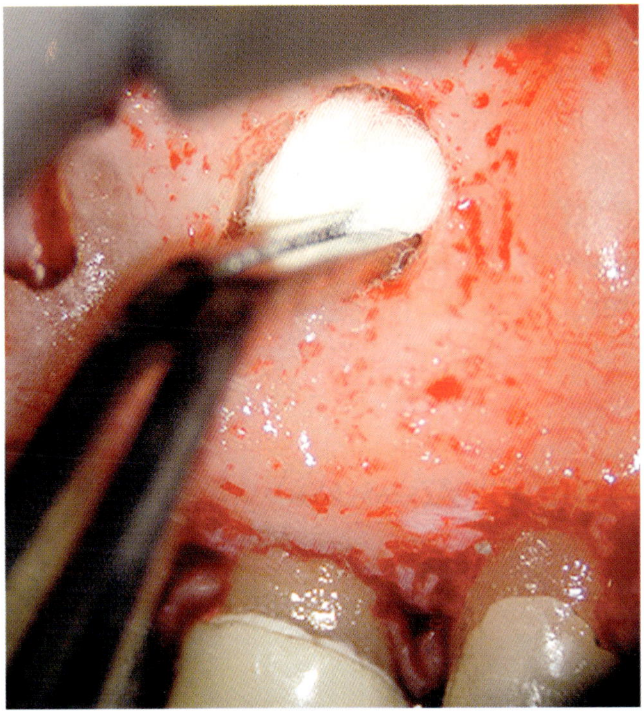
그림 6-39A. 골와 내로 Racellet pellet을 적용시키는 과정.

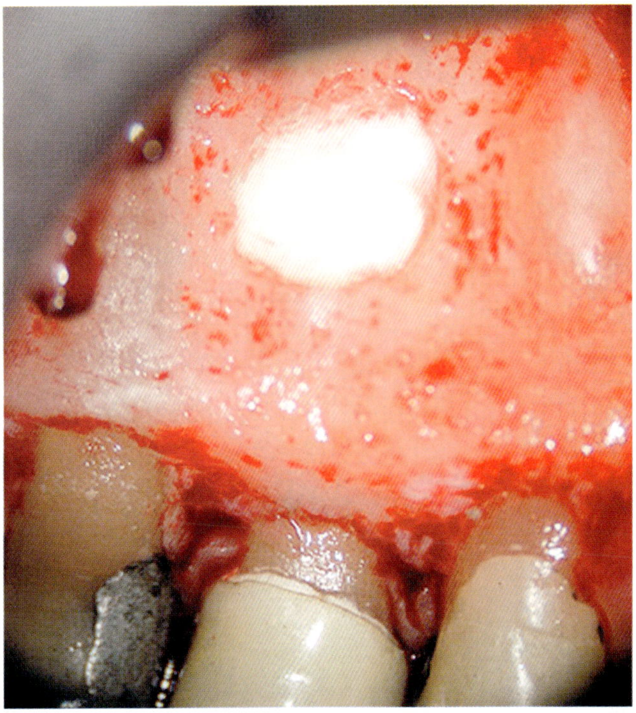
그림 6-39B. Racellet pellet으로 골와 전체를 채운 모습.

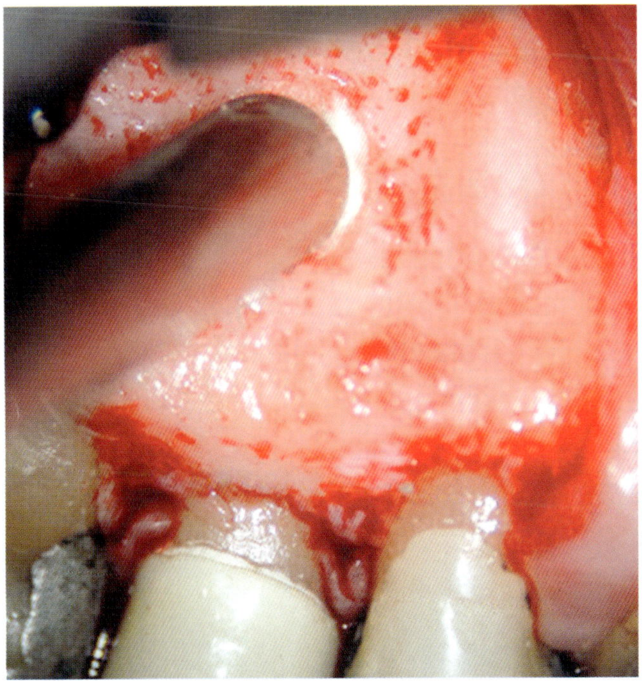
그림 6-39C. 면구의 윗부분에 압박을 가하는 과정.

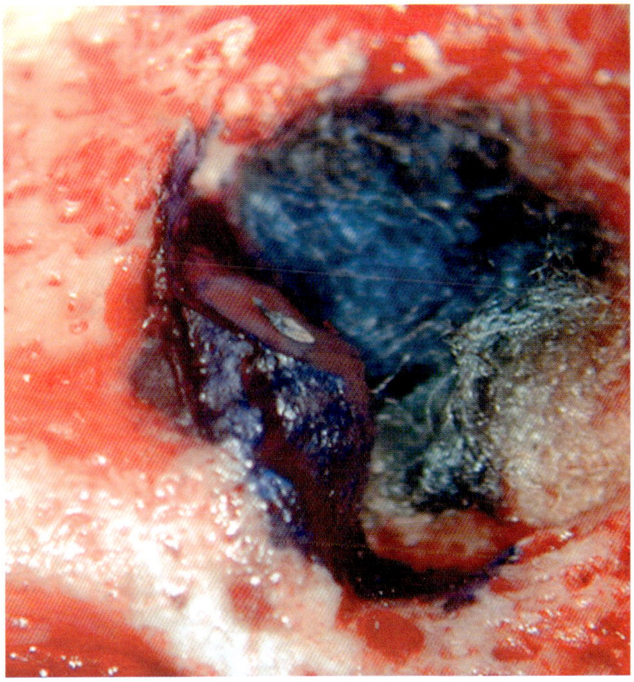
그림 6-39D. 절단된 치근면이 보일 때까지 Racellet pellet을 제거하는데 벽에 최소 하나의 면구가 남아있도록 한다.

전에 제거한다.

6. 에피네프린 면구 적용 후에도 지혈이 잘 되지 않으면 출혈되는 부위에 직접 Cutrol을 적용한다. 그 후 혈병까지 제거되지 않을 정도로 조심스럽게 생리식염수로 약제를 씻어낸다. 이 혈병은 수술 중에는 떨어져 나오지 않도록 하

고 수술 후에는 이 부위를 반드시 긁어내고 세척해 주어야 한다.

수술 후 단계

치근단 수술은 어느 정도 시간 내에 완료되어야 하는데, 이는 지혈이 필요한 단계들이 조직의 충혈(reactive hyperemia)이 일어나기 전에 끝나야 하기 때문이다. 지혈과정에서 제한을 받았던 혈류량이 정상이 되면 이전보다 증가하는데 국소적인 산소결핍과 산성화를 보상하는 과정이다. 이 조직의 충혈단계는 임상적으로 다양하여 예측이 불가능하다. 생리식염수에 적신 거즈를 수술 부위에 덮고 3분 정도 손가락으로 치주판막에 압박을 가하게 되면 이런 현상이 예방되거나 감소할 수 있다. 이렇게 하면 지혈을 도와서 혈종이 생기는 것을 방지하고 조직 적합도를 높이게 된다.[28] 이렇게 수술부위를 지혈 후 곧이어 협측 부위에 아이스 팩을 시행한다.

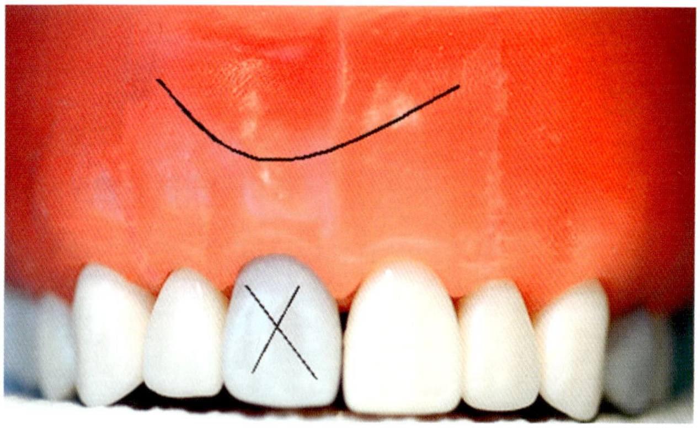

그림 6-40. 반달형의 치주판막.

판막 디자인

예전에는 반달형(semilunar)의 치주판막이 치근단 수술에 주로 사용되었다(그림 6-40). 하지만 최근 들어서는 다음과 같은 이유들로 더 이상 권장되지 않는다. 반달형의 절개를 하게 되면 수술시야가 한정되고 수술 중에 혹시라도 부위를 넓히고자 할 때 어려움을 겪게 된다. 절개선이 치조골이 없는 부위로 놓이게 되면 수술 후 결손부로 남을 수도 있다.[29] 그뿐 아니라 이런 형태의 절개는 다른 어떤 방법들보다 골막의 혈관에 손상을 초래하게 한다. 그렇게 되면 혈류공급에 장애를 받아서 조직의 수축이 생기거나 틈이 벌어질 수 있으며 이차치유가 생길 수가 있다. 또 다른 단점으로 반달형의 절개는 골삭제 부위와 절개가 매우 가까워서 지혈을 하기 어렵다는 점을 들 수 있다.

다음의 판막 디자인이 일반적으로 추천된다:

완전 골막 점막 판막

가능하면 이 완전 골막 점막 판막(full mucoperiosteal tissue flap)과 같은 방법을 사용하도록 권장된다.[18,30] 이 방법은 적절한 접근을 얻으면서 수직적인 혈류공급을 유지하고 출혈을 최소화할 수 있다. 또한 골 및 치근의 외형에 대해 관찰할 수 있기 때문에 수술과정 중에 방향감을 유지할 수 있도록 한다. 그러나 이 판막 디자인은 치은유두를 포함하면서 치조정의 골을 노출시키기 때문에 몇 가지 위험성이 내재하는데 조직의 부착이 소실되거나 치조정 부위의 골 소실 혹은 치간유두의 소실 등이 그 예가 된다.

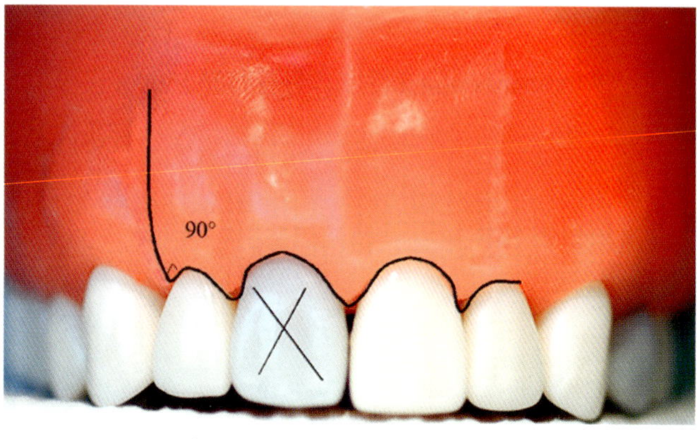

그림 6-41A. 전치부 삼각형의 치주판막.

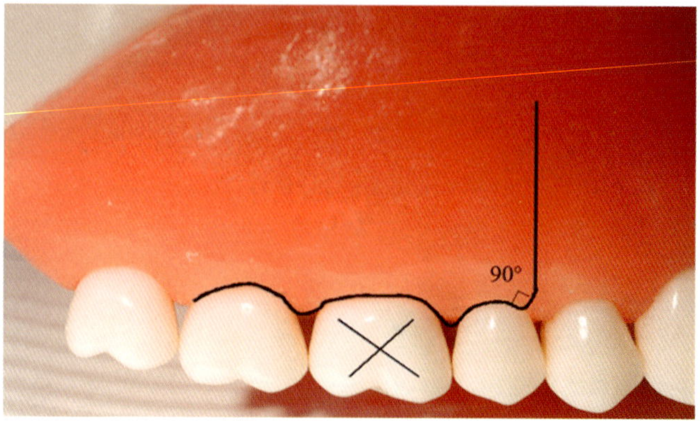

그림 6-41B. 구치부 삼각형의 치주판막.

전체 점막골막 조직 거상법을 치근단 수술 시 적용할 때 두 가지 방법이 추천되는데, 삼각형 판막 디자인(triangular flap)과 사다리꼴 형(trapezoidal) 디자인이다.

삼각형 판막은 치근단 수술 시 가장 널리 사용되는 디자인으로 상하악 전치, 구치부 수술 모두에 적용할 수 있다. 수평으로 치은열구 내를 따라서 절개하고 하나의 수직절개를 하는 형태이다(그림 6-41).

수평절개는 칼을 거의 수직으로 세워서 치조정 하방부위 아래까지 치은열구와 치은 섬유들을 관통한다. 치간유두 부위는 주의를 요하는데 협측과 설측의 치간유두가 중간부분에서 분리된 것을 확인해야 한다. 치아 사이의 공간이 좁은 경우(예, 하악 전치부) 크기가 작은 삭제날을 이용하면 유리하다. 정확히 midcol 부위에 절개선이 위치해야 혈류공급의 장애로 한 쪽 치간유두가 말려들어가서 이중으로 치간유두가 비심미적인 형태로 형성되는 일이 방지된다.[18]

수직절개는 치근의 풍융부 사이에 치근의 장축과 평행하게 형성한다. 전치부 수술에서 수직절개는 술자에 가까운 쪽에 형성하고, 구치부는 근심 쪽에 시행한다. 판막의 하부가 상부만큼의 폭은 되도록 하는 것이 중요한데 그렇게 함으로써 수직절개선이 골막상부의 미세혈관분포 및 교원섬유와 나란히 놓일 수 있기 때문이다.[31] 이렇게 하면 최소한의 혈관과 섬유가 손상되는 셈이어서 흉터가 생기지 않고 빠르게 치유될 수 있다(그림 6-42). 수직절개선은 치아 근심 혹은 원심의 line angle 부위에 놓이도록 하며 절대로 치간유두나 치근의 가운데에 놓이지 않도록 한다. 또한 치아와 만나는 부위에서 치은 부위의 각도는 직각을 이루는 것이 좋다(그림 6-41, 6-43).

이 삼각형 판막의 장점은 단순하고 빠른 조직 치유, 판막을 재위치 시킬 때의 용이성 및 봉합의 용이성 등이다. 단점으로는 수술 시 접근이 제한적인 것에 있다. 접근을 확보해야 할 때는 수평 혹은 수직 절개선을 연장하여 판막이 좀 더 유동적이 되도록 할 수는 있다. 한편, 접근을 최대한 좋게 하기 위해서는 사각형의 판막디자인이 필요하다.

사각형 혹은 사다리꼴 형태의 판막은 삼각형과 매우 유사한데 수직절개가 하나 더 들어가는 점만 다르다(그림 6-44). 이 방법은 전치부에서 접근이 요구되는 경우 적당하다. 또한 여러 개의 치아를 한 번에 수술하거나 치근이 매우 긴 경우에도 사용될 수 있다(예, 견치). 단점으로 생각되는 것은 치유가 되는 과정이 어느 정도 술식에 민감하여 판막이 움직일 가능성이 있다는 점이다.

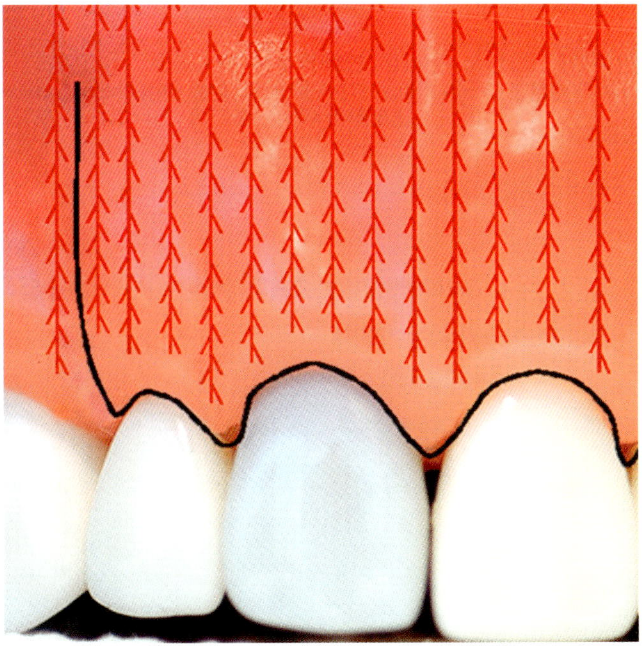

그림 6-42. 수직절개선은 미세혈관의 주행방향과 평행하도록 한다.

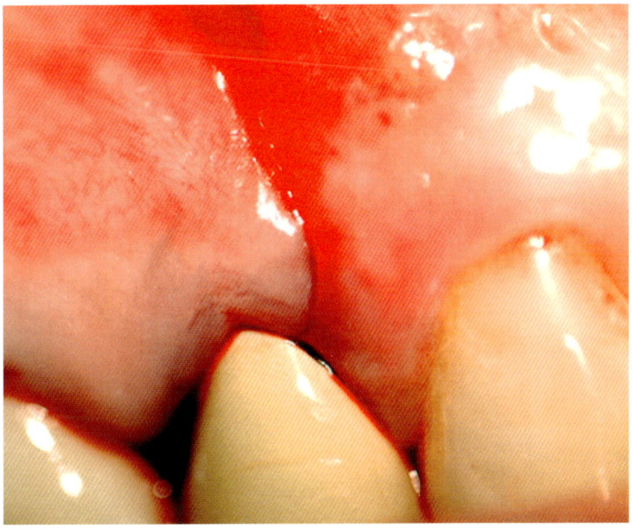

그림 6-43. 수직절개선은 치아의 우각부에 위치하며 치은변연과 직각으로 만나도록 한다.

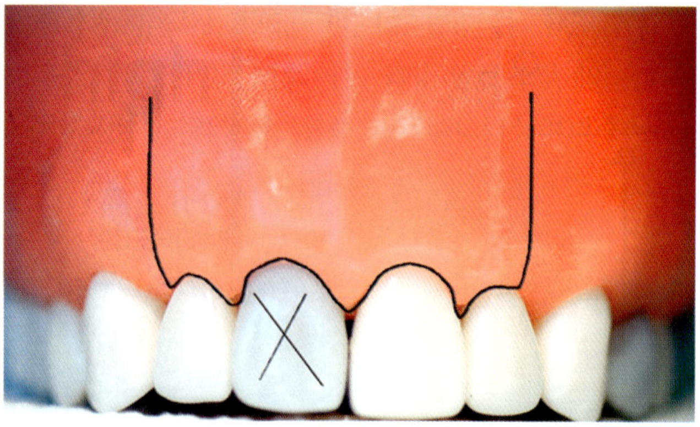

그림 6-44. 사각형의 치주판막 디자인.

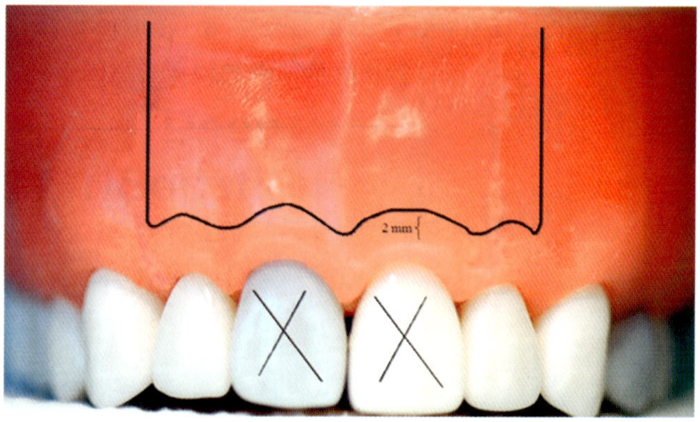

그림 6-45. Rectangular submarginal flap design.

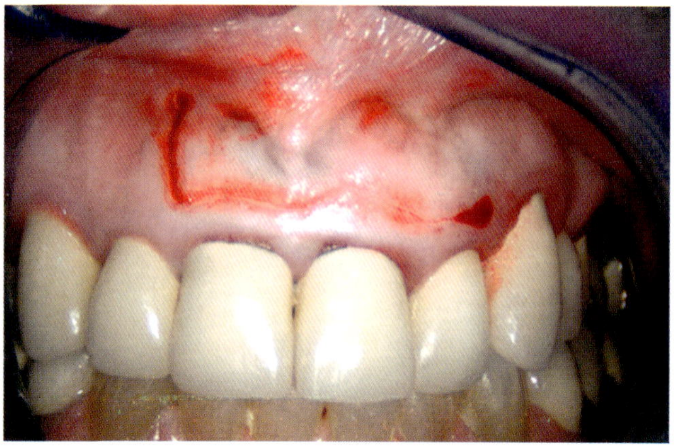

그림 6-46. Triangular submarginal flap design.

제한적인 골막 점막 판막

이 제한적인 판막 디자인(limited mucoperiosteal tissue flap, scalloped flap)은 변연치은과 치간유두를 포함하지 않는다. 이 방법은 이미 보철물이 존재하거나 심미적인 면이 중요한 부위에 사용된다. 이 방법은 상악 전치부와 구치부에 사용할 수 있는데 충분한 양의 부착치은이 있을 때만 사용할 수 있다. 하악에서는 보통 사용되지 않는데 하악은 부착치은의 양이 적고 심미성이 크게 문제가 되지 않기 때문이다.

절대적으로 치은열구로부터 2mm 두께의 부착치은이 있어야 이 디자인을 선택할 수 있다(그림 6-45).[32] 이 submarginal flap design은 scalloped 수평절개와 수술부위에 따라 하나 또는 두 개의 수직절개로 이루어진다(그림 6-46). 수평절개 부위는 변연 치은의 외형을 따라서 치은 열구에서 일정 거리를 확보하고 이루어져야 한다.[18] 또한 이러한 형태는 추후 봉합을 할 때 정확히 재위치 되었는지를 확인하는 데 도움이 된다.[25] 모든 판막의 모서리 부위는 항상 둥근형태가 되어야 하는데 이는 완만한 형태로 치유가 되는 것을 돕고 흉터가 생기는 것을 최소화하기 위함이다. 절개 시 피질골에 대한 각도는 45도가 되도록 하여 판막이 재위치 되었을 때 보다 적합이 잘 되도록 한다(그림 6-47). Scalloped horizontal incision에서 이 45도의 경사는 절개칼의 날 끝을 치은열구에서 멀어지는 방향으로 위치시켜서 얻을 수 있다. 이렇게 하면 부착치은 2mm를 확보하는 데에도 도움이 된다.

Submarginal flap은 치조정 부위의 치조골을 노출시키지 않을 뿐 아니라 변연치은 및 치간유두 부위의 치은을 보존하는 데에 장점이 있다. 중요한 단점으로는 골막상부의 혈류에 장애가 생겨서 젖혀지지 않는 판막 부분에 혈류 공급이 원활하지 않은 점이다. 이는 젖혀지지 않는 부위의 판막에 충분한 두께의 치은조직을 확보하여 예방할 수 있는데 그렇게 함으로써 치주인대나 골 하방의 혈관에서 이차적인 혈류공급을 기대할 수 있기 때문이다. 이 판막에서의 치유는 full mucoperiosteal flap에서와 유사하다.[30]

판막의 거상과 견인

조직을 거상할 때는 항상 수직절개 부위의 부착치은에서 시작한다(그림 6-48A, B). 이는 치은의 질긴 섬유 조직을 들어올리는 과정에서 치근 표면 대신 피질골 쪽으로 힘이 전달되도록 하기 위함이다. 골막이 완전히 분리되어서 치주판막과 함께 거상되도록 하는 것이 중요하다(그림 6-49). 그 후 elevator를 보다 치관부 쪽으로 이동하면서 undermining

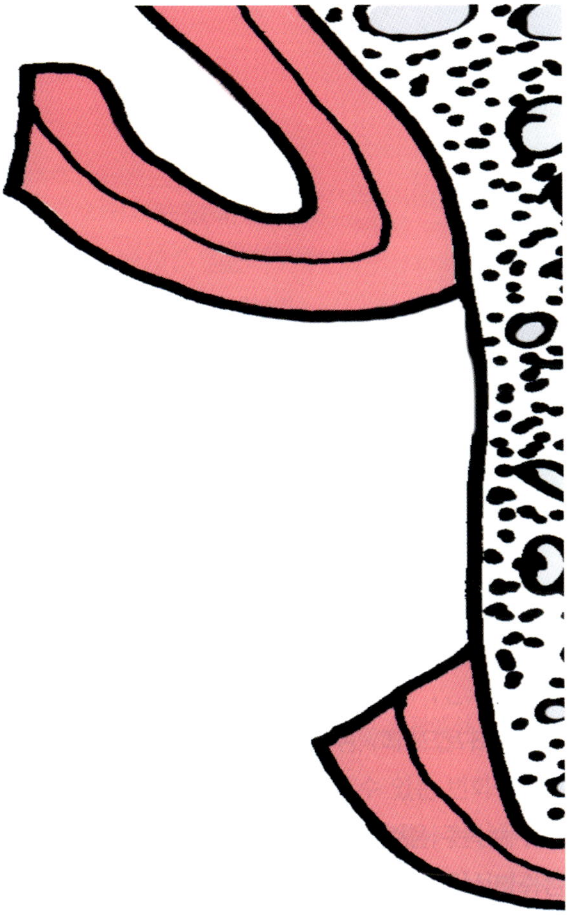

그림 6-47. 절개 시 45도의 각도로 한다.

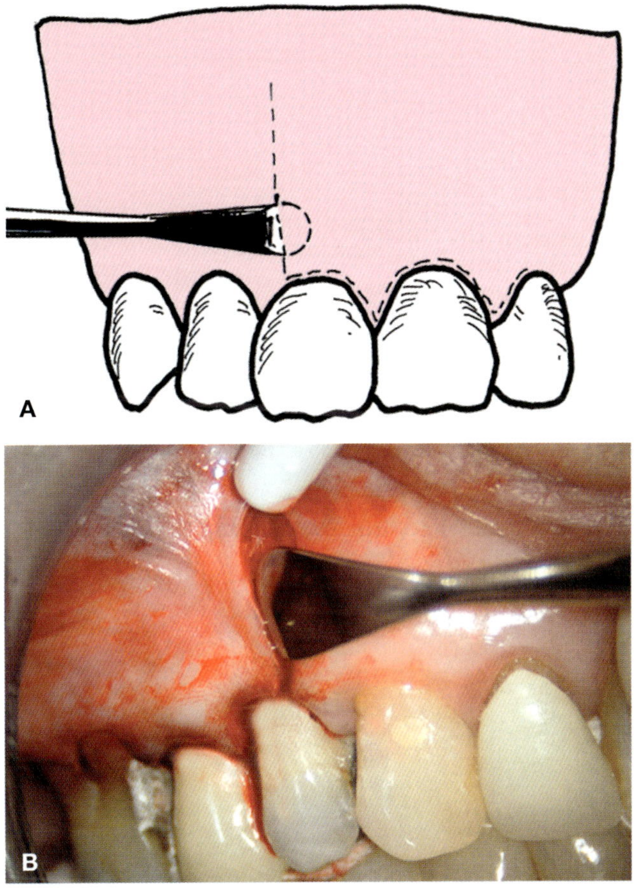

그림 6-48A~B. 수직절개선의 중앙부위에서 판막의 거상을 시작한다.

technique을 사용하여 변연 및 치간유두 쪽으로 힘을 가한다.[18] 이 방법은 젖히는 힘이 골과 치근막에 전달되도록 하고 최소한의 힘만 치은조직에 가해지도록 해야 한다(그림 6-50A, B). 이어서 치근단 부위로 진행을 해서 치근첨 부위가 드러나도록 하여 판막이 보다 유동적으로 되도록 한다.

이때 retractor는 치근주위조직이 보이도록 사용해야 한다. Retractor의 끝부분은 골 위에 약하지만 안정적인 압력으로 지탱해야 연조식에 외상이 가해지는 것이 예방된다. 술자는 골삭제를 하기 전에 판막 주위에 장력이 최소인가를 미리 확인해야 한다. 장력이 존재할 경우 하나 또는 두 개의 수직절개 부위를 좀 더 연장하도록 한다. 적절한 retractor를 선택하기 위해서 cortical plate의 형태를 파악하는 것도 중요한데(flat, convex, concave) 골의 외형에 최대로 적합한 것을 사용하여 안정적으로 지탱할 수 있기 때문이다(그림 6-51A, B). 예를 들어, 견치의 풍융부 또는 zygoma와 같이 둥글게 튀어 나온

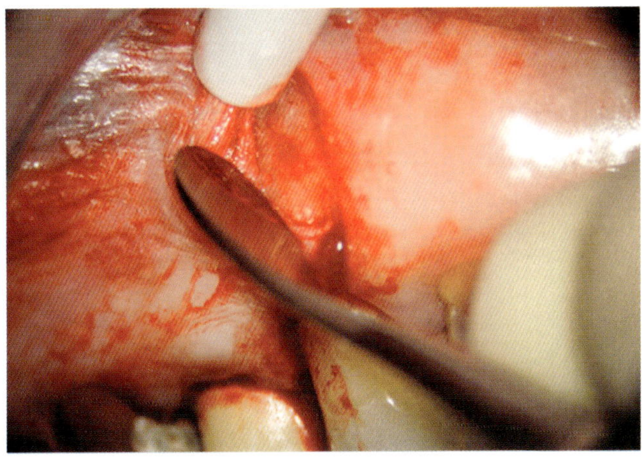

그림 6-49. 골막이 거상된 판막에 포함되고 피질골에서 완전히 분리되었는지 확인한다.

부위라면 오목하거나 V-형태를 가진 retractor가 적합하다(그림 6-52). Retractor의 끝부분이 최대한으로 골 표면에 접

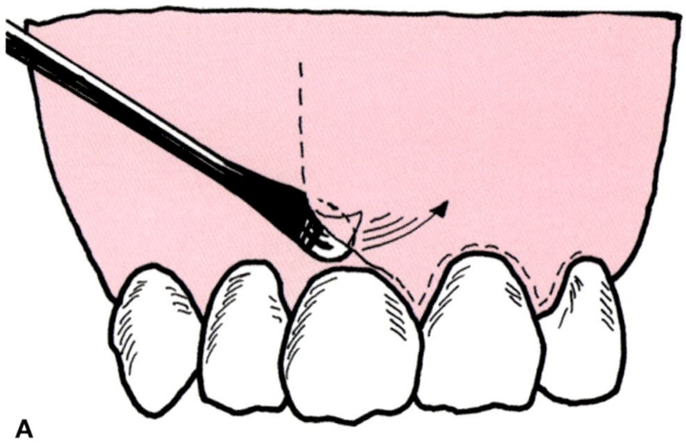

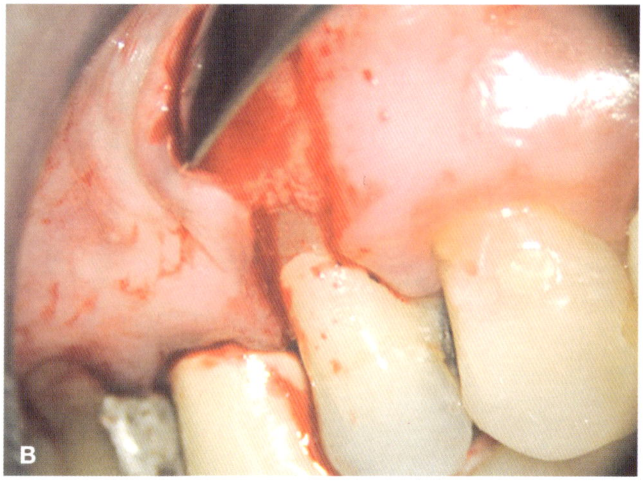

그림 6-50A~B. Undermining elevation technique.

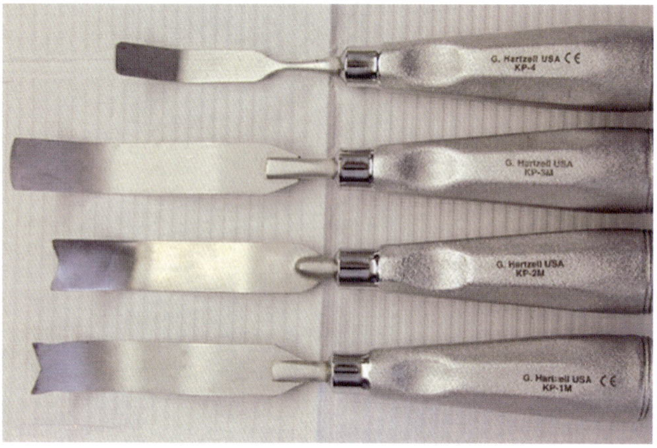

그림 6-51A. Kim/Pecora(KP) 견인기 1번부터 4번(Hartzell & Sons Co.).

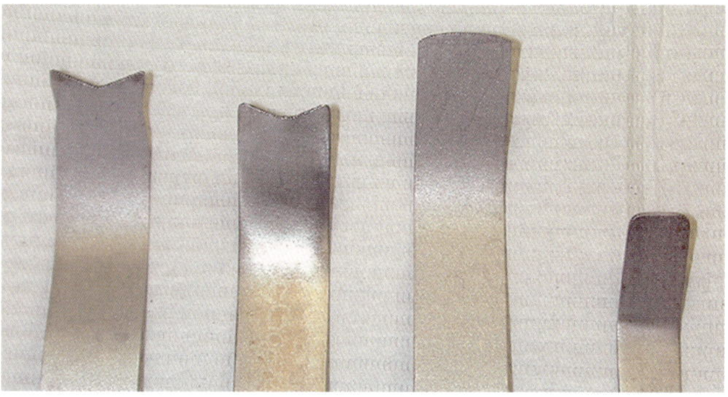

그림 6-51B. KP 견인기의 확대된 사진으로 조금씩 형태가 다름을 알 수 있다.

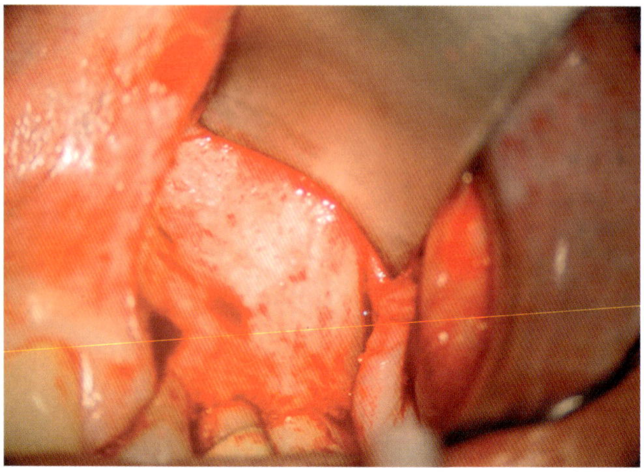

그림 6-52. V-형 끝부분을 가진 KP 2번 견인기를 사용해서 zygoma 부위를 당기고 최대한의 유지력을 얻는다.

촉할 때 원치 않게 retractor가 미끄러져서 판막이 손상되는 일이 방지된다.

하악 구치부의 경우 홈을 파서 retractor를 고정시킬 수 있다. 이 방법은 Lindemann bur로 15mm 정도의 얕은 홈을 파는 것으로 대구치 수술에서는 치근첨 하방에, 소구치 수술에서는 이공 상부에 형성한다.

수술용 retractor 하방에 플라스틱으로 된 뺨을 잡아당기는 retractor를 쓰면 환자의 입술을 보호할 뿐 아니라 접근과 시야를 좋게 한다(그림 6-53).

치주조직이 젖혀졌던 시간이 치유의 속도에 영향을 미치게 된다. 관련된 문헌고찰을 해보면 답이 명확하지는 않지만 retraction을 하는 시간을 최소로 하는 것이 좋을 것으로 판단된다. 동시에 술자는 수술 시 충분한 시간을 들여서 치아의 문제를 해결해야 한다.[29] 수술부위에 멸균 증류수로 충분히 수

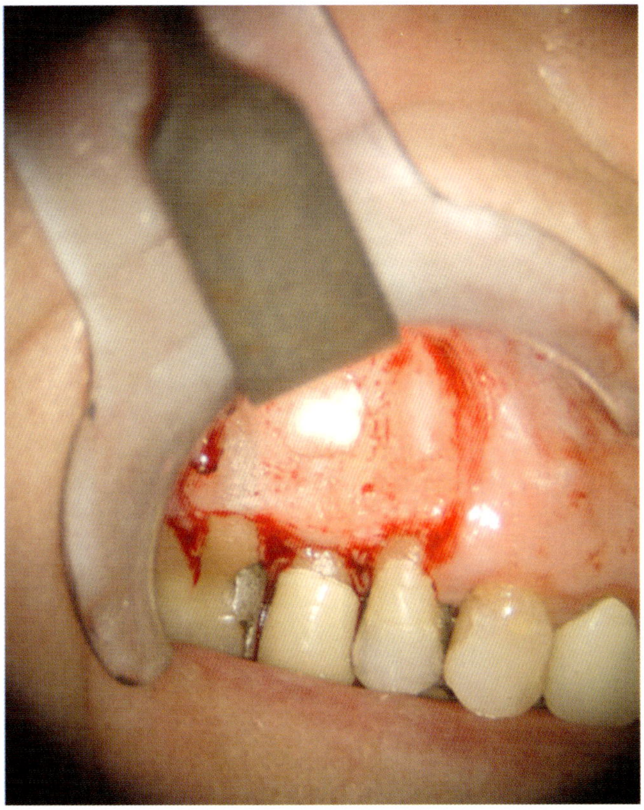

그림 6-53. 수술용 견인기 하방에 볼을 당기는 견인기를 사용하여 환자의 연조직을 보호하고 접근성을 높인다.

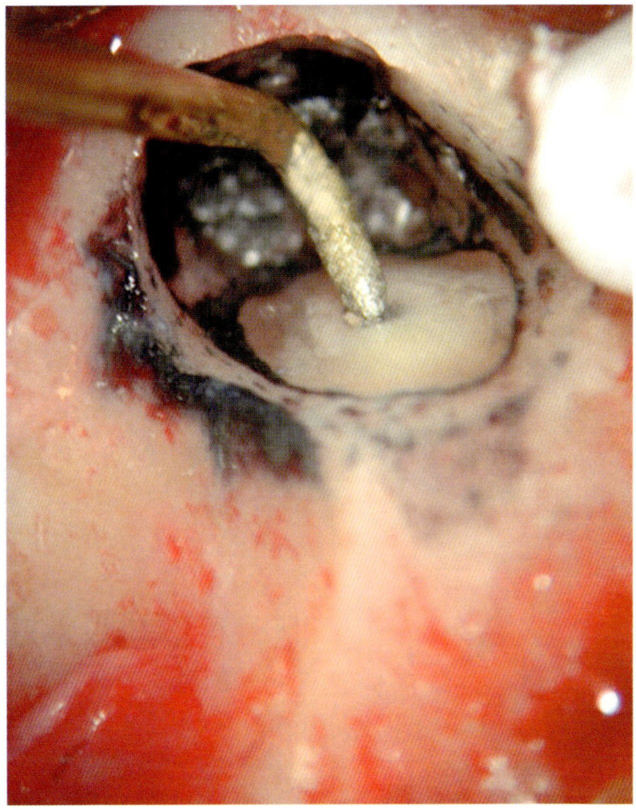

그림 6-54. 이상적으로 4mm의 골삭제가 되었는지를 초음파 기구를 이용해서 확인할 수 있다. 미세수술용 기구를 골와 내에서 조작할 때 걸리는 부분이 없을 정도의 범위이다.

분을 공급함으로써 수술과정에 특별히 시간적 제한은 없을 것으로 보인다.

골삭제

치근단 수술에서 골삭제(osteotomy)의 목적은 치근단 부위로 접근하여 기구를 조작할 부위를 얻기 위해 정확하게 cortical plate를 뚫어서 작은 구멍을 형성하는 것이다. 골삭제를 통해서 치근첨의 위치를 확인하고 치근단 조직을 제거할 수 있어야 한다.

골삭제의 크기는 가능하면 작아야 하나 필요한 만큼 충분한 사이즈가 되어야 한다.[33] 일반적으로 최소 4mm 정도는 절대적으로 필요하다. 이 사이즈는 치근절제 3mm와 미세 치근단 수술기구가 들어가서 조작하는 데 매우 중요하다. 초음파 기기의 팁으로 골삭제의 크기가 적당한지 체크해 볼 수 있다. 이상적으로 초음파 기기의 팁(길이가 3mm)을 넣었을 때 골와 내에서 걸리는 부위 없이 자유롭게 움직일 수 있어야 한다(그림 6-54). 치근단 병소가 큰 경우에는 병소를 완전히 적출해 내도록 골삭제의 크기를 좀 더 확대한다.

골삭제는 치근첨 윗부분에 정확히 형성되어야 불필요하게 추가로 확장되는 것을 방지할 수 있다. 이미 cortical plate가 병소로 천공된 경우라면 그리 어렵지 않지만, 협측 피질골이 건전하고 medullary bone에만 병소가 있는 경우에는 주의해야 한다.

치근첨을 예측하기 위한 중요한 수단은 술전 방사선 사진을 통해서 치근의 길이를 예측하거나 이전 진료기록을 통해 근관장을 확인하는 것이다. 그 후 파일이나 치주탐침을 이용해서 협측 골부위의 위치를 정한다(그림 6-55A, B). 치근의 길이뿐 아니라 방사선 사진을 주의 깊게 관찰하여 치근의 만곡도, 교두와 치근첨 간의 위치, 인접치아나 주위 해부학적 구조물(이공, 하악신경, 상악동)과의 관계를 파악한다. 대개의 경우 협측골을 눈으로 관찰해 보면 치근의 위치가 보이고 술자는 치근첨을 찾을 수 있다. 그렇지 않다면 근관치료용 탐침을 사용해서 피질골을 찔러 보면 얇은 부위가 쉽게 천공되어 정확한 치근첨을 찾아내는 데에 도움이 된다(그림 6-56A, B).

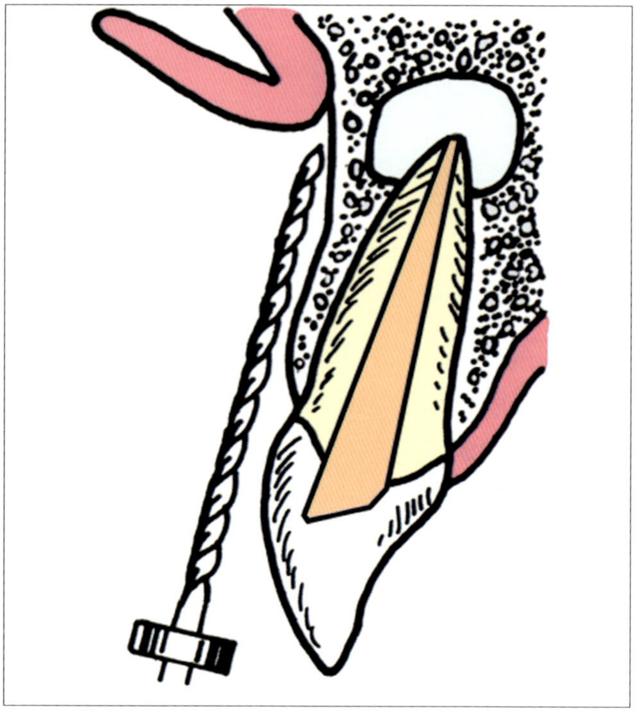

그림 6-55A. 근관치료용 파일을 사용해서 치근의 길이를 예측한다(adapted from Practical Lessons in Endodontic Surgery by D.E. Arens).

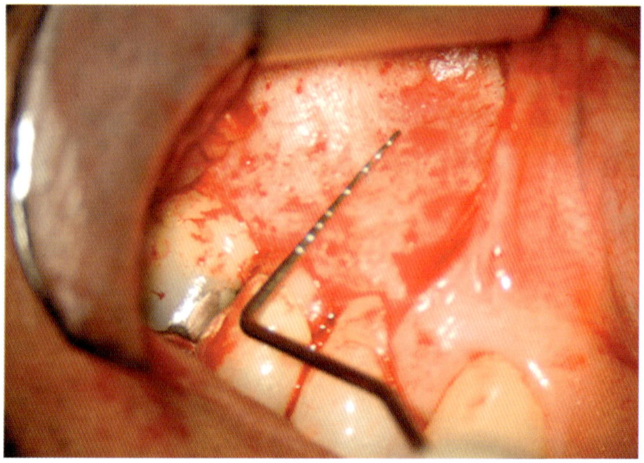

그림 6-55B. 치주탐침으로 길이를 계측하는 사진.

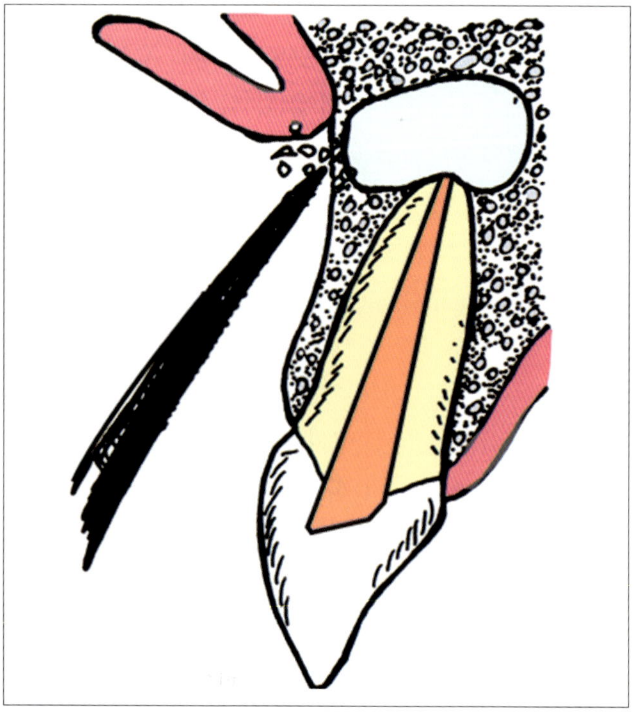

그림 6-56A. 근관치료용 탐침을 사용해서 병소의 정확한 위치를 확인하는 과정(adapted from Practical Lessons in Endodontic Surgery by D.E. Arens).

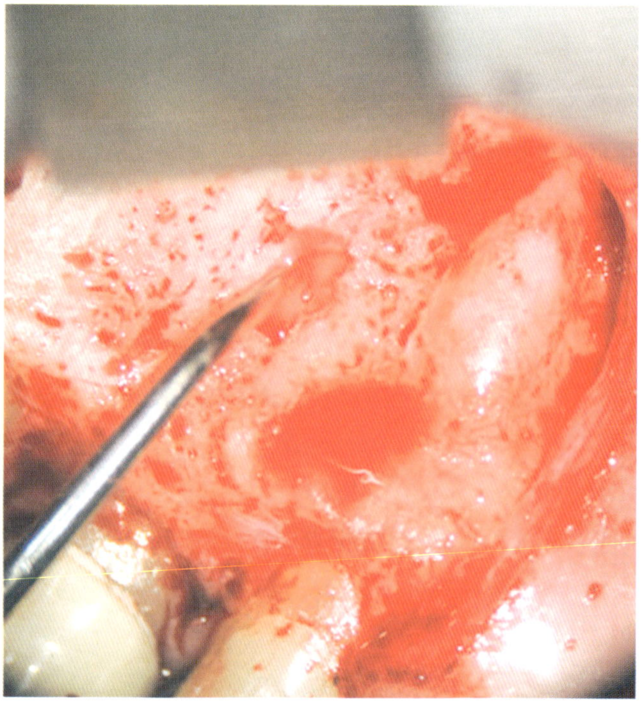

그림 6-56B. 근관치료용 탐침으로 병소가 있는 부위의 얇은 협측골을 뚫어서 정확한 병소와 치근첨의 위치를 확인한다.

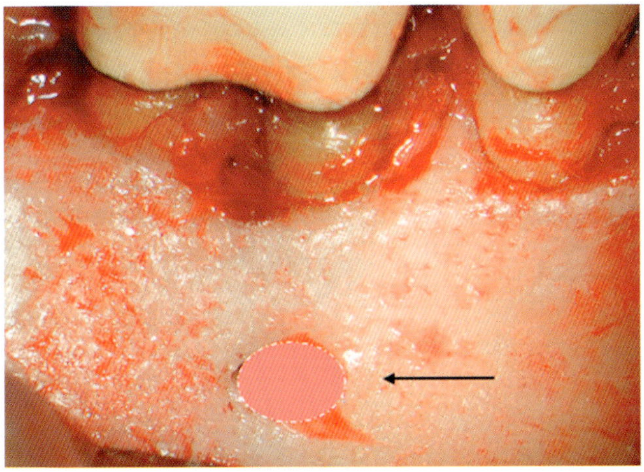

그림 6-57A. 가타퍼챠(화살표부위)를 치근첨으로 생각되는 부위에 홈을 파서 채워 넣었다.

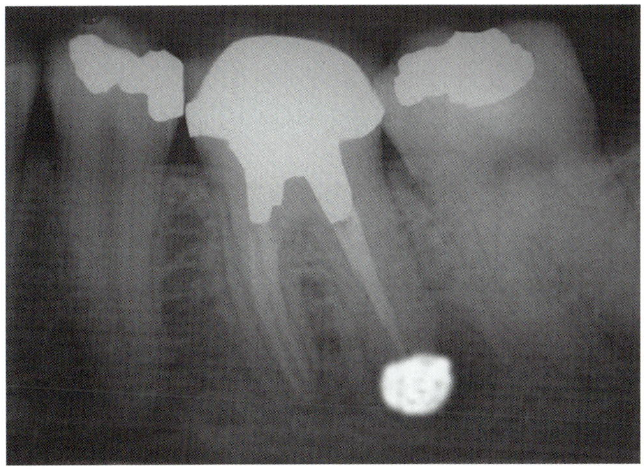

그림 6-57B. 방사선 사진 상에서 표시한 부위가 확인된다.

만약 술자가 정확한 치근첨을 확인할 수 없는 상황이라면 다음에 소개하는 방법이 도움이 될 것이다. 수술용 #1 라운드 버를 사용해서 예상되는 치근첨 부위의 피질골을 제거한다. 그 후 골이 제거된 부위에 가타퍼챠나 은박지 같은 방사선 불투과성 재료로 채운다. 방사선 사진을 촬영하여 실제 치근첨과 이미 형성해 놓은 부위의 위치관계를 파악한다(그림 6-57A, B).

골삭제는 수술용 high-speed 핸드피스(Impact Air 45)에 Lindemann 골삭제 bur를 연결해서 사용한다. 충분한 양의 식염수로 세척하면서 브러쉬 하는 동작으로 골을 제거한다(그림 6-58). 이 버는 일반적인 fissure 버보다 flute의 수가 적고 clogging이 적으면서 마찰열을 최소로 하게 된다. Lindemann bur는 라운드 bur와 비교했을 때 언더컷이 적은 매끈한 면을 형성하는 경향이 있다. Impact Air 45 핸드피스는 뒷부분으로 공기가 뿜어져 나오면서 물이 직접 bur를 따라서 나오게 되어 기종(emphysema)의 가능성을 최소로 한다.

골삭제 과정 중 골과 치근첨의 위치를 정확하게 구별하기 위해서 현미경의 배율은 낮추는 것(4배~8배)이 좋다. 치근을 골과 구별하는 것은 질감(매끈하고 단단함), 색깔(어두운 노란색), 찔러 보았을 때 출혈이 되지 않는 양상 및 주위에 치주인대가 있는 점 등이다. 만약 치근첨이 구분되지 않으면 메틸렌 블루를 사용하여 염색하면 치주인대부위가 더 진하게 염색되어(그림 6-59) 치근을 확인할 수 있다.[25,33,34]

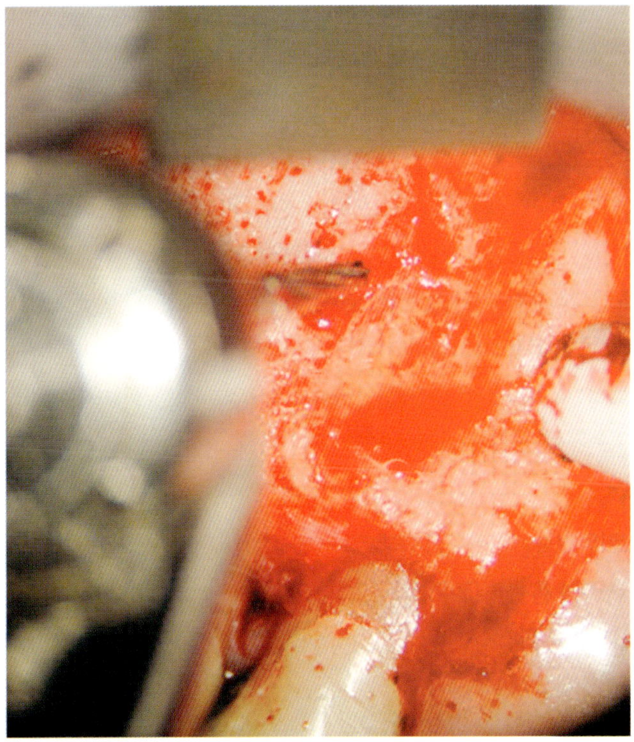

그림 6-58. Impact Air 45 핸드피스에 Lindemann bone cutter를 끼운 모습.

치근단 부위 소파

치근단 부위의 소파(periradicular curettage) 자체로는 치근단 병소의 원인을 완전히 제거할 수는 없으나 일시적으로 증상을 완화시키는 것임을 강조하는 것이 중요하다. 소파술을 시행하는 유일한 목적은 치근단 육아종 혹은 낭종이든 간에 병적조직을 제거하는 것이다. 이 과정은 대개 치근단 절제 이전 혹은 병행해서 이루어진다.

Bone curette(#2/4 몰트)을 사용하는데 오목한 면이 골벽 쪽에 먼저 닿도록 한다(그림 6-59).[18] 측벽에 붙어 있는 병소가 떨어져 나올 때까지 골벽 쪽으로만 힘을 가한다(그림 6-60A~E). 그 후 bone curette을 돌려서 긁어내는 동작으로 병소가 어느 정도 분리되면 tissue forcep으로 집어서 생검을 위해 보관한다. 치주 큐렛(Columbia 13/14, Jaquette 34/35, miniJaquette)으로 미처 제거되지 않은 조직(특히, 치근의 설면에 붙어 있는)을 제거한다.

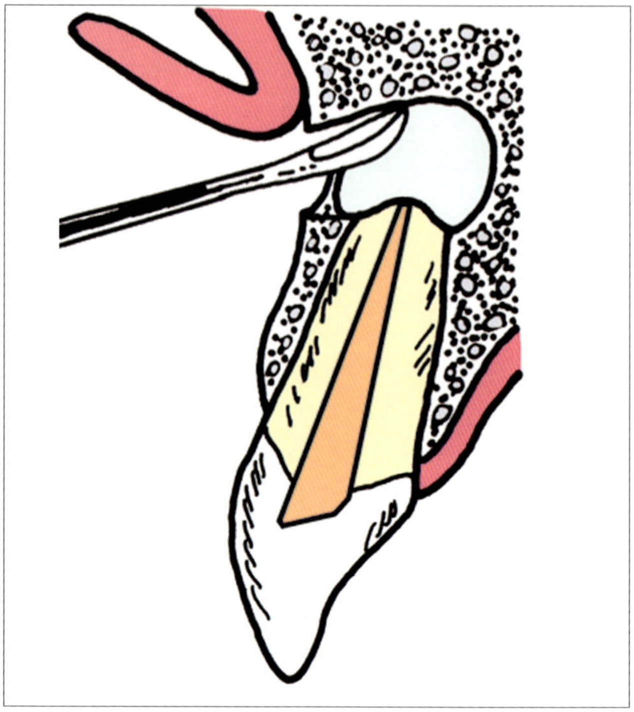

그림 6-59. 치근단 부위의 소파(adapted from Practical Lessons in Endodontic Surgery by D.E. Arens).

치근단 절제

이 과정은 apicoectomy라 불린다. 치근단 부위를 절제하는 이유는 치근첨 부위의 변위를 제거하고 현미경으로 절단된 단면을 관찰하기 위함이다. 골삭제 과정과 마찬가지로 충분한 양의 식염수 세척을 하면서 Lindemann bur를 사용하고 현미경은 저배율(4배~8배)에 맞추어 놓는다(그림 6-61).

Lindemann bur로 매끈하게 잘린 치근단면이 현미경하에서 단면을 관찰하는 것을 용이하게 한다(그림 6-62).

치근단 절제의 정도와 경사각에 대해서 고려해 보자.

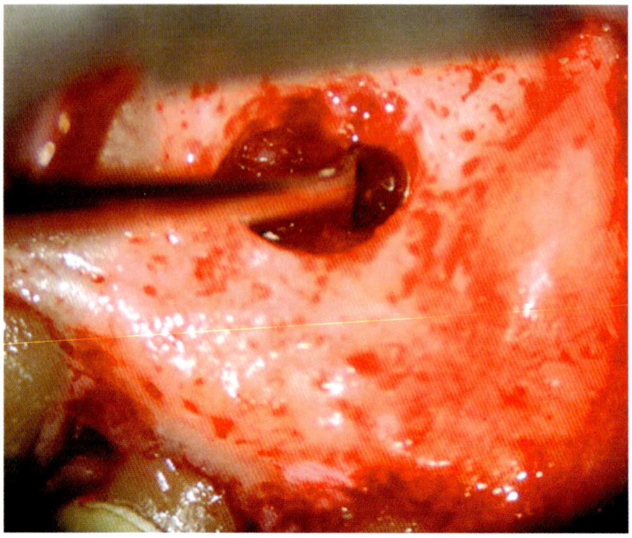

그림 6-60A. Spoon excavator를 뒤로 밀면서 치근단 소파를 하는 과정.

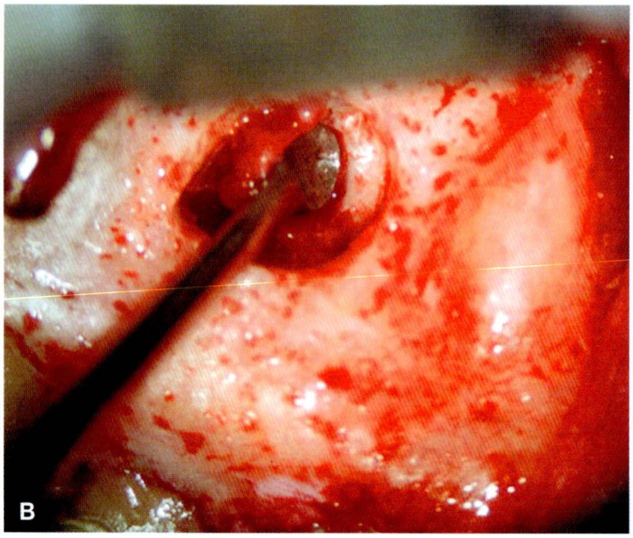

그림 6-60B~D. Spoon excavator는 육아조직 주위로 움직이면서 골벽에 붙어 있는 병소를 완전히 분리시킨다. *(계속)*

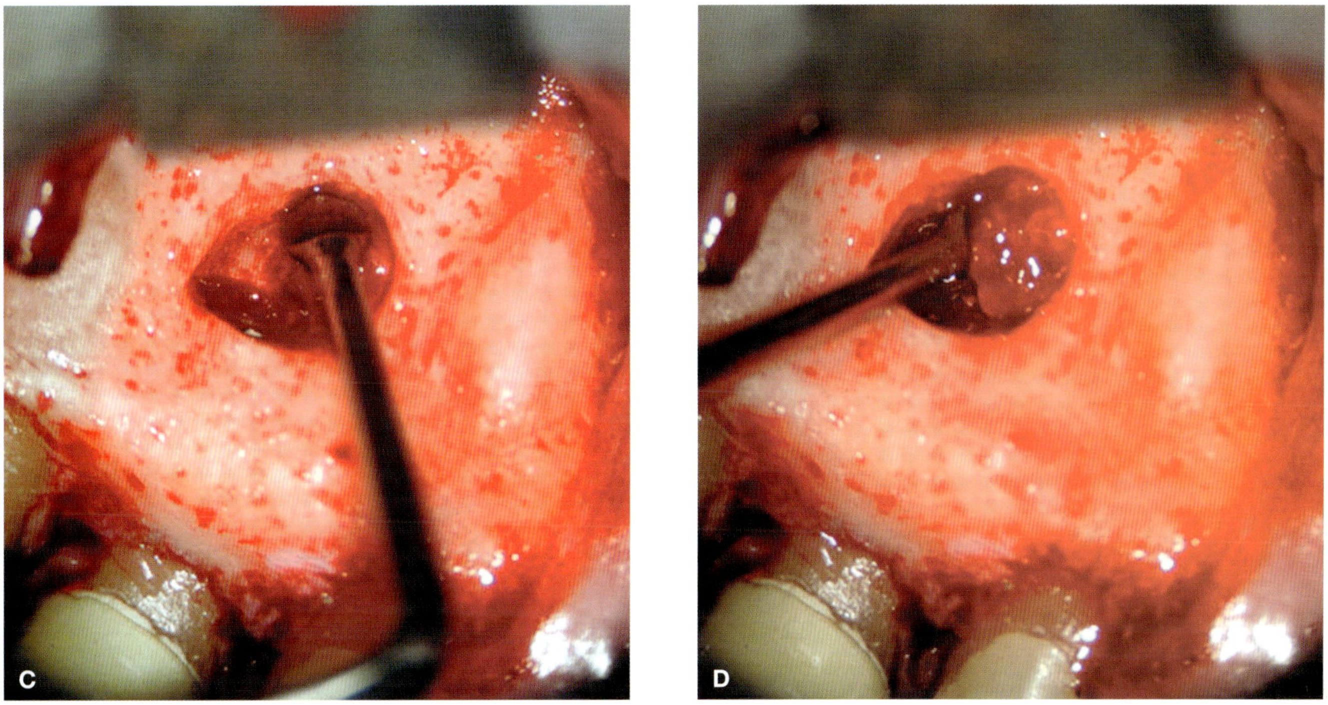

그림 6-60B~D. Spoon excavator는 육아조직 주위로 움직이면서 골벽에 붙어 있는 병소를 완전히 분리시킨다.

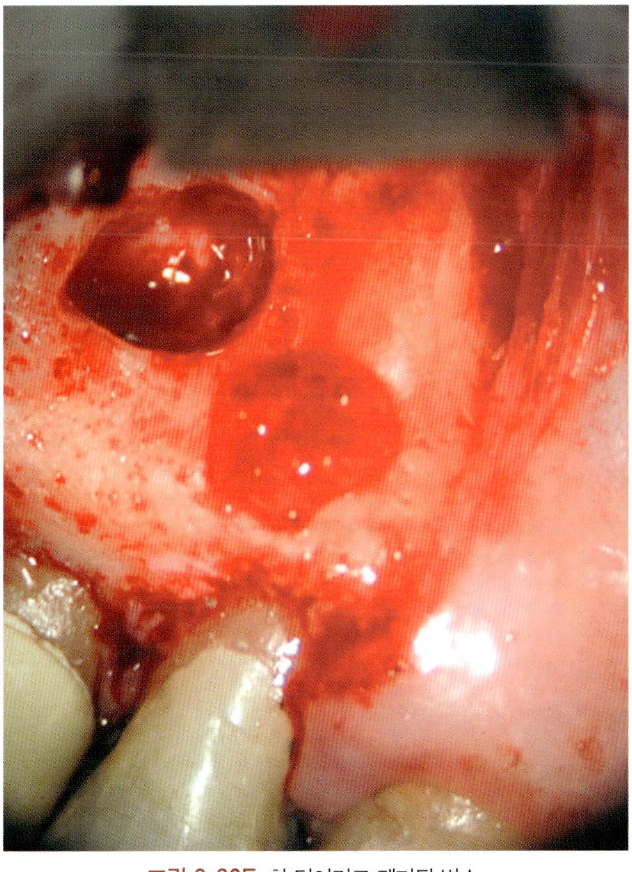

그림 6-60E. 한 덩어리로 제거된 병소.

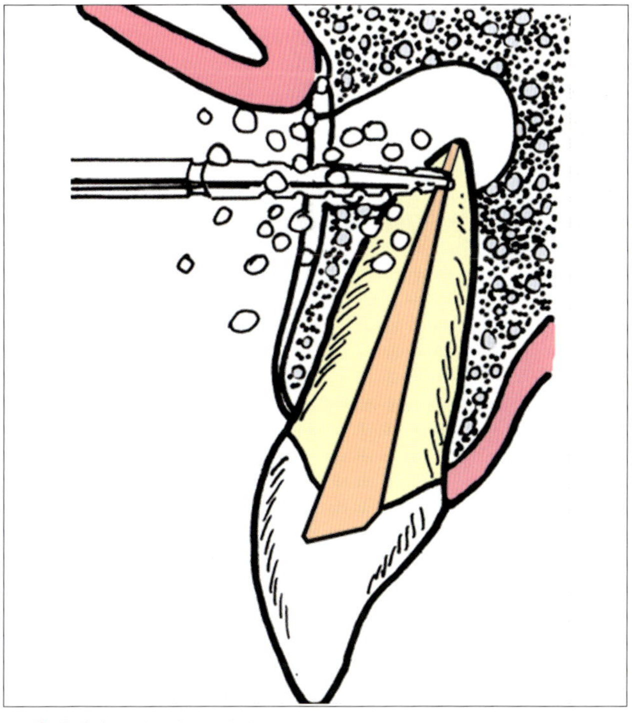

그림 6-61. 치근절제 과정(adapted from Practical Lessons in Endodontic Surgery by D.E. Arens).

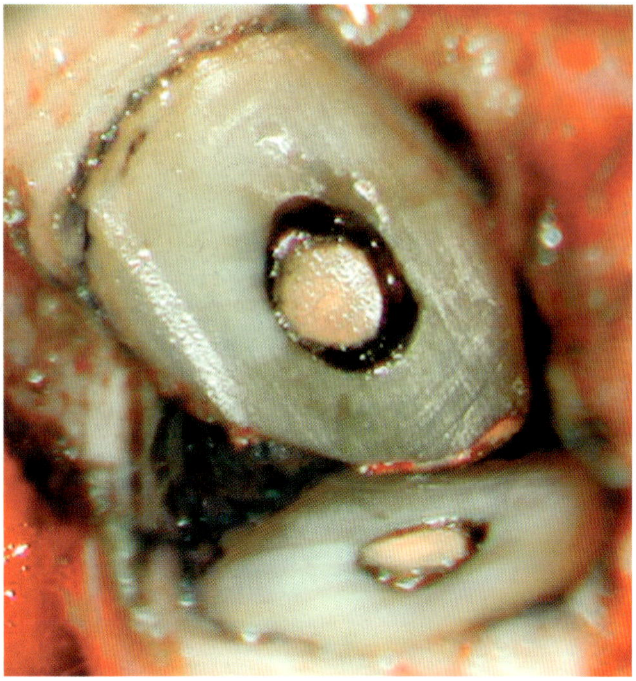

그림 6-62A. Lindemann bur를 사용해서 치근을 절단했을 때의 매끈하고 편평한 단면으로 메틸렌블루 염색 후 micromirror로 관찰한 모습. 사진상에서 과량의 미세누출이 관찰된다(그림 6-62의 모든 사진은 Dr. Syngcuk Kim 제공).

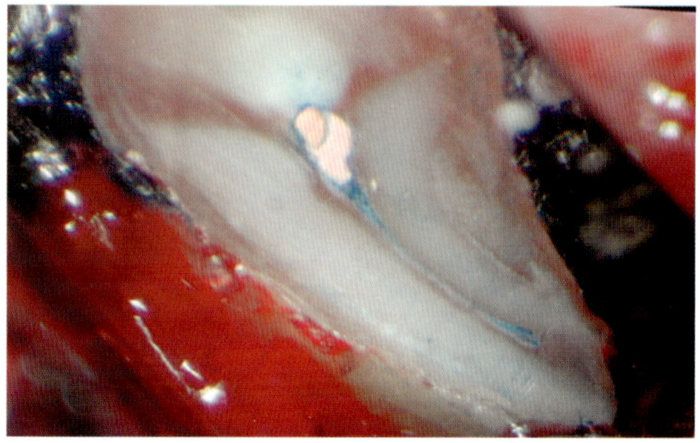

그림 6-62B. 상악 대구치의 근심 협측 치근으로 놓친 MB2 근관과 isthmus가 관찰된다.

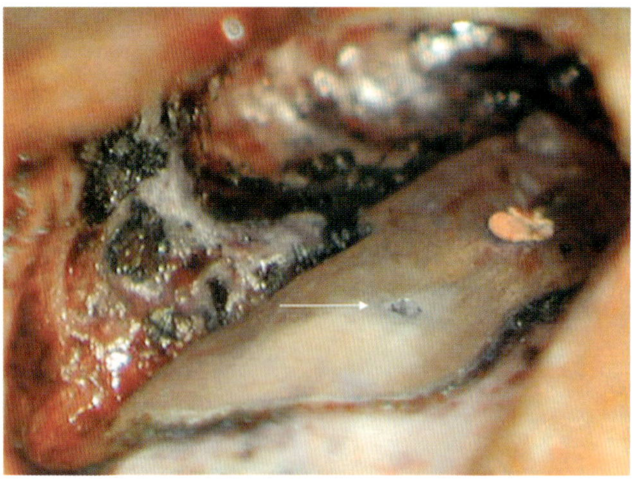

그림 6-62C. 치료되지 않은 근관의 공간이 보인다(화살표).

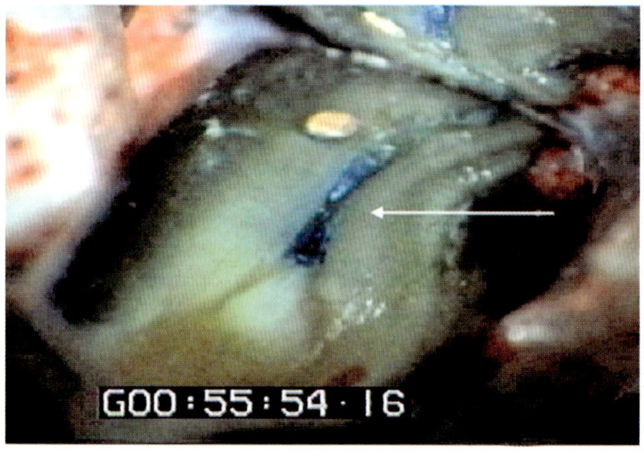

그림 6-62D. 치근단에 생긴 변위. 가타퍼챠가 충전된 부위가 염색된 원래 근관에 비해서 중심에서 벗어나 있음을 알 수 있다(화살표).

치근단 절제 정도

치근단을 잘라내는 양은 측방근관이나 치근첨부위의 해부학적 변이에 따라 달라진다. 0도의 경사각으로 3mm 치근을 잘라내면 93%에서 측방근관이 완전히 제거되고 98%에서 치근첨부위의 해부학적 변이가 제거된다(그림 6-63).[25] 이보다 더 많은 양의 치근을 제거해도 해부학적 변이가 감소하는 정도는 커지지 않는다.

치근단을 절제하는 수준은 다음의 요소를 고려하여 이루어진다:

- 다른 치근의 존재와 그 위치(예, 상악 대구치에서 근심 설측 치근이 근심 협측 치근보다 짧은 경우)
- 치근 절제 부위에서 측방근관의 존재(그림 6-64)
- 길이가 긴 포스트의 존재와 치근단 역 충전 물질의 적용(그림 6-65A, B)
- 치근천공이 있는 경우 그 위치
- 치근단 부위에서의 파절여부
- 협측 상부 치조골의 양(최소 2mm가 있어야 근관-치주 병소가 생기는 것이 예방된다)

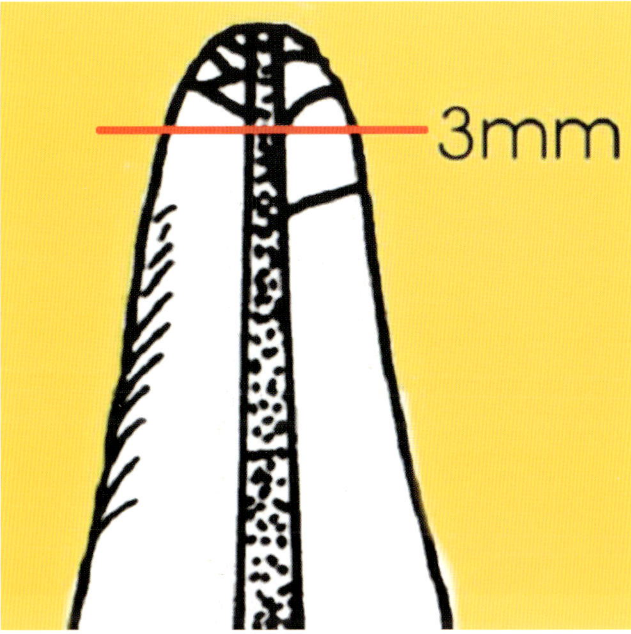

그림 6-63. 3mm의 치근단 절제를 하면 93%의 측방근관이 제거된다.

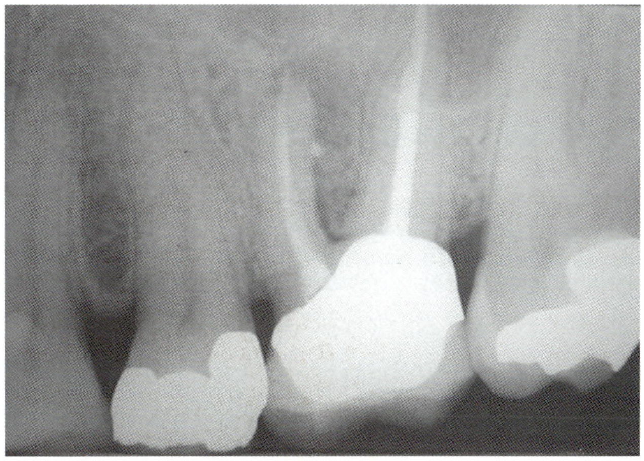

그림 6-64A. 명확한 측방근관을 보이는 상악 제1대구치의 방사선 사진.

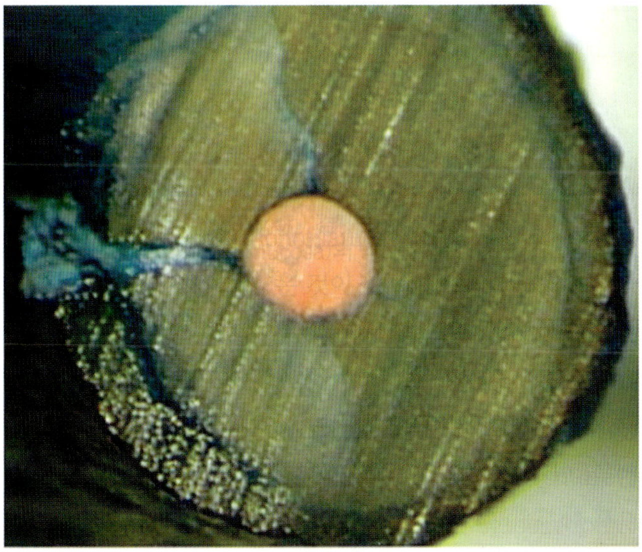

그림 6-64B. 이미 어느 정도의 치근절제가 된 상태이나 명확한 측방근관이 관찰되어 부가적으로 치근절제가 좀 더 필요하다.

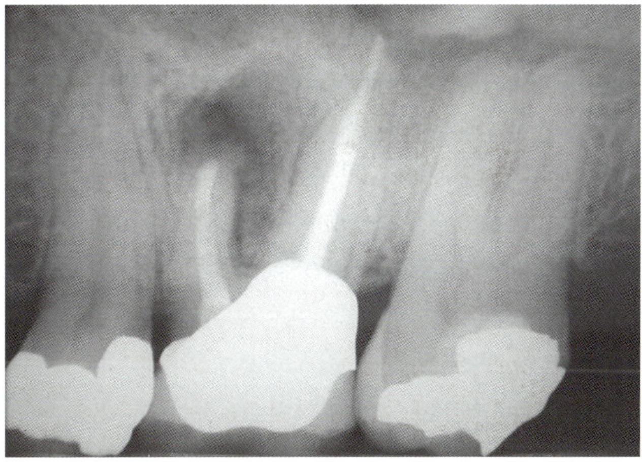

그림 6-64C. 충분한 치근절제 후 retropreparation하고 역 충전을 시행하였다.

- 치근단 부위의 만곡 정도(그림 6-65C, D)

경사각

치근단 절제는 치근의 장축에 수직으로 시행한다(그림 6-66). 이 0도의 경사각은 협설로 같은 양의 치근이 제거되도록 할 것이다.[35]

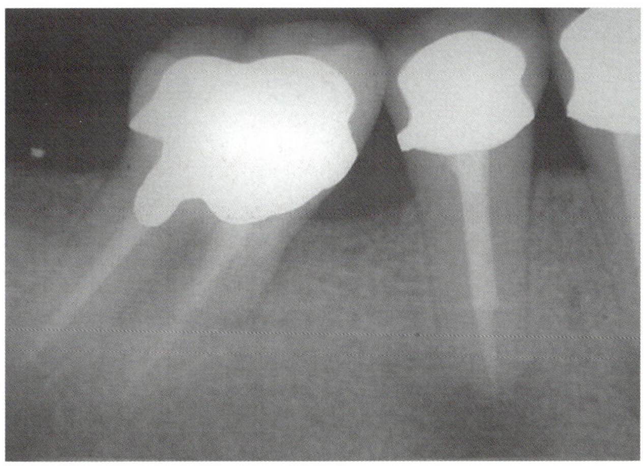

그림 6-65A. 이 증례에서는 3mm의 치근을 절제하게 되면 retropreparation을 할 공간이 제약을 받는다.

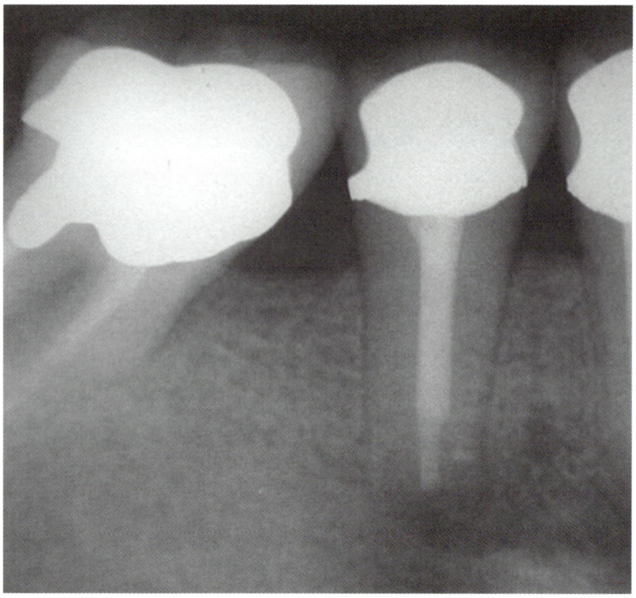

그림 6-65B. 좀 더 보존적인 치근절제를 시행한 술후 방사선 사진.

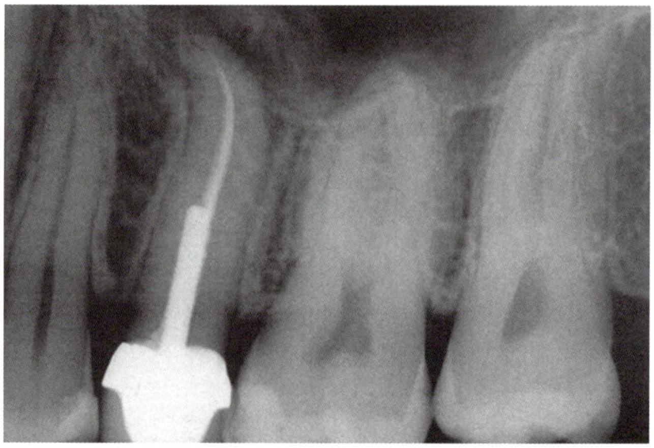

그림 6-65C. 치근의 만곡이 존재함을 알 수 있다.

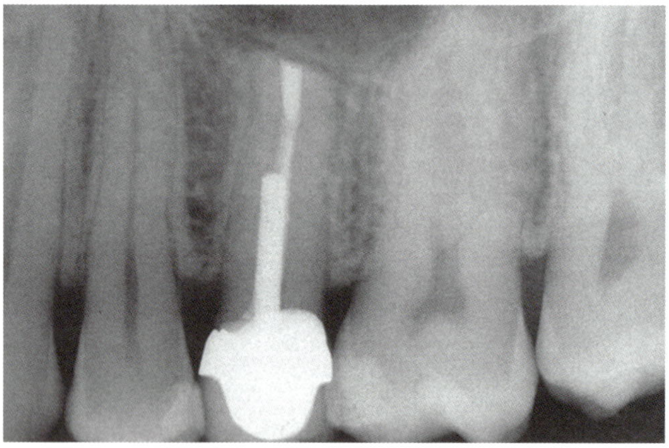

그림 6-65D. 만곡된 치근단 부위를 절제하여 3mm의 retropreparation이 이루어지도록 하였다.

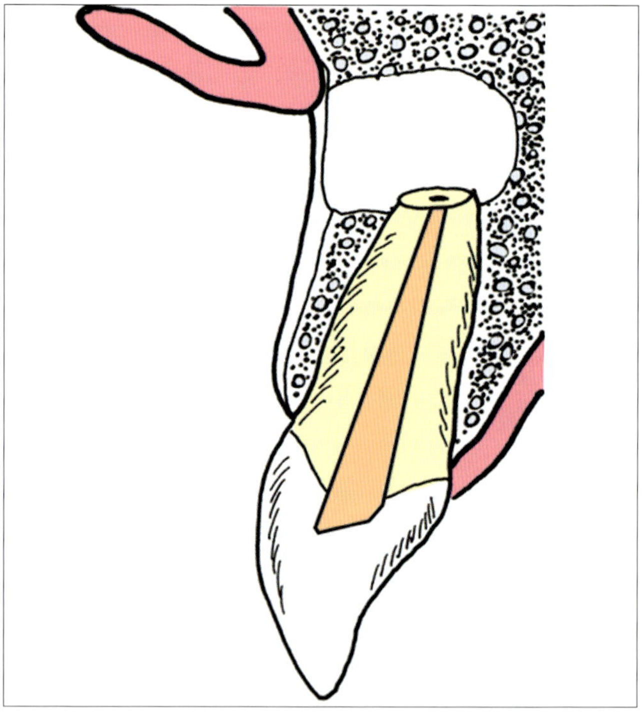

그림 6-66. 0도의 경사각을 갖는 치근절단(adapted from Practical Lessons in Endodontic Surgery by D.E. Arens).

일부 상황에서 0도로 치근을 자르는 것이 불가능할 수도 있다(예, 심하게 설측으로 치근이 만곡되어 있는 전치의 경우나 협설로 매우 긴 치근). 이럴 때는 술자가 소량의 경사도(10도 정도)를 갖도록 치근을 절제한다. 경사각은 최소로 하는 것이 좋은 데, 실제 경사각은 술자가 생각하는 것보다 크기 때문이다. 예를 들어, 상하악 전치부는 설측 경사를 보인다. 술자가 10도 정도의 경사를 갖게 절단을 했다고 생각했을 때 실제로는 20도나 그 이상으로 형성된다. 따라서 가능하면 0도에 가깝게 치근을 절단했다고 생각해야 어느 정도 보상이 되는 셈이다.[3,35]

치근의 장축에 수직으로 절단을 하게 되면 상아세관이 노출되는 양이 최소로 되어 치근단 부위의 누출도 최소로 된다(그림 6-67).[1] 그뿐 아니라 치근의 단면이 기존의 방법으로 경사각을 주었을 때 단면이 협설로 길게 늘어나는 것(그림 6-68A, B)이 방지되어 치근단 부위 형성과 치근단 역 충전 물질을 적용할 때도 유리하다.

그림 6-69는 우측 상악 제2소구치에서 치근단 절제를 시행

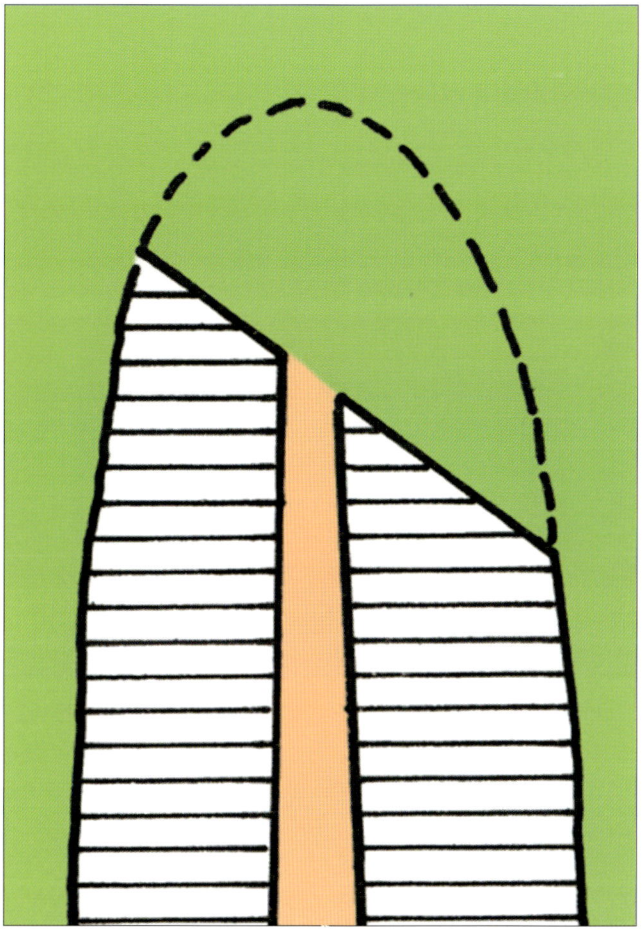

그림 6-67. 45도의 경사각을 갖는 치근절단의 경우 많은 수의 상아세관이 노출될 뿐 아니라 설측의 치근은 거의 삭제되지 않는다.

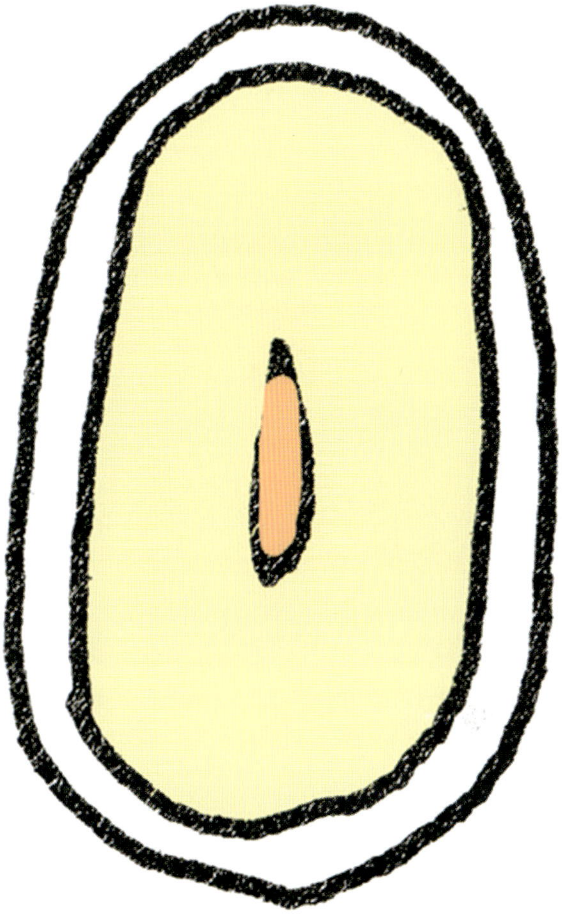

그림 6-68A. 45도의 경사를 갖도록 치근절단이 되면 협설로 긴 근관의 단면을 얻게 된다.

한 모습이다. 먼저 치근첨 부위에 3mm의 골삭제를 시행한다(그림 6-69A). 치근단 절제는 0도에서 10도 사이의 경사각을 갖도록 한다(그림 6-69B). 치근첨 부위는 완전히 분리되어 제거되었다(그림 6-69C, D).

절단된 치근단면의 현미경 관찰

치근장축에 수직으로 잘린 매끈한 단면을 현미경으로 관찰하여 놓쳤던 해부학적 구조를 관찰할 수 있다. 이 과정은 대개 고배율(16~25배) 상에서 메틸렌 블루로 치근을 염색한 후 시행한다. 염색제를 사용하지 않으면 고배율로 치근면을 관찰했을 때 충분히 명확하지 않을 수도 있다. 흑백필름에 색을 입히는 것처럼 염색제는 수술부위에 경계와 명암을 부여하여 보다 자세히 관찰할 수 있도록 한다.

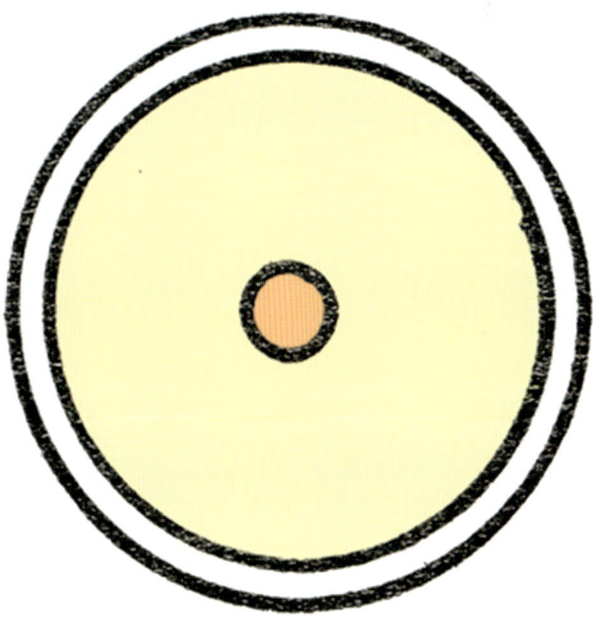

그림 6-68B. 0도의 경사로 절단하면 보다 정확하고 둥근 근관의 형태를 얻을 수 있다.

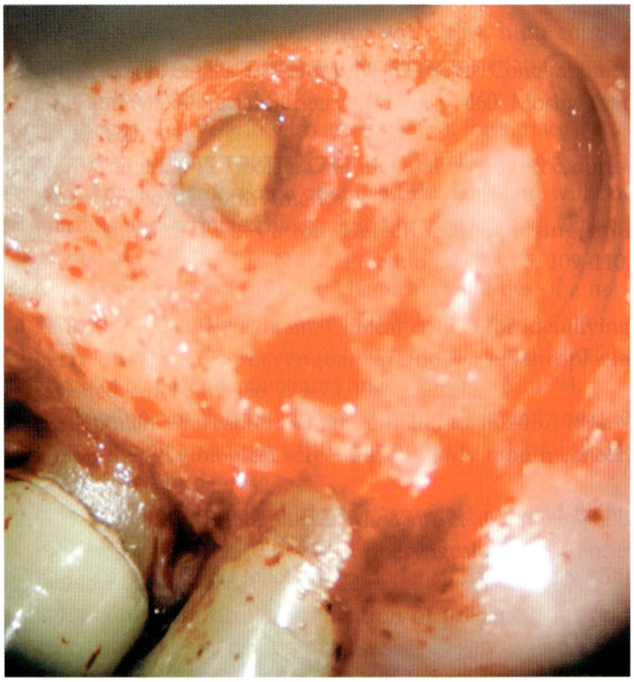

그림 6-69A. 상악 우측 제2소구치의 치근단부 3mm를 노출시킨 골삭제 과정.

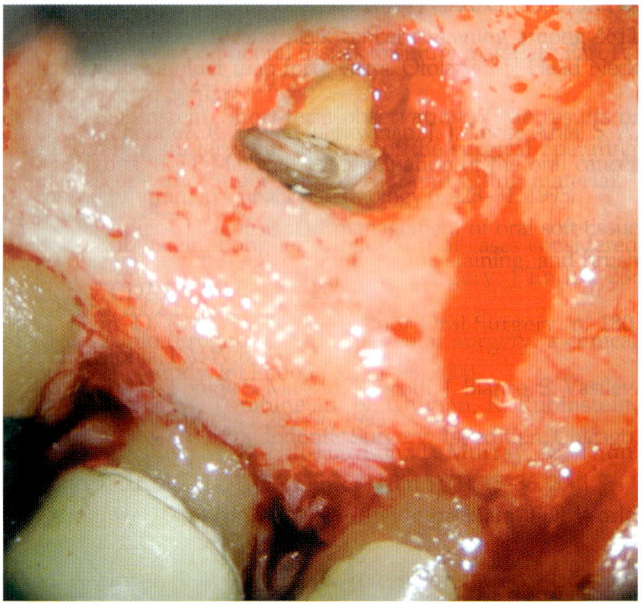

그림 6-69B. 치근절제는 0~10도 사이의 경사각을 갖도록 하였다.

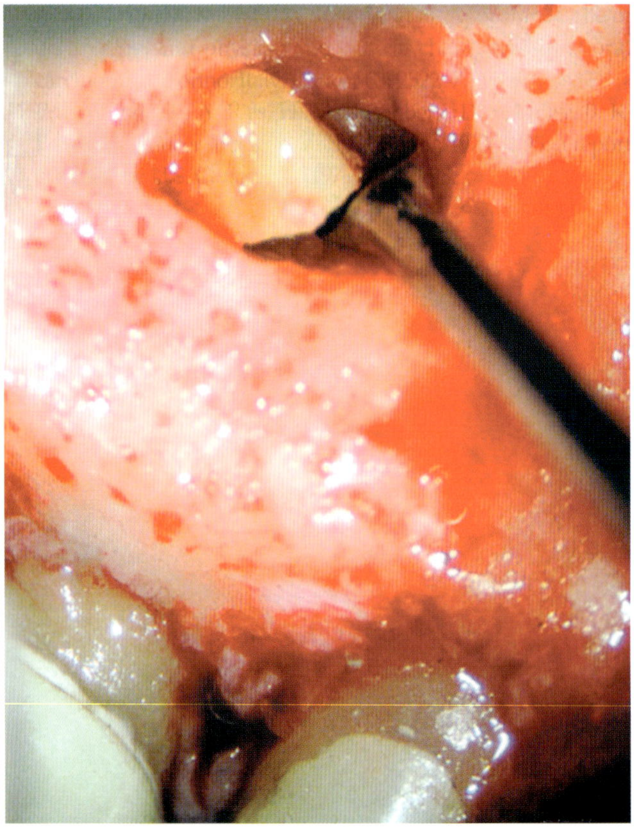

그림 6-69C. 절단된 치근첨을 치근에서 분리하는 과정.

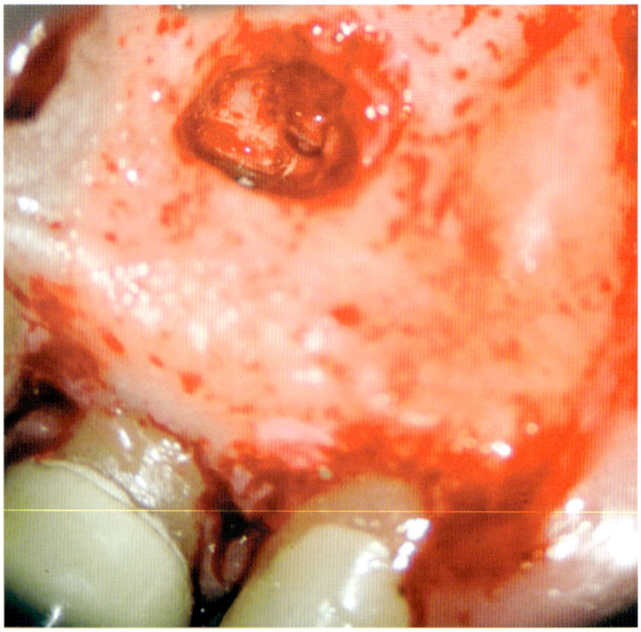

그림 6-69D. 치근첨 부위가 제거되었다.

메틸렌 블루 염색법

절단된 단면은 Stropko로 충분히 건조시킨 후 microapplicator 팁을 사용해서 염색제를 도포한다(그림 6-70A, B). 수초 간 기다린 후 남아 있는 염색제는 식염수로 씻어내고 치근 표면을 관찰할 수 있도록 다시 건조한다. 이때 치주인대 부위와 누출이 있는 부분은 진하게 염색된 것이 확인된다. 치근 절단이 완전히 이루어진 것을 치주인대막이 연속적으로 보이는가로 판단할 수 있다(그림 6-70B). 부분적으로만 선이 보인다면 치근이 일부만 잘라졌다고 생각하면 된다.

현미경 관찰

수술 전과정 중에서 절단된 치근의 단면을 현미경으로 관찰하는 것은 가장 중요한 단계이다. 현미경을 이용하기 전의 수술방법에서는 불가능했던 과정으로, 이를 통해 문제가 생긴 정확한 원인을 찾아낼 수 있다.

적절한 크기와 형태의 미세경(micromirror)을 사용해서 절

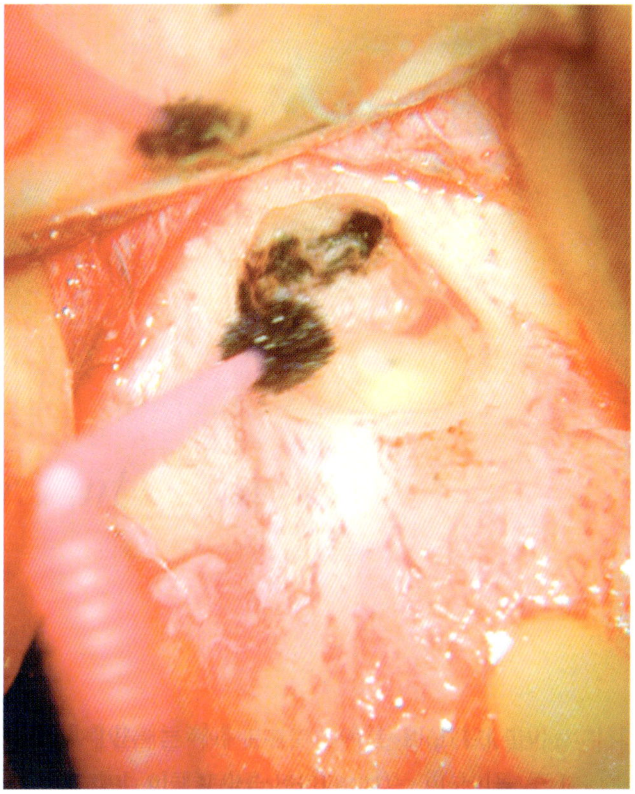

그림 6-70A. 메틸렌블루 염색약을 도포하는 과정.

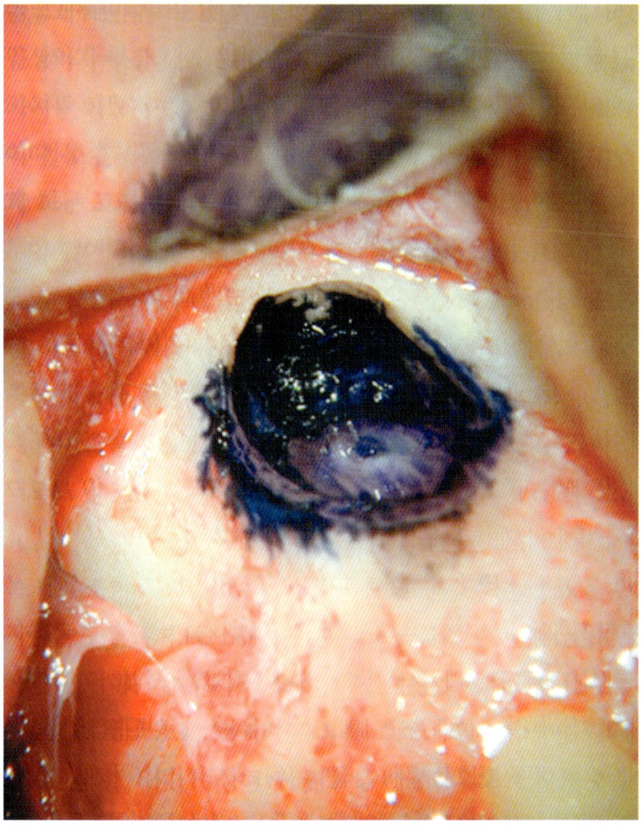

그림 6-70B. 염색제를 치근표면 전체에 도포한다.

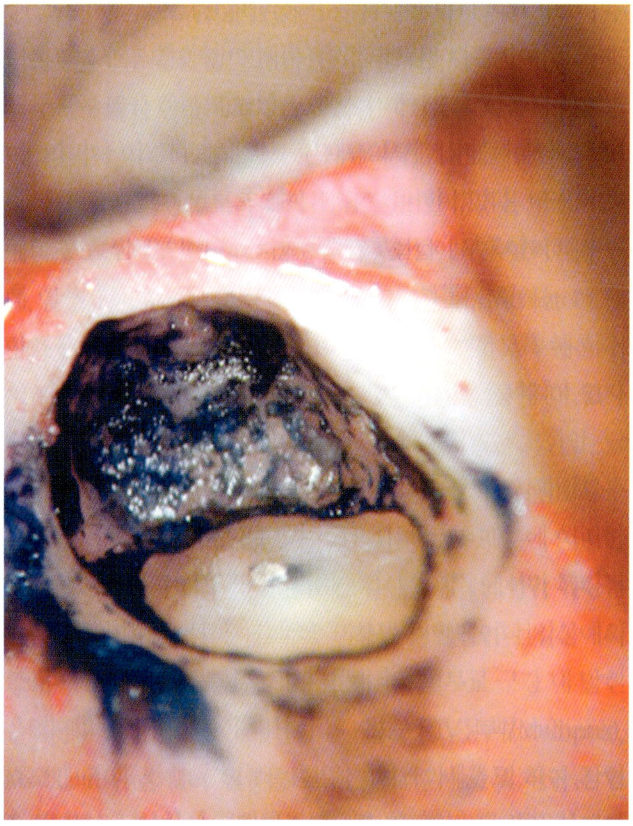

그림 6-70C. 식염수로 씻어내면 가타퍼챠 충전 주위의 누출된 부위가 푸른색으로 선명하게 염색된다.

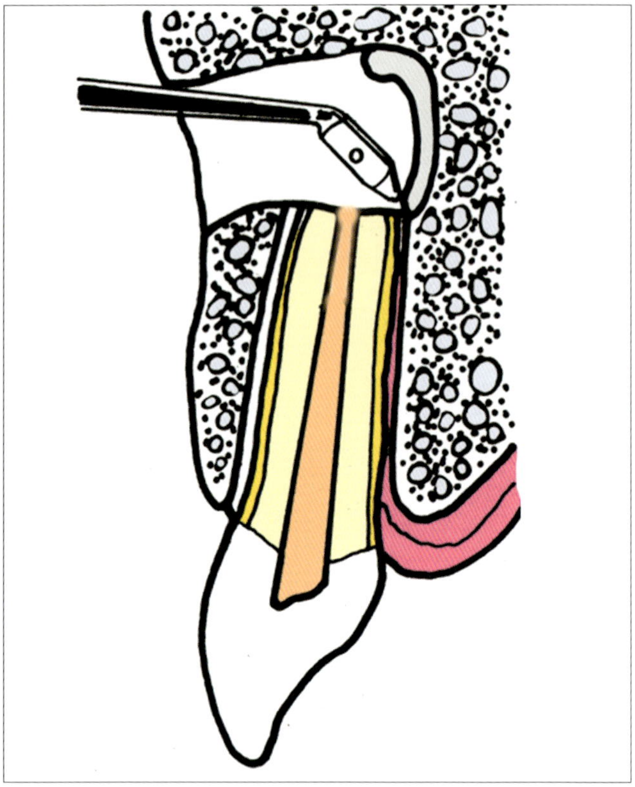

그림 6-71. 절단된 치근면을 직접 관찰하기 위해서 micromirror를 적용한 모습.

단된 단면의 깨끗하고 명확한 상을 얻는다(그림 6-71). 누출이 있거나 의심스러운 미세파절선은 CX-1 미세탐침을 이용해서 확인해 볼 수 있다.

이때 절단된 단면의 다음과 같은 사항을 관찰하도록 한다:

- 놓친 근관
- Isthmus, fin, C-형 근관, 부근관
- 누출이 있는 근관
- 미세파절
- 근관형성 시 생긴 근관의 변위(transportation)
- 파절된 기구

이 모든 구조와 문제점을 파악한 후 술자는 적절한 처치를 시행할 수 있다(그림 6-72).

만일 치근단 부위에 미세한 균열이 관찰된 경우 치근절제를 좀 더 시행하고 다시 염색하여 파절선이 완전히 없어졌는지 확인해 본다. 그래도 파절선이 남아 있으면 치근을 절제하거나 발치하는 것을 고려해야 한다.

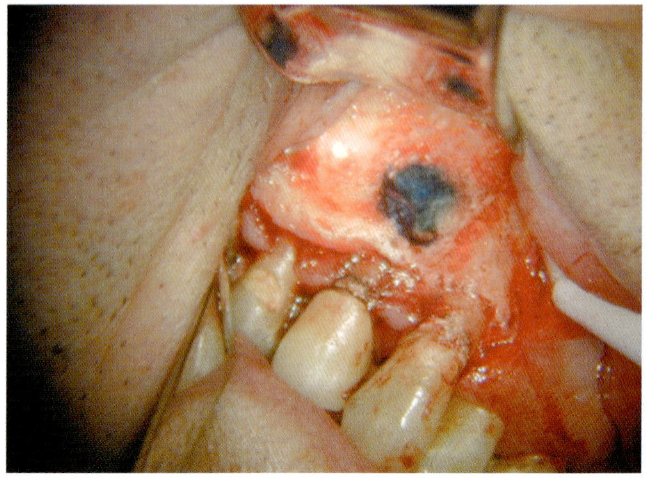

그림 6-72A. 절단된 치근면을 4배 확대로 관찰하는 과정.

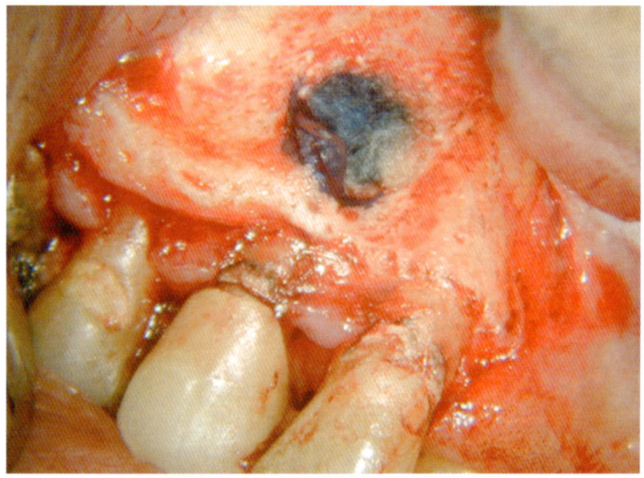

그림 6-72B. 10배로 확대 관찰.

모든 해부학적 변이들(isthmus나 fin 등)은 retropreparation에 포함시켜서 누출의 가능성을 줄이도록 한다.

파절된 기구가 있는 경우 치근절제 후 retropreparation하면 대개는 효과적으로 제거된다.

대부분의 치근단 천공이나 근관치료 중의 변위(transportation)는 치근을 절제하는 과정에서 쉽게 제거된다. 만약 치근절제 후에도 변위된 부분이 남아 있게 되면 변위된 근관은 중심에서 벗어나 있고, 원래의 근관은 중심에 위치하며 염색제로 진하게 나타난다(그림 6-62D). 더 치근을 잘라내기 어렵다면 변위된 부위에 충전된 가타퍼챠보다 치료되지 않은 원래 근관에 주의해서 이후의 술식을 진행하도록 한다.

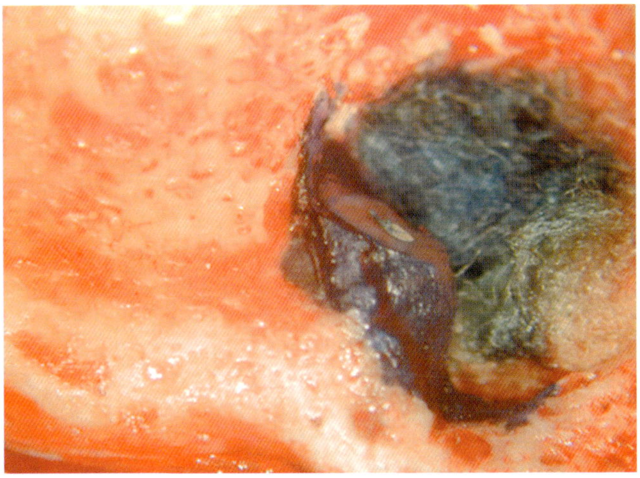

그림 6-72C. 16배로 확대 관찰.

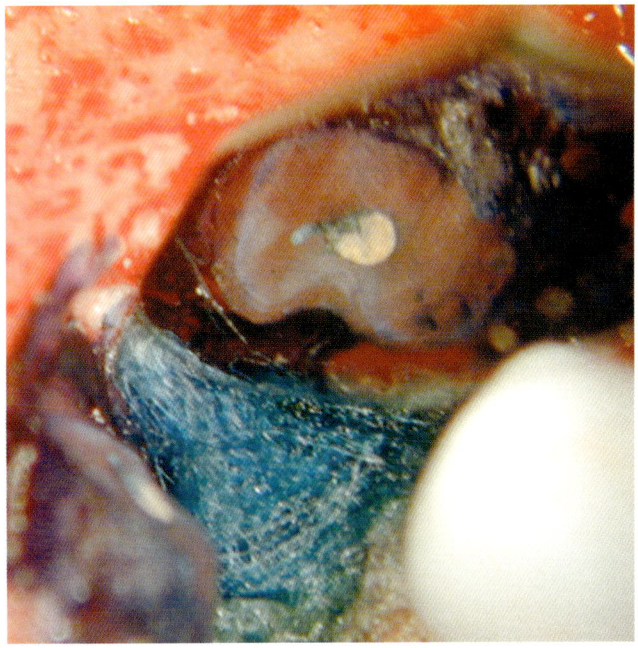

그림 6-72D. 20배로 확대 관찰한 모습. 놓친 근관과 isthmus가 명확히 보인다.

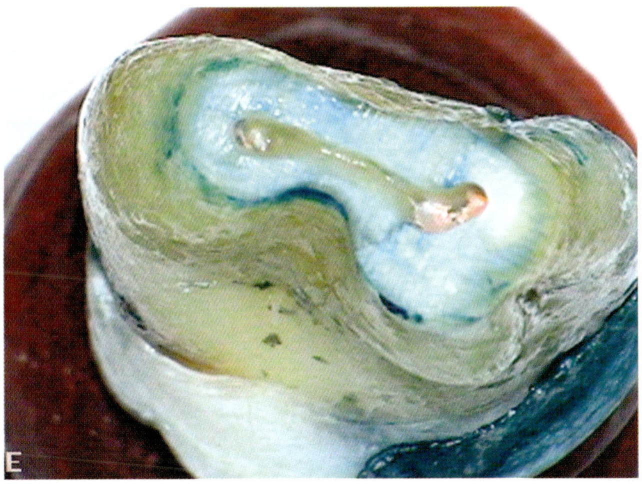

그림 6-73. 치수강의 해부학적인 외형을 포함한 이상적인 retropreparation의 형태. 상악 대구치의 두개의 치근이 융합된 증례로 협측과 구개측 치근 사이 isthmus가 존재한다.

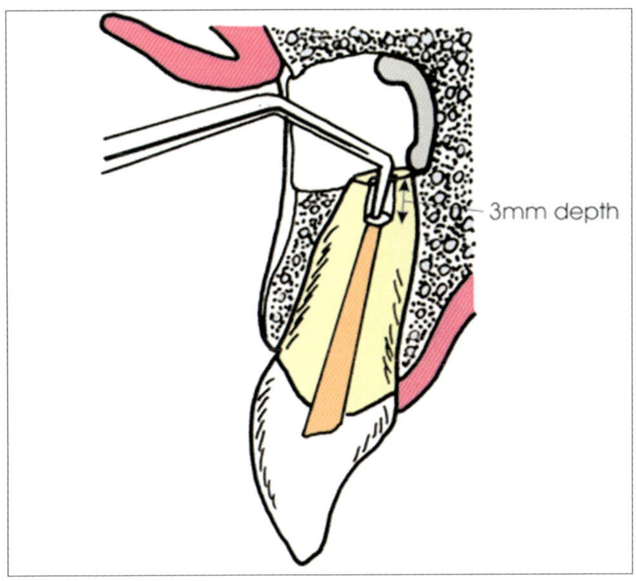

그림 6-74. D.E. Arens의 Practical Lessons in Endodontic Surgery에서 참고함.

초음파 기구를 이용한 retropreparation

Retropreparation의 목적은 치근단 부위 근관의 세정과 성형을 하면서 동시에 치근단 역 충전 물질을 채워서 추후에 누출을 방지할 만한 공간을 형성하는 데에 있다.

이상적인 retropreparation은 다음과 같이 표현할 수 있을 것이다: "근관의 형태와 일치하게 치근 상아질에 형성된 3mm 깊이의 평행한 벽을 가진 일급와동"[4](그림 6-73).

와동의 형태는 노출된 치근단면의 해부학적 형태에 따라 결정된다. 예를 들어, 상악 중절치의 경우 둥근 형태이고, 소구치나 구치의 경우 보다 좁고 긴 형태가 된다.

경사각을 0~10도로 유지한 단면에 3mm의 깊이로 형성하는 것이 추천된다(그림 6-74).[1] 이 깊이를 확보했을 때 치근단 상아질의 투과성과 미세누출이 감소된다.

치근단 상아질의 투과성은 노출된 상아세관의 수와 직접적으로 연관이 있다. Tidmarsh와 Arrowsmith는 치근절단 시

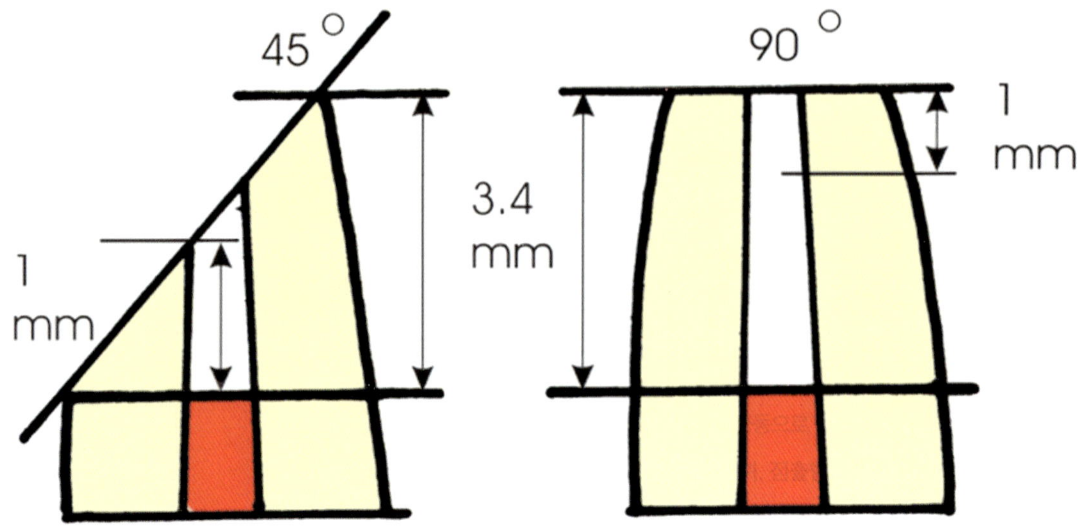

그림 6-75. 역 충전의 깊이를 증가시키면 미세누출의 양은 그만큼 감소하게 된다. 0도의 경사각으로 치근절단을 했을 경우 역 충전은 1mm면 충분하다. 경사각이 클수록 치근단 역 충전도 깊게 형성되어야 한다. 경사각이 30도에서 45도로 증가하게 되면 적절한 밀폐를 얻기 위해 필요한 역 충전의 깊이는 2.1~2.5mm로 증가된다. 이는 경사각을 가지는 치근첨에서 협측의 근관벽의 길이가 짧아지기 때문이다.

의 경사각이 최소로 되어야 상아세관의 노출이 최소가 된다고 하였다. 또한 치근단 역 충전 물질로 채워지는 근관의 높이가 최소 경사면이 형성된 치근의 치관쪽 변연과 같도록 해야 노출된 상아세관이 안쪽에서 폐쇄될 수 있다(그림 6-75).

치근단 미세누출은 충전물질과 치근벽 간에 생기는 누출이다. 이 미세누출은 두 가지 요소들에 의해 결정된다: 충전의 깊이와 치근절단 시의 경사각.

충전의 두께가 커질수록 치근단의 미세누출은 감소된다.[1] 만약 치근절단 시 경사각이 0도라면 치근단 미세누출을 방지하기 위해 1mm 깊이로 역 충전하면 충분하다. 하지만 경사각이 커지게 되면 역 충전의 깊이도 증가해야 한다. 경사각이 30~45도로 증가할 경우 필요한 역 충전의 깊이는 2.1~2.5mm로 증가되어야 한다. 이는 경사가 형성된 협측쪽 벽의 길이가 점점 짧아지기 때문이다(그림 6-75).

수술부위의 접근 때문에 0도의 경사각보다 어느 정도 경사각을 부여해야 하는 경우도 있고, 임상적으로 정확히 몇 도의 경사각을 주었는지 알기가 쉽지 않기 때문에 통상적으로 치근단 미세누출을 줄이기 위해 3mm로 충전하는 것이 권유된다.

이전의 수술방법으로는 위에서 설명한 것들이 충족되는 것은 불가능했다. 전에는 소형 contra-angle에 라운드 bur나 inverted-cone bur를 끼워서 사용했다. 그렇게 되면 정확히 retropreparation하는 것이 불가능하기 때문에 위치 및 깊이도 불규칙해지고 때로 설측에 천공이 되기도 했었다. 결과적으로 치근단 역 충전을 해도 와동의 크기가 너무 크고 얕으며 제대로 위치하지 않기 때문에 좋은 밀폐를 얻기가 어렵다.

초음파 기구를 사용하게 되면 이러한 문제점들을 해결할 수 있다. 초음파 기구의 크기는 미니 핸드피스의 1/10 정도 되고, 직경은 0.25mm 정도 밖에는 되지 않는다. 적절하게 사용될 때 초음파 기구의 장점은 다음과 같다:

- 치축을 따라서 적절히 3mm 정도 형성할 수 있다.
- 형성한 와동이 치근 내면의 형태를 따라 이루어진다.
- Isthmus 부위도 정확히 형성할 수 있다.
- 시야에 방해를 주지 않는다.
- 근관 내에 남은 조직 잔사를 깨끗하게 제거할 수 있다.
- 보다 매끈하고 평행한 와동을 형성한다.

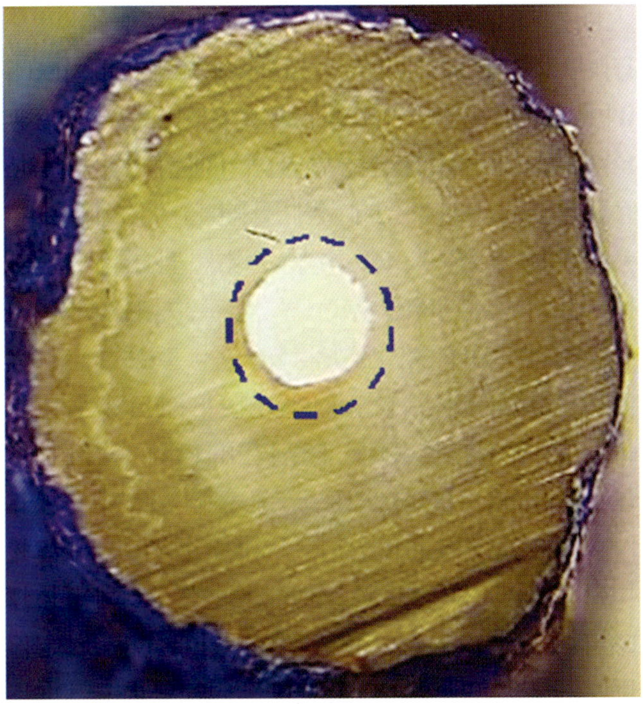

그림 6-76A. 점선으로 표시된 부분이 원형의 근관에서 이상적인 retropreparation을 나타낸다.

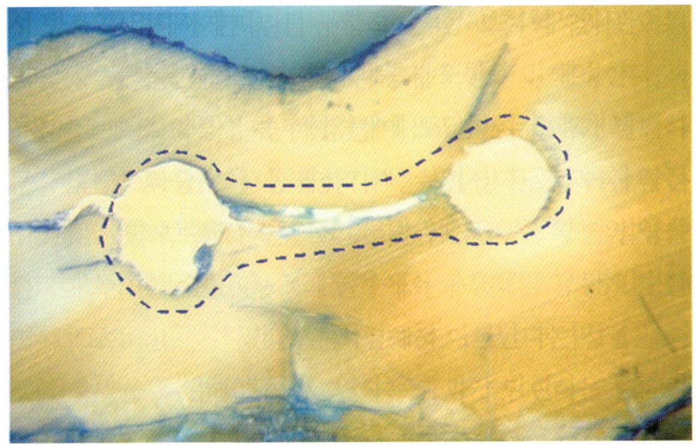

그림 6-76B. 하악 대구치 근심치근에서의 이상적인 retropreparation으로 양쪽의 근관과 그 둘을 잇는 isthmus를 포함한다.

초음파 기구 사용법

골삭제, 치근절단, 골와의 지혈, 메틸렌블루 염색과 현미경 하에서 치근단면의 관찰 후 초음파 기구를 이용한 치근단부위의 와동 형성은 다음과 같은 방법으로 이루어진다:

1. 부위에 적절한 직경과 각도를 갖는 초음파 기구를 선택한다.
2. 염색된 치근 절단면을 충분히 고배율로 관찰한다(16~25배).
3. 전반적인 형태를 포함하는 와동의 형태에 대해 머릿속으로 그려본다(그림 6-76).
4. 선택한 초음파 기구가 치근의 장축에 평행하도록 위치시킨다(그림 6-77). 이때는 현미경의 배율을 저배율(4~6배)로 해야 시야가 넓어져서 술자가 치관, 치경부 치근의 위치, 치근의 풍융부, 치근단 부위를 한 번에 볼 수 있다. 이는 치축에서 벗어나서 때로는 천공이 되는 상황을 예방하기 위해 중요하다.
5. 방향을 유지하면서 초음파 기구를 작동하여 충분한 양의 식염수 세척과 함께 3mm 깊이로 와동을 형성한다. 근관

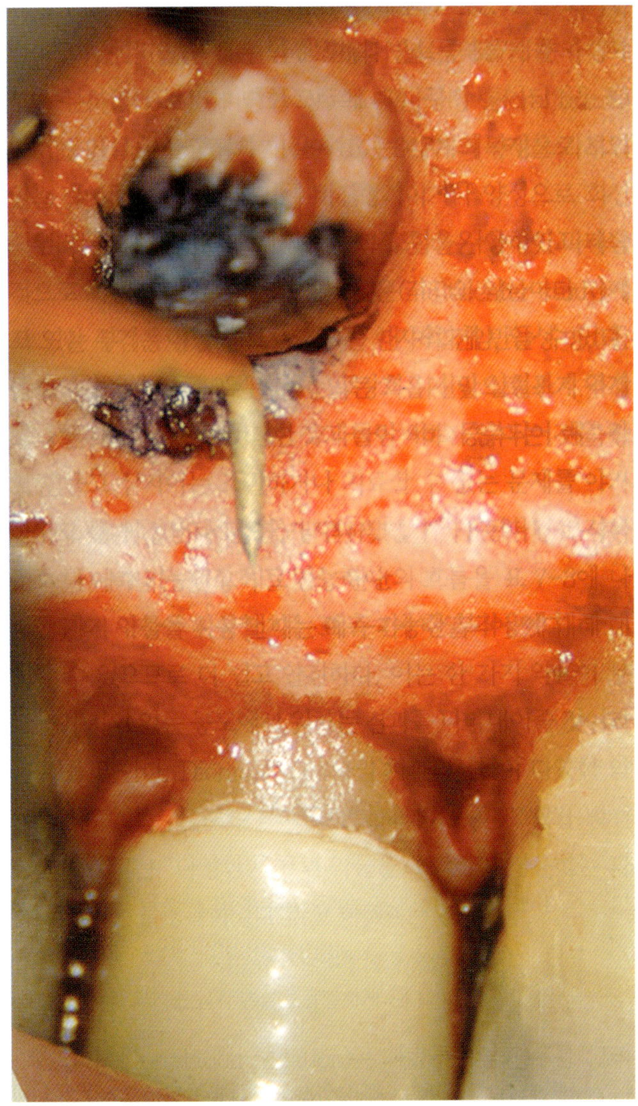

그림 6-77A. 치근의 장축과 평행하게 놓인 초음파 기구.

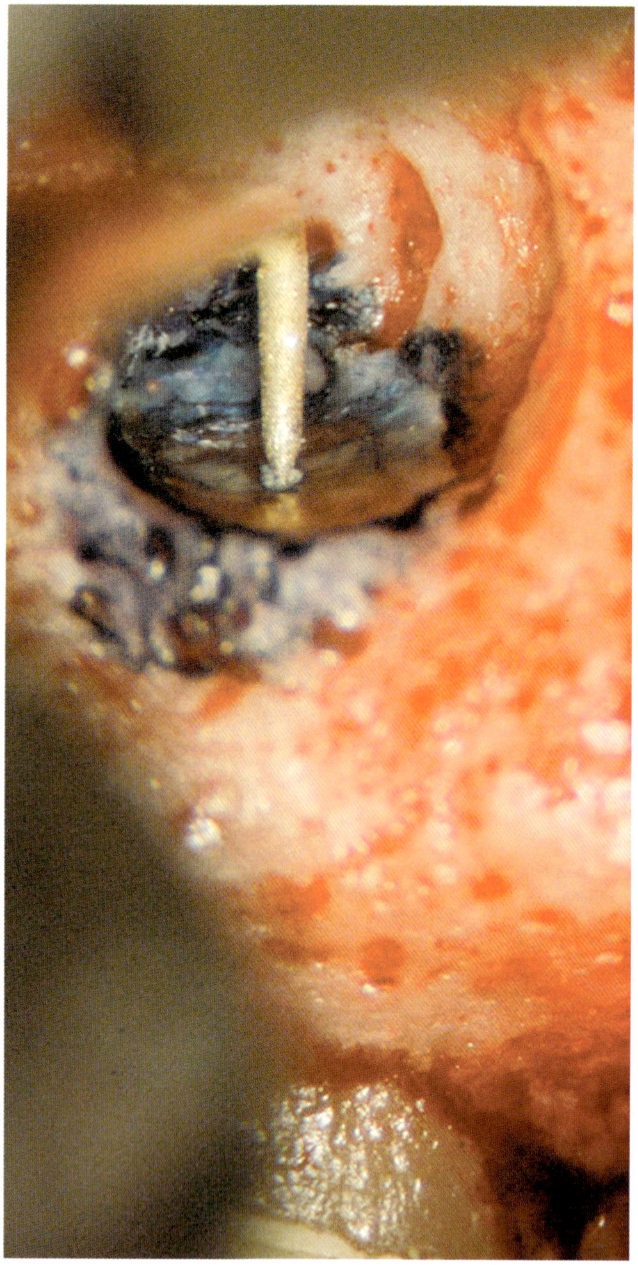

그림 6-77B. 정확한 방향을 유지하면서 팁을 위치시킨다.

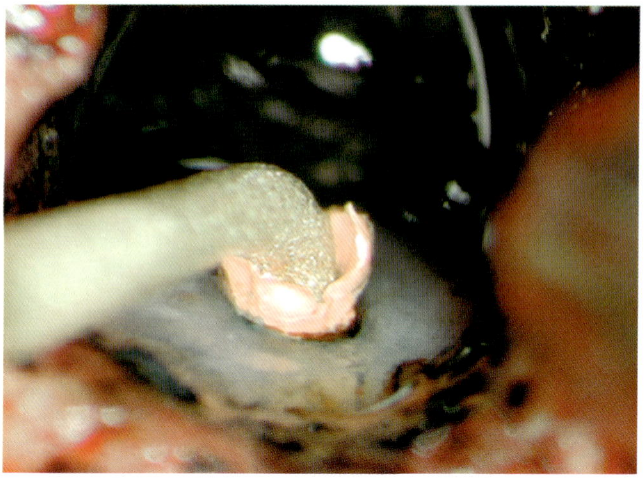

그림 6-78. Tip을 작동시켜서 근관 내 3mm까지 와동을 형성한다(초음파 기구의 끝부분과 같은 깊이이다).

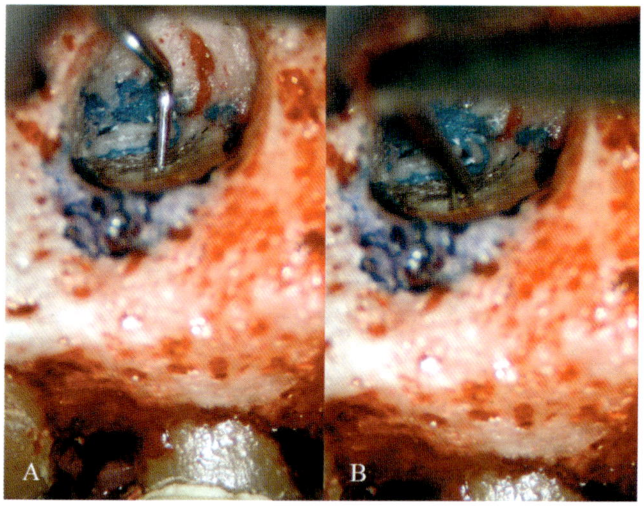

그림 6-79. 미세플러거를 사용해서 와동의 깊이를 확인하고 가타퍼챠를 다진다.

충전된 부위와 평행하게 진행되는 경우에는 쉽게 되는데(그림 6-78), 혹시 저항이 느껴지면 초음파 기구의 축을 조금 바꿔본다.

6. 미세플러거를 사용하여 근관와동이 3mm가 되는지 확인해 본다(그림 6-79).

효율적으로 삭제를 하기 위해서 기구의 끝부분을 부드럽게 상하로 움직이면서 브러시 하듯 움직인다. 지나치게 힘을 주면 오히려 효율이 떨어진다.

근관들 사이에 isthmus가 존재하면 가볍게 빗질하는(sweeping) 동작으로 전후방으로 움직이면서 근관 사이를 연결한다. Isthmus 역시 3mm로 형성한다(그림 6-80).

와동형성이 끝난 후 현미경을 다시 고배율(16~25배)로 하고 micromirror를 사용하여 단면을 관찰한다. 술자는 와동이 매끈하고 평행하게 형성되었는지, 또한 미세해부학적 구조를 모두 포함했는지 확인한다(그림 6-81).

측벽에 가타퍼챠 콘이 붙어 있는 경우라면 미세플러거로 잘

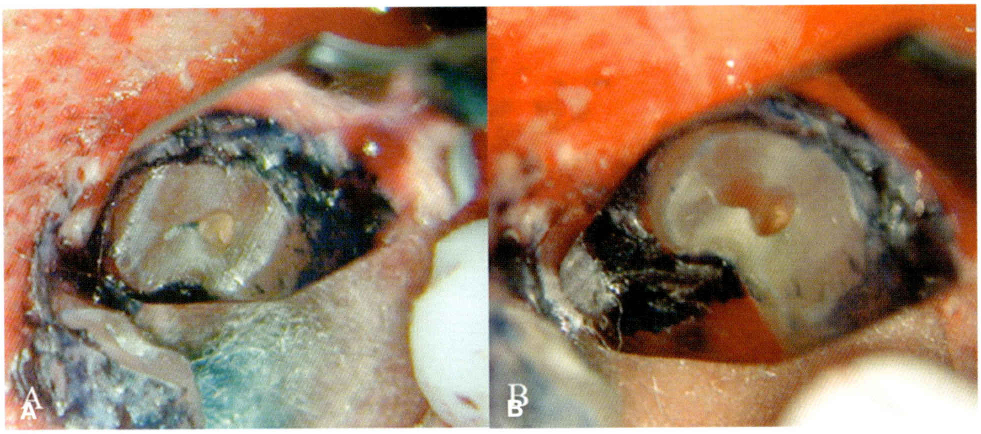

그림 6-80A, B. Isthmus부위의 형성. A, 치근절제가 완료된 모습. B, 두 근관을 먼저 각각 형성하고 두 근관을 잇는 홈을 판다. 마지막으로 두 근관과 같은 깊이로 isthmus를 형성해 준다.

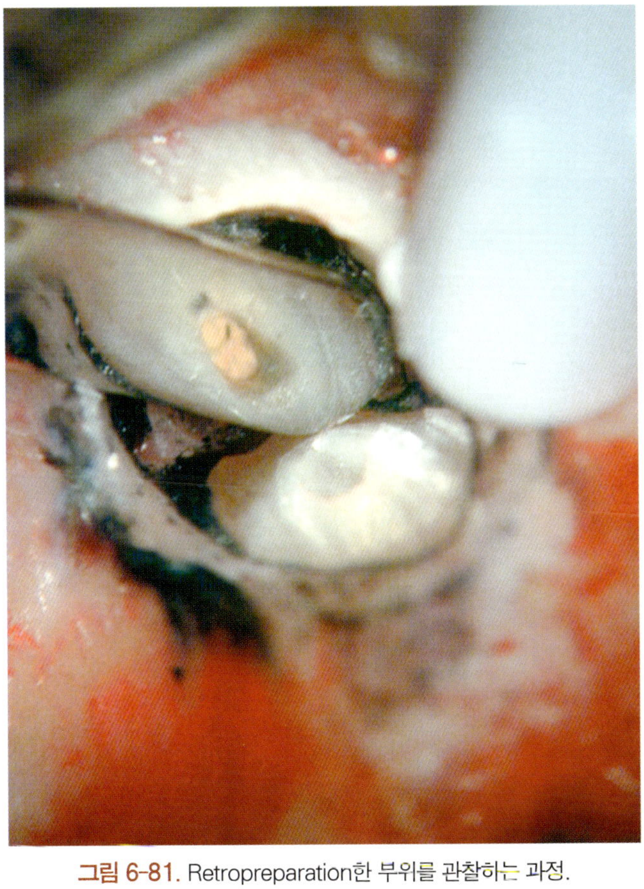

그림 6-81. Retropreparation한 부위를 관찰하는 과정.

다져 넣든지, 미세탐침을 사용해서 제거해 낸다. 초음파 기구를 사용해서 벽에 붙어있는 가타퍼챠 콘을 제거하다 보면 와동이 너무 넓어져서 치질의 약화를 초래할 수도 있다.

표 6-3. 이상적인 치근단 역 충전 재료의 조건

1. 구하기 쉽고 조작이 용이할 것
2. 치근단 조직에 자극이 적을 것
3. 치질에 접착이 될 것
4. 체적 안정성이 있을 것
5. 세균을 죽이거나 세균 성장을 억제하는 능력이 있을 것
6. 용해 저항성이 있을 것
7. 백악질의 형성을 유도하는 능력이 있을 것
8. 부식되지 않을 것
9. 치아나 치근단 조직의 변색을 유발하지 않을 것
10. 전기화학적으로 안정성이 있는 재료일 것
11. 적절한 작업시간을 가지면서 경화가 빠를 것
12. 방사선 불투과성일 것

치근단 역충전

치근단 역 충전의 목적은 근관 내에 남아있을 수 있는 세균이나 그 부산물이 치근단 조직으로 빠져나와서 누출이 생기는 것을 방지하지 위함이다.

Grossman이 주장한 이상적인 역 충전 재료의 특성이 표 6-3에 정리되어 있다.

아말감은 전에는 치근단 역 충전에 널리 사용되었다. 조작이 쉬울 뿐 아니라 초기 밀폐효과도 우수한 것으로 보인다. 아말감은 더 이상 사용이 권장되고 있지 않은데 부식, 누출, 연조직의 착색, 지속적인 치근단 염증유발 및 장기적 성공률이 좋지 않기 때문이다.[36,37]

현재에는 Super EBA와 MTA 두 가지가 치근단 역 충전 재료로 추천된다.

Super EBA

1978년 Oynick과 Oynick[38]은 Stailine(후에 Super EBA로 판매)을 치근단 역 충전에 사용할 것을 제안하였다. 그들의 보고에 따르면 Super EBA는 흡수가 되지 않으며 방사성 불투과성이기 때문이다. 조직학적 연구 결과 만성 염증 소견이 관찰되는데, 이는 foreign body가 있는 주위의 소견으로는 정상에 가까운 것이며 간혹 교원섬유가 자라 들어가는 것이 관찰될 때도 있다.

표 6-4. Bosworth사에서 판매되는 Super EBA의 조성

분말
산화아연(Zinc oxide)-60%
알루미나(Alumina)-37%
천연 레진(Natural resin)-3%
액
유지놀-37.5%
Orthoethoxybenzoic acid-62.5%

Super EBA는 산화아연시멘트(zinc oxide eugenol)의 변형된 종류이다(표 6-4). 유지놀의 일부가 orthoethoxybenzoic acid로 대체된 것으로, 이는 경화시간을 촉진시키는 역할을 한다. 알루미나는 시멘트의 강도를 높이기 위해서 분말에 첨가되었다.

Super EBA는 중성의 산도를 가지며, 용해도가 낮고 높은 인장, 수축강도를 가진다.[39] 몇몇 실험실적 연구에서 Super EBA는 아말감이나 IRM보다 누출이 적다는 보고가 있었다.[39-41]

Super EBA의 장점은 경화시간이 짧고, 변형이 적으며, 근관벽에 적합이 쉽고, 경화 후 연마가 가능하다는 점이다. 그러나 경화시간이 온도나 습도에 크게 영향을 받아서 조작이 어려운 단점이 있다.

Super EBA의 준비와 적용

액과 분말의 비율은 1:4로 하고 glass slab에서 혼합한다. 윤기가 없어지고, EBA carrier에 덜었을 때 시멘트가 휘지 않을 정도까지 분말을 조금씩 넣는다.

적절한 점주도가 되면 혼합한 것을 얇게 말아서 carrier로 3mm 정도를 떠서 중간배율(10~16배)의 현미경 하에서 직접

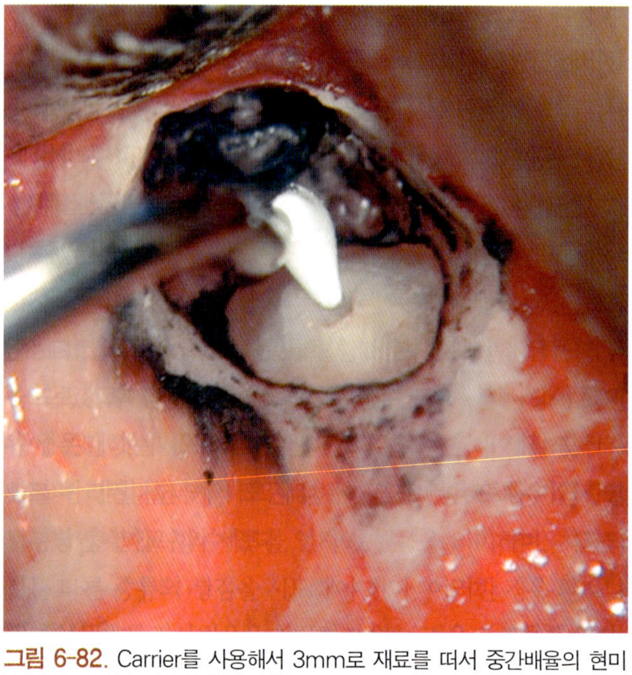

그림 6-82. Carrier를 사용해서 3mm로 재료를 떠서 중간배율의 현미경 하에서 와동에 적용시키는 과정.

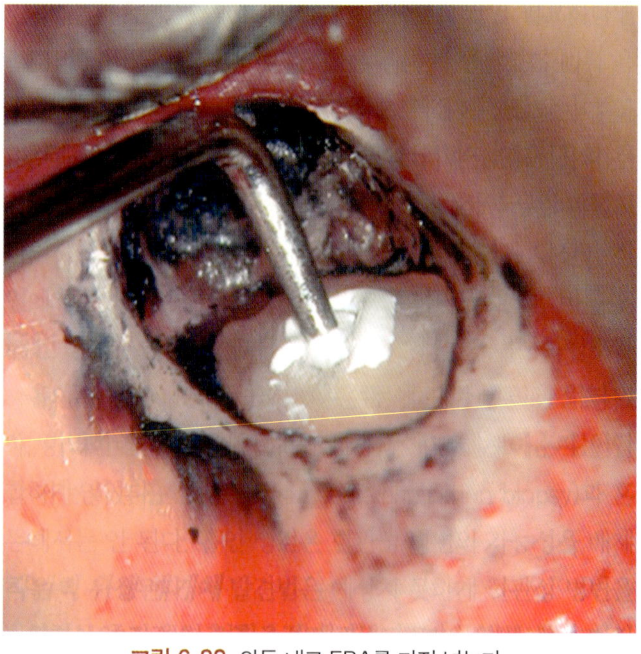

그림 6-83. 와동 내로 EBA를 다져 넣는다.

건조된 와동으로 적용한다(그림 6-82). 와동의 형태와 경사에 적절한 미세플러거를 사용하여 와동으로 조심스럽게 응축한다(그림 6-83). 넣고 다지는 것을 전체 와동이 충전될 때까지 반복한다. 이때 microball burnisher를 사용하여 여분의 충전재를 밀어냄과 동시에 변연부의 적합도를 높일 수 있다(그림 6-84). 치주큐렛으로 여분의 Super EBA를 제거한다(그림 6-85). Super EBA를 적용할 때부터 완전히 경화할 때까지 건조 상태를 유지해야 한다. 일단 재료가 경화되면 연마

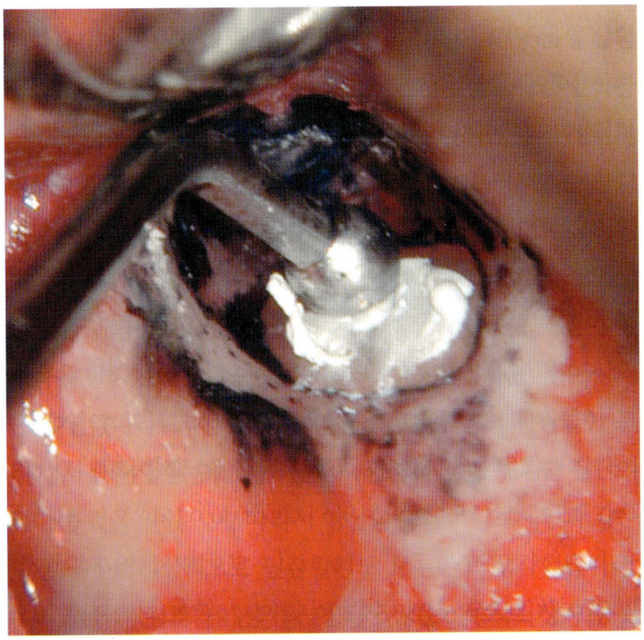

그림 6-84. 미세한 ball burnisher를 사용하여 재료를 다지고 변연부위의 밀폐를 좋게 한다.

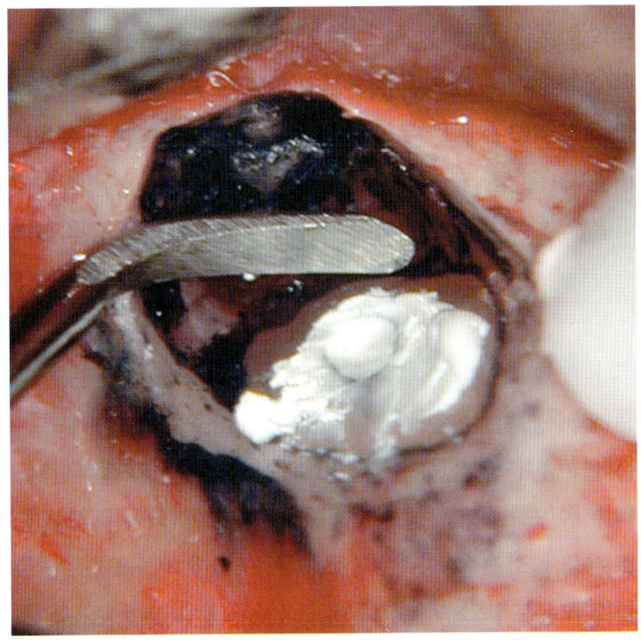

그림 6-85. 치주큐렛으로 여분의 Super EBA를 제거한다.

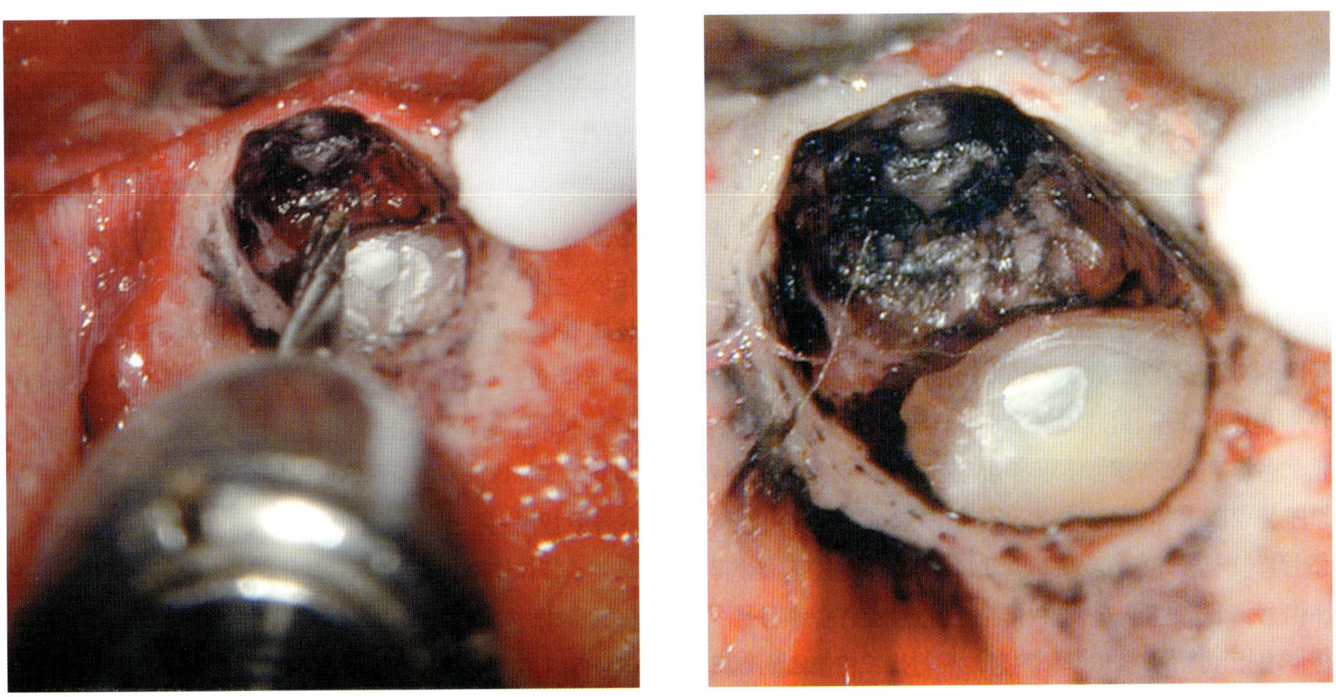

그림 6-86. 복합레진을 연마하는 버를 사용하여 매끈한 표면을 형성한다.

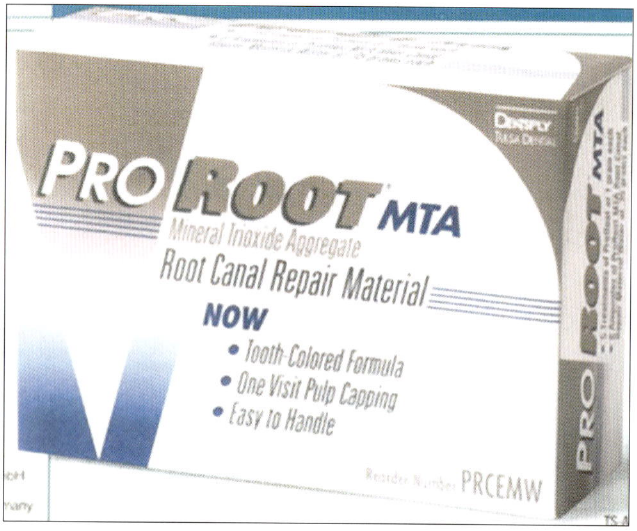

그림 6-87. ProRoot MTA(Dentsply/Tulsa Dental).

용 bur로 매끈한 표면을 얻도록 연마한다(그림 6-86).

Super EBA를 연마하면 과잉의 충전재료가 삭제되고 매끈한 면을 얻을 수 있지만 최근의 연구에서는 연마하지 않는 쪽의 밀폐효과가 우수함을 보고하였다.[42]

Mineral trioxide aggregate(MTA)

이는 1995년에 Torabinejad와 공동 연구자들이 비교적 최근에 개발한 재료로서 다른 역 충전 재료들보다 우수함이 증명되고 있다. MTA의 주성분은 tricalcium silicate, tricalcium aluminate, tricalcium oxide이며, 기타 소량의 mineral oxide가 포함되어 있다(그림 6-87). Bismuth oxide는 방사성 불투과성을 위해 첨가되었다.

MTA는 생체친화성이 우수하고 친수성으로 혈액에 의해 오염된 경우도 영향을 받지 않는 우수한 밀폐효과를 보인다.[43-45] MTA는 pH가 높은데, 이는 수산화칼슘과 비슷한 정도이다. MTA는 이 재료 위로 직접 새로운 백악질이 형성되는 치주조직의 재생을 유도하는 능력을 가진 유일한 재료이다.

이 재료가 가진 두 가지 단점은 긴 경화시간(48시간)과 조작이 어렵다는 것이다. 긴 경화시간과 용해성 때문에 골와부위를 식염수로 세척해낼 수가 없게 된다. 식염수를 뿌리면 재료가 씻겨 나온다. 조작의 어려움은 재료의 느슨한 입자조직 때문이다. 재료끼리 잘 뭉치지도 않고 기구에 잘 달라붙지도 않는다. 다행히도 이 조작의 문제는 MTA pellet-forming

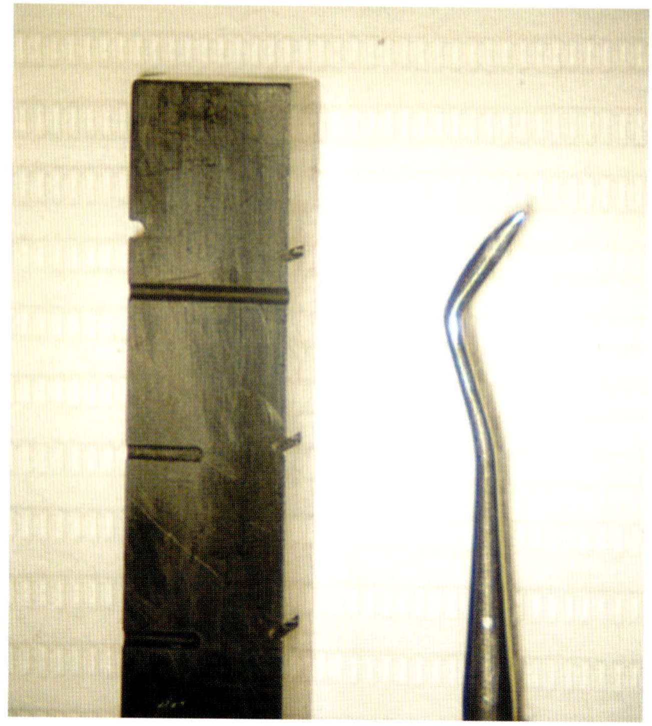

그림 6-88. Pellet forming block과 적용하는 기구.

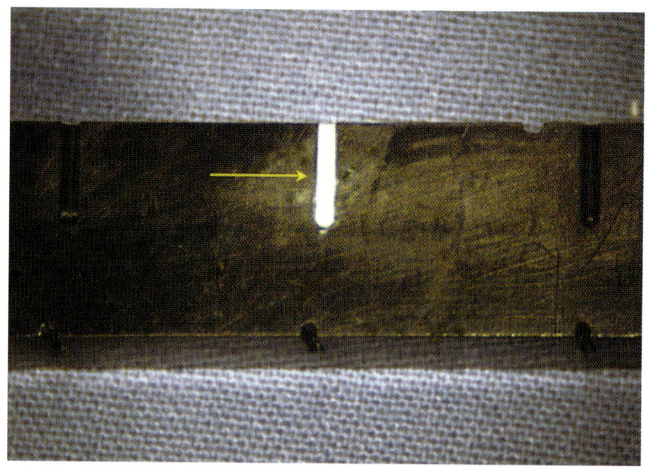

그림 6-89. 홈을 MTA로 채워 넣은 모습.

block이 개발되어서 개선되었다.

이 block을 사용하려면 MTA를 적절한 점주도로 혼합해야 한다. MTA가 지나치게 묽은 경우 pellet을 만들 수 없고, 너무 건조한 경우 푸석푸석해져서 조작이 어렵다. 적절한 혼합은 표면이 건조하면서 수분이 보일 정도로 윤기를 보이지 않는 것이다. 이 시스템은 block과 적용하는 기구 두 가지로 이루어져 있다(그림 6-88). Block에는 홈이 파져 있어서 여기에

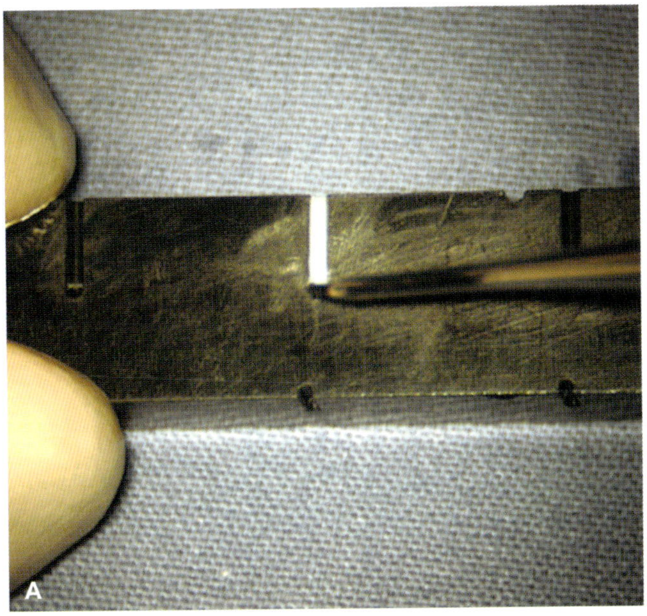

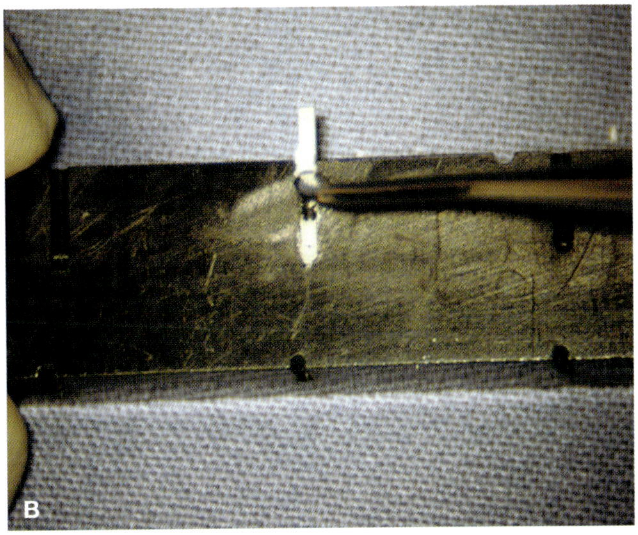

그림 6-90A, B. MTA pellet을 적용기구를 사용하여 떠내는 모습.

혼합된 MTA를 스파츌라로 담아서[46] 면구로 홈 바깥쪽에 빠져나온 여분의 재료를 닦아낸다(그림 6-89). 마지막으로 홈과 크기가 일치하는 적용기구로 MTA를 살짝 밀어낸다(그림 6-90). 이렇게 하면 홈의 모양과 같게 작은 pellet이 만들어져서 적용기구의 끝부분에 붙어있게 된다(그림 6-91). 이 MTA pellet을 치근단 와동에 적용하고 미세플러거와 ball burnisher를 사용하여 잘 다진다. 여분은 젖은 면구를 사용하여 제거한다(그림 6-92A~E).

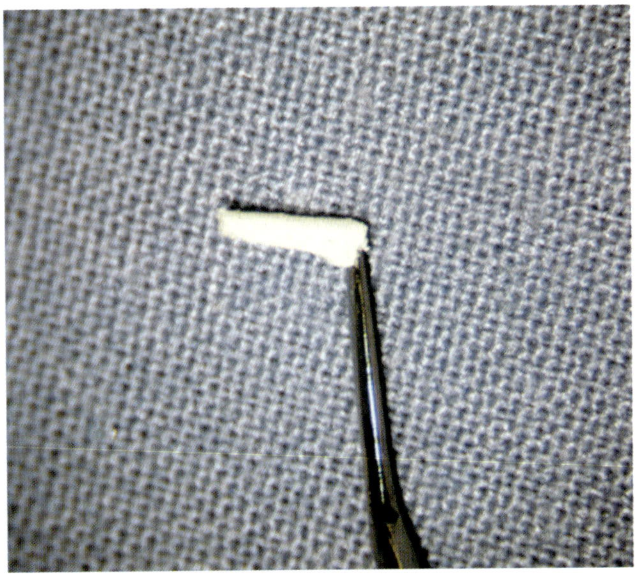

그림 6-91. 적용기구를 사용하여 떠낸 MTA pellet.

창상 봉합

수술부위의 closure는 세 가지 단계를 거친다: 재적합(reapproximation)과 압박(compression), 봉합을 통한 안정(stabilization), 봉합사의 제거.

재적합과 압박

수술 후 수술부위를 깨끗하게 식염수로 씻어내어 어떤 잔사나 혈병도 남아 있지 않도록 한다. 수술 전체 부위, 즉 협측 골부위, MTA가 적용된 부위를 제외한 치근단 골와부위 그리고 젖혀졌던 치주판막 부위에 시행하도록 한다.

Ferric sulfate를 사용했던 경우는 충분히 세척하고 신선한 출혈이 보일 때까지 긁어낸다. 에피네프린 Racellet 면구를 사용한 경우는 최종 세척 전에 모두 제거하도록 한다. 현미경으로 보고 면구에서 남아 있는 섬유가닥을 제거한다. 면섬유가닥이 남아 있는 경우 염증반응을 초래하고 치유를 지연시킨다.[35]

조직의 정확한 재적합을 통해서 일차치유를 유도하도록 한다. 치주판막이 재위치된 후에 식염수를 적신 거즈로 3~5분간 손가락을 세게 눌러주어 상처부위를 잘 압박한다. 이 과정

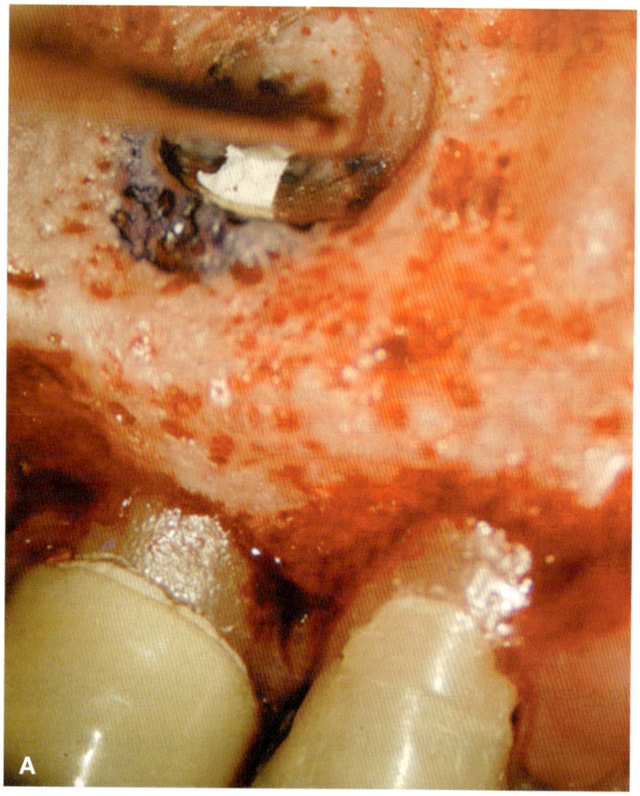

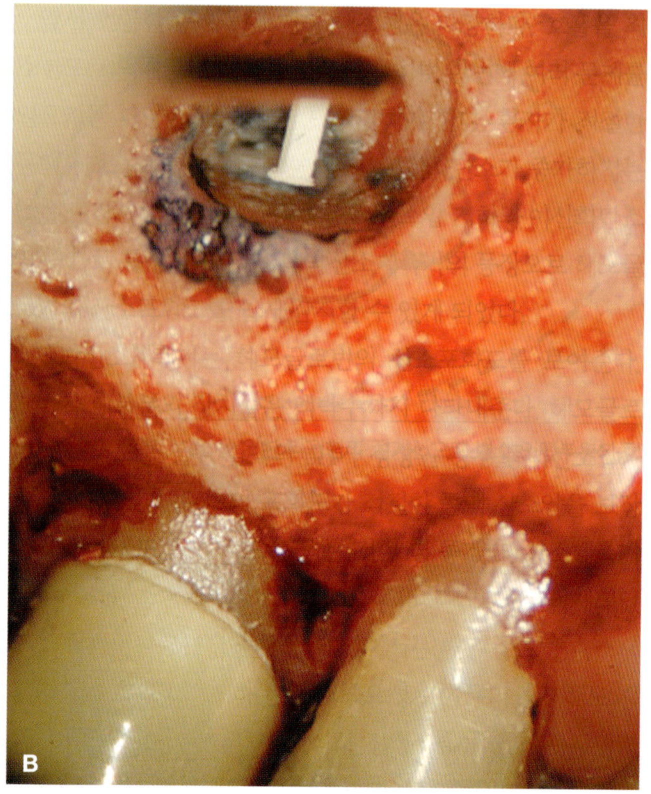

그림 6-92A, B. 와동 내로 적용한 MTA.

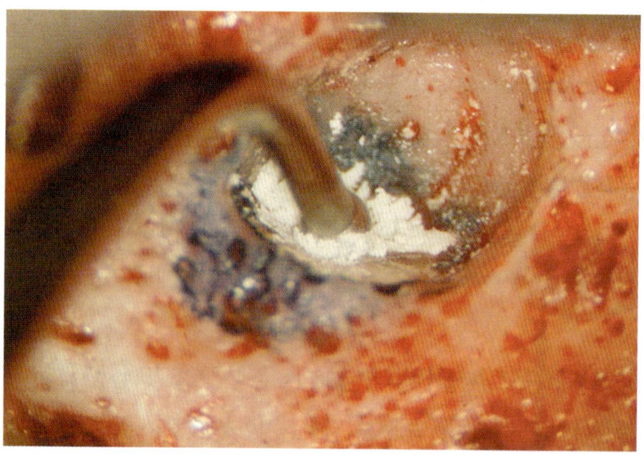

그림 6-92C. Ball burnisher를 사용하여 다지는 과정.

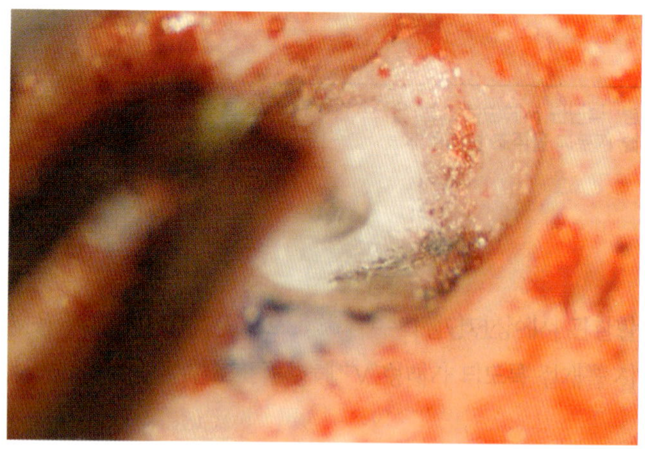

그림 6-92D. 젖은 면구로 여분의 시멘트를 닦아낸다.

은 상처 끝부분 간, 그리고 치주판막과 골 사이에 얇은 fibrin clot을 형성하도록 하는 중요한 단계이다(그림 6-93).[18,47]

봉합을 통한 고정과 봉합사의 제거

다양한 봉합사가 사용되는데 각각 장단점이 있다. 봉합사는 흡수성과 비흡수성 재료로 나뉜다. 또한 monofilament와 multifilament로 구분된다.

실크 봉합사는 오랫동안 사용되어 왔다. 조작이 쉽고 가격이 저렴한 장점이 있지만 여러 섬유가닥이 꼬여 있어서 수술 후 24시간 정도만 되어도 수분과 세균을 함유하게 되어 상처에 염증을 유발할 수 있다.[48,49] 그러나 두께가 얇은 것(5-0 또는 6-0)을 사용하여 적절히 봉합하고 클로르헥시딘 양치를

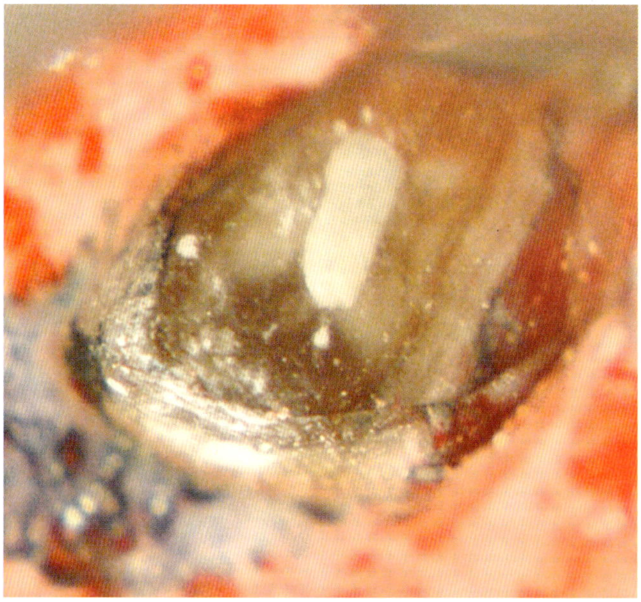

그림 6-92E. MTA 충전된 부위의 현미경하 관찰.

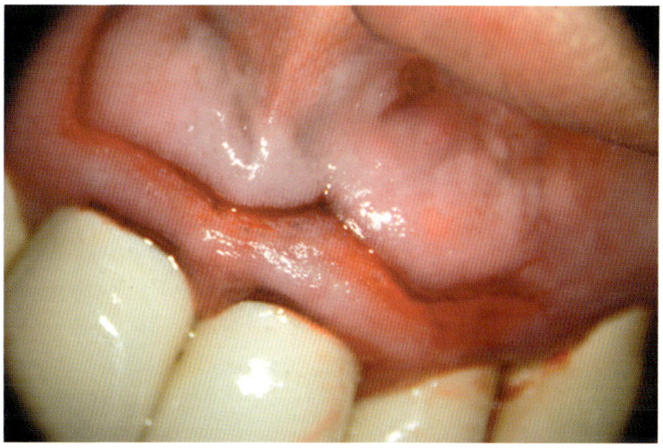

그림 6-93. 거상되었던 치주판막을 재위치 시키고 거즈를 식염수에 적셔서 3분 정도 압박을 가한다.

병행하면서 48~72시간 내에 봉합사를 제거할 경우 이런 문제점은 최소화된다.[18]

Chromic gut suture는 흡수성 재료이다. Chromic acid를 가지고 있는 이런 타입의 봉합사는 조직에 오랫동안 적용할 수 있다. 그럼에도 불구하고 조작이 어렵다.

나일론과 같은 합성 monofilament 봉합사의 경우 바람직한데 흡수가 되지 않고 얇은 것이 나오며 조직반응을 최소화한다. 심미성이 요구되는 부위에 우선적으로 사용될 수 있다. 유일한 단점은 비싼 가격이다.

다양한 봉합방법 중에서 interrupted와 sling suture가 간단하고 효율적이기 때문에 널리 사용된다. Interrupted suture는 수직 절개된 부위에, sling suture는 sulcular incision에 사용된다.

봉합의 매듭은 항상 절개선에서 떨어지게 위치해서 세균이 이 부위에 성장하는 것을 최소로 한다(그림 6-94). 적절히 재위치를 시킬 수 있는 최소한의 개수 봉합이 되어야 한다. 모든 봉합사는 48~72시간 후에 제거한다.

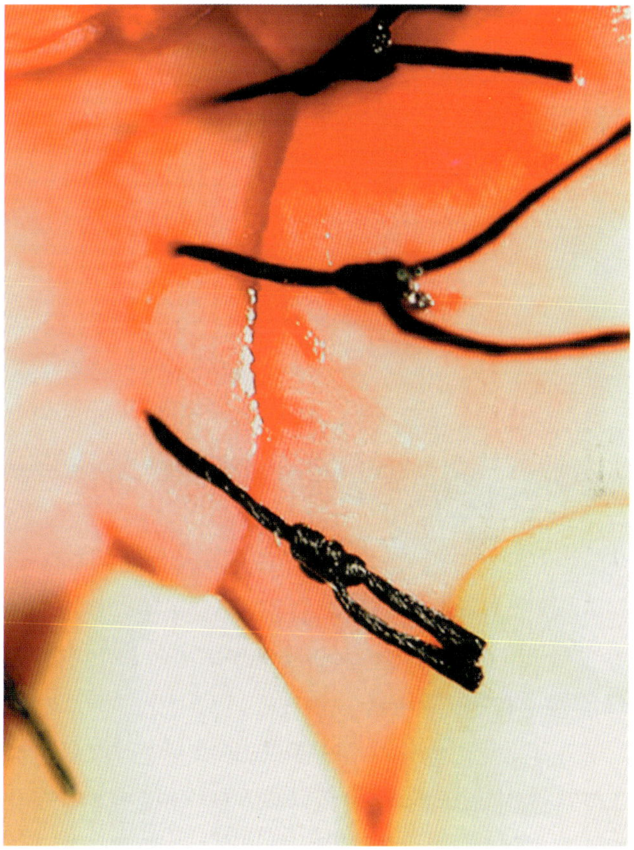

그림 6-94. 수직절개 부위의 interrupted suture. 매듭은 절개선에서 떨어지게 위치시킨다.

수술 후 처치

수술 후 환자에게 설명하는 주의사항은 다음과 같다:

1. 주기적으로(30분 하고, 30분 쉬는 식으로) 수술 직후부터 6~8시간 동안 수술부위에 냉찜질을 시행한다.
2. 과격한 활동이나 흡연, 음주를 피한다.
3. 딱딱하고 끈적이거나 질긴 음식을 피한 정상 식사는 가능하다.
4. 입술이나 얼굴을 들춰보지 않는다.

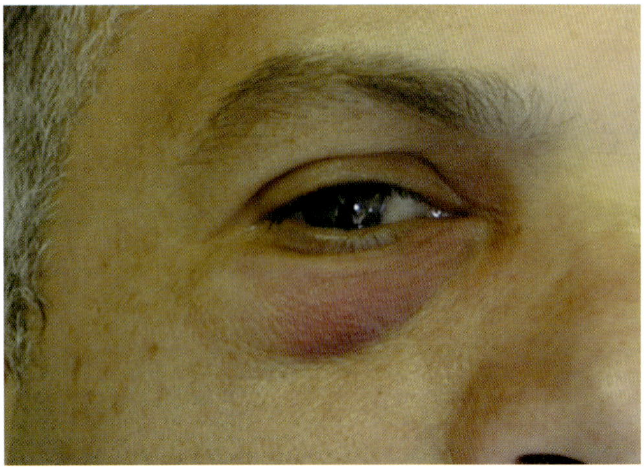

그림 6-95. 상악 부위의 수술 후 눈 아래 부위에 멍이 관찰된다.

5. 수술 전 처방된 진통제(매 6시간마다 600mg의 이부프로펜)를 계속 복용한다. 술 후 24~48시간까지는 어느 정도 통증이 예상된다. 마약성 진통제의 경우 필요한 경우에만, 그리고 이부프로펜 제제와 병행하여 처방될 수 있다.
6. 초기 24시간 동안 어느 정도 피가 나오는 것은 정상이다. 수술부위에 얼음찜질과 함께 젖은 거즈를 대고 있으면 나아진다.
7. 수술 후 매일 클로르헥시딘 가글을 하루 2회 시행하다가, 하루 서너 번까지 시행한다. 따뜻한 식염수 양치도 두 시간마다 시행한다.
8. 수술부위에 칫솔을 대는 것은 권장되지 않으며 면구 등으로 부드럽게 닦아낼 수 있다.

수술 후 과정과 부작용

말로 설명하고 문서로 주의사항을 주게 되면 부작용이 최소화될 뿐 아니라 부작용이 있더라도 환자의 두려움이 경감된다.

통증, 부종 및 출혈은 가장 흔하게 나타나는 불편함이다. NSAIDs, 압박 및 얼음찜질을 통해서 쉽게 처치할 수 있다.

술후 2~3일 지나서 감염의 소견이 존재하면(예, 열, 통증, 배농을 동반한 점진적 부종) 항생제가 처방될 수 있다. 환자가 심각한 부종을 나타낼 경우 즉시 응급실로 옮겨서 항생제 정맥주사를 주어야 한다.

드물게, 멍(ecchymosis)이 나타날 수 있다. 이는 extravasation과 피부 하방의 혈관이 파괴되면서 안면이나 구강부위의 착색으로 나타난다. 대개는 중력의 영향으로 수술한 하방에 나타난다. 동시에 눈 아래 부위 등 상부에 나타날 수도 있다(그림 6-95).

감각이상은 이공 근처 부위의 수술을 하는 경우 발생할 수 있는데 때로는 신경과 멀리 떨어진 부위의 수술 시에도 나타난다. 대개는 일시적으로 수술부위의 부종이 생기면서 신경부위를 눌러서 나타난다. 신경이 손상되지 않았다면 대개 수주 후 정상으로 돌아오지만 수개월이 걸리는 경우도 있다. 영구적인 감각이상은 매우 드물다.

미세 치근단 수술의 성공률

미세 치근단 수술의 성공률은 예측 가능하며 일반적인 근관치료가 실패한 경우 치관부 수복이 건전할 때 성공적인 치료수단이다.

그러나 수술적 접근이 항상 성공적인 것은 아니다. 수술의 실패 원인일 가능성은 다음과 같다:

- 부적절한 증례 선택
- 근관 내의 불완전한 debridement
- 근관 isthmus의 불완전한 debridement
- 부적절한 치근단 밀폐
- 놓친 근관들
- 치근단 부위 혹은 치근단 역 충전 물질을 잘못 다룬 경우
- 치근의 수직 파절
- 근관-치주병소
- 낭종성 병소의 재발

이외에도 밝혀지지 않은 다른 이유들(감염된 상아세관, 근관 충전재의 종류, 상부에 위치한 측방 근관, 항생제 사용의 실패)도 존재한다.

적절한 증례 선택이 되면 치근단 미세수술은 매우 성공률이 높은 치료일 것이다. 일 년 후 성공률을 96.8%로 높게 보고한 연구도 있다.[50] 8년 정도 장기적인 예후로 보면 91.5%로 나타났다.[51] 비슷한 결과들이 장기간의 후향적 연구들에서 보고되고 있다.[52]

결론

치근단 수술을 적절히 행할 수 있는 술자는 환자에게 상당한 기여를 하고 있는 셈이다. 이 장에서 필자는 술식에 관심이 있는 일반 개업의들에게 최신 치근단 수술과정을 상세하게 이해하도록 하고자 하였다. 말할 필요도 없이 치과학에서 재료와 방법은 늘 변화한다. 저자는 독자들이 근거에 입각한 문헌고찰을 통해서 지속적으로 자신을 향상시켜서 환자들에게 최선의 진료를 베풀 수 있기를 희망한다.

참고문헌

1. P. A. Gilheany. Apical dentin permeability and microleakage associated with root end resection and retrograde filling. J Endod 20(1): 22–26. 1994.
2. B. G. Tidmarsh. Dentinal tubules at the root ends of apicected teeth: a scanning electron microscopic study. Int Endod J 22: 184–189. 1989.
3. G. B. Carr. Common errors in periradicular surgery. Endod Rep 8: 12. 1993.
4. G. B. Carr. Ultrasonic root-end preparation. Dent Clin North Am 41(3): 541–554. 1997.
5. W. Hess. Formation of root canal in human teeth. J Nat Dent Assoc 3: 704–734. 1921.
6. W. Hess, E. Zurcher. The anatomy of the root canals of the permanent dentition. New York: William Wood & Co. 1925.
7. G. Sundqvist. Microbiological analysis of teeth with failed endodontic treatment and the outcome of conservative re-treatment. Oral Surg Oral Med Oral Pathol 85(1): 86–93. 1998.
8. B. E. Wayman. A bacteriological and histological evaluation of 58 Periapical lesions. J endod 18: 152–155. 1992.
9. G. Sundqvist. Isolation of actinomyces israelii from periapical lesion. J Endod 6: 602–606. 1980.
10. P. N. R. Nair. Periapical Actinomycosis. J Endod 10: 567–570. 1984.
11. U. Sjögren. Survival of arachnia propionica in periapical tissue. Int Endod J 21: 277–282. 1988.
12. T. Kiryu. Bacteria invading periapical cementum. J Endod 20: 169–172. 1994.
13. P. N. R. Nair. Types and incidence of human periapical lesions obtained with extracted teeth. Oral Surg Oral Med Oral Pathol 81: 93–102. 1996.
14. P. N. R. Nair. Non-microbial etiology: periapical cysts sustain post-treatment apical periodontitis. Endod Topics 6: 96–13. 2003.
15. J. H. S. Simon. Incidence of periapical cysts in relation to the root canal. J Endod 6: 845–848. 1980.
16. A. Freedman. Complications after apicoectomy in maxillary premolar and molar teeth. Int J Oral Maxillofacial Surg 28: 192–194. 1999.
17. C. E. Jerome. Preventing root tip loss in the maxillary sinus during endodontic surgery. J Endod 21: 422–424. 1995.
18. J. L. Gutmann, J. W. Harrison. Surgical Endodontics. St Louis, MO: Ishiyaku EuroAmeria. 1994.
19. A. S. Dajani. Prevention of bacterial endocarditis, recommendations by the American Heart Association. J Am Med Assoc 277: 1794. 1997.
20. D. Jackson. Preoperative non-steroidal anti-inflammatory drugs for the prevention of postoperative pain. J Am Dent Assoc 119: 641–647. 1989.
21. J. T. Jastak. Vasoconstrictors and local anesthesia: a review and rationale for use. J Am Dent Assoc 107: 623–630. 1983.
22. J. A. Buckley. Efficacy of epinephrine concentration in local anesthesia during periodontal surgery. J Periodontal 55: 653–657. 1984.
23. S. G. Ciancio. Clinical pharmacology for dental professionals. 3rd edition. Chicago, IL: Year Book Medical, pp. 146–148. 1989.
24. D. H. Roberts. Local analgesia in dentistry. 2nd edition. Bristol, UK: Wright, pp. 84–88. 1987.
25. S. Kim, G. Pecora, R. Rubinstein. Color atlas of microsurgery in endodontics. Philadelphia, PA: W.B. Saunders. 2001.
26. F. J. Vickers. Hemostatic efficacy and cardiovascular effects of agents used during endodontic surgery. J Endod 28(4): 322–323. 2003.
27. B. G. Jeansonne. Ferric sulfate hemostasis: effect on osseous wound healing. II. With curettage and irrigation. J Endod 19(4): 174–176. 1993.
28. J. L. Gutmann. Posterior endodontic surgery: anatomical considerations and clinical techniques. Int Endod J 18: 8–34. 1985.
29. L. B. Peters. Soft tissue management in endodontic surgery. Dent Clin North Am 41(30): 513–528. 1997.
30. J. W. Harrison. Wound healing in the tissue of the periodontium following periradicular surgery. I. The incisional wound. J Endod 17(9): 425–435. 1991.
31. D. E. Cutright. Microcirculation of the perioral regions in the Macaca rhesus: part 1. Oral Surg 29: 776. 1970.
32. N. P. Lang. The relationship between the width of keratinized gingiva and gingival health. J Periodontal 43: 623–627. 1972.
33. S. Kim. Hemostasis in endodontic microsurgery. Dent Clin North Am 41(3): 499–512. 1997.
34. J. V. Cambruzzi. Molar endodontic surgery. J Canadian Dent Assoc 49: 61–65. 1983.
35. G. B. Carr. Surgical endodontics. Pathways of the Pulp. 7th edition. St Louis, MO: Mosby-Year Book, pp. 608–656. 1998.
36. S. O. Dorn. Retrograde filling materials: a retrospective success-failure study of amalgam, EBA, and IRM. J Endod 16: 391–393. 1990.
37. A. L. Frank. Long-term evaluation of surgically placed amalgam fillings. J Endod 18: 391–398. 1992.
38. J. Oynick. A study for a new material for retrograde fillings. J Endod 4: 203–206. 1978.
39. R. P. O' Connor. Leakage of amalgam and super-EBA root-end fillings using two preparation techniques and surgical

microscopy. J Endod 21: 74–78. 1995.
40. D. L. Bondra. Leakage in vitro with IRM, high copper amalgam, and EBA cement as retrofilling materials. J Endod 15: 157–160. 1989.
41. J. T. Briggs. Ten year in vitro assessment of the surface status of three retrofilling materials. J Endod 21: 521–525. 1995.
42. S. G. Forte. Microleakage of super-EBA with and without finishing as determined by the fluid filtration method. J Endod 24(12): 799. 1998.
43. M. Torabinejad. Physical and chemical properties of a new root-end filling material. J Endod 21: 349–353. 1995.
44. M. Torabinejad. Dye leakage of four root end filling materials: effects of blood contamination. J Endod 20: 159–163. 1994.
45. M. Torabinejad. Histologic assessment of mineral trioxide aggregate as a root-end filling in monkeys. J Endod 23: 225–228.1997.
46. E. S. Lee. A new mineral trioxide aggregate root-end filling technique. J Enodod 26(12): 764–765. 2000.
47. H. L. Levine. Repair following periodontal flap surgery with the retention of the gingival fibers. J Periodontol 43: 99–103. 1972.
48. G. E. Lilly. Reaction of oral tissues to suture materials: Part III. Oral Surg 28: 432–438. 1969.
49. G.E. Lilly. Reaction of oral tissues to suture materials: Part IV. Oral Surg 33: 152–157. 1972.
50. R. A. Rubinstein. Short-term observation of the results of endodontic surgery with the use of the surgical operating microscope and Super-EBA as root-end filling material. J Endod 25: 43–48. 1999.
51. R. A. Rubinstein. Long-term follow-up of cases considered healed one year after apical microsurgery. J Endod 28: 378–383. 2002.
52. M. L. Zuolo. Prognosis in periradicular surgery: a clinical prospective study. Int Endod J 33: 91–98. 2000.
53. D. E. Arens, M. Torabinejad, N. Chivian, R. Rubinstein. Practical Lessons in Endodontic Surgery. 1st edition. Chicago, IL: Quintessence. 1998.

I would like to express my deep appreciation for Dr. Alice P. Chen for her outstanding effort in editing and rewriting this chapter. I would also like to thank Dr. Syngcuk Kim for generously sharing some of his microsurgical slides. I am very grateful for the help I received from my assistants and staff in documenting and collecting clinical pictures and illustrations.

제 7 장

구강병소의 평가 및 치료

Dr. Joseph D. Christensen and Dr. Karl R. Koerner

허종기 교수 역

서론

일반 치과의사가 환자의 구강 내에서 병소를 발견했을 때 어떻게 해야 할지 몇 가지 선택을 해야 하는데, 이 장에서는 임상의가 구강 내에 있는 병소에 대해 적절한 검사와 기록 및 처치를 어떻게 할 것인가에 대한 도움을 줄 것이다. 조직검사의 적응증, 병소의 검사와 조기발견을 증진시키기 위한 방법과 도구 그리고 지식과 경험이 더욱 풍부한 누군가에게 의뢰해야 할 시기에 대해 논의하고 윤곽을 잡을 것이다. 여러 종류의 조직 검사와 그것을 적절히 시행하는 방법에 대하여 기술할 것이다. 확실한 원칙, 정확한 판단 및 임상적인 술기의 신중한 적용은 환자에게 존재하는 병소를 인식, 평가, 처치(혹은 의뢰)하는 능력을 향상시키는 데 도움을 줄 것이다.

환자 평가

진단을 확실히 하기 위해 치과의사는 병소와 환자의 건강에 대한 병력 및 의문의 조직을 적절한 상황에 적용시키기 위한 임상적 검사로부터 얻어진 정보를 철저히 파악하여야 한다. 투약, 외상, 식이, 이전의 수술 및 습관을 포함한 환자의 건강에 대한 과거력은 치과의사가 해야 하는 일의 일부분으로 철저하게 파악할 가치가 있다. 적절한 질문에 대한 답은 때때로 병소의 원인을 드러나게 해줄 것이고, 임상가가 올바른 치료의 길로 갈 수 있게 도와줄 것이다.

전신 병력

치과의사는 정확한 현재의 건강 병력을 수집하여야 한다. 설문지에 대한 환자의 답변은 단지 시작점으로 사용되어야 한다. 그러나 이것은 치과의사가 환자의 건강상태에 대해 더 명확하게 파악할 수 있도록 해야 한다. 이러한 병력은 병소의 원인 혹은 호발 요인에 대한 정보를 제공한다. 또한 이러한 병력은 임상가가 예정된 조직검사나 다른 처치를 결정하는 데 영향을 줄 수 있는 다양한 전신 상태에 대해 경계하도록 해준다. 이러한 경우 내과의사의 협진(consultation)을 통해 더 조사하는 것이 바람직한 절차일 것이다. 더욱이 최소한 고혈압, 당뇨, 심장의 결손, 혈액응고관련 질환 및 임신과 같은 상황은 특별한 경계를 요구한다.

임상가는 다양한 구강 내 병소가 전신상태의 표현이 된다는 것을 고려하여야 한다. 실제로 구강은 전반적인 건강상태의 좋은 지표이다. 많은 질환이 병의 과정의 일부로 구강 내 발현을 가진다. 이것의 흔한 예는 크론씨 병, HIV, 루푸스(lupus), 쇼그렌 증후군, 당뇨 및 다양한 바이러스, 세균 및 진균 감염을 포함하나 이것에 국한되지는 않는다. 환자의 전신 상태를 알아차리고 그것이 어떻게 나타나는지 인식하는 것은 임상가가 감별진단을 내리는 것을 도와주는 퍼즐의 일부이다.

현재 병소와 관련된 병력

정확한 상태를 알기 위해서 치과의사는 가능한 한 병소에 관한 많은 정보를 찾아내야 한다. 환자에게 적절히 제시된 질문은 보통 다음의 것을 포함할 것이다.

1. 병소가 언제부터 나타났습니까?

2주 이상 지속되어 나타나고 있는 병소는 큰 주의를 요한다. 환자에게 병소의 기원을 아는지, 어떻게 발생하게 되었는지 물어보아야 한다. 치과의사는 구강 내 외상의 요인이 될 만한 것을 찾아보아야 하며(의치에 의한 자극 등), 가능하면 이것을 완화시켜 주어야 한다.

2. 병소의 크기, 형태, 색깔이 변하고 있습니까?

병소가 더 크게 자라는 것이 나타날 수 있다. 병소가 흰색으로 보였다가 지금은 붉게 혹은 흰색과 붉은 색이 얼룩덜룩하게 보인다면, 임상가는 악성 병소의 가능성을 포함하여 심각성을 고려해 보아야 한다. 소수포나 수포가 있었다가 현재 궤양이 나타날 수 있다. 하나의 수포가 여러 개의 수포나 궤양으로 변한 경우라면 바이러스 감염의 가능성을 고려하여야 한다.

3. 병소 부위가 아픕니까?

병소 부위가 아프다면, 어떠한 자극이 통증을 유발하나요? 통증을 경감시키는 것은 무엇인가요? 아무런 통증이 없다면 환자는 병소가 존재하는 것을 인식하지 못할 수도 있다. 구강암은 통증이 심한 질병의 양상으로 나타날 수도 있지만 때로는 어떠한 통증도 수반하지 않는다.

4. 병소 부위의 감각이 이상하지 않습니까?

만약 아무런 병소가 보이지 않는다면 이러한 증상은 투약, 당뇨, 악성 빈혈 혹은 치과치료 동안 발생한 손상 등 여러 가지를 추정해 볼 수 있다. 그러나 임상가는 이것이 악성 병소의 흔한 증상이라는 것도 인식하고 있어야 한다.

5. 병소 주위의 림프절이 아픈 곳은 없습니까?

림프절에 대한 주의 깊은 관찰과 촉진은 촉진 시 동통이나 민감성을 야기할 수 있다. 심지어 환자가 림프절이 부어 보인다고 호소할 수도 있다. 이것은 보통 감염에 대한 염증 반응을 나타낸다. 또한 림프절은 구강암을 포함한 구강 내에 나타날 수 있는 다른 상황에 의해 영향을 받을 수도 있다.

6. 외상을 입은 적이 있습니까?

외상 혹은 구강 내 습관은 조직이 비정상적으로 보이는 원인이 되기 쉽다. 의치에 의한 손상, 날카로운 치아, 뺨 씹기, 흡연, 뜨거운 음식이나 액체와 연관된 화상, 단단하거나 날카로운 음식에 의한 자상 그리고 아스피린이나 기타 약물에 의한 화학적 화상 등은 조직이 비정상적으로 보이는 원인이 될 수 있다.

7. 다른 전신 증상이 있습니까?

예를 들어, 환자가 열이 있는지, 환자에게 연하곤란, 오심 혹은 전신적인 무기력증이 있는지 등이다. 이것들은 모두 전신적인 상태로부터 근원을 가지며, 병소와는 연관이 있을 수도, 없을 수도 있다. 그러나 전반적인 그림에 추가적 정보를 더해준다. 열과 연하곤란은 더 세밀한 관찰을 요구하는 염증 반응을 나타내주는 것일 수도 있다.

검진

병소와 그 주변조직에 대한 적절한 검사와 기술이 환자의 차트에 정확하게 기록되어야 한다. 정해진 양식(written description)에 따라서 정확한 병소의 위치와 크기 그리고 이환된 림프절이 표시된 그림도 역시 기록에 포함되어야 한다. 이러한 정보는 병소가 짧은 기간 동안에 사라지거나 형태에 변화를 비교하는 데에 도움을 줄 것이다. 만약 치과의사가 더 정확한 평가와 확실한 치료를 위해 전문가에게 의뢰하기로 결심하였다면 수기정보(그림 7-1), 그림, 방사선 사진 및 양질의 사진(가능하다면)이 구강병리의사/구강악안면외과의사에게 보내져야 한다.

병소에 대한 기술 전에 검사를 시행하면서 병소와 주위 조직을 다루는 데 실수를 하는 일이 흔히 일어난다. 이러한 조작은 병소의 특징에 변화를 유발한다. 예를 들어, 많은 병소는 부서지기 쉽고, 상피조직은 찢어질 수 있으며, 궤양은 노출되고, 출혈이 생길 수 있으며, 수포는 터질 수 있다. 병소는 시간이 지남에 따라 특징, 색깔, 크기에 변화가 생길 수 있다. 그래서 병소를 만지기 전에 정확한 초기상태에 대한 기술이 적절한 진단과 치료를 얻는 데 도움을 줄 것이고, 앞으로의 비교대상과 참고자료로 사용될 수도 있을 것이다.[1]

병소를 올바르게 보기 위하여 많은 요소들과 질문에 답하고 기록해야 한다. 병소 발현은 임상적으로 다양하게 나타나므로

조직 검사 의뢰서

(검사실 기재)
슬라이드 No. ______
접수날짜 ______
병리의사 ______
접수 통 ____ labeled ____ Unlabeled

생검 : ☐ 절제 ☐ 절개 ☐ 도말 ☐ X-ray ____ 장 ☐ 임상사진 ____ 장

의뢰한 곳, 의사 :	환자 : 수술날짜 ____/____/____
이름 ______	이름 ______
주소 ______	주소 ______
	생년월일 ____/____/____ 나이 ______
전화번호 ______	전화번호 ______ 성별 ______
팩스번호 ______	직 업 ______

병소의 위치와 크기를 표시해 주십시오.

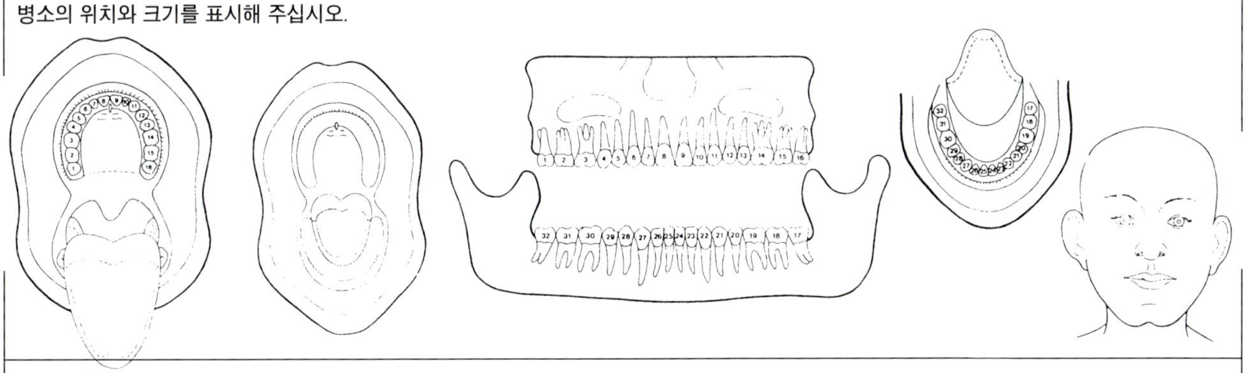

임상소견
(위치, 양상, 경결감, 크기, 방사선학적 소견)
필요시 방사선 사진과 임상사진을 동봉.

병력
(병소의 진행과정, 기간, 성장속도, 형태변화, 통증, 가능한 원인, 검사실검사)

전신병력

잠정진단

육안소견(검사실 기재)

그림 7-1. 생검 진단 보고서 양식. 구강병리 검사실과 임상의사가 같이 사용한다.

병소에 대한 적절한 병력, 의학적 병력 및 수술 전의 기록이 없이는 현미경적 분석이 어렵다.

환자의 기록에 병소를 기술할 때는 용인된 의학적 용어를 사용하여야 하고, 서술자는 그 조직을 평가할 모두에게 보편적인 언어로 정확히 묘사하여야 한다. 이것은 검체조직이 구강병리의사에게 보내질 때 특히 그러하다. 이러한 서술에는

병소의 위치, 크기, 형태, 색깔, 표면성상, 견고함, 전반적 특징, 단일 혹은 다발성 병소 여부, 궤양, 인접 조직에의 유동성 혹은 고정성, 파동성, 염증, 관련된 림프절병증(lymphadenopathy) 등 발견된 많은 특징이 포함되어야 한다. 표 7-1에 적절한 용어의 정의에 대하여 나와 있다.

표 7-1. 임상 용어 설명

임상용어	한글화 용어	영어 용어	용어설명
대수포	큰물집	bulla	피부나 점막 내 또는 그 하방에 생기는 액체가 차 있는 조그마한 방. 수포(blister)보다 크고 5mm 이상인 경우.
가피	딱지	crusts	피부나 점막 표면에 혈청 단백질이 말랐거나 응고된 것.
낭	물혹	cyst	병적인 상피로 싸여진 공동으로 종종 액체나 반고형 물질로 채워져 있다.
반상출혈	얼룩출혈	ecchymosis	부풀지 않고 출혈된 부위. 점출혈(petechia)보다 크다.
미란	까짐, 진무름	erosion	표면의 궤양. 표피박리(excoriation)
열구	틈새	fissure	좁고, 갈라진 틈같은 궤양이나 홈.
육아종		granuloma	혈관화된 육아조직으로 구성된 만성 염증이 있는 국소 부위
반점		macule	융기없이 색깔 변화가 있는 국한된 부위
다방성의		multilocular	다양한 구획으로 구성된 방사선 투과성 병소
결절		nodule	상피 표면 위로 융기된 크고 만져지는 덩어리. 직경이 5mm보다 크다.
유두상	유두모양	papillary	수많은 표면 돌기를 보이는 종양이나 증식(growth)
구진	솟음	papule	상피 표면 상방에 융기된 작고 만져지는 덩어리. 직경이 5mm 미만이다.
유경	자루	pedunculated	기저부가 병소의 가장 넓은 부위보다 좁은 종양이나 증식
점상출혈	점출혈	petechia	둥글고 아주 작은 출혈 부위
프라크, 판		plaque	편편하게 융기된 병소. 구진의 집합체
농포	고름물집	pustule	흐리거나 하얀 소포. 다형핵 백혈구(고름)가 차 있어서 흐리거나 하얗게 보인다.
인설	껍질,비늘	scale	육안으로 보이는 각질의 축적
무경성	목없는	sessile	기저부가 병소의 가장 넓은 부위인 종양이나 증식
모세혈관 확장	실핏줄 확장	telangiectasia	작은 표층 혈관의 팽창으로 발생한 혈관 병소
궤양		ulcer	상피의 상실
단방성의		unilocular	한 개의 구획을 가진 방사선 투과성 병소
우상, 우췌상	사마귀모양	verrucous	거친 표면을 가진 종양이나 증식
소포	잔물집	vesicle	상피 내 또는 하방의 액체가 찬 작은 공간. 수포(blister)보다 작고 5mm 미만이다.

*한글화 용어는 치의학 용어해설 사전(지제근, 임창윤 편저. 아카데미아, 2007)을 참고하였음.

임상적 판단

정보의 수집과 기록이 완료되고 감별진단이 세워진 후, 임상가는 어떻게 진행할 것인지에 대한 전문적인 판단을 내려야 한다. 모든 병소에 확진을 내리는 것은 중요하다.[2] 단지 병소를 장기간 지켜보는 것은 최근의 치료 표준에 부합하지 않는다. 국소적 자극이 문제의 원인이라 생각될 때 의심되는 부위는 조직이 치유될 수 있도록 비외과적 방법으로 처치되어야 한다. 비외과적 치료의 예는 치아의 날카로운 교두를 다듬는 것, 의치에서 의치상의 조절과 클래스프(clasp)의 조절 혹은 환자가 알거나 기억하지 못하는 날카롭거나 뜨거운 음식에 손상 받았으리라 생각되는 부위를 단지 관찰하는 것이 포함된다. 이러한 상황에서 2주 동안 지켜보는 것이 현명하다. 만약 그 병소가 외상으로 인한 것이었다면 그 부위는 2주의 기간 내에 치유될 것이다. 그러나 만약 병소가 그 기간 이후에도 여전히 존재한다면 그것은 외상으로 인한 병소가 아니며, 그러므로 조직검사의 적응증이 된다.

대부분의 구강암이 초기에 무증상이라는 것을 주목해야 한다.[3] 그 결과 대부분의 경우 병이 진행되어 후기에 악성병소의 전형적인 징후가 나타날 때까지 발견되거나 진단되지 못한다. 구강암의 전형적 징후는 홍반증(erythroplakia), 경결감, 궤양, 감각둔화, 출혈 및 경부 림프절병증을 포함한다. 불행히도 이러한 징후는 모두 진행된 질병과 관련되어 있을 수 있고, 이환율과 사망률을 증가시킨다(표 7-2).[4]

임상가에게 있어 문제는 전암 병소와 초기 암성 병소가 양성 병소와 유사하게 나타나 구분하기 어렵다는 데 있다.[5] 초기의 구강암은 잠행성을 가져서 알아내기 힘들며, 항상 지속적 특징을 보이지도 않는다. 예를 들어, Sandler는 207개의 초기 구강암 병소의 25%에서 악성의 전형적인 징후를 보이지 않는 것을 발견했다.[6] 항상 전통적인 호발 위험 요소로부터 발생하는 것도 아니다. Blot은 그의 연구에서 구강암의 약 25%가 흡연, 과도한 음주를 하지 않는 사람에서 나타난다는 것을 보여주었다.[7]

Sciubba는 1999년 연구에서 구강암의 시각적 검사와 구분의 어려움을 보여주었다.[8] 그 연구는 놀랍게도 구강병리, 구강내과, 구강악안면외과 수련을 받은 전문의들조차 양성 병소와 암성 혹은 전암 병소를 감별하는 것이 어렵다는 것을 보여주었다. 이 전문가들은 외견상 945개의 병소 중 647개를 양성으로 구분하였다. 945개 병소 모두에 대한 구강 솔(oral brush)을 이용한 조직검사 결과가 돌아왔다. 647개의 양성으로 보인 병소 중 29개는 도말 생검에 비전형적이거나 양성으로 회신되었고, 절제 생검 결과 이후에 이형성증 혹은 악성이 나타난 것으로 확인되었다. 다기관 임상 연구(multicenter study)에서 도말 생검은 실험에 포함된 모든 환자의 전암, 암성 병소를 밝혀 내었다.[9] 이 중요한 연구는 구강의 시진만으로 초기 구강암의 존재 여부를 결정하는 것이 바람직하지 않다는 것을 강조한다.

구강 내 비정상적 요소를 발견하였을 때 가능한 치료 시나리오를 나타내는 임상적인 병소 판단의 흐름을 표 7-3에 나타내었다. 구강암 위험 인자는 표 7-4에 나열되어 있다.

표 7-2. 악성으로 의심할 만한 증후들

홍색반(erythroplakia)	비록 백반증보다 흔하지는 않지만, 거의 모든 진성 홍색반은 악성변화를 보이며, 이형성증(dysplasia)이나 침습성 악성종양보다 훨씬 더 큰 잠재력을 가지고 있다.
백반증(leukoplakia)	악성으로의 변화는 흔하지 않지만 가장 흔한 구강내 전암병소이며, 이 병소의 85%는 흡연자에서 관찰된다.
궤양화(ulceration)	궤양 부위가 14일이 지나도 낫지 않으면 즉시 생검을 해야 한다.
감각이상(paresthesia)	구강암이 조직 깊이 침투하게 되어 신경 근처나 신경내로 퍼지면 감각 손실을 유발하게 된다.
운동성 상실(loss of mobility)	임상적으로는 혀의 고정이나 개구 장애로 나타난다.
경화(induration)	이것은 단순히 단단하거나 굳은 조직을 말하나 악성종양의 경우는 흔히 궤양화, 백반증, 그리고 특히 홍색반을 동반한다.
존속(persistence)	국소적인 손상이나 자극이 제거된 후에도 병소가 2~3주보다 더 오래 남아있다면 아주 의심스러운 병소이다.

표 7-3. 구강 병소 치료를 위한 결정 단계(decision tree)

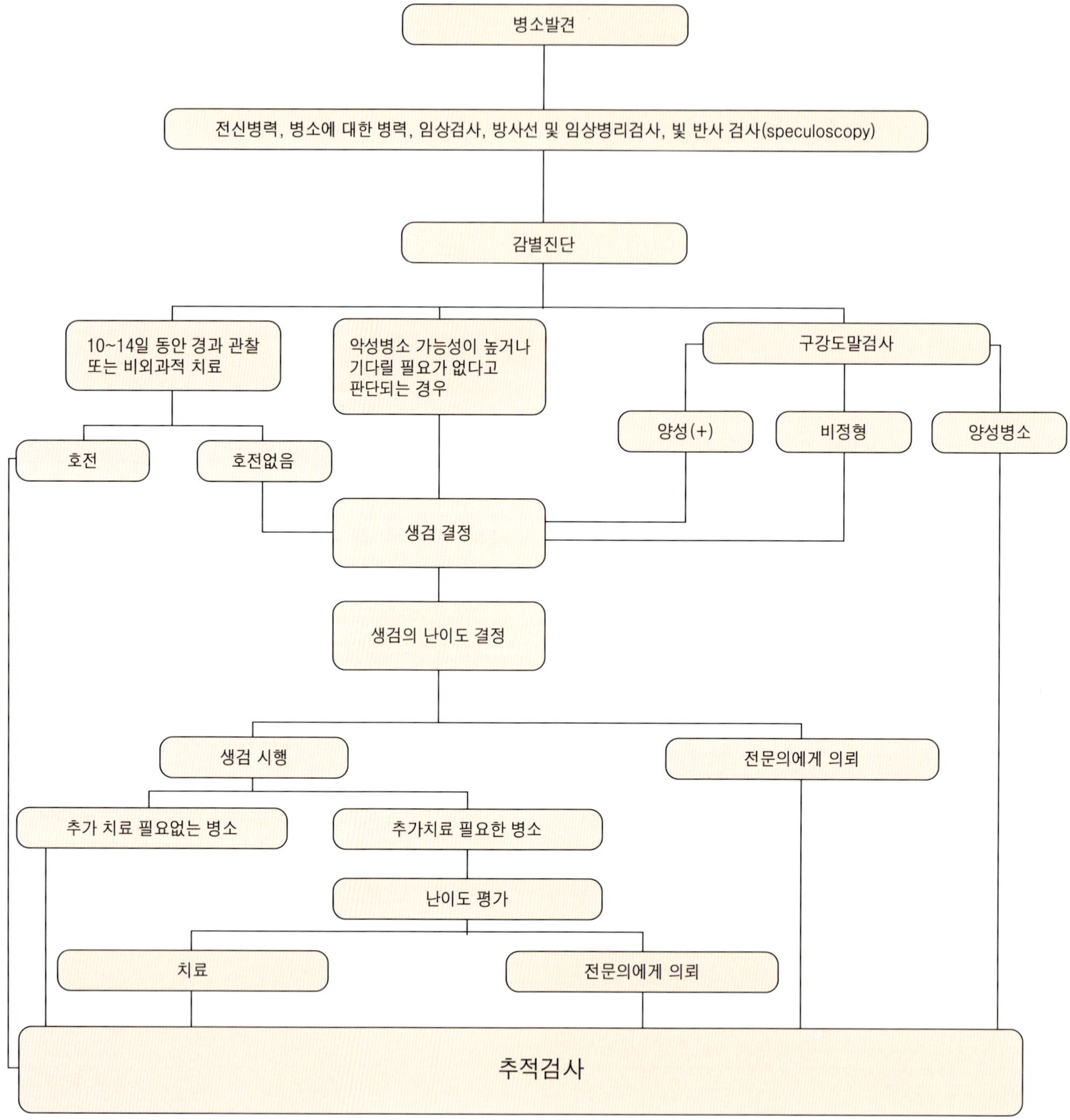

Adapted from L.J. Peterson, E. Ellis, J.R. Hupp, and M.R. Tucker. Contemporary Oral and Maxillofacial Surgery, 4th edition. St. Louis, MO: Mosby. 2003.

표 7-4. 구강 악성 병소에 영향을 미치는 위험 요소

- 담배는 구강암 원인의 90%이다.
- 음주와 흡연을 동시에 하는 것은 위험을 기하급수적으로 늘린다.
- 40세 이상의 흡연자와 음주자는 가장 높은 위험군이다.
- 구강암 환자의 25%는 아무런 위험 요소를 갖고 있지 않다.
- 햇볕에 노출된 입술
- 사람유두종바이러스(HPV16, HPV18, HPV31, HPV33)
- 편평상피암은 그 태생부터 여러 요소가 영향을 미친다

표 7-5. 구강암 통계*

30,000	연간 미국에서 진단받는 환자 수
8,000	연간 사망자 수
52%	진단 후 5년 내 사망할 확률
70%	말기에 진단되는 비율
90%	조기 발견 시 치료 가능한 비율
60%	지난 30년 이상 40세 전 설암 환자의 증가율

* Oral Health in America: A report of the Surgeon General. 2000 Reuters Health.

생검

정의에 따르면 생검은 질병의 진단을 확인 혹은 확립하기 위한 진단적 검사를 위해 생체로부터 조직, 세포 혹은 체액의 일부를 제거하는 것이다. 조직검사라는 단어 자체의 전통적인 의미는 단지 날카로운 칼의 사용을 의미해왔다. 외과용 메스를 이용한 생검은 여전히 훌륭한 표준이다. 이 방법에 추가로 도말 생검을 이용하여 과거 생검했던 병소에 한 번 더 비침습적인 방법의 생검을 시행할 수 있다. 확실한 점은 악성이 의심되는 경우 생검 결과를 기다리거나 생검을 위한 의뢰가 필요하지 않다는 점이다. 사실상 전형적인 악성 소견이 존재하는 병소의 경우 환자에게 적절히 설명한 뒤 전문의에게 즉시 의뢰해야 한다. 이처럼 병소가 침해받지 않은 상태가 절개된 상태나 검사된 상태보다 전문의가 병소를 평가하기에 더 용이하다.[2]

5가지 종류의 검사 방법이 있다: (1) 도말 생검, (2) 흡인 생검, (3) 절개 생검, (4) 절제 생검, (5) 빛 반사 검사법(oral speculoscopy). 각 방법에 대한 자세한 설명은 다음 단락에서 하기로 한다.

구강 내 도말 생검

구강 내 병소의 임상적 평가에 중요한 기준인 컴퓨터를 이용한 분석 기법이 Oral CDx(OralScan Laboratories, Suffern, NY)에 의해 개발되었다. 통상적으로 구강암의 대부분은 악성의 증상이 명백해지는 질병의 말기 전까지는 진단이 잘 이루어지지 않는다.[10] 따라서 구강암의 5년 생존율은 52%로 낮다(표 7-5).[11] 도말 생검(brush biopsy)의 목적은 악성으로 보이지는 않지만 조직학적으로 비정형 세포(atypical cell), 이형성(dysplasia), 진성 암(frank carcinoma)이 존재하는 병변을 구분하는 것이다.

병소를 한없이 오랫동안 관찰만 하는 대안으로 도말 생검은 편리하고 경제적이며 비침습적인 방법이다. 과거 치과의사들은 악성으로 보이지 않는 병변을 생검하거나 생검을 위해 의뢰하는 것을 달가워하지 않았다. 그들은 수술용 칼을 이용한 생검을 무해해 보이는 조직에 대한 과잉 진료로 느꼈을 것이다. 병소를 단순히 지켜보는 접근법이 환자들에게 거부감이 없었을 것이며 칼을 이용한 접근법보다 보편화되었을 것이다. 이에 비해 도말 생검은 돌파구였고, 관찰과 수술을 이어주는 교량이 되었으며, 환자를 도울 수 있는 믿을만한 어쩌면 생명을 구할 수 있는 도구가 되었다.[12] 중요한 점은 도말 생검을 이용해 무해해 보이는 양성 병변을 확진할 수 있다는 것이다.

도말 생검의 또 다른 장점은 환자의 동의율이다. 많은 환자가 생검을 위해 구강악안면외과의사에게 의뢰되면서 연기, 취소, 약속 불이행 등이 생기는 것을 보아도 알 수 있다.[13,14] 이런 비침습적인 과정의 간단함으로 인해 치과의사들은 병변을 발견함과 동시에 국소마취 없이 생검을 시행할 수 있으며, 검사 결과에 따라 불필요한 절개 생검이나 절제 생검을 피할 수 있다.

방법

도말 생검 도구(round stiff nylon brush), 바코드를 붙인 슬라이드 글라스(bar-coded glass slide), 알콜성 고정액(alcohol-based fixative), 우편용 보호 플라스틱 통이 포함된 도말 생검 키트가 제조업체로부터 공급된다(그림 7-2A, B). 교육용 책자와 비디오도 얻을 수 있다. 나일론 솔은 표피의 3개 층(표층, 중간층, 기저층) 모두에서 세포를 모을 수 있도록

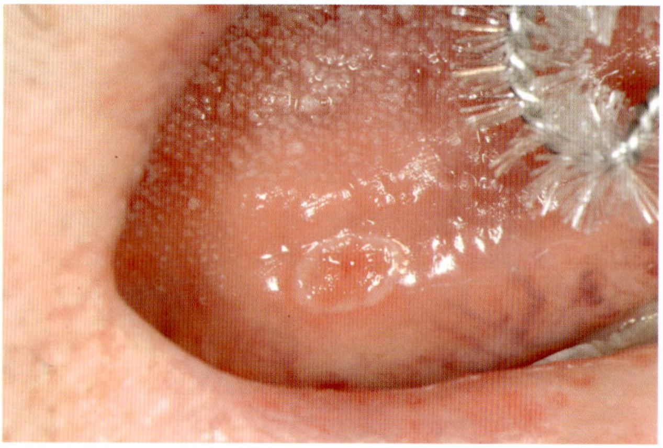

그림 7-2A. 혀의 우측 변연부에 흰색 테두리를 가진 타원형의 병소.

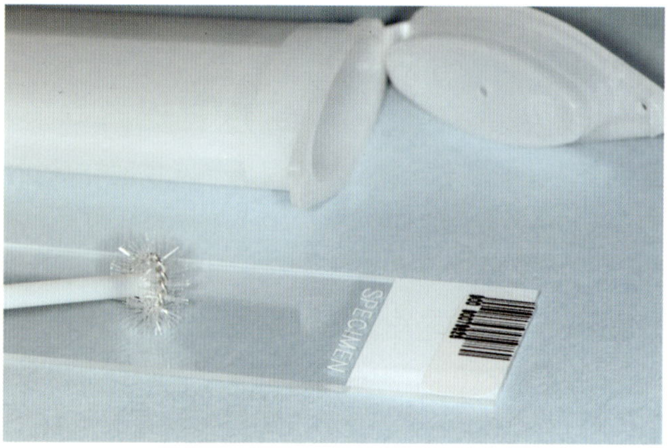

그림 7-2B. 고정액이 첨가되기 전에 슬라이드 유리 위에 세포들을 펴 바르고 있다. 구강병리실(Oral CDx lab)에서는 보이는 세포는 표층, 중간층, 기저층 세포들로 이루어져 있다고 보고했다. 진단은 양성 상피세포였다. 단세포나 군집세포 모두 상피가 전암 병소 또는 악성 병소로의 변화가 없었다.

고안되어 있다. 이러한 수집법은 표층의 세포만을 수집, 평가했던 신뢰성 없는 과거 방식의 구강세포학과 구분된다. 도말 생검으로 세포가 얻어지고, 기저층의 병변이 노출된다. 따라서 생검용 솔은 병변에 있는 가장 중요한 세포를 채집하게 된다. 솔을 병변에 단단히 누르고 5~10회 회전시키는 동작으로 세포를 채집한다. 채집 중 점상출혈이나 점막의 발적은 흔히 일어날 수 있다.

세포 채집 후 가능한 한 많은 양의 세포를 얻기 위해서는 완전히 균일하게 회전시켜 슬라이드 글라스로 가져간다. 슬라이드 글라스는 알코올 고정액에 묻혀두고 플라스틱 통에 담기 전에 건조시킨다.

이 검사는 비정상적 표피조직에 효과적이도록 고안되었기 때문에 정상 표피나 점막하층(submucosa)에서 기인된 병변의 검사에 이용해서는 안 된다. 이에는 섬유종, 착색병소, 지방종, 타액선 병변(mucocele), 유두종 및 입술의 구각부 병변도 포함된다.

치과의사들은 이 새로운 방법이 세포수의 부족으로 잘못된 검사 결과가 나올 위험이 있다고 생각한다. 이런 이유로 OralScan Laboratories는 양질의 표본이 확실한 결과를 받을 수 있도록 안전지침서를 마련하였다. 각 표본은 모든 표피층에 존재하는 세포의 적절한 진단을 얻기 위해 세심하게 검사된다. 만일 결과가 나오지 않는다면 그것은 보통 기저층으로부터 충분한 수의 세포를 얻지 못했음을 의미하며, 치과의사는 다른 종류의 생검을 시도해야 한다. 이러한 경우 환자나 치과의사에게 검사비용을 청구하지 않는 경우도 드물게 있다.

치과의사가 검사실에 도말 생검을 의뢰하면 이는 병리학적 관점에서 고안된 정교한 컴퓨터 연결망을 통해 분석된다. 각각의 생검은 전암성 혹은 암성 세포와 관련된 표피의 이상을 검사하기 위해 거의 200회 가량 촬영하고 컴퓨터 스캔을 시행한다.[15] 컴퓨터 분석 이후 구강병리의사의 판독을 받게 된다. 그 결과 음성(negative), 비정형(atypical), 양성(positive)의 세 가지 경우로 진단된다.

비정형 또는 양성의 결과가 나온 경우 정확한 진단을 위한 조직학적 구조물을 얻기 위해 절개 혹은 절제 생검이 필요하다. 생검의 결과는 치과의사에게 돌아온다. 만일 필요하다면 조직의 악성 단계도 알려준다. 물론 결과에 상관없이 비록 음성일지라도, 병소를 가진 모든 환자는 세심히 진찰받아야 하며, 적절한 정기적 검사가 필요하다. 이러한 정기 검사 기간 동안 병소가 지속되거나 변화가 있다면 추가적인 생검이 필요하다.

흡인 생검

흡인 생검(aspiration biopsy)은 분석 또는 빠른 관찰을 위해 병소의 내용물을 제거하는 것이다. 이 방법은 이후에 언급할 가는 바늘 흡인 생검(fine needle aspiration biopsy)과 혼돈해서는 안 된다. 흡인 생검은 혈관성 병변의 가능성을 배제하는 데 사용된다. 이 발견법은 예상치 못하게 혈관성 병변을 발견하여 좋지 못한 경험을 갖게 되는 것보다 훨씬 낫다. 이러한 과실을 피하기 위해서 임상의사는 외과적 검사를 시행하기 전에 모든 연조직 혈관성 병소와 방사선 투과성 골 병소의 흡인 생검에 대해 잘 알아야 하고 시행할 수 있어야 한다. 전문의에게 의뢰하는 것이 필요할 수도 있다.

흡인 생검은 혈관성 병변을 감별(rule out)하는 데 도움이 될 뿐만 아니라, 다양한 다른 병소의 내용물을 확인하는 데도 유용하다.

예를 들어, 주사기 안으로 공기가 흡인되면 외상성 골낭의 확률이 높아진다. 만일 병소로부터 공기나 분비액을 흡인하기가 어렵다면 병소는 고체일 확률이 높으며 다른 종류의 생검의 적응증이 된다. 만일 화농성의 하얀 분비액이 흡인되었다면 감염된 병소라고 진단할 수 있다. 노란 담황색의 분비액이 흡인되었다면 낭성 병소일 확률이 높다. 혈액이 흡인된다면 앞서 언급한 혈관성 병변을 의미하는 것이다. 하지만 다른 병변도 의심해 보아야 한다. 혈액이 흡인된 경우 일반 치과의사는 더 이상의 근거가 없더라도 외과적 시설이 잘 갖추어져 보다 완벽한 조직 검사를 시행할 수 있는 전문의에게 의뢰해야 한다.

방법

이 술식에는 18게이지 주사침과 5~10cc 주사기가 이용된다. 국소마취 후 종괴와 가까운 부위에 18게이지 주사침을 삽입한다. 바늘은 병소의 중앙에 위치시키기 위해 위치를 재조정해야 하는 경우가 종종 있다. 주사기의 피스톤을 뒤로 당겨 주사기에 음압을 주어 흡인한다. 만일 골성 병변으로 판단된 경우 바늘을 골막에 위치시켜 비틀면서 단단한 압력을 주어야 한다. 주사침이 제시된 방법대로 해도 피질골을 통해 들어가지 않는다면 피판을 젖혀야 한다, 그 때 작은 치과용 버(bur)를 사용하면 피질골판을 뚫고 주사바늘이 자입될 수 있게 해 줄 수 있다.

다시 한번 언급하면, 병소에 대한 임상적 판단, 환자, 치과의사 자신의 지식, 숙련도 및 시술에 대한 심리적 편안함의 수준(comfort level)은 술식을 어떻게 진행할지를 결정하는 데에, 그리고 더 중요하게는 누가 이 치료를 시행할지를 결정하는 데에 필수요소이다.

가는 바늘 흡인 생검

비록 일반 치과의사들이 흔하게 시행하지는 않지만, 임상의사가 가는 바늘 흡인 생검(FNA)의 시술 방법, 임상 적용 그리고 이것과 유사한 흡인 생검과의 차이를 알 수 있도록 논의될 필요가 있다.

이 술식은 보통 연조직 병소가 깊은 곳에 위치하여 수술용 칼을 이용한 단순 생검(simple scalpel biopsy)으로는 절개하거나 조직을 쉽게 채취하기 어려운 경우에 시행된다. 가는 바늘 흡인 생검은 보통 목과 악하부위, 타액선종양으로 의심되는 부위의 구강인두나 림프절의 병소에 대해 병리학자에 의해 수행된다. 술자에게 병소의 본질에 대한 빠르고 보기 좋은 분석을 제공하는 흡인 생검과 다르게, 가는 바늘 흡인 생검은 조직학적인 재검토와 임시진단(tentative diagnosis)을 위해 병리학자에 의해 세포를 제거하는 것이다.

방법

전문가들은 병소의 깊은 부위에 직접 꽂기 위해 특별히 가는 주사침을 사용한다. 2~3cc 공기를 포함한 일회용 10cc 주사기에 달려있는 주사침으로 병소를 관통한다. 가는 바늘 흡인 생검은 주사기에 음압을 형성함과 동시에 병소 안에서 빠르게 통과되어야 한다. 이렇게 푹 찌르는 것은 병소와 다른 조직에서 병소로 시행되어야 하는데 이는 병소의 모든 부위를 대표하는 세포를 잡아내기 위해서이다.[16] 흡인 전에 주사기에 들어간 공기는 생검이 끝난 후 검체를 슬라이드 글라스로 떨어뜨리는 것을 용이하게 한다. 이후 통상의 고정과정이 행해지고 생검 조직을 검사한다.

빛 반사 검사법(oral speculoscopy)

이 방법은 보통의 모든 구강 연조직 조사에 부가적으로 시행되는 비침습적인 방법이다. 이 과정은 생검은 아니지만 명백한 하나의 진단 방법이다. 그러나 이 방법은 구강점막의 변이를 보고 검사하는 데에 도움이 된다. 원래 이 기술은 산부인과의 한 검사(Visual Cervical Screening Test)에 적용되었다. 구강상피가 조직학적으로 여성 생식기 경로의 상피와 같기 때문에 치과에도 도입되었다. 구강암과 자궁경부암은 조직 자체가 거의 같을 뿐만 아니라 본질적으로 같은 질병의 진행과정을 거친다.

부인과 연구에서 전통적 파파니콜로 도말검사(팝 도말검사, Pap smear)만으로 연구 대상 여성의 31%에서 자궁경부의 종양을 발견하였다. 아세트산과 화학발광 광원(speculoscopy)

의 조합은 팝 도말검사와 함께 사용되어 발견율을 83%까지 높였다.[17] 구강암은 경부암, 호지킨병(Hodgkin's disease), 악성 흑색종과 더불어 미국에서 여섯 번째로 흔한 암이므로, 조기 발견율을 높이기 위해 자연스럽게 이 방법과 다른 새로운 방법들을 사용하고 있다.[18,19] 이러한 과정은 2002년 ViziLite(Zila Pharmaceuticals)라는 제품을 통해 소개되어 치과 임상가들이 사용할 수 있게 되었다. 이 제품은 아세트산을 사용하는데, 아세트산은 상피를 탈수시켜 단파장 빛에서 비정상적 조직을 보기 쉽게 만든다. 이것은 구강암에 대한 위험요소를 지닌 환자와 점막에 의심이 되는 병소나 의문스러운 부위가 있는 환자에게 적용하도록 추천된다(그림 7-3, 7-4).

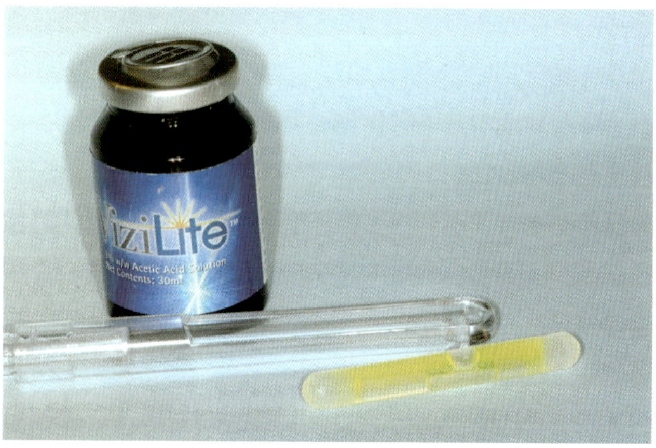

그림 7-3. ViziLite 세트인 아세트산, 광막대, 광막대 홀더. 이 제품은 치과의사가 구강 내 비정상 조직을 확인하고 평가할 수 있도록 해준다.

Huber[20]의 연구에 따르면, 정상 구강 상피세포는 빛반사 검사법에 쓰이는 화학발광 불빛을 흡수하여 파란색을 나타내게 하는 반면에, 비정상 상피세포는 빛을 반사하여 흰색(acetowhite)으로 보이게 된다(그림 7-4A). 다음의 두 가지 이유 중 하나는 이러한 현상을 보여준다: (1) 과각화, 과착각화와 심한 염증성 침윤물이 있는 조직 또는 (2) 변화된 핵-세포질 밀도 비율을 가진 세포. 이러한 변화된 핵-세포질 비율은 거대한 혹은 비대된 핵을 의미하며, 그것은 이형성 또는 암과 같은 조직의 특성이다.

이 과정은 구강 병소의 정체를 밝혀줄 뿐 아니라 환자로 하여금 생명에 위협을 줄 수 있는 요인을 줄일 수 있는 계기가 된다. 만일 검사 결과가 양성이고 환자가 생검을 필요로 한다면 이 방법은 환자가 보다 확신에 차도록 해줄 것이다. 생검이 일반 치과의사에 의해 행해지든지 또는 전문가에 의해 행해지든지 상관없이 ViziLite의 임상 적용은 임상가로 하여금 솔을 이용한 생검(brush biopsy)을 할지, 수술용 칼을 이용한 생검(scalpel biopsy)을 시행할지 결정하도록 도와준다.

방법

제공된 검사 키트는 안내문, 1% 아세트산 용액 병, 단파장 화학 형광 막대, 막대를 위치시키기 위해 두 부분으로 된 견인기/잡개(holder)로 구성되어 있다(그림 7-4B). 전통적인 구강검사가 끝난 다음, 환자는 1% 아세트산 용액으로 30~60초간 양치질한다. 그 후 광원막대캡슐을 활성화시켜 홀더에 장착한

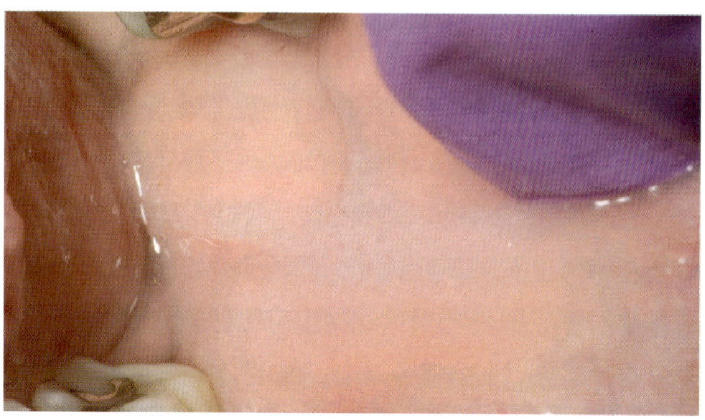

그림 7-4A. 익돌하악 봉선(raphe)에서 협점막에 이르는 하얀 부분이 기본적인 치과 검사에서 발견된다.

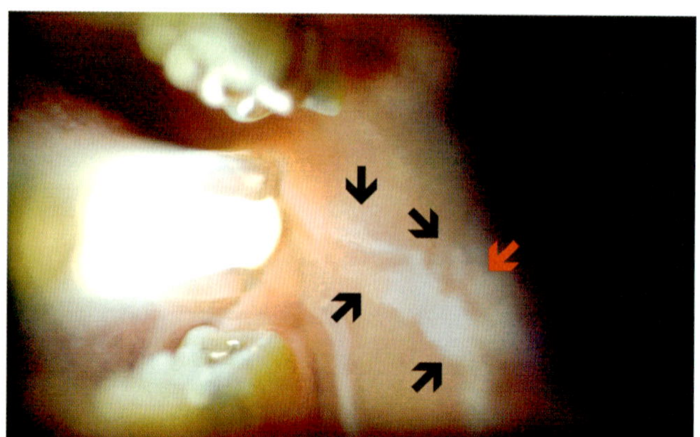

그림 7-4B. 같은 조직을 아세트산 용액으로 30~60초간 헹구고 나면 화학형광 빛으로 조직을 볼 수 있다.

후 실내조명을 끄거나 줄인다. 광원막대는 구강 점막 옆에 위치하여 조직 변화를 볼 수 있도록 해준다. 만일 필요하다면 위 과정이 반복될 수 있다. 그러나 이 과정을 반복할 때 광원막대가 거의 10분 정도만 활성화된다는 점에 주의해야 한다. 어떠한 방법으로든 학습곡선은 얻어진다. 그리고 입 안에서 관찰된 사항을 자의적으로 해석하여 결과를 얻는다. 이러한 이유로 제조사에서는 해석에 도움을 주기 위해 임상 컬러 사진을 제공한다.[21]

구강암에 대한 예방과 초기발견에 대한 교육이 걷잡을 수 없는 결과를 피할 수 있는 가장 좋은 방법이다. 아세트산과 화학발광 광원을 이용하면 병소가 드러나 조기발견을 쉽게 할 수 있다. 이러한 방법은 담배와 술을 좋아하는 고위험인자에 노출된 사람들에게 적용할 수 있으며 의심되는 조직의 평가를 위해서도 사용할 수 있다. 구강 내에서 사용하는 빛반사 검사법은 치과의사가 어떠한 방법으로 생검을 할지 결정할 때 모든 상황에 대해 부가적인 정보를 줄 수 있다. 이러한 과정은 환자가 생검이 필요하다고 판단되면 개원의 또는 전문의가 병소의 어떤 부위를 시행할지에 대한 도움을 준다. 게다가 빛반사 검사법을 이용하여 구강 내 연조직을 평가하는 것이 구강 내에 있는 병소를 더 쉽게 찾게 한다. 이러한 술식이 모든 환자들에게 유용하지만 고위험에 노출된 환자에게만 시행할 것을 추천한다.

절제 생검

절제 생검(excisional biopsy)은 주변의 정상조직을 포함하여 병소 전체를 제거하는 방법이다. 이 방법은 양성으로 보이는 작은 병변을 제거할 때 시행한다. 이 과정은 진단과 치료의 과정 모두를 포함하고 있는데 제거된 병소를 통해 검사하고 진단내릴 수 있다. 모든 경우에 있어서 이러한 병변은 더 이상의 외과적 처치가 필요하지 않다.

이상적으로는 모든 경우에 있어서 절제 생검을 시행하는 것이 좋다. 하지만 모든 병변에 적용할 수 없는 게 현실이다. 병소의 크기가 1cm 이하이며 악성소견이 없는 경우에 개업의가 외과적으로 제거할 수 있지만 광범위하고 복합적인 상황인 경우에는 의뢰하는 것이 좋다.

절개 생검

절개 생검(incisional biopsy)은 미세현미경 검사를 위해 병변의 대표적인 부분만을 제거하는 방법이다. 병소의 크기가 크고, 경계가 불분명하며, 악성이 의심될 때 시행한다. 주변의 정상조직을 포함한 채 가장 의심되는 부위를 제거한다.

절개 생검은 절제 생검에 비해 향후 예후 및 치료계획을 세우는 데 더 유리하다. 파이 형태의 쐐기모양으로 절개를 시행하며 비정상조직을 둘러싸는 2~3mm의 정상조직까지 포함하여 절개를 행한다. 가장 흔한 실수는 병소의 깊이까지 충분히 들어가지 못한 채 표층부만 절개하는 경우이다. 병소의 표층부는 종종 괴사되어 있기 때문에 세포변화를 쉽게 관찰할 수 없는 반면에, 병소의 기원인 심층부는 세포의 변화를 쉽게 관찰할 수 있다. 절개 생검의 원칙은 다음 한 문장으로 요약할 수 있다. "절개는 넓고 얇게 하지 않고 깊고 좁게 시행한다".

연조직 생검의 외과적 원칙

개원의는 간단한 연조직 생검이 더 쉽고 친숙할 것이다. 치과의사는 매일 다양하고 복잡한 술식을 한다: 매복치 발거, 구치부 신경치료, 외과적 치주치료. 이런 모든 술식은 복잡하고, 더 많은 지식과 기술을 요구하며, 직접 연조직 생검을 하는 것보다 더 많은 시간을 필요로 한다. 모든 생검이 쉽게 되는 것은 아니다. 병소의 외양, 외과적 접근성, 해부학적 제한 같은 요인들이 어려운 증례로 만드는 원인이다. 그럼에도 불구하고 직접 접근이 가능한 연조직 생검은 가장 쉬운 술식 중의 하나이다. 이 단원에서는 연조직 생검의 과정을 묘사하고, 치과의사가 어떻게 시행해야 하는지에 대한 지침에 대해서 언급하고자 한다.

생검 전 환자의 전신병력을 평가하여 절대적 또는 상대적 금기증에 대해 인지해야 한다. 절개 또는 절제 생검 시 주변조직의 국소해부에 대한 이해가 선행되어야 한다. 절개를 가할 때 가능한 한 중요 해부학적 구조물과 평행하게 주행해야 한다. 예를 들면, 구개혈관이 근접해 있는 경우, 타액선이 존재하는 경우, 이신경 또는 설신경이 주행하는 경우이다. 이렇듯 외과적 술식 전에 반드시 국소해부학에 대해 이해하고 있어야 한다(표 7-6).[22]

표 7-6. 생검을 위한 기구와 재료들

3번 수술용 칼 손잡이
15번 수술용 칼날
미네소타 견인기
작은 지혈겸자(2)
봉합사 제거용 가위(dean scissors)
구부러진 힘줄절개용 가위(curved tenotomy scissors)
바늘잡개(needle holder)
견인을 위한 3-0 실크 봉합사
부가적인 봉합사
애드슨 조직겸자
거즈 스폰지
10% 포르말린이 담긴 검체병

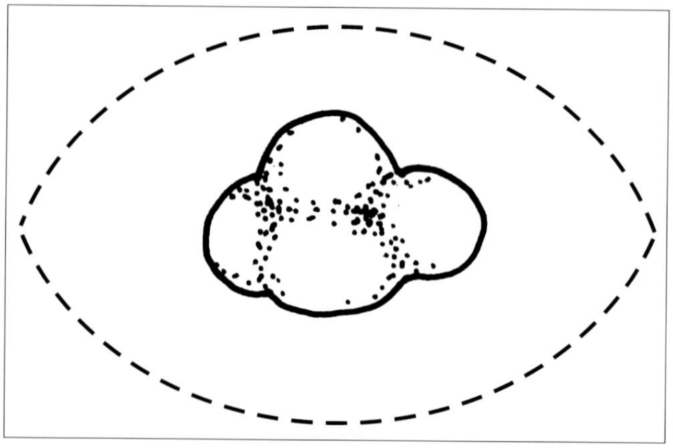

그림 7-5A. 절제 생검을 위한 타원형의 절개선으로 병소 인접부위의 정상조직을 포함하고 있다.

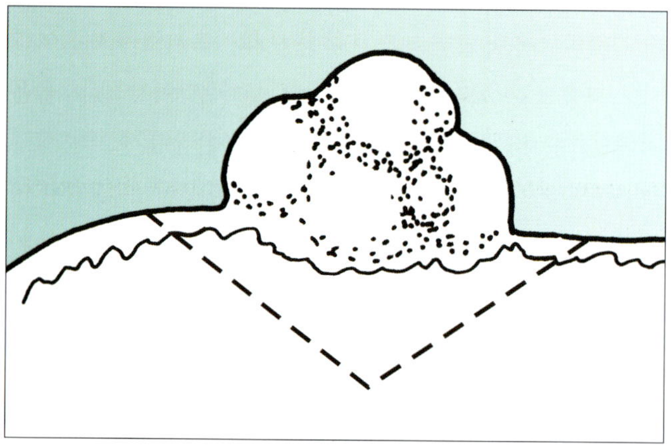

그림 7-5B. 그림 7-5A의 타원형의 절개선은 병소 하방에서 만난다. 병소가 포함된 조직 핀셋이나 봉합사로 묶어 들어 올리면 조직을 다루기 쉽고 병소 하방도 깨끗하게 절제해낼 수 있다.

마취

전달마취는 생검 시 가장 이상적인 마취방법으로 병소의 조직학적 특성을 그대로 유지할 수 있다는 장점이 있다. 하지만 출혈조절을 위해 에피네프린 같은 혈관수축제가 포함된 침윤마취를 실질적으로 시행한다. 병소 내부 또는 근처에 침윤마취를 하는 경우 병소의 현미경적 구조물의 변화가 나타날 수 있다. 그러므로 침윤마취 시 이를 반드시 유념하며 시행한다. 출혈조절을 위해 침윤마취를 해야 하는 경우 병소로부터 1cm 이상 떨어진 곳에 시행해야 한다.[1] 이러한 일반적인 경험법칙은 구강병리의사가 검사할 조직 부위가 훼손되는 것을 막아준다.

절개

절개 생검 및 절제 생검 시 타원형 파이를 자르듯 쐐기모양으로 생검을 시행해야 한다. 쐐기형태로 생검하는 것이 생검 시 옳은 적용법이지만 절제 생검을 요하는 작은 병소에서는 주변의 정상조직을 최소 2mm 포함하여 절제해 낸다(그림 7-5A). 반면에 절개 생검을 시행하는 경우 병소의 크기 및 특성을 고려하여 병소의 특성을 가장 잘 나타낼 수 있는 부위를 부분적 또는 전체적으로 절개해 낸다. 구강 내 어디서든 조직생검을 할 때 술자는 반드시 병소의 하부 및 측면의 정상조직을 포함하여 시행한다. 악성이 의심되는 경우, 병소의 성장이 빠른 경우, 경계가 불분명한 경우, 혈관성인 경우 및 색소가 침착된 경우는 적어도 주변의 정상조직을 5mm 이상 포함하는 것을 추천한다. 이상적으로 병소의 수직절단면상에서 관찰할 때 병소하부의 주변조직을 향해 "V" 형태가 되도록 절개를 시행한다(그림 7-5B).

병소가 비부착성 조직(협점막, 혀, 구강저, 연구개)에 위치한 경우 병소의 폭경에 3배 길이로 절개를 가한 후 병소를 제거하며, 장력이 생기지 않도록 점막하조직을 충분히 이완시켜야 한다.[2] 이러한 술식은 조직의 일차치유가 가능하도록 하며, 봉합부위의 장력을 충분히 줄여 흉터를 최소화할 수 있다(그림 7-6).

병소가 경구개 및 부착치은 같은 부착성 조직에 위치해 있다면 병소의 폭경보다 넓게 절개할 필요가 없다. 그 이유는 일차봉합을 위해 주변에서 견인할 수 있는 조직이 없기 때문이

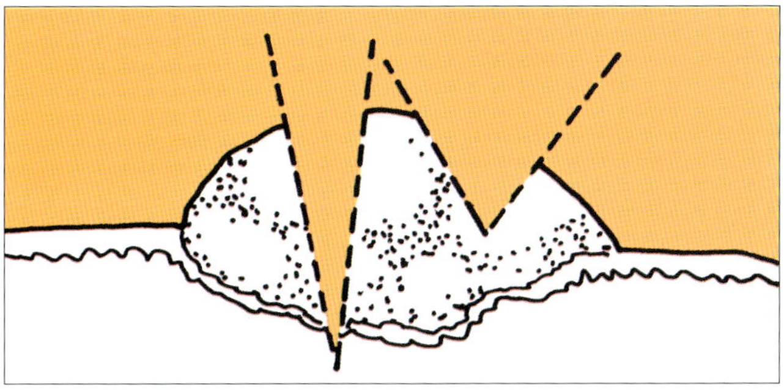

그림 7-6. 왼쪽은 병소의 기저층 아래 세포까지 제거하는 이상적인 절개 생검이 되나, 오른쪽은 쐐기 모양으로 제거한 부위가 병소의 모든 층을 얻지 못하여 덜 이상적인 절개 생검이 된다. 즉, 절개 생검은 넓고 얕은 것보다 좁고 깊은 것이 낫다.

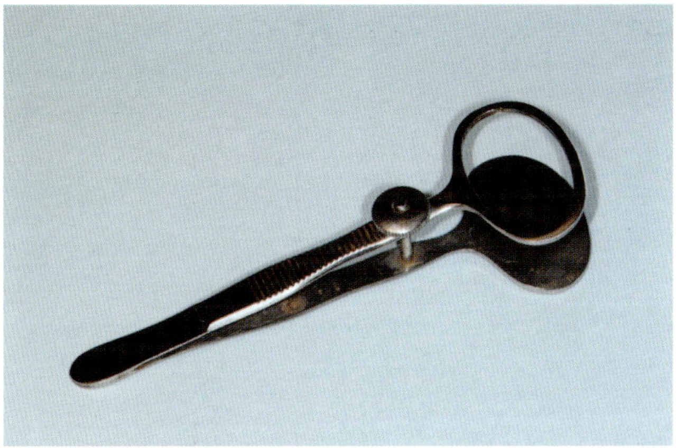

그림 7-7A. 칼라지온(chalazion) 겸자는 점액류(mucocele)나 섬유종과 같은 치조점막(alveolar mucosa)의 병소를 제거하기 위해 조직을 고정시키는 데 흔히 사용된다.

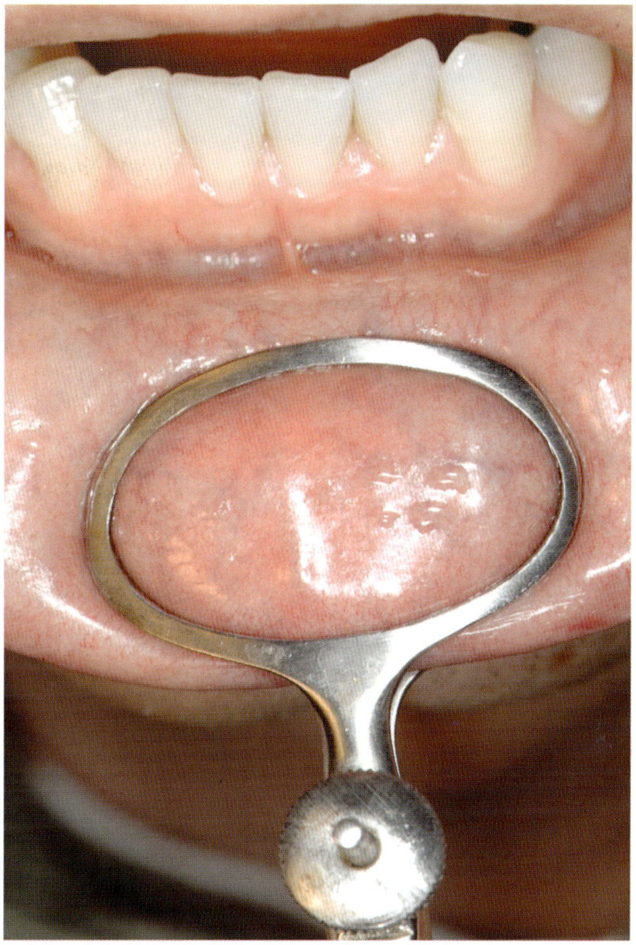

그림 7-7B. 그림은 칼라지온 겸자를 점막 부위에 위치시킨 모습으로 연조직 내의 액이 찬 점액류를 쉽게 절제해내는 데 도움이 된다.

다. 약간의 통증을 호소할 수도 있지만 부착성 조직에서의 생검 후 잔존조직은 육아조직으로의 치유 및 이차치유가 이루어진다. 술후 통증을 경감시키기 위해 치주팩(periodontal dressing)을 이용한다. 절개선이 경구개에 위치해 있다면 스텐트를 이용할 수 있다.

생검은 병소의 조직학적 특성 및 변화를 결정하기 위해 시행하는 것이다. 그러므로 병소가 크고, 형태가 일정하지 않으며, 다발성으로 나타난 경우 여러 곳에서 생검을 시행한다. 한 곳에서 생검을 하든 여러 곳에서 생검을 하든, 술자는 병소의 위치에 대해 병리학자에게 정확하게 묘사 및 설명해야 하며 조직검사 의뢰서에 이를 문서화시켜야 한다.

생검 의뢰 시 봉합사는 병리학자에게 두 가지 방법으로 도움을 줄 수 있다. 악성이 의심되는 경우 봉합은 병소상부의 변연에 시행한다. 봉합위치는 진료기록부와 조직검사 의뢰서에 명기한다. 병소의 표기(tagging)는 술자와 구강병리학자 간에 병소에 대한 정확한 의사소통이 이루어질 수 있게 한다. 또한 향후 외과적 계획에도 도움을 줄 수 있다.

구강 내와 같이 사방이 막혀있는 영역에서 조직생검은 혀와 같은 조직의 견인이 필수적이다. 적절한 견인은 생검을 시행하는 동안 구강 내 조직을 처치하는 데 필수적이며, 또한 술자와 보조자에게 양호한 시야를 확보해준다. 견인할 수 있는 다양한 방법이 있으며 술자는 자신에게 가장 편한 방법을 사용해야 한다. 다양한 방법은 아래와 같다: 보조자가 거즈를 이용하여 조직을 견인, 입술 및 협점막의 병소접근 시 사용하는 칼라지온(chalazion) 겸자이용, 봉합사를 이용한 견인, 구강저 접근 시 이용하는 설압자 이용, 혀를 자유롭게 움직이기 위한

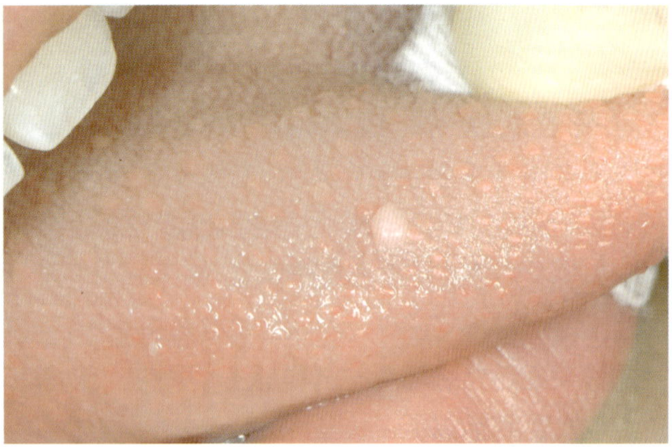

그림 7-8A. 혀의 윗부분에 있는 작은 병소.

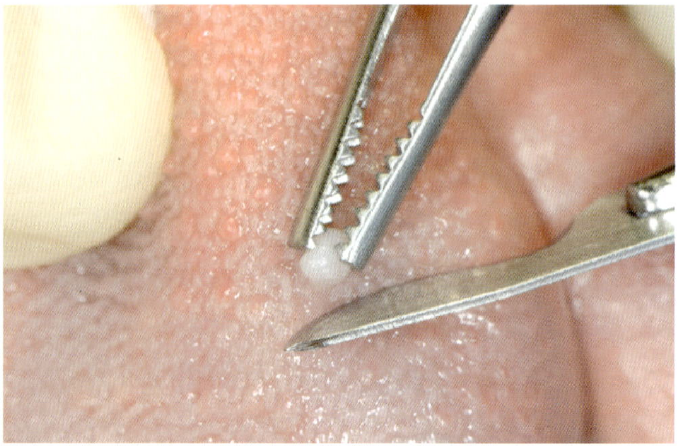

그림 7-8B. 조직을 핀셋으로 잡아당기면서 수술용 칼로 한쪽에 먼저 타원형 절개를 한다.

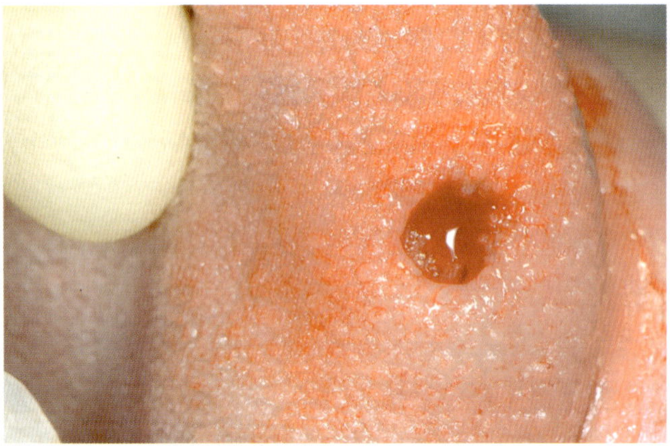

그림 7-8C. 병소를 위로 당기면서 양쪽 방향에서 절개가 이루어졌을 때, 절단면이 병소 아래에서 만나게 되어 병소가 제거된다. 그림은 병소가 제거되고 봉합할 준비가 된 모습이다.

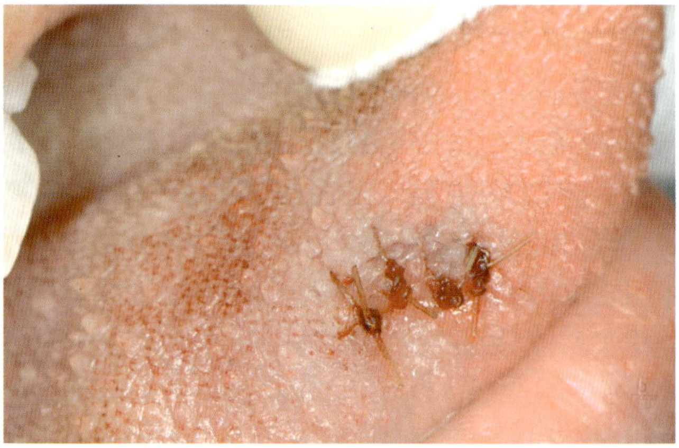

그림 7-8D. 병소가 제거된 부위를 4-0 흡수사(chromic suture)로 봉합한 모습.

비외상성 타월 클립(towel clip) 이용. 칼라지온 겸자는 지혈대와 같은 역할을 하여 생검 부위에 혈류량을 감소시켜 시야를 확보한다(그림 7-7A, B).

병소가 작다면 병소 내에 고정봉합을 하여 조직을 쉽게 제거할 수 있다. 이러한 방법은 조직의 견인을 쉽게 할 뿐만 아니라 조직겸자를 이용할 때 쉽게 손상될 수 있는 조직을 보호할 수도 있다. 혀, 협점막, 연구개, 구강저와 같은 구강 내 비부착성 조직에 큰 병소가 있는 경우 생검을 시행할 조직의 주변에 견인봉합을 시행하여 편하게 견인할 수 있도록 한다.

출혈 조절

조직절개 시 출혈이 발생한다. 출혈을 조절하기 위한 치과용 흡인기는 가능한 한 피한다. 작은 병소가 절제된 경우에는 더욱 그렇다. 일반적으로 조직절편이 이물질이 많은 여과기에 흡인되는 경우 현미경적으로 정확한 조직관찰이 어려워진다. 대부분의 병리학자가 이 점에 동의한다. 그러나 흡인기를 이용해야 한다면 거즈를 흡인기 입구에 둘러싼 후 시행토록 한다. 수술부위에 직접적인 거즈 압박이 출혈을 가장 효과적으로 조절할 수 있다.

최근 몇 년 사이 많은 치과의사들이 출혈조절을 위해 특히 보철치료 중 전기소작기를 사용하고 있다. 조직생검 시에도 이러한 전기소작이 출혈조절을 위해 유용한 것으로 사료된다. 그러나 조직 내에 마취액을 직접 침윤하거나 부적절한 기구조작이 조직의 변형을 야기할 수 있으며 전기소작이 조직의 파괴를 일으킬 수 있다. 그러므로 전기소작기는 병소를 제거한 이후 사용하는 것이 좋다(그림 7-8A~E).

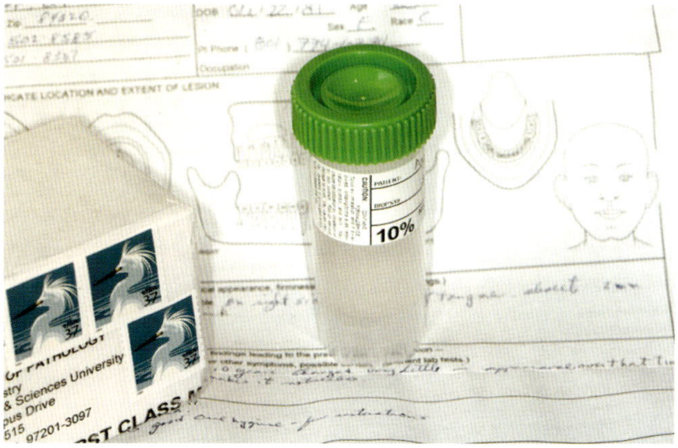

그림 7-8E. 생검한 병소가 들어 있는 검체통과 작성된 검사 의뢰서 양식이 구강병리 검사실로 보낼 준비가 되어 있다. 병소는 치과대학 병리 검사실에서 편평상피 유두종(squamous papilloma)으로 진단되었다.

연조직 처치

생검 시 병소 및 주위 정상조직의 구조가 변형되지 않도록 주의를 기울여야 한다. 조직절편의 손상을 피하기란 말처럼 쉽지 않다. 생검은 조직이 사람 몸에서 제거될 때 비침습적이어야 하고 외상을 최소한으로 주어야 한다. 수술부위의 손상이 생검 후 초기에 발생하지만 장기적으로는 정상적인 치유과정을 거친다. 다행히도 최근의 외과적 원칙 및 기구조작은 술자가 가능한 한 외상을 가하지 않으면서 조직을 제거할 수 있도록 해준다.

생검 시 가장 흔하게 나타나는 실수는 조직겸자에 의한 과도한 압력이 병소에 가해져 손상을 주는 경우이다. 조직겸자는 원래 병소 주변의 정상조직으로 접근하여 사용해야 한다. 조직겸자를 정확한 위치에 가하지 않거나 적절한 힘으로 견인하지 않으면 조직을 파괴할 수 있다. 병소를 견인하기 위해 헤모스탯(hemostat)이나 니들 홀더(needle holder)는 사용하면 안 된다.

병소가 제거된 후 병소의 자가분해를 막기 위해 즉시 10% 포르말린 용액에 저장해야 한다. 술자는 생검을 시행하기 전에 포르말린 용액통, 환자의 정보를 적은 스티커, 조직검사 의뢰지를 준비한다. 조직절편이 용액통으로 들어갈 때 용액통의 벽에 닿지 않게 하며 용액 내에 자유롭게 떠다닐 수 있게 한다. 조직절편이 많은 경우 각각의 조직절편은 따로 보관한다. 포르말린액의 용량은 조직절편의 10배 이상이 되도록 한다. 이는 병리학자가 근무하는 대학병원을 제외한 대부분의 의사들이 조직을 우편으로 배달하며 시간이 오래 걸리기 때문에 충분한 포르말린 용액에 담는 것이다.

조직 검사 의뢰지

조직병리학자는 병소를 명확히 파악하기 위해 가능한 한 많은 정보를 받는 것이 중요하다. 그러므로 어려운 퍼즐을 맞춰가는 것처럼 가능한 한 많은 정보를 가지고 있어야 한다. 환자의 정보란에는 환자에 대한 병력, 병소의 기왕력, 감별진단, 환자의 습관, 생검부위 및 관련된 임파절의 묘사가 포함되어야 한다. 병소가 골 내에 있거나 경조직에 가깝게 위치한 경우에는 방사선 사진도 동봉해야 한다. 고해상도 사진기가 있다면 병소의 임상사진도 큰 도움이 될 것이다(그림 7-1).

의뢰지에는 의뢰의사가 병소의 임상적 형태에 대해 묘사하고 언급할 수 있는 항목이 있다. 이러한 묘사는 병소의 크기, 모양, 색깔, 위치, 질감, 견고함, 경결감 등을 포함해야 한다. 병소변연의 위치 및 변연에 행한 봉합은 명료한 의사소통을 위해 명기하고 묘사하여 구강병리학자에게 보내야 한다.

결론

일반 치과의사들이 구강암의 조기 발견에 대한 그들의 역할을 고수하는 것은 매우 중요하다. 치과의사는 환자의 구강검진이나 두경부 검진을 통해 병소를 확인하고 진단하고 필요하면 치료할 때까지 경과관찰을 할 기회가 있다. 이러한 의심스러운 병소는 구강내, 입술, 얼굴, 목 등에서 나타날 수 있다. 치과의사가 비정상적인 소견을 인지하고, 환자로 하여금 문제를 인식하게 하고 진단을 위한 검사나 생검 또는 진료 의뢰를 시행할 수 있어야 하는데, 이는 치과의사의 지식과 의식수준 및 문제의 속성에 달려있다. 협진이나 환자의 치료를 위해 다른 임상가에게 의뢰하는 것은 잘못되거나 서투른 선택이 아니다.

이 단원에서는 일반 치과의사의 관점에서 간단한 용어를 이용하여 구강내 병소의 처치와 연조직 생검의 원칙에 대해 다루었다. 일반 치과의사들이 이러한 원칙들의 중요성을 빨리 인식하고 지속적으로 임상을 수행한다면 이런 많은 술기와 시술과정들은 통상적인 치과치료로 자리 잡을 것이다.

참고문헌

1. L. J. Peterson, E. Ellis, J. R. Hupp, M. R. Tucker. Contemporary Oral and Maxillofacial Surgery, 3rd ed. p. 460. Mosby-Year Book. 2002.
2. D. P. Golden, J. R. Hooley. Oral mucosal biopsy procedures. Dental Clinics of North America 38(2): 279–300. 1994.
3. D. C. Shugars, L. L. Patton. Detecting, diagnosing, and preventing oral cancer. Nurse Practitioner 22: 105, 109–110. 1997.
4. A. Mashberg, L. J. Feldman. Clinical criteria for identifying early oral and oropharyngeal carcinoma: erythroplasia revisited. Am J Surg 156: 273–75. 1988.
5. S. Silverman. Oral cancer. Semin Dermatol 13: 132–137. 1994.
6. H. Sandler. Cytological screening for early mouth cancer. Cancer 15: 1119–24. 1962.
7. W. J. Blot, J. K. McLaughlin, D. M. Winn, et al. Smoking and drinking correlation to oral and pharyngeal cancer. Cancer Res 48: 3282–87. 1988.
8. J. J. Sciubba. Improving detection of precancerous and cancerous oral lesions: computer-assisted analysis of the oral brush biopsy .S. Collaborative OralCDX Study Group. J Am Dent Assoc 130: 1445–57. 1999.
9. D. Eisen. The oral brush biopsy: a new reason to screen every patient for oral cancer. General Dentistry 48: 97. 2000.
10. A. Mashberg, F. Merletti, P. Boffetta, et al. Appearance, site of occurrence, and physical and clinical characteristics of oral carcinoma in Torino, Italy. Cancer 63: 2522–7. 1989.
11. P. A. Wingo, L. A. Ries, H. M. Rosenberg, D. S. Miller, B. K. Edwards. Cancer incidence and mortality, 1973–1995: a report card for the U.S. Cancer 82: 1197–1207. 1998.
12. S. L. Zunt. Transepithelial brush biopsy: an adjunctive diagnostic procedure. J Indiana Dent Assoc 80: 6–8. 2001
13. M. N. Prout, J. N. Sidari, R. A. Witzburg, G. A. Grillone, and C. W. Vaughan. Head and neck cancer screening among 4611 tobacco users older than forty years. Otolaryngol Head Neck Surg 116: 201–8. 1997.
14. G. L. Frenandez, R. Sankaranarayanan, J. J. Lence Anta, S. A. Rodriguez, P. D. Maxwell. An evaluation of the oral cancer control program in Cuba. Epidemiology 6: 428–31. 1995.
15. J. P. Handlers. Diagnosis and management of oral soft-tissue lesions: the use of biopsy, toluidine blue staining, and brush biopsy. CDA J 29(8): 602–06. 2001.
16. H. Dym, O. E. Ogle. Atlas of Minor Oral Surgery. p. 180. Philadelphia, PA: W.B. Saunders. 2001.
17. W. Mann, N. Lonky, S. Massad, R. Scotti, J. Blanco, S. Vasilev. Int J Gynecol Obstet 43: 289–96. 1993
18. R. T. Greenlee, M. B. Hill-Harmon, T. Murray, M. Thun. Cancer statistics, 2001. CA Cancer J Clin 51(1): 15–36. 2001.
19. N. Johnson. Oral cancer: a worldwide problem. FDI World 6(3): 19–21. 1997.
20. M. A. Huber, S. A. Bsoul, G. T. Terezhalmy. Acetic acid wash and chemiluminescent illumination as an adjunct to conventional oral soft tissue examination for the detection of dysplasia: a pilot study. Quintessence International 35(5): 378–84. 2004
21. Christensen Research Associates. Intraoral precancerous and cancerous lesion screening. CRA Found Newsl January: 3. 2005.
22. R. A. Convissar. Soft tissue biopsy techniques for the General Practitioner, Part 2. Dentistry Today 19: 46–49. 2000.

제 8 장

구강 수술 및 기타 치과치료의 불안 완화

Dr. Fred Quarnstrom

남 웅 교수 역

서론

이 장에서는 진정요법의 필요성, 다양한 진정요법의 위험성들, 그 위험성들을 최소화시키기 위한 방법들 및 치과에서의 공포와 두려움을 조절하기 위한 두 가지 안전한 방법들에 대하여 논하고자 한다. 진정요법의 가장 큰 위험성은 호흡 저하이다. 호흡조절의 기전에 대하여 고찰하고, 진정요법을 어렵게 하는 호흡병태들과 함께 다양한 모니터링 방법에 대해서 논할 것이다. 질소가스 진정요법과 함께 benzodiazepine 및 특별히 공포와 두려움을 조절하기 위한 triazolam(Halcion)의 사용에 중점을 둔 경구용 진정제의 사용에 대해서도 다루어질 것이다.

구강 수술은 모든 환자들에게 어느 정도의 외상을 가하게 되므로 많은 구강외과의들은 단순한 수술에서조차 정맥 진정요법이나 전신마취를 제안하곤 한다. 외래진료에서 이루어지는 대부분의 술식들은 국소마취로 행할 수가 있지만 많은 환자들은 수술 시 어떤 형태로든 진정요법을 선호한다. 만일 환자가 편안하다면 외과의에게 수술은 더 쉽고 빠르게 진행될 수 있다. 경구용 triazolam과 함께 질소가스의 사용에 대해 논의해보자. 이러한 두 가지 약물을 사용함으로써 치료를 두려워하는 환자들에게 거의 대부분의 술식들을 좀 더 위험한 전신마취의 필요 없이 행할 수 있게 된다.

두 번째 문제는 치과 공포증 환자들이다. USA Today 기사를 인용하면, 미국치과의사협회(ADA)는 미국인들 중 1천2백만 명 정도가 치과 공포증 환자인 것으로 추정하고 있다고 한다. 다른 자료들도 1천2백만에서 2천4백만 명이 치과치료의 두려움으로 고통받고 있다고 추산하고 있다.[1] 다루기 어려운 공포증 환자들에 대한 치료가 오랫동안 의사들을 힘들게 하였으며, 따라서 치과학에서 가장 중대한 문제가 바로 불안조절이다. 두려움과 동통조절은 서로 밀접한 관련이 있다. 미래 치료에의 공포는 때로 이전의 치료 시 동통 조절이 부족했기 때문인데, 동통 조절은 대부분 국소마취로 해결된다. Weinstein[2]에 따르면 국소마취 실패율이 26.4%나 된다고 한다. 공포는 마취와 관련된 문제를 가진 환자들과 높은 상관관계를 가지고 있다고 할 수 있다.[3]

미국 인구의 절반가량이 매년 시행되는 정기적 치과치료를 기피한다. 환자들의 6~14%가 치료 시의 공포 때문에 어떠한 형태의 치료든지 기피한다. 이러한 현상은 미국에서만 특징적인 것은 아니다. 다른 자료들에 의하면 스웨덴이나 일본에서도 유사한 문제들이 있음을 보여준다.[4–6]

입원치료 유무를 지시하는 정부의 정책(Medicare, Medicaid)과 소송의 위험들은 많은 치과의사들로 하여금 협조적이고 다루기 쉬운 환자들에게만 치과치료를 제공하도록 했다. 몇몇 치과의사들은 평범한 방식으로 치과치료를 받을

수 없는 환자들 보기를 거부하고 있다.[7]

1990년대 말과 2000년대 초 진정요법을 사용하는 데 가장 큰 장벽은 치과 정책이었다. 그 목표는 우선적으로 경구적 진정요법이고, 이 서비스를 제공하는 의사들이었다. 미국치과의사협회의 위원회 H는 경구용 진정제의 사용을 엄격히 제한하는 지침을 2004년 ADA 대표자 회의를 통해 제안하였다. 많은 주의 면허기관들이 이러한 지침을 채택하고 있으며, 미국 구강악안면외과의사협회는 주립 면허위원회를 독려하여 경구용 진정제의 사용을 제한하고 있다. 주 위원회에 보낸 서한에서 그들은 경구적 진정제의 사용은 정맥 진정요법 시 요구되는 것과 같은 수준의 자격이 있어야 한다고 제안하였다.

이 장에서는 의식이 없거나, 잠을 이루지 못하거나, 조는 환자들에 대하여, 또 그러한 환자들에 대해 주의해야 하는 이유를 설명하는 데 많은 부분을 할애할 것이다. 반대로 의식하 진정상태에서 언어지시에 반응하는 환자들은 안전한 환자라고 할 수 있는데, 이러한 환자들은 의식이 있는 상태로 술자는 편안하게 치과치료를 즐길 수 있다. 술전에 적절한 검사를 한 후 올바른 약물 선정과 신중한 투여를 통하여 환자가 결코 의식을 잃지 않도록 한다. 만일 잠들게 된다면 환자가 언어에 반응하거나 깨어날 때까지 모든 것을 중단한다. 몇몇 주는 치과의사가 환자를 전신마취 하에 올바르게 치료하는 데 필요한 수련을 받고 장비를 갖추도록 하는 지침을 마련하고 있다. 환자가 의식이 없을 때를 대비하여 장비를 갖추고 수련을 받아야 하는 것이다. 경구 진정요법을 시행하고자 하는 일반 치과의사는 교육을 받아야 하며 특별한 장비를 필요로 한다.

Triazolam에 대하여 논할 때, 그 약물을 올바르게 사용할 경우 문제가 발생할 가능성이 매우 적다는 것을 알게 될 것이다. 심지어 합병증이 발생하더라도 선택적으로 작용하는 마취회복제인 flumazenil(Romazicon)을 사용하면 우리가 원하는 수준 이상의 효과를 반전시킬 수 있다. 나중에 알게 되겠지만 flumazenil은 naloxone(Narcan)이 마약을 길항하는 것만큼 신속하게 benzodiazepine계 약물을 길항하는 것으로 알려져 있다.

경구 진정요법제는 매우 다양한 형태로 불안에 가득찬 환자들을 돕는 데 사용된다. 술자가 환자의 근심, 걱정을 가라앉히고자 경구 진정요법 또는 질소가스를 사용함으로써 환자는 편안하게 된다. 불안완화(anxiolysis)는 응급상황을 유발할 수 있는 스트레스의 가능성 또한 낮춘다. 경구 제제를 사용하는 데의 어려움은 효과를 발현하는 데까지 걸리는 시간이다. 이러한 약물들을 환자가 복용하면 작은창자를 통해 흡수되어 순환계를 통해 최대의 효과를 내는 데 한 시간 가량 소요되게 된다.

진정의 수준이란 무엇인가?

진정요법은 치과치료가 진행되는 동안 환자가 견뎌내어야 할 육체적, 정신적 자극과 함께 근심의 수준에도 맞춰져야 한다. 불안조절은 전신마취를 통한 진정이 아니라 어떤 수준의 진정상태가 계속되는 것이다. 두려움이 없고, 짧고 간단한 시술을 요하는 환자는 고통스럽고, 오래 걸리며, 시끄럽고 스트레스가 많은 치료를 받게 될 환자보다는 별다른 도움을 필요로 하지 않는다. 그 수준들은 불안완화(anxiolysis), 중등도 진정(moderate sedation/analgesia), 고도진정(deep sedation) 및 전신마취(general anesthesia)라 명명되어 왔다.

불안완화(anxiolysis)는 환자가 언어명령에 정상적으로 반응하는 상태이며, 약으로 유도된 상태로 그들의 인지적 기능과 작용은 약화될지 모르지만, 심폐기능은 정상이다. 이러한 수준은 포도주 두잔 내지 세잔과 비교될 수 있다. 환자들은 어떠한 위험에도 노출되어 있지 않다. Anxiolysis는 치과치료의 스트레스에 기인하여 악화될 수 있는 경도 내지 중등도의 병적 상태를 가진 환자들을 보호해줄 수 있다. 이 정도의 진정수준은 소량의 경구 진정요법 또는 질소가스 진정요법으로 얻을 수 있다.

Moderate sedation/analgesia는 조금 깊다. 환자는 언어명령에 반응하겠지만, 반응을 얻기 위해서는 약간의 촉각 자극을 가해야만 할 것이다. 환자들은 기도를 유지할 수 있으며 자발적인 환기도 적절하다. 또한 심혈관계도 정상이다. 이러한 진정수준은 대부분 경구용 진정제제로 얻을 수 있지만, 약간의 정맥 진정요법으로도 가능하다.

Deep sedation/analgesia는 환자로 하여금 반복적이거나 고통스러운 자극을 가해야만 반응하는 수준으로 유도한다. 환자들은 기도를 유지할 수 없어 적절한 환기를 유지하도록 도와주어야 할 것이다. 이러한 수준에서 보호성 반사(protective reflexes)는 둔화되거나 없어지게 되므로 술자는 높은 수준의 수련을 받아야 한다. 심혈관계 기능은 유지된다.

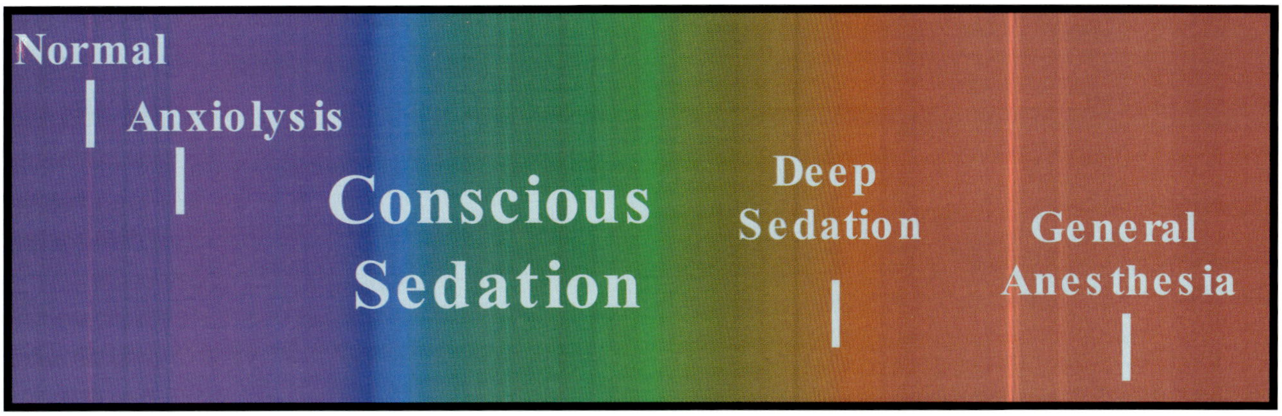

1. 보호성 반사는 정상이며, 환자는 스스로 그리고 계속적으로 기도를 유지할 수 있다. 환자는 언어명령에 적절히 반응한다.
2. 보호성 반사가 부분적으로 상실되며, 스스로 기도 유지가 어렵다. 언어명령에 반응하지 못한다.
3. 보호성 반사를 상실하게 되며 기도 유지가 불가능하다. 고통을 느끼지 못하거나 자극으로부터의 반사가 없다.

그림 8-1. 이번 장에서는 마취단계 중 1부분만 다룰 것이다. 2와 3부분은 높은 수준의 수련을 필요로 하며 환자에게 매우 위험하다.

General anesthesia는 완전한 의식의 소실을 의미한다. 환자들은 기도를 유지하기 위해 도움을 필요로 하며, 호흡 기능은 보조되어야 한다. 방어적 연하, 구역반사, 후두반사를 상실하게 될 것이다. 전신마취는 정맥제제나 고농도의 경구제제 또는 이 두 가지의 병용과 함께 잠재적 마취제를 흡입함으로써 이루어진다. 이 상태에서 술자는 환자의 생징후 감시와 기도유지, 필요한 경우 호흡을 보조하며 발생 가능한 여러 가지 치명적인 응급상황들에 모두 대처할 수 있어야 한다. 어린이들은 정상적인 상태로부터 변화가 생길 경우 관용적이지 않기 때문에 더더욱 어렵다. 어린 환자의 호흡 생리는 더 좁은 안전한계(margin of safety)를 갖는다(그림 8-1).

진정요법은 얼마나 안전한가?

적절한 교육을 받은 치과의사는 경구 진정법을 효과적이고 안전하게 시행할 수 있다. 공포증 환자에서 대부분의 치과치료는 국소마취와 진정요법을 사용하여 시행될 수 있다. 따라서 적절한 국소마취를 동통조절뿐만 아니라 불안조절의 첫 번째 단계로서 고려해야 한다. 많은 중추신경계 억제성 약물들은 의식의 수준을 변화시킬 수 있다. 대부분이 고농도에서는 최면상태를 유도할 수 있지만, 정선된 몇 가지 약물만이 실제적으로 완전한 전신마취 상태를 유발할 수 있다.

합병증의 가능성은 전신마취 상태에만 국한되지 않으며 일정 수준의 약물유도성 중추신경 억제를 수반한다. 호흡 및 심혈관계 억제가 가장 두려운 합병증이다. 호흡저하는 의식하진정으로 유발된 대표적인 부정적 변수를 나타내며, 인지하지 못하고 내버려둘 경우 가장 심각한 합병증의 원인이 된다.

“진정시키느냐, 아니냐”라는 질문을 더욱 복잡하게 만드는 것은 치과치료의 거의 대부분이 긴급을 요하지 않는다는 사실이다. 치료를 하지 않았을 경우 생명을 잃게 되는 상황에 직면하게 되는 일은 거의 없다. 신경이 죽고, 치아가 상실될 것이며, 모든 치아를 잃을 수 있다. 하지만 환자는 여전히 살아있을 것이며 꽤나 건강할 것이다. 치과치료 과정에 사망할 가능성이 있다는 것은 받아들이기 힘들다. 그렇지만 아무리 안전한 술식이라 할지라도 위험성이 전혀 없다고 말할 수는 없으며, 심지어는 국소마취제의 주입만으로도 사망에 이르는 결과를 초래할 수도 있다. 즉, 무슨 일을 하더라도 안전을 도모하는 것이 가장 중요한 것이다(그림 8-2).

진정요법과 깊은 진정/전신마취는 뚜렷한 안전 기록을 가지고 있다. 하지만 역시 진정이 깊어질수록, 특히 전신적으로 의과적 문제가 있는 매우 어린 환자나 아주 나이가 많은 환자들에게 투여되었을 때 위험성이 증가한다는 연구결과들이 있

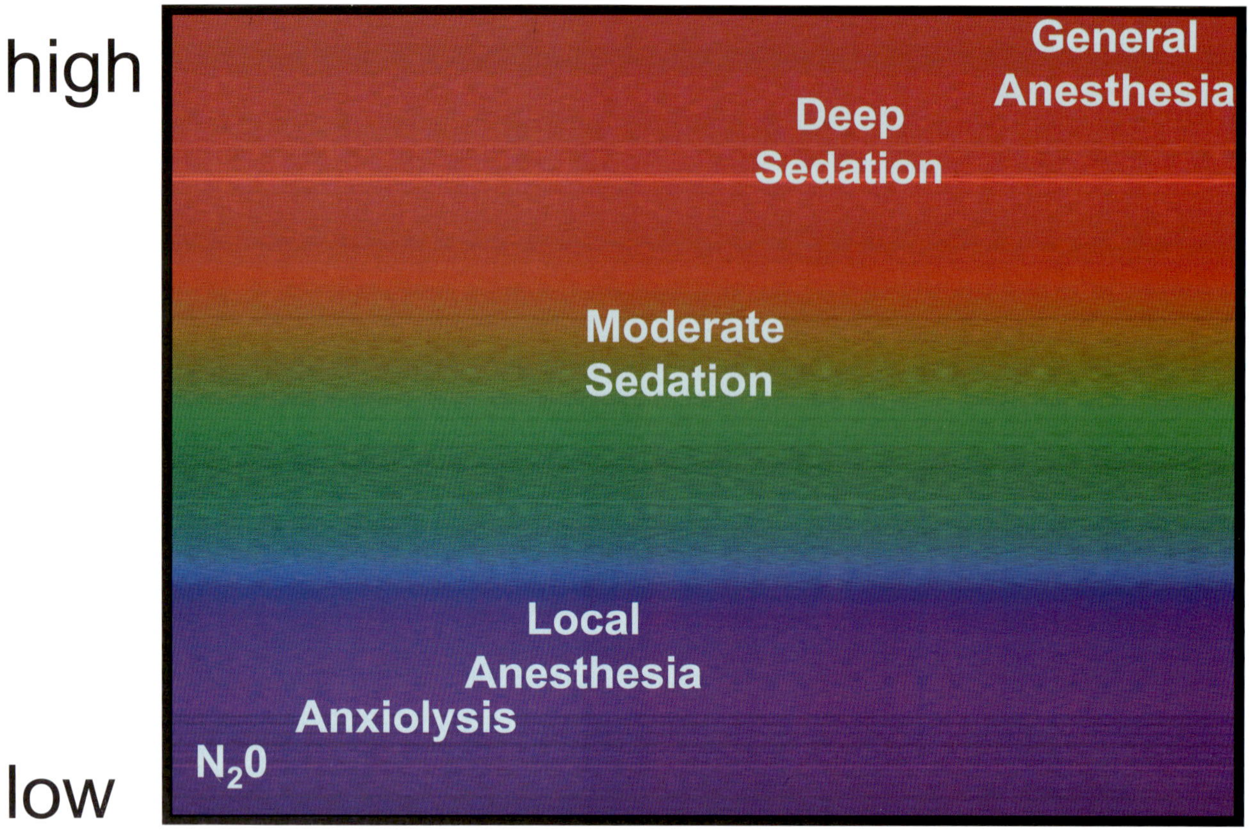

그림 8-2. 진정마취의 유형에 따른 상대적 위험성. 산소 레벨이 높으면 질소가스는 거의 모든 환자들에게 안전하다. Benzodiazepine의 경구투여를 통한 불안완화는 아주 안전하다. With help from Dr. Mark Donaldson B.Sc., Pharm.D.

어 왔다. Dionne은 미국에서 구강외과 의사들의 자발적인 보고에 근거하여 전신마취와 관련된 전체 사망률이 1:740,000에서 1:349,000에 이른다고 보고하였다. 하지만 자발적인 보고라는 것이 모든 증례들을 인정하기 어려운 점이 있으므로 신뢰성은 떨어진다고 하겠다. 영국에서 보고된 보다 신뢰할 수 있는 연구결과에서는 전신마취의 경우 1:248,000, 진정요법의 경우 1:1,000,000의 전체 사망률을 보인다고 하였다. 국소마취에서는 아주 낮은 위험성만이 존재한다고 할 수 있다.[8]

진정요법과 전신마취의 위험성은 현대적인 모니터링 장비와 수련을 받은 의사들에 의해 드라마틱하게 감소될 수 있는데, 마취의 위험성은 전신마취를 시행하는 독립된 의사들이 진정/전신마취를 조절하게 되면서 드라마틱하게 감소하게 되었다. 두 명의 술자가 시행하는 전신마취의 경우 위험성은 1:248,000에서 1:598,000으로 감소하였다.[9] 이는 특별히 전신적인 문제가 있는 환자를 치료할 때 더욱 그러하였다.

환자 이동

치과만의 독특한 문제였지만, 이제는 일일입원 수술을 하는 의사들에게도 영향을 주는 문제는 바로 신속한 이동의 필요성이다. 우리는 환자들을 적당한 때에 병원을 떠날 수 있는 상태로 회복시켜야 한다. 그들의 반사 능력은 짧은 시간 후에 도움없이 걸을 수 있는 상태로 되어야 한다. 치과체어로부터 자동차까지 환자를 이동시키는 데에는 휠체어를 사용하는 것이 현명할 것이다. 환자들은 운전을 하거나 위험할 수도 있는 일을 해서는 안 되며, 책임을 지거나(예, 아이를 돌보는 일) 중요한 결정을 내려야 하는 위치에 있어서도 안 된다. 심지어 계단을 올라가는 일도 피해야 한다. 그들의 행동에 제약이 있게 되는 남은 시간 동안 보호자를 동반해야만 한다. 텔레비전 리모콘을 조작하는 일은 그들이 행하려고 하는 인지적 활동만큼 복잡한 일이다. 비록 환자들은 그들이 정상이라고 생각할지라도 그들의 반사 능력은 여전히 낮은 상태이므로 환자들은 스트레스를 받게 될 것이다. 남은 시간 동안 동반자를 필요로 한다.

Benzodiazepine계 약물들 중 몇몇은 초기에 혈장 단백질과 결합한다는 것을 알고 있어야 한다. 이러한 결합은 투여 6시간 후 역전되는데, 이러한 현상은 "이차 최대효과(second peak effect)"로 알려져 있다.[10] 대부분의 benzodiazepine을 사용할 때, 환자들에게 퇴원을 하고 5~8 시간 동안 진정작용이 증가하게 된다는 것을 설명해주어야 한다. 흥미로운 것은 이 시간이 지나도 약물의 혈중농도는 진정작용일 때의 50%에 달한다는 보고이다. 이러한 이유로 남은 시간 동안 인지력이나 협조를 요하는 어떠한 활동도 해서는 안 되는 것이다. 술자가 다음날까지 걱정할 정도로 Diazepam(Valium)의 반감기는 길다.

약물의 선택

반감기와 부작용을 고려하여 약물을 선택해야 한다. 진정요법의 단계를 살펴보면, 약간의 알아차릴 수 있는 변화에서부터 충분한 약물 투여 시 좀 더 깊은 진정상태에서 전신마취상태를 거쳐 결국 죽음에 이르는 것을 알 수 있다. "전신마취는 국소마취보다도 위험한 진정마취보다 더 위험하다."[11]

다양한 환자들에게 기대효과는 극대화하고 사망위험은 최소화 해주는 진정요법을 선택하는 것이 우리의 목표이다. 만일 우리의 방법이 통제할 수 없게 되었을 때 어느 때나 쉽게 약물의 효과를 반전시킬 수 있다면 이상적일 것이다.

또한 환자가 편안한 상태로 원하는 치료를 받을 수 있는 평온한 상태를 만들어내는 것이 우리의 목표이다. 만일 우리가 환자의 다른 부분을 변화시키지 않으면서 걱정을 없앨 수 있다면 우리는 성공한 것이다. 사실 우리는 항상 환자의 생리적 상태를 어느 정도 변화시키고 있지만, 현대적인 약물의 사용으로 이러한 변화들이 수년 전보다 훨씬 안전해졌다.

약물 투여 경로

평온한 상태를 유도하기 위해서는 중추신경계의 적절한 부위에 어느 정도의 약물 농도를 얻어야만 한다. 투여경로를 생각하면, 우린 환자의 편안함, 효과를 얻기까지의 시간, 그 효과의 조절, 투여의 용이성, 약물 투여에 필요한 기술, 환자 감시 등을 고려해야 한다. 불행히도 우리는 보험회사와 관련된 의학적-법적 문제와 정부 조직의 통제 또한 고려해야 한다.

일반적으로 약물이 중추신경계에 도달하여 효과를 발현하는 시간이 빠를수록 통제하기가 쉬워진다. 효과를 적정(titrating)함으로써 불안을 조절하는 데 필요한 약물의 양을 정확히 투여할 수 있다. 정맥투여 또는 흡입약물 모두 이러한 방식으로 조절할 수 있다. 다른 경로를 이용한 투여방법은 적정한 용량을 투여해야 하며, 원하는 효과가 발현하는 데까지 약 1시간 가량을 기다려야 한다. 이러한 투여방식은 대개 신체의 크기와 관련된 매우 특별한 용량을 요구한다. 또한 약물에 대한 과민반응이 발현되었을 때는 이미 투여용량을 조절하기에 늦은 경우가 많으므로 신중한 투여를 요한다. 흡수가 느린 경로로 투여되었을 때는 안전 범위가 넓은 약물을 투여해야 한다. 이상적으로는 이러한 경로로 과다량이 투여되었을 때 이러한 약물을 불활성화 시킬 수 있는 마취 회복제를 가지고 있는 것이 좋다.

우리는 치과에서 다양한 약물과 그 조합을 사용하였고 계속적으로 사용하고 있다. 다수의 약물은 각각의 약물마다 가지고 있는 부작용이 있으므로 치료를 더 어렵게 만들 수 있다. 중추신경억제제들 모두는 원치 않는 호흡기 및 심혈관계 억제 효과를 가지고 있다. 이러한 효과들이 서로 중복되어 예측하기 힘들고 심지어는 조절하거나 치료할 수 없는 문제를 야기하기도 한다. 그러나 단 한 가지의 약제가 사용된다면 부작용은 보다 예측 가능하고 치료 가능하다.

한 가지 약물을 사용할 때는 예측 가능한 부작용에 대해 대처할 수 있으므로 더 쉽고 안전하다. 이는 한 가지 약물이 부작용이 거의 없는 농도에서 원하는 결과를 나타내어줄 것이라는 것을 말한다. Dionne은 264명의 치과의사들이 다양한 약물을 사용하는 것을 조사한 후 82가지의 뚜렷한 조합을 발견하였다.[12] 그는 "다양한 종류의 약물을 조합하여 사용하는 과학적 근거는 불명확하였다"라고 하였다.[13]

흡입마취

흡입마취(inhalation sedation)는 과량투여의 경우를 고려할 때 여러 가지 장점을 가진다. 약제의 투여를 차단함으로써 (환자로 하여금 공기 또는 100% 산소를 흡입하도록 하여), 환자는 폐를 통해 대부분의 흡입가스를 배출하게 되어 과량투여

상태에서 회복될 것이다.

경구 진정요법

경구 진정요법(oral sedation)에는 여러 가지 요인들이 있다. 경구 섭취로부터 진정에 이르기까지의 시간이 가장 중요하다. 어떤 약물이 효과를 나타내기 위해서는 혈류 내로 흡수되어 대개 중추신경부위에 존재한다고 생각되는 작용부위까지 충분한 양이 이동되어야 한다. 어떤 약물들은 혀 밑에서 흡수되기도 한다. 다른 약물들은 섭취되어 소장에서 흡수된다. 흡수에 필요한 시간에 따라 병원에 오기 전 집에서 약물을 복용해야 할 필요가 있다. 저자는 환자들이 병원에서 복용하는 것을 더 선호하는데, 그 이유는 환자가 얼마만큼의 양을 언제, 누구에 의해 복용했는지를 알아야 하기 때문이다. 약물의 효과가 나타나기 시작하여 반응이 있게 될 때 환자는 도움을 받을 수 있는 병원에 있으므로 약속시간에 맞춰 환자가 운전을 하려 하는 것도 걱정할 필요가 없다.

한 가지 단점이라면 원하는 진정효과를 얻기 위해서는 45분에서 1시간 정도 걸리기 때문에 환자가 적절히 반응하지 않는다면 용량을 적정하거나 변경하는 데 시간이 걸린다는 것이다.

정맥 진정요법

현재 미국의 많은 주의 규정에 따라 일반 치과의사가 정맥 진정요법(intravenous sedation)을 행하는 것은 거의 불가능하다. 많은 주에서 치과대학에서 받은 수련에 부가하여 20명의 환자를 대상으로 60시간의 교육을 받을 것을 요구하고 있다. 그럼에도 정맥 진정요법은 많은 장점을 가지고 있다. 정맥으로 약물을 주입할 때는 원하는 진정효과를 얻을 때까지 천천히 용량을 조절해야 한다. 대부분의 약물에서 이러한 효과는 급속히 사라지기 시작하는데, 이는 우선 체내의 다른 조직(우선적으로 지방부위)에 재분배되기 때문이며, 그 다음 천천히 불활성 형태로 대사되거나 소변이나 대변으로 배설되게 된다.

비록 정맥 진정요법이 안전한 방법이기는 하지만, 시간에 따라 진정상태에서 깊은 전신마취로 이행되는 것도 가능하며, 따라서 사망의 위험도 있다.

약물의 종류

역사적으로 많은 약물과 투여방법들이 치과에서 불안을 조절하기 위해 사용되어 왔다. 앞서 언급했듯이 보험회사나 주정부 또는 다른 기관들 거의 모두가 일반 치과의사의 장비에서 정맥 진정장비들을 갖추지 못하도록 해왔다. 만일 다른 진정요법을 찾고자 한다면 우리는 치과공포증 환자들에게 적당한 방법을 찾을 수 있을 것이다.

아산화질소

아산화질소(nitrous oxide) 진정법은 아마도 모든 방법 중 가장 안전한 방법일 것이다. 약 40%에 달하는 치과의사들이 질소가스 장비를 갖추고 있을 것으로 추정되며, 150년 이상 치과에서 사용되어 왔다. 치과외래에 누출된 극소량의 질소가스와 그 영향은 반드시 고려되어야 한다. 질소가스뿐만 아니라 다른 진정요법 시에도 술후 산소공급을 꼭 해야 한다. 환자로 하여금 빨리 회복하여 병원에서 집으로 운전하며 갈 수 있는 매우 안전한 불안완화방법을 찾는다면 질소가스가 바로 그 선택이 될 수 있다.

알코올

알코올은 몇몇 환자들이 치과치료에 도움을 받고자 수년간 사용되어 왔다. 환자 스스로 치료받으러 오기 전에 술과 함께 약을 복용하는 것은 이제 이상한 일이 아니다. **불안완화의 목적으로 진정제를 사용하고자 할 때 어떠한 중추신경억제제도 사용하면 안 된다고 환자에게 경고하는 것이 매우 중요하다.** Benzodiazepine과 알코올을 함께 사용하면 매우 치명적인 호흡억제를 유발하여 사망에 이르기도 하기 때문이다.

Chloral hydrate

이 약물은 어린이 환자에게 매우 효과적이다. 하지만 우리가 믿는 것만큼 안전하지 않다는 증거도 나오고 있다. 이 약물의 진정효과는 그 대사물인 trichloroethanol로부터 나온다. 가장 효과적인 때는 경구 투여 후 20~60분 내 혈장에서 나타난다. 반감기는 4~12시간이다. 우선적으로 중추신경계에 작용하며, 건강한 사람에서는 호흡 또는 심혈관계에 대한 효과는 거의 없다.

고농도에서는 심장을 자극할 수 있다. 고농도를 투여하여 저혈압을 유발한 증례에 대한 여러 보고서가 있어 왔다. 2명의 환자를 보고한 예에서는 catecholamine 또는 이를 방출하는 약물로 이러한 저혈압을 치료하였는데, 두 환자 모두 심정지를 경험했다고 하였다. 한명은 생존하였으나, 다른 한명은 사망하였다. 다른 어떠한 중추신경억제제도 질소가스와 최면제를 포함한 chloral hydrate의 진정-억제 작용을 증강시킬 수 있다.[14] 작은 아이에서 사용되었을 때는 국소마취제와 함께 사용할 경우 사망할 수도 있다. 이는 국소마취제를 치사량 사용함에 기인한다고 생각된다(카트리지 4개, 편측으로 한 악궁에 하나씩 사용하여 치료할 경우). 작은 아이에게는 국소마취 카트리지 2개만 사용하여도 치사량이 될 수 있다.

Barbiturates

Barbiturate는 수년 간의, 치과 환자 모두에게 표준적인 항불안제제로 사용되어 왔다. 이는 환자를 졸립게 만들며, 졸리운 환자들은 걱정을 덜게 되는 경향이 있다. 고농도에서 barbiturate는 환자를 잠들게 하는 작용을 한다. 이런 방식으로 단시간 작용 barbiturate와 최단시간 작용 barbiturate는 전신마취 유도제로, 아주 짧은 전신마취 유도제로서 사용된다.

수면 유도량과 치사량의 비율(치료지수, therapeutic index)은 두 요인 간의 비율로 정해지는데, diazepam과 비교해서 대개 20의 비율을 보인다.[15] 불행히도 고농도에서의 barbiturate는 심장과 호흡계 억제제로 작용한다. 부가적 성질 때문에 장기간의 불안완화 목적을 위해서는 사용되지 않는다.[16]

Benzodiazepine

Benzodiazepine(BZD)은 다양한 종류가 있다. 발현시간, 소멸시간, 혈중 최고농도에 도달하는 시간, 반감기 등의 측면에서 차이가 있다. 그 이름들이 다른 반면, 효과에서는 차이보다는 상당히 유사하다(복용과 불활성 시간 이상으로). 치과에는 불안한 환자들에게 이상적인 다양한 BZD들이 있으며, 계획된 치료를 수행하는 시간에 맞도록 효과도 조절할 수 있다. Triazolam이 치과에 잘 맞는 약물로, 수면 보조제로서 시판되고 있으며 매우 유명하기도 하며 논란이 되고 있기도 하다. 나중에 자세히 다루도록 하겠다.

일반 치과의사에게 가장 유용한 2가지 약물

질소가스는 매우 흥미로운 역사를 가지고 있다. 원래 이것은 과학 실험쇼에서 사람들을 유인하기 위해 사용되었던 것이다. 치과의사인 Horris Wells는 질소 환각상태인 한 참가자가 매우 심각한 충격을 받아 창상이 유발되는데도 아무런 고통을 느끼지 않는 것을 쇼에서 보고, 그의 병원에서 전신마취제로서 질소가스를 사용하여 고통 없는 치과치료를 하기 시작하였다.

이러한 전신마취제로서 질소가스의 역사는 치과에 논란을 가져다 주었다. 아산화질소는 약한 전신마취제제이다. 대기압에서 80%의 아산화질소는 대개 전신마취 효과를 나타내는 최소의 농도로 생각된다. 이 정도 농도에서는 환자의 의식을 잃게 하는 것은 불가능하다. 좀 더 높은 농도로 간다면 우린 대기압에서 발견되는 21%의 산소를 침범하기 시작할 것이며, 환자로 하여금 저산소증에 노출되게 할 것이다.

과거의 표준은 환자의 피부색깔을 살펴보는 것이었다. 환자가 청색증의 푸른 빛깔을 보일 때 치료가 시작된다(본인은 풍자적으로 치과의사들은 발치할 때의 통증이 심장을 다시 뛰게 하기를 원한다고 말하는 것을 좋아한다). 마취는 매우 짧다. 발치겸자에는 치아가 잡혀져 있고 한 치아는 공중에, 또 한 치아는 이미 용기 안에 떨어지고 있는 이 모든 과정이 동시에 이루어지는 것이 목표이다. 실제로 많은 전신마취는 놀랄 정도로 안전한 방법으로 이루어지는데, 이는 술식의 안전함보다는 환자의 살고자 하는 욕망이 더 크다는 증거일 것이다. 오늘날 이러한 저산소 마취 방법은 많은 논란이 있음에도 불구하고 안전하게 이루어지고 있다.

폐를 통해 혈류로 흡수되고 제거되는 아산화질소는 본질적으로 변화가 없기 때문에 아산화질소는 매우 안전한 진정제이다. 그러나 이것의 중대한 단점(상대적으로 약함)은 또한 중요한 장점이기도 하다. 아산화질소를 이용한 진정요법이 공포증이 매우 심한 환자들에게 적당하지 않을지라도 꽤나 약한 약물이기 때문에 환자가 의식을 잃을, 즉 전신마취로 빠질 가능성은 거의 없다. 하지만 불가능한 것도 아닌데, 본인은 지난 40년간 매우 적절한 농도(40% 이하)에서도 전신마취로 빠지는 환자가 2명이나 있었다. 다른 어떤 약물도 투여하지 않았다. 만일 환자가 매우 낮은 농도에서 반응하지 않는다면, 이것은 아마 문제가 되었을 것이다. 마스크가 제거되었고 환자는 공기 또는 산소만 흡입하였다.

마취에서 우리의 주 관심사는 위 내용물의 역류 및 낮은 산도를 갖는 위 내용물이 폐로 흡입되는 연하 및 후두반사의 상실이다. 아산화질소는 50%를 초과하지 않는 한 전신마취나 다른 합병증의 가능성은 거의 없다.

발생할 수도 있는 합병증은 심각한 것은 아니다. 가끔 구토를 하기도 하는데, 환자는 의식이 있으며, 보호성 후두반사가 있기 때문에 심각한 것은 아니다. 환자가 확실히 불편해하고 구토하는 것은 성가신 일이 되겠지만, 대개 치명적인 것은 아니다.

환자는 때때로 질소에 의해 환각상태에 빠지기도 할 것이다. 다시 말해 이것은 환자에게는 불편할 수도 있다. 아산화질소를 제거하고 환자를 안심시키는 등의 치료는 그들에게 모든 것이 괜찮으며 몇분 안에 정상으로 회복될 것이라고 말함으로써 이루어진다. 환각이 사라질 때까지 환자를 반복적으로 안심시키는 것이 도움이 된다. 이름을 부르고, 그들이 아직 치과에 있음을 환기시키는 것으로 그들은 편안해지며 수분 안에 정상적으로 회복될 것이다.

또 다른 문제(성적 이상감)를 언급할 필요가 있다. 몇몇 여성 환자들이 아산화질소에 의해 성적인 느낌을 경험할 것이다.[17] 이러한 현상은 비교적 낮은 농도에서도 일어날 수 있다. 몇몇 환자들은 성적 극치감을 경험했다고도 한다. 하지만 이런 현상은 매우 드물게 발생하며 이러한 이유로 남성 치과의사나 위생사 또는 보조자는 항상 아산화질소 가스로 여성 환자를 치료할 때는 여성 치과보조자를 동반해야 한다. 이러한 현상은 남성 환자에서는 보고된 바 없다.

잠재되어 있는 보다 심각한 문제는 아산화질소 마취 시 만성 폐쇄성 폐질환(COPD) 환자에서 발생할 수 있다. 만일 과다 흡입되었을 경우 가스를 제거하는 것은 간단하며, 만일 환자가 숨을 쉰다면 과다량을 제거해낼 것이다. 만일 숨을 쉬지 않는다면 호흡을 보조해 주어야 한다. 이는 대단히 드문 합병증으로 환자에게 다른 진정요법을 권유하거나, 과다량이 투여된 경우일 것이다(80% 이상). 아산화질소는 장비가 잘 갖춰져 있고 관리된다면 거의 모든 환자들에게 있어서 매우 안전한 진정방법이라고 할 수 있다.

질소 사용

치과의사의 절반 이상이 질소가스를 투여할 장비를 갖추고 있으며 424,000명 이상의 치과 종사자들이 투여 시 누출되는 미량의 입자에 노출되는 것으로 추정된다.[18]

많은 치과대학과 치위생과는 아산화질소가스 사용에 대하여 매우 신중한 자세를 보이고 있다. 치과 종사자, 특히 임산부에 대한 누출 가스의 효과와 관련된 무수한 논문이 출간된 결과이기 때문이다.

마취가스가 인간에게 문제가 될 수 있다는 최초의 논문이 1967년 Vaisman에 의해 보고되었는데, 그는 러시아의 여성 마취의사를 연구하여 31명의 임산부 가운데 18명에서 자연유산이 되었음을 보고하였다.[19] 미국 수술방에서도 유사한 문제가 있었음을 보고하는 연구들이 이루어졌다.[20] 수술방이 일하기에 위험한 잠재성을 가지고 있는 것은 확실하지만, 어떤 화학물이 해로운 것인지는 확실하지 않다.

동물 실험

마취효능을 보이는 약제들은 동물실험에서 기형발생 효과를 가지고 있는 것으로 나타나고 있다. 아산화질소는 수많은 마취제의 한 부분이므로 평가되어야 했다. 많은 연구들은 고농도의 아산화질소에 노출된 동물들에서 문제가 있었음을 보고하였다.[21-31] 아산화질소는 비타민 B_{12}를 감소시키는데, 이 결과 DNA 합성에 문제가 될 수 있다.[32] 이러한 연구들은 아산화질소 농도가 충분히 낮게만 유지된다면 문제들이 감소할 수 있음을 암시한다.

후향적 연구

치과는 아산화질소가 사용되는 곳과 그렇지 않은 곳의 두 가지 종류가 있으므로 연구하기에 알맞다. Cowen은 미국치과의사협회와 함께 2가지 연구를 했다. 연구 결과 임신한 직원에게는 노출의 위험성이 높은 것으로 나타났다.[33,34] 비록 후향적 연구에 따른 문제가 있겠지만,[35] 임신 중 아산화질소가 사용되는 치과에서 일하고 있는 여성에 대한 우려를 나타냈다. 이러한 연구들은 어느 농도에서 문제가 발생하는지는 언급하지 않았다.

직업적 위생 매개체

화학물의 적정 노출의 조절과 관련된 3가지 정부 부서가 있다: OSHA, NIOSH, ACGIH.[36] NIOSH 발행책자에 따르면,

Alert는 25ppm의 시간가중평균값(TWA)상 25ppm의 권장노출농도한계(REL)를 말한다. 이러한 수준들은 Bruce의 2가지 연구를 고찰하여 허용되었다.[37,38]

문제점 연구

25ppm의 시간가중평균값(TWA)은 Bruce, Bach 및 Arbit에 의한 2가지 연구의 결과로부터 나왔다. 첫 번째 연구에서 실험군들이 50-ppm의 아산화질소와 1-ppm의 할로세인에 노출되었을 경우 숫자 따라하기 검사를 제외한 실험에서 차이를 보였으나 500-ppm의 아산화질소에 노출되었을 경우에는 차이가 없었다.[39] 두 번째 실험은 500-ppm의 아산화질소에 4시간 노출되었을 때 약간의 효과가 있었음을 보여주었다.[40] Bruce는 1983년과 1991년 2장의 편지에서 자신의 연구에 약점이 있었음을 말하며 자신의 연구를 다음과 같이 부정하였다.

"수년 후에 우리는 우리가 연구했던 대부분의 사람들이 분위기를 전환시키는 물질을 전혀 사용하지 않는 독특한 집단이었다는 것을 알았으며, 따라서 아산화질소나 할로세인과 같은 진정제에 비정상적으로 민감할지도 모른다고 생각했습니다. 우리 연구의 결과를 '논의의 여지가 많은' 것으로 생각할 필요는 없습니다. 그것들은 부적절한 표집편향(sampling bias)에 영향을 받은 자료로부터 비롯된, 일반 대중에게 적용하기 힘든 잘못된 결과들이었습니다. NIOSH의 표준은 재검토되어야 합니다."[41,42]

치과학에서 운동기술효과(motor skill effect)를 언급하는 많은 수의 논문이 나왔는데, 어떤 연구에서도 아산화질소의 경우에는 나타나지 않았다. 이러한 연구들로부터 비롯된 이 두 가지의 연구결과와 NIOSH의 간행물은 수많은 치과 논문에서 인용되며 진실로 받아들여졌고 철회를 요청하는 2장의 편지는 무시되었다. 논문이 출판된 후에 그것의 철회를 요청한다는 것은 거의 불가능한 일이다.

안전한 노출량은 어느 정도인가?

적정노출의 수준을 제시했던 인간 대상 연구는 어떤 것들이 있었는가? Ahlborg는 스웨덴의 조산사들이 아산화질소에 노출되고 교대근무를 하더라도 출산 보조 업무상 한 달에 30회 이상 아산화질소를 사용하지 않는다면 임신하는 데 어려움이 없다고 하였다.[43] 조산사에 대한 또 다른 연구에서 아산화질소에 노출 시 자연유산의 증가는 없었으나, 밤 근무, 고강도의 노동 시 증가하였다고 하였다.[44] Sweeney는 20명의 치과의사들에 대한 연구를 하였는데, 노출수준은 50ppm에서 5,000ppm의 시간가중평균값을 나타내었다. 1,800ppm 이상에 노출되었을 때 3명의 치과의사에서 우울증이 나타났다. 안전을 보장하는 수준을 정하기 위해 Sweeney는 8시간 근무 시 450ppm을 초과하지 않아야 한다고 하였다.[45,46]

Rowland는 치과조무사가 임신하는 능력(fecundability)을 보았는데 배기장치가 사용될 경우 아무 문제가 없다고 하였다.[47] 이러한 두 가지의 연구는 배기장치를 사용하고 450ppm 이하의 농도가 유지된다면 치과 종사자는 아무 문제가 없음을 강하게 암시한다.

노출은 어느 정도로 조절되는가?

초기 연구들은 Brown 마스크라고 하는 내부에 흡입기가 달린 마스크가 하나 더 있는 마스크가 이상적인 세팅 하에서 50ppm의 농도를 유지할 수 있었다고 하였다. OSHA는 이러한 자료들을 분석하였고, 이것이 실제로 가능하였으므로 이것을 목표로 하였다. Donaldson은 치과 외래에서 사용되고 있는 많은 배기장치들이 40~60ppm 정도의 범위 내로 농도를 유지시켜준다는 것을 보여주었다.[48]

노출은 어떻게 유지되는가?

치과에서 각각의 아산화질소/산소 유니트마다 배기장치가 구비되어 있어야 한다. 오늘날의 배기장치들은 개폐밸브 위로 흡입기가 부착된 마스크가 달려 있다. 어떤 장치들은 마스크 주위 여분의 공기를 빨아들이기도 하고 환자의 입을 통해 배출되거나 또는 마스크 주위로부터 새어나올지도 모르는 미세한 아산화질소를 제거한다.

모든 질소마취 장비는 적절한 흡입기가 부착된 배기장치를 가지고 있어야 한다. 치과외래에는 적당한 환기가 있어야 한다. 외부의 공기는 냉온장치에 의해 안쪽으로 유입되어야 한다. 한 시간에 15~20번의 환기가 좋다고 알려져 있지만, 최소 5번의 환기는 꼭 필요하다고 할 수 있다. 호스들과 연결된 장치들은 누수가 없는지 확인되어야 하고, 환자에게 맞는 마스크가 필요하며, 아산화질소 진정요법을 받는 동안 말을 하지 않도록 주지시켜야 한다. 이 모든 주의사항이 지켜졌다면

50ppm 범위에서 일하는 것이 가능하다(여러 학자들에 의해 제안된 450ppm보다 꽤 낮은 수준이다).[49]

질소가스 진정법 후 산소투여

산소는 모든 치과에서 갖추고 있어야 할 약물 중 하나이다. 산소는 부작용이나 다른 문제없이 사용할 수 있고 응급상황 대처법의 한 부분으로서 모든 치과에서 갖추고 있어야 한다. 예외가 있다면, 만성 폐쇄성 폐질환(심한 폐기종) 환자의 경우 조심스럽게 사용되어야 한다. 만일 이러한 환자들의 질병이 말기까지 진행되었다면 일차적으로 이산화탄소에 의해서가 아니라 산소에 의해 호흡이 조절되게 되므로 고농도의 산소를 투여하게 되면 호흡을 서서히 줄이게 되어 결국 호흡정지를 유발하게 된다. 이러한 환자들은 외관상 호흡을 힘들어 하기 때문에 일상적으로 발견하기 쉽다.

산소는 아산화질소가 사용된 전신마취 후 확산성 저산소증(diffusion hypoxia)을 피하기 위해 보통 사용된다. 이러한 현상은 Fink에 의해 아산화질소로 마취 후 일시적으로 나타나는 저산소증을 설명하기 위해 처음 기술되었다.[50] 아산화질소는 혈류로부터 확산되어 폐포와 기관지의 나머지 부분을 채우게 된다. 아산화질소는 혈류로부터 폐포까지 산소나 질소보다 매우 빠르게 확산되므로 폐의 사강을 채우기 쉽다. 공기를 처음 흡입하게 되면 사강으로부터 아산화질소(100% 아산화질소 150cc)와 공기 350cc의 혼합물이 생기게 되는데, 이론적으로 결국 병든 환자나 호흡기계 질병이 있는 환자, 마취제에 의해 호흡부전이 생긴 환자들에서 문제를 야기할 수 있는 저산소증을 유발하게 되는 것이다. 전신마취의 경우 보다 중대한 문제를 야기할 수 있다.

산소를 사용해서 해로운 점은 무엇인가? 2개의 가스선이 바뀌지만 않는다면 없다. 그러한 경우 장치는 100% 산소를 읽고 있을지라도 실제로는 100% 아산화질소를 투여하고 있을 것이다. 이런 일은 여러 가지 방법으로 발생한다. 한 증례는 전신마취가 이루어지는 외과 수술방에서 발생하여 결국 젊고 건강한 성인이 사망하기도 했다.

아산화질소/산소 투여 후 산소의 필요량을 측정하기 위해 맥박산소계측기(pulse oximeter)를 사용할 수 있다. 한 연구는 아산화질소를 사용한 치료 마지막 단계에서 마스크를 단순히 제거할 경우에서의 산소 포화량 변화를 보여주지 못했다.[51] 그 연구는 다른 사람에 의해 계속 반복되고 있지만, 같은 결과를 나타내고 있다.[52,53]

환자에게 산소를 투여하는 중요한 이유는 환자가 배출한 가스를 없애기 위함이다. 미세한 양의 아산화질소의 위험성을 알고 있으므로 우리가 숨 쉬는 공기로부터 환자가 내뱉은 아산화질소를 제거하기 위해 100% 산소를 최소 5분간 주어야 한다고 믿고 있다. 그러나 만일 환자가 100% 산소를 주는 동안에도 반응이 없다면 마스크를 제거하라. 가스들이 바뀌어 투여되었을지도 모른다.

진정용 약물의 호흡계에의 영향

진정요법은 적절히 교육받은 치과의사에 의해 안전하고 효과적으로 이루어질 수 있다. 호흡억제는 진정요법이 시작되었을 때 중대 관심사가 된다. 만일 문제가 발생한다면 주원인은 호흡억제 또는 기도폐쇄에 기인한 호흡부전일 것이기 때문이다.

대부분의 치과 진정요법 증례에서, 환자는 의식 하에 있게 된다. 환자가 자려 한다면 깨워야 한다. 전신마취는 '냉혹한 테러의 순간들이 산재된 엄청난 지루함' 으로 묘사되어 왔다. 장비가 잘 갖추어져 있고 수련 받고 자격이 있는 사람이 아니라면 환자가 의식을 잃는 것을 원하지 않을 것이다. 환자를 깨우지 않고는 전신마취 상태인지 졸거나 자는 것인지 분간하는 것은 불가능하다. 만일 환자가 깨어있다면 그 상태를 계속 유지하고, 그렇지 않다면 의식하 진정상태가 아닌 것이다. 환자는 전신마취 상태에 있는 것이므로 환자가 깨지 않는다면 진정상태로부터 회복시켜야 한다.

몇몇 약물을 사용하면서 우리의 관심은 적절한 가스교환이 일어나지 않는 순간까지 호흡을 억제시켰는가 하는 것이다. 기도개폐 유무, 호흡수준 평가 및 생징후를 체크해 보아야 한다. 여러 연구에서 환자의 가슴과 마취백(reservoir bag)의 움직임을 관찰하는 것은 적절한 미세 볼륨을 확인하는 데 적절하지 않다고 보고되고 있다. 피부색은 적절한 조직만을 확인하는 방법으로서 과거에서부터 이용되어 오고 있다. 하지만 동맥 산소농도는 청색증의 푸른색을 관찰하기 전에도 위험수준 이하로 떨어질 수 있으므로 청색증은 동맥 산소농도를 관찰하는 데 적절치 않은 것으로 간주된다. 맥박산소계측기(pulse oximeter) 및 이산화탄소측정기(capnograph)는 적절

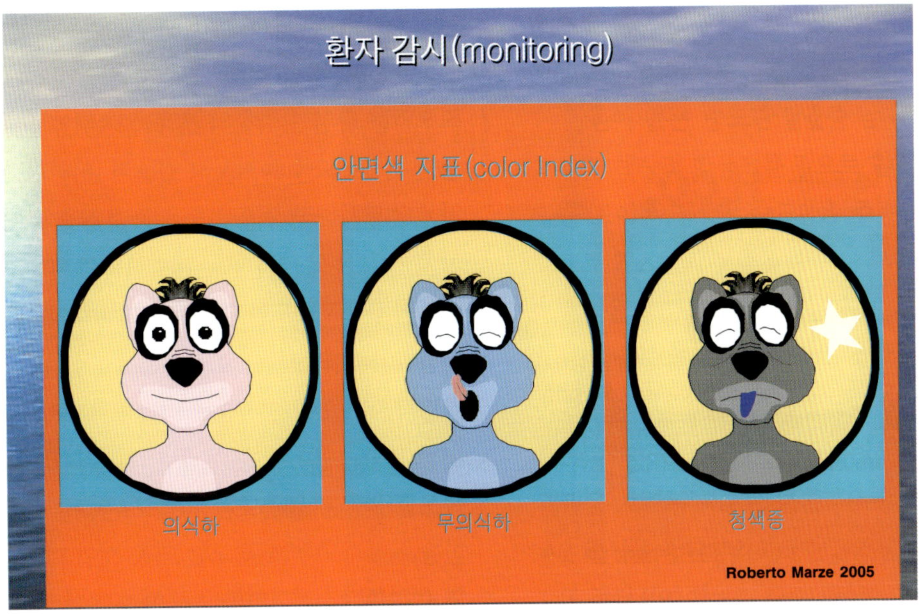

그림 8-3. 아산화질소를 사용한 치과마취는 초기에 환자 안면의 색 변화로 감시한다. 분홍빛은 의식하 진정상태이고, 약간 푸른빛이 돌 때 발치를 해야 한다. 더욱 푸른색으로 변하면 산소를 주어야 할 때이다.

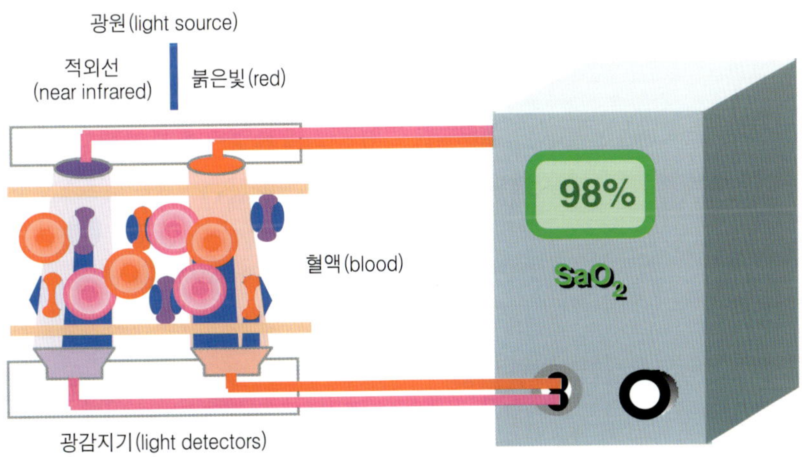

그림 8-4. 맥박산소계측기는 대개 손가락의 조직을 통해 빛을 쪼인다. 수용기가 각 빛의 투과수준을 읽고 분석을 하면 산소포화율이 모니터상에 나타난다.

한 환기를 평가하는 데 가장 중요하다(그림 8-3, 8-4).

호흡의 기본생리

Benzodiazepine 약물들의 호흡계 장점을 고찰하면서 호흡 감시의 중요성을 평가하기 위해 치과대학 재학시절에는 열심히 공부했지만 그 이후로는 거의 잊고 지내온 호흡생리라는 주제에 대해 고찰할 필요가 있다. 완벽한 토론을 목적으로 하진 않는다. 하지만 우리가 진정제를 사용할 때는 최소한 알아야 할 부분이다.

우리의 호흡은 다양한 기전에 의해 통제된다. 의식 하에서 숨을 쉴 때는 주관적 조절기능(conscious control)이 있다. 그렇지만 정상적으로 우리의 호흡수와 깊이는 대사산물인 이산화탄소에 의해 자극받는다. 이산화탄소는 수소이온의 농도 또는 혈액 산성도(pH)를 변화시킨다. 이러한 산성도의 변화는 주요 호흡자극 요소이다(그림 8-5). 좁은 범위이긴 하지만 산

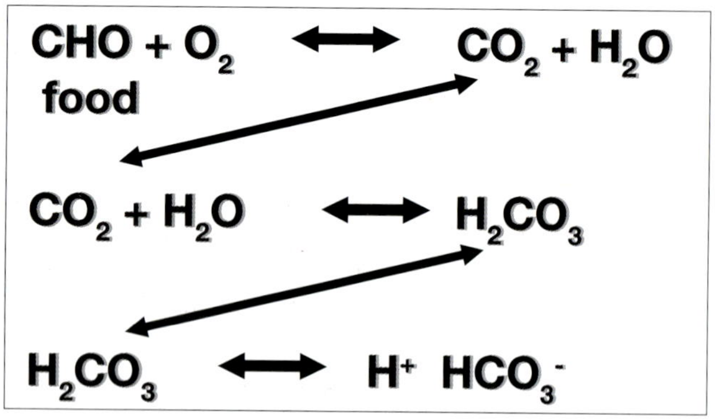

그림 8-5. 음식이 체내에서 산화되면 이산화탄소와 물이 된다. 이산화탄소는 혈장에 흡수되어 탄산이 된다. 탄산은 수소이온과 중탄산이온으로 해리된다. 수소이온 농도의 음의 로그값이 pH로 알려져 있다. 수소이온은 주된 호흡자극원이다. 만성폐쇄성 폐질환 환자(COPD)에서 중탄산이온은 신장에 의해 흡수되어 수소이온이 탄산으로 되돌아가게 하며, 이 과정에서 수소이온의 자극이 둔화되어 산소구동에 의해 숨을 쉬도록 한다. 산소구동은 아산화질소에 의해 억제되고 고농도의 산소도 마찬가지 작용을 한다.

소농도가 낮을 때도 자극받는다. 많은 약물들이 이산화탄소의 구동(drive)을 억제하지만 아산화질소는 낮은 산소농도 때문에 2차적인 구동을 억제한다(그림 8-6).

앞서 언급한 문제들에 대한 해결책은 다양하다. 호흡을 최소한도로 억제하는 약물을 사용해야 하며 한번에 여러 문제를 일으키는 다양한 약물의 혼용을 피해야 한다. 환자가 적절한 동맥 산소농도를 유지하고 있는지, 이산화탄소가 증가하지는 않는지 감시하라. 저환기증은 동맥 산소압 저하와 이산화탄소압 증가로 특징 지워진다. 맥박산소계측기의 등장으로 헤모글로빈의 산소포화도를 쉽게 감시할 수 있게 되었다.

맥박산소계측기는 헤모글로빈의 산소포화도를 보여준다. 게다가 대부분의 장치들은 맥박수까지 나타내준다. 헤모글로빈의 포화도를 알면 혈액의 pH가 정상인 경우 동맥산소압을 측정할 수 있다. 90%의 포화도가 적절한 동맥 산소압을 보장한다 할지라도 95% 정도는 되는 것이 더 좋겠다. 산소계측기가 이산화탄소계측기와 동등하지 않더라도 호흡이 억제되었음을 치과의사에게 알려주는 데 있어서는 매우 중요하다.[54]

환자의 호흡을 감시하는 것의 중요성은 아무리 강조해도 지나치지 않다. 만일 환자가 의식하 진정상태에 있고 구두명령에 반응한다면 환자가 안전하다고 가정할 수 있다. 만일 환자

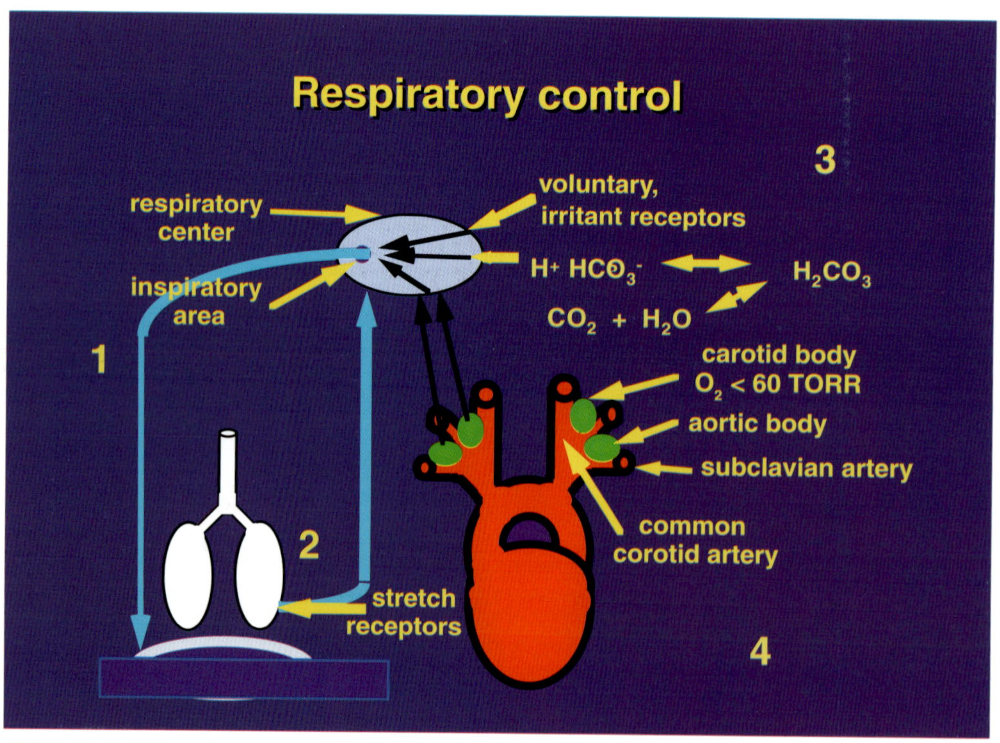

그림 8-6. 호흡중추의 흡기에 대한 자극은 횡격막이 수축하도록 한다. 흉곽의 부피가 증가되어 팽창하는 만큼 폐로 공기가 유입된다. 확장 수용기는 호흡중추로 억제신호를 보내고 횡격막이 이완, 폐의 탄력섬유들이 수축하도록 하여 공기를 배출한다. 이러한 기전은 높은 수소 이온 농도, 낮은 pH, 높은 이산화탄소 농도 또는 낮은 산소 농도에 의해 자극될 수 있다.

가 의식이 없다면 우리는 더 많은 주의를 기울여야 한다. 여러 연구는 부적절한 환기가 사망이나 뇌손상의 가장 흔한 원인임을 보여주고 있다. 술자로서 필요한 경우 환자를 감시하고 호흡을 보조할 수 있도록 준비되어 있어야 한다.

마취백

1960년대에 마취백(reservoir bag)을 지켜보는 것은 여러 유명한 방송 프로그램들에서 수술을 중단하고 가족들에게 애도의 뜻을 표해야 하는 때를 나타내는 수단으로 사용되었다. 오늘날 텔레비전을 통해 심전도를 보며 심전도가 편평해지는 것을 알게 되었다. 어떤 사람들은 마취백의 움직임으로 호흡 감시를 할 수 있을 것으로 생각한다. 적절한 호흡이 이루어지고 있는지에 대한 지표로 마취백의 움직임에만 의존하면 안 된다는 것이 여러 연구에서 나타났다. 그것은 단지 호흡수를 나타낼 뿐이다.

맥박산소계측기

매우 유용한 맥박산소계측기(pulse oximeter)의 등장으로 우리의 삶은 더 쉽게, 환자의 삶은 더 안전하게 되었다. 다양한 조직들을 통해 서로 주파수가 다른 두 개의 빛을 투과시킴으로써 두 주파수의 흡수도를 측정, 차이를 평가함으로써 동맥혈의 산소포화도를 매우 정확하게 측정할 수 있다. 산소포화도뿐만 아니라 대부분의 장비들은 맥박수도 측정해주며, 맥박의 파형도 보여준다. 이러한 감시 장비의 사용으로 전신마취가 좀 더 안전해졌으며, 결과적으로는 사고의 빈도가 낮아지게 되었다.

그러나 장비 사용 시 적어도 하나의 가능성 있는 경고가 있다. 환자가 산소공급을 받는다면, 헤모글로빈의 산소포화도는 100%에 달할 것이다. 심각한 호흡기 합병증이 있는 환자의 경우 산소포화도는 정상일지라도 교환율(exchange rate)이 혈액으로부터 이산화탄소를 제거하기에 부적절한 수준일 수 있다. 결국 높은 이산화탄소 농도와 낮은 혈액 pH 레벨을 보일 것이다. 이런 잠재적인 문제들은 특별한 문제없는 환자들에게만 진정요법을 행함으로써 피할 수 있다.

Capnography

호흡억제나 무호흡 시 매우 민감한 장비이다. 환자의 호기 중 이산화탄소를 측정하며 농도를 측정한다. 호흡계 질병 또는 전신마취 환자에서 환자를 감시할 때 매우 중요하지만, 진정요법 환자에서는 불필요할 수도 있다.

Benzodiazepine

Barbiturates, meprobamate, alcohol 모두는 뇌 신경세포의 콜린성 채널에 영향을 주는 것으로 알려져 있다. 이 약물들은 세포들을 과분극(hyperpolarize)시켜 탈분극에 대한 역치(threshold)를 높인다. Benzodiazepine은 다르지만 매우 밀접한 부위에 작용한다. Alcohol, barbiturates, meprobamate 모두는 같은 부위에 작용하며, 진정에 필요한 용량보다 약간 높은 농도에서 동물들을 마취시킨다.

이 모든 약물들은 중추신경의 억제성 전달물질인 GABA와 상호작용을 한다. GABA가 신경세포의 수용기에 결합할 때 신경세포의 흥분을 늦추고 신경계의 조절역할을 한다.

특별한 benzodiazepine 수용기가 뇌에 존재한다. GABA나 benzodiazepine이 존재할 경우 다른 한쪽의 결합능력이 증가된다. 따라서 benzodiazepine의 효과는 GABA의 증가된 활성에 의해 설명된다.[55,56]

수용기 부위는 감정을 조절하는 뇌의 한 부분에 집중되어 있다. Benzodiazepine의 장점은 불안을 완화시키는 능력이다. 때론 졸음을 유발하기도 하고 중독을 유발하기도 한다. 내성은 계속적으로 사용할 때 나타나며, 금단현상은 약물투여가 중지되었을 때 발생한다. 하지만 내성과 금단현상의 정도는 barbiturates보다 덜하다.

역사적으로 우리는 barbiturates와 마약(narcotics) 모두를 사용해 왔으며, 이 두 약물은 호흡과 순환계에 중요한 영향을 준다. 단일약제의 가장 확실한 이점을 지닌 benzodiazepine 진정요법은 과다용량에서도 거의 치명적이지 않다는 사실이다. Barbiturates의 경우 치사량은 수면유도에 필요한 용량의 불과 몇 배에 지나지 않는다(그림 8-7).

대부분의 경구용 진정제를 불활성화 시키기 위해서 우리는 약물이 배설되거나 대사되기를 기다려야 한다. Diazepam의 경우 간에서 또 다른 진정제인 oxazepam(Serax)으로 대사되는데, 이것은 장시간 진정제로서 작용한다. Triazolam은 midazolam과 함께 가장 짧은 반감기를 가진 약물로서 두 약물은 1~2시간 정도 작용한다. Midazolam은 경구나 비강 스프레이용으로 사용되기도 하지만, 정맥투여 약물로 생각된다. 유럽에서는 알약으로 사용되기도 한다. 불행히도 고용량에서는 호흡억제가 뚜렷이 나타난다.

Oral triazolam sedation의 장점

Triazolam을 이용한 경구진정 요법은 우선 간편하고, 약물의 특성 때문에 편하고 안전하다. 부작용에 대한 보고는 거의 없고 비교적 경미하다. 경구용 약물로서의 중요한 이점은 정맥으로 투여하거나 intravenous line을 시작할 필요가 없다는 것이다(공포증 환자는 진정되기 전 주사를 사용하는 것을 가장 싫어한다). 공포증 환자에게서 정맥요법을 시작하는 것은 치과 진료에서 가장 어려운 부분일 수도 있다. 환자는 기꺼이 경구요법을 원할 것이다.

Triazolam은 몇몇 시기에 줄곧 사용되다가 최근에는 수면 보조제로서 사용되고 있다. 이와 관련하여 장기간 이 약물을 복용한 환자에서 나타난 부작용 때문에 좋지 않은 인상을 받아오기도 했다. 이는 1990년대 초 미국에서 가장 많이 처방된 수면제로, 매년 720만 건 이상이 처방되었다.[57] Triazolam은 치과용 진정제로서 FDA 승인을 받지 않았다는 것이 중요하다.[58-60] 즉, "무허가" 사용인 것이다.

Triazolam은 거의 이상적인 치과 진정제가 되어가고 있다.[61] 신속히 흡수되며 1.3시간 후에는 혈중 최고농도에 도달하게 되는 장점을 가지고 있다. 반감기는 2~3시간 정도이다. Diazepam보다 거의 8배 더 효과적인 최면효과를 보인다.

그러나 Triazolam은 순환계나 호흡계에 대한 영향은 거의 없다. 여러 연구에서 혈압이나 맥박, 산소 포화도에는 변화가 거의 없고, 호흡수에서만 약간의 변화가 있었다고 보고되었다. 의식하 진정환자들에서 선행 기억상실증이 높게 발생하는 현상은 치과의사들에게 이 약물을 선호하게 해주었다. 환자들이 원하는 치료를 위해 충분히 이완되고 치료과정의 어느 것도 기억 못하게 된다면 치과치료 때 잠이 들 필요는 없다.[62-65]

Triazolam의 상대적으로 적은 호흡 및 순환계 진정작용은 안전을 위해 매우 중요하다. 안전도는 E/D 50(실험동물의 반수에서 진정작용을 보이는 농도)에 대한 L/D 50(실험동물의 반수에게 치명적인 농도)의 비에 의해 정해진다.

이 비율이 인간에게도 일정하다면 이상적이겠지만 현실은 그렇지 않다. 이 비율이 인간에게도 유지되려면 치명적인 부작용이 나타나기 위해선 볼링볼만한 크기의 알약을 복용해야

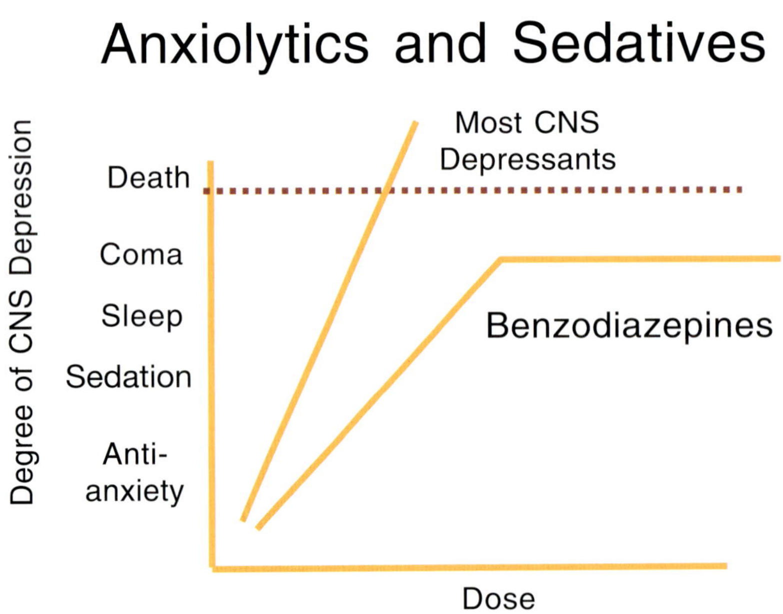

그림 8-7. 대부분의 중추신경계(CNS)에 작용하는 약물들은 과량투여 시 호흡억제에 기인한 사망을 초래할 것이다. 단일 약제로만 투여 시 benzodiazepine은 사망을 초래하지도 않으면서 상당히 많은 양을 투여할 수 있을 정도로 넓은 안전한계(margin of safety)를 갖는다.

할 것이다. 불행히도 이것은 그렇지 않다. E/D 50과 L/D 50 사이의 차이가 커질수록, 안전한 약물이다. 여러 명의 환자들이 triazolam으로 자살했다. 한 명의 사체 혈액에서 0.25-mg 알약 26개를 복용한 것으로 추정되었다. 또 다른 사람은 뜨거운 욕조에서 사망하였는데, 10개의 알약을 복용한 것으로 추정되었다. 따라서 과용하면 사망할 가능성이 있지만, 치과 진정요법에 필요한 양보다는 훨씬 많은 양이다.[66]

Ambien(zolpidem)은 triazolam을 대체하기 위해 몇몇 치과의사들에 의해 사용되어 왔다. Ambien은 GABA-benzodiazepine omega-1 수용기 부위의 효현제이다. Triazolam과 유사한 반감기를 가지고 있으나 imidazopyridine class의 비 benzodiazepine계 약물이다. 몇몇 사람들은 triazolam보다도 더 빠르게 흡수된다고 주장한다. 하지만 생산자들은 5mg에서 59분, 10mg에서 121분 후에 최고 혈중농도에 도달한다고 보고한다. 반감기는 1.4~4.5시간이다.

Yagiela는 lorazepam(Ativan)이 triazolam의 대체제가 될 수 있다고 주장하였다.[67] Lorazepam은 10~20시간의 반감기를 가지고 있으며 천천히 흡수된다. 치료 시작 2시간 전에 투여되어야 한다고 하였다. 5시간이 지나면 약물의 절반 정도가 불활성화 된다. 10~20시간 후에 효과의 절반 정도는 여전히 나타난다. 치료 후 환자가 운전하는 것을 자제시켜야 한다. 반감기가 좀 더 짧은 약물을 사용하고 1~2번 반감기가 지난 후 부가 투여하는 것이 좀 더 사려 깊은 것이다. 이런 방법을 사용하면 회복이 더 빠르다. Lorazepam은 만일 당신이 진정제를 단 한번만 투여하고 4시간 이상의 진정효과를 필요로 한다면 적절한 약물이다.

Triazolam의 약리적 성질

Triazolam의 독특한 특성은 화학 조성에 기인한다. 질소원자는 용해성을 방지한다. Midazolam은 이 위치에 탄소를 가지고 있으므로 수용성이어서 정맥 투여에 적합하다.

하나의 염소원자는 효능에 관여한다. 이 염소가 없으면 약물의 효능은 1/5로 감소한다. 좀 더 큰 알킬기(alkyl)로 치환을 해도 효능이 감소한다. 두 번째 염소가 benzodiazepine의 작용에 필수적이다. 브로모(bromo)와 질소 치환은 단지 약한 불안완화제일 뿐이다. 질소 치환은 또한 clonazepam이라고 하는 항경련제가 된다. 트리아졸로 환과 부착된 메틸군으로 인해 간 효소에 의해 신속히 산화되어 결과적으로는 짧은 반감기를 갖게 되고 신속히 대사되는 대사물로 바뀐다. 메틸군은 또한 약물의 효능을 보다 강하게 만든다.[68,69]

흡수

Triazolam은 1.3시간 안에 최고조에 도달하며,[70] 어른과 젊은 여성에서 신속히 작용한다.[71] 밤보다 낮에 신속히 작용하는데, 투여 전 공복상태가 더 길기 때문이다. 12시간 공복 이후에는 2배나 빨라진다.[72] 한 연구에 따르면 약물의 85%가 혈액 속으로 흡수된다고 한다. 또한 설하투여 시 28% 더 빨리 흡수된다는 것을 발견하였는데, 설하투여 시 어느 정도는 흡수되지만 대부분은 삼켜지기 때문이다.[73]

분포

Triazolam의 분포는 비만인 사람이나 정상인 사람이나 차이가 없다. 89%가 혈장에 결합하고 49%가 혈청 단백질과 결합하여 신속히 중추신경계로 흡수되는데, 이는 높은 지방용해성 때문이다. 태반을 통과하며, 쥐의 유즙에서도 발견된다.

대사와 배설

Triazolam은 간을 통한 일차통과 효과와 cytochrome P450-mono-oxygenase system에 의한 장 내측벽에서 산화된다. P450 system은 많은 효소로 구성된다. Triazolam은 3A4 효소에 의해 대사된다. Tagamet, cimetidine, erythromycin, isoniazid, 경구용 피임제, anti-HIV 치료제, delavirdine(DLV), efavirenz(EFV), 자몽은 cytochrome P450-mediated oxidatative system의 작용을 저하시키는데, 대사감소와 간 혈류 감소에 의해 일차통과 간 분해를 감소시킨다.74 효소가 없는 사람들은 특이체질이거나 어떤 환자군일 수도 있다. 남동쪽 아시아인들은 3A4 효소가 적다(그림 8-8).

Triazolam은 활성 대사물이 없다. 언급했듯이 반감기는 2~3시간이지만 밤엔 더 늦다. 반감기는 간의 산화능이 낮은 어른에서 더 길어진다. 신장투석에서는 변화가 없지만 간경화에서는 늦어진다. 91%는 소변으로 배출되고, 9%는 72시간 내에 변을 통해 배설된다.

중추신경계에의 영향

모든 benzodiazepine 약물들은 임상적으로 유용한 항불안, 진정-최면, 항경련 및 근이완 효능을 갖는다. 모두 어느 정도는 중추신경계를 억제하며, 바비튜레이트와 다른 진정-최면제와 비교할 때, 더욱 항불안 쪽으로 작용한다. 변연계와 감정과 행동, 특별히 해마상과 행인상 용암핵과 관련된 뇌부분을 억제한다. 주요한 효과는 GABA 수용체 복합기와의 상호작용에 기인한다.

심혈관계에의 영향

정상 치료용량에서 benzodiazepine은 정맥으로 건강한 사람에게 투여되었을 때 심박출량 또는 혈압에서의 변화를 야기시키지 않는다. 정상용량보다 약간 더 많은 용량이라면 정상과 심장질환을 가진 환자들에게서 혈압, 심박출량, 맥박량에서 약간의 감소를 유발하지만, 이러한 변화는 특별한 임상적 중요성을 가지진 않는다. Triazolam은 정상보다 4~8배 많은 용량에서 심혈관계 역학에 영향을 주지 않았다.[77]

호흡계에의 영향

대부분의 benzodiazepine 약물들은 경미한 호흡저하를 유발한다. 건강한 성인에게 투여 시 거의 영향이 없지만, 다른 중추신경계 억제약물의 작용을 강하게 할 수 있다. Triazolam은 정상보다 4~8배의 용량에서도 이산화탄소에 대한 호흡반응을 억제하지 않는다.

생식에의 영향

쥐에서 약간의 번식력 감소가 나타났지만, 약물은 출산 후 성장에 영향을 주지 않았다.

회복

회복을 측정하는 한 방법인, 시각조화연구(무작위로 움직이는 점을 손가락으로 따라가는)는 0.25mg 복용시 5시간 후, 0.5mg 복용시 11.5시간 후 정상으로 돌아왔음을 보여주었다. 보고된 부작용은 8%의 졸림증, 4%의 두통 및 혼몽, 신경염, 구갈증을 포함한다.

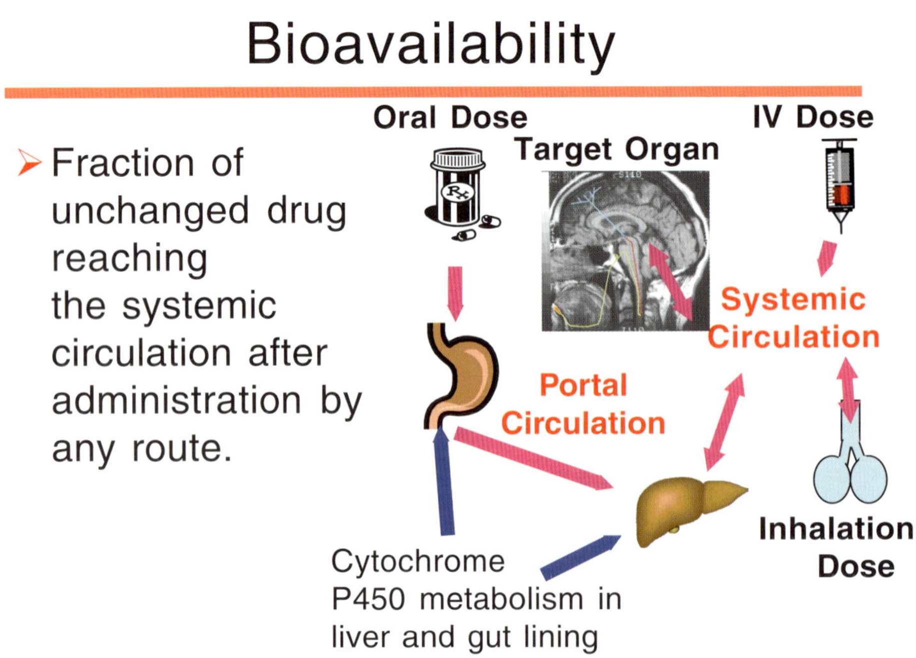

그림 8-8. Benzodiazepine 약물들은 장벽에서 흡수되는데, 장벽에서 cytochrome P450 대사효소에 의해 대사성 분해가 시작된다. 문맥혈을 통해 간으로 이동하며, 간에서 전신적 순환으로 들어가기에 앞서 추가적인 대사가 일어난다. 전신순환계로 들어가면 약물은 목표장기인 뇌에 영향을 줄 수 있다.

Triazolam의 약리적 성질

술자들이 어떠한 약물을 사용하기 전에 약리학에 대하여 잘 알아야 한다. 마찬가지로 모든 술자들, 특히 진정제를 사용하는 술자들은 소생술(심폐소생술을 포함한)을 시행할 수 있어야 한다. 이러한 응급치료를 할 수 있는 장비들이 당연히 갖추어져 있어야만 한다.

Triazolam을 사용할 때 절대적 금기인 상황들이 좀 있다. Triazolam 또는 다른 benzodiazepine 약물들에 과민반응이 있는 환자들은 피해야 한다. 근무력증 환자들은 triazolam이 근육 이완효과가 있기 때문에 사용하면 안 된다. 녹내장 환자들은 모든 benzodiazepine 약물들을 피해야 하는데, 이 약물들이 체액 배출에 대한 저항성을 증가시켜 안압을 상승시키기 때문이다(pilocarpine으로 회복시킬 수 있다).[78] 모든 benzodiazepine 약물들은 기형을 유발시킬 수 있으므로 임산부에는 투여하면 안 된다. Triazolam이 쥐의 유선을 통과하여 유즙으로 분비되므로 수유하는 임부에는 투여하면 안 된다. 중추신경 억제제이므로 P450 대사계를 억제하는 다른 중추신경 억제제나 약물을 복용 중인 환자에게는 신중히 투여해야 한다.[79]

상대적 금기증

어린이와 노인환자군에서 진정제로서 triazolam의 사용에 대한 자세한 연구는 없으며, 술자는 이러한 환자들에게 triazolam을 투여할 때 신중해야 한다. 몇몇 임상의들은 18세 이하 또는 65세 이상의 환자들에게는 사용하지 말도록 가르치고 있다. 정신병 환자들에 의한 자살시도에 대한 보고가 있어 왔다. 이런 역설적 행동을 유발하는 자살성향이 밝혀진 것이다.[80] 유럽의 여러 나라들은 triazolam을 금지하고 있다. 한 연구는 triazolam 사용 후 정신이상 증세의 발현을 보여주었다. 그러나 그 연구는 정신병 경향을 가진 많은 환자들이 있는 정신병원에서 이루어졌다. 마지막 상대적인 금기는 triazolam이 치과 진정요법이나 어린이의 진정요법에 사용되도록 FDA의 승인을 받지 못했다는 사실이다.

부작용

부작용이 환자의 4% 이하에서 나타났다. 대부분의 부작용은 용량이 0.5mg 이상이거나 다른 중추신경 억제제와 병용 시 나타났다. 다른 진정제처럼, 환자는 운전을 하거나 기계를 조작하는 등의 위험할 수도 있는 어떠한 행동도 할 수 없다. 혼자 걷거나, 계단을 올라가는 등의 활동도 포함된다. 중요한 위치를 맡거나 결정(법적 혹은 재정적)을 내려서도 안 된다. 음주 또는 다른 진정제를 24시간 동안 복용해서도 안 된다.[81]

외래에는 효과적이며 효율적인 응급처치법이 마련되어 있어야 한다. 그 처치법에는 환자가 약제가 투여되기 시작하는 시점으로부터 귀가해도 된다는 결정이 내려질 때까지 한 사람이 계속적으로 환자 옆에 있어야 한다는 것도 포함되어야 한다. 환자는 어느 때이건 잠들어서는 안 된다. 산소 포화도는 계속적으로 감시되어야 하고, 약 투여 전부터 기록되어야 한다. 생징후는 매 15분마다 혹은 과다한 진정이 시행되었다고 생각된다면 더 자주 주기적으로 체크되어야 한다.

부작용에 대한 처치는 약물이 사용되기 전에 대비하고 있어야 하며 정기적으로 고찰되어야 한다. 대부분의 부작용은 완벽한 병력청취, 전신검사, 적절한 약물용량 조절 등으로 예방될 수 있다는 것을 주목해야 한다. 응급상황을 인지했다면 바로 안정화 요법을 시행해야 한다. 이는 반드시 A-airway, B-breathing, C-circulation이라고 하는 기본적인 심폐소생술을 수반한다. 환자의 기도를 확보, 유지하는 것이 생징후를 감시하는 것처럼 가장 중요하다. 만일 그 다음 과정에 대해 의문이 생길 경우 911의 응급의학처치를 요청하는 것도 바람직하다.

일반 치과에서의 사용법

15년 이상을 본 저자는 400회 이상 triazolam을 사용해왔다. 치료 시작 1시간 전에 치과에 환자가 도착하여 혈압, 맥박수, 산소포화도를 측정한다. 약물의 용량은 환자의 체중으로 결정되며 보수적으로 필요량보다 조금 적게 한다. 대개 30분 후에도 진정효과가 없을 경우 설하로 부가량을 투여한다.

저자의 환자군은 7~83세였으며, 27~145kg의 체중을 나타냈다.[103] 모든 환자들은 ASA 1 또는 2에 속하는, 최근 병력이 없는 환자들이었다. 모든 성인 환자들은 치과 공포증 환자였으며 치료 시 정맥진정요법 또는 전신마취를 요구했다. 어린이들은 아산화질소 진정법 등의 전통적인 방법을 포함한 방식이 치과치료 시 시도되었던 환자들로서 성공적이지 못했다.

심폐기능이 측정되었고 혈압(이완기 및 수축기), 심박동수, 산소포화도가 기록되었다. 비협조적인 어린이들의 경우 심박동수와 산소포화도만이 측정될 수 있었다. 심혈관계 항목들이 15분마다 측정되었다. 치료 도중 산소포화도가 맥박산소계측기를 이용해 측정되었다.

초기 기본적인 사항들이 측정된 후 경구용 triazolam이 투여되었다. 많은 저자들은 수면 증강을 위한 적절한 용량에 대한 보고를 해왔다. 제안된 용량은 0.125mg에서 0.5mg까지였다.[82-87]

상담 및 동의서를 받고 술전 생징후를 측정한 이후에 triazolam이 투여된다. 술후 처치를 위해 보조자가 수술방에 위치하며 생징후, 혈압, 맥박 및 호흡을 매 15분마다 측정하여 변화가 있으면 술자에게 알리도록 교육시킨다. 보조자는 환자가 깨어있는지를 확인하기 위해 환자와 이야기를 나누도록 교육받는다. 본인은 30분 후에 진정효과가 있는지를 체크한다. 진정효과가 나타나지 않는다면 초기 투여용량의 절반을 추가 투여할 것이다. 약간의 진정효과라도 나타난다면 치료에 필요한 진정효과를 얻게 될 것이다(많은 환자들은 40분쯤 지나게 되면 진정효과가 적다고 불평하게 될 것이지만, 이것이 정상이며 치료를 시작할 때쯤이면 적당히 진정될 것이라고 설명해 준다).

앞서 언급한 것처럼 진정효과가 없다면 30분 이후에 초기용량의 절반을 더 투여한다. 추가투여는 10%의 환자들에서 필요하다. 본인은 다음과 같은 원칙에 따라 투여한다. Dose in mg=0.25mg+0.125mg for every 70-pound weight increment over 40pounds.[88]

환자들은 처음 30분쯤 완화효과가 가장 크며, 이후 60분 사이에 두 번째로 큰 효과가 나타난다고 한다. 약 50%는 치료에 대해 중등도에서 고도의 망각을, 대부분은 집으로 어떻게 갔는지를 기억하지 못했다. 혈압, 맥박 및 산소포화도에서는 유의할 변화가 없었다.

어떤 환자도 자거나 코를 골거나 하지 않았다는 사실을 강조하고 싶다. 모두 의식이 있었으며, 고통스러운 자극이 없어도 구두명령에 반응하였다. 어떠한 환자에서도 부작용이 나타나지 않았다. 치료 시 적절히 진정되지 않은 환자는 3명 있었다.

저자 병원에서의 사용법

계속 반복되지만 환자는 잠들지 않아야 한다는 것이 중요하다. 만일 환자가 잠이 든다면 과다 진정된 것이며, 구두명령으로 계속 깨어있게 하거나 효과가 없다면, 회복제를 투여해야 한다. 환자가 진정이 잘 안 되는 것 같더라도 걱정할 필요는 없는데, 이는 진정요법에서 흔한 기억상실로 인해 전부는 아닐지라도 치료과정 대부분을 망각하게 만들 것이기 때문이다. 치료과정 내내 우는 아이는 치과치료가 안전히 이루어질 정도로 조절만 된다면 적절히 이완될 것이다. 비록 술자는 집중이 안 되겠지만 우는 것 자체는 적절한 환기를 하고 있다는 증거가 된다. 소아마취 수련을 받지 않았거나, 전신마취와 그 합병증들을 조절하기 위한 장비가 없거나 훈련을 받지 않았다면 7세 이하의 소아에게는 어떠한 방식의 진정요법도 하지 말 것을 제안한다.

사용법

치료 전 면담에서 triazolam이나 술식에 대한 금기증이 없는지 또는 가능한 위험성들은 없는지를 확인하기 위해 병력을 청취한다. 이점과 조건은 환자, 소아의 경우 보호자와 상담한다.

환자 선정

1. 환자는 7세 이상이고 몸무게가 70lbs 이상이어야 한다.
2. 환자는 ASA 1 또는 2이어야 한다. 어떠한 의학적 문제가 있는 환자는 아무리 사소할지라도 치료하지 말 것을 권유한다.
3. 환자나 보호자의 서명이 첨부된 동의서를 받도록 한다.
4. 환자의 체격에 맞는 용량으로 시작한다.
    a. 70~110lbs: 0.25mg
    b. 110~180lbs: 0.375mg
    c. 180~240lbs: 0.5mg
    d. 240lbs 이상: 0.625mg(그림 8-9, 8-10)
5. 30분이 지나도 진정효과가 없거나 환자가 어떠한 변화를 느끼지 못한다면 설하로 용량의 절반을 투여한다. 약간의 효과를 보인다면 추가용량은 필요 없다(그림 8-11).
6. 두 시간 후 치료시간이 한 시간 정도 더 필요하거나 환자가 1시간 지났을 때보다 진정효과가 떨어졌다면 총용량의 절반을 투여한다. 대사된 용량에 해당하는 용량을 투여한 것이다.
7. 만일 진정효과가 조금 더 필요하다면 아산화질소를 사용할 것.
8. 한 가지 경구용 진정제인 triazolam만 사용할 것. 회복제

Dose (mg) = 0.25mg + 0.125mg (for every 70lb weight increase > 40lbs)

Therefore mean dose = 0.005mg/lb or 0.5mg for 180-pound man

- Triazolam (Halcion) oral sedation can be used effectively over traditional intravenous or inhalation sedation.
  - 70 lb to 110 lb = 0.25 mg
  - 110 lb to 180 lb = 0.375 mg
  - 180 lb to 250 lb = 0.5 mg
  - 250 lb and greater 0.625 mg
- Dosing is simple (based on the "Q-factor").
  - Give half the original dose if no effect at 30min.
  - Give half the original dose every 2 hr. if sedation lightens.
- Good body of evidence reporting its successful use.

그림 8-9. 용량 계산: Dose in mg=0.25mg+0.125mg for every 70lb weight increase over 40lbs. 180pound의 성인남자에서 0.5mg이다. 30분 후에도 진정효과가 없다면 초기 용량의 절반을 투여한다. 시간이 많이 걸리는 경우 약물이 대사되기 때문에 추가 투여가 필요할 수 있다.

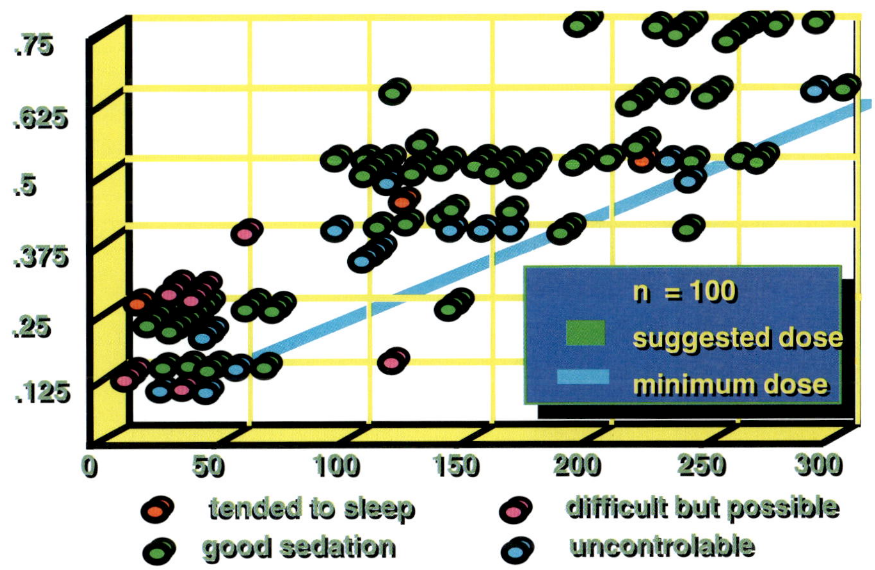

그림 8-10. 체중과 용량과의 관계. 110명의 환자에서 triazolam을 사용한 초기의 그래프이다. 이러한 자료로부터 환자의 체중에 대한 용량 결정식을 도출해냈다.

를 준비하고 어떠한 촉각자극 없이 구두명령에 반응하지 않을 경우 구강저로 주사한다. 술자가 회복제를 투여할 수 있을 때까지 환자를 꼬집어 깨운다. 환자가 전신마취 상태로 들어간 후가 아니라 진정이 더 깊어지려고 할 때 진정작용을 반전시킨다.

9. 우리는 자거나, 졸거나, 코를 골거나, 선잠을 자는 것을 말하지 않는다. 불안완화 시 깨어있는 것을 말한다.
10. 환자를 병실에 혼자 두지 말 것.
11. 여자환자의 경우 남자 치과의사나 위생사, 보조원을 혼자 남겨두지 말 것.
12. 혈압, 맥박, 산소포화도를 초기투여한 후 계속적으로 감시하라.
13. 환자가 화장실에 가길 원한다면 성별이 같은 보조원을 동행시키도록 한다.
14. 환자는 술후에 보호해줄 수 있는 사람과 같이 있어야 한다.

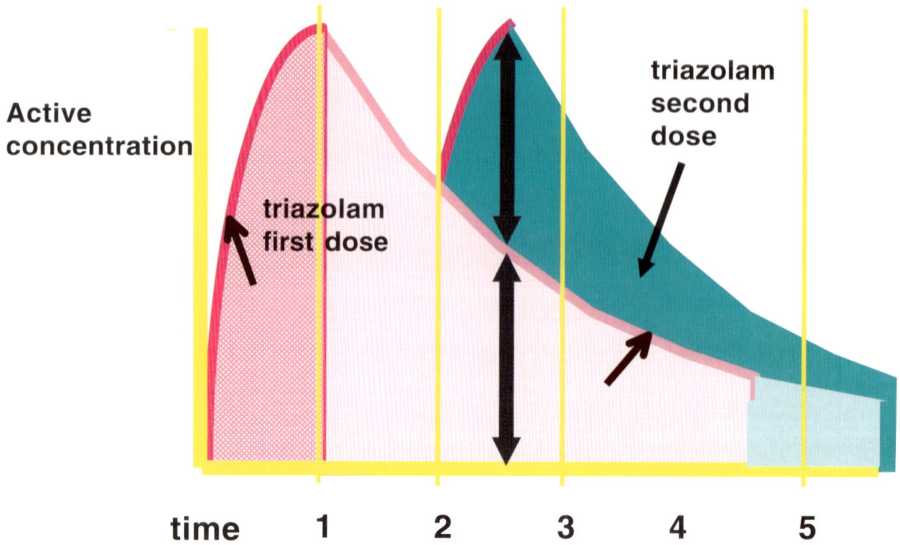

그림 8-11. Triazolam의 역가측정: 긴 시간이 필요한 경우 대사된 양에 합당한 두 번째 용량을 투여한다. 다음 2가지 참고문헌을 기초로 한다: (1) Friedman, H. et al. 1886. Population study of triazolam pharmacokinetics. Br J Clin Pharm. 22(6):639-42. (2) Derry, C.L. et al. 1995. Pharmacokinetics and pharmacodynamics of triazolam after two intermittent doses in obese and normal-weight men. J Clin Psychopharmacol. 15(3):197-205.

a. 치료 전 24시간 동안 음주를 하거나 다른 진정제를 복용하면 안 된다.
b. 임신하지 않아야 한다.
c. 다른 금기증이 없어야 한다.
d. 운전하거나 기계를 작동하는 등의 위험한 활동은 할 수 없다. 혼자 걷거나, 계단을 올라가는 활동도 포함된다.
e. 치료받은 날은 아이를 돌보는 등의 책임이 따르는 일을 하지 않아야 하며 법적, 재정적 결정이 필요한 일을 해서도 안 된다.[89,90,91]

치료과정 일부 또는 전부를 망각한다고 해도 환자를 자게 하면 안 된다는 것이 중요하다. 본인은 75%의 환자들이 치료 시작부터의 망각(triazolam 투여 후 60분)을 보이는 것을 알았다. 이것은 2~3시간 동안 지속된다. 모든 환자들은 어느 정도의 망각 또는 치료과정을 기억하지 못했다.

치료가 끝나면 환자가 누군가의 부축을 받으며 걸을 수 있을 때까지 그대로 앉아있도록 한다. 치과의사는 환자들이 안전하게 퇴원해도 되는지를 결정하는 사람이다. 진정작용이 사라지는 것을 지켜봐야 한다. 치료 전 환자에게 주었던 것과 같은 술후 주의사항을 환자를 집으로 데려다 주고 하루 동안 간호해줄 보호자에게 설명해준다. 본인은 환자가 집으로 가기 전에 환자의 진정상태 수준을 체크하고 기록해둔다. 또한 본인의 집 전화번호를 동반 보호자에게 알려주고 어떠한 질문이나 문제가 있을 경우 연락하도록 설명해준다. 마지막으로 보조자가 환자를 차 있는 곳까지 쓰러지지 않도록 보조해주도록 한다. 환자를 보조석에 태우고 안전벨트를 매어준다.

두 번째 진료는 첫 번째보다 쉽다는 점을 주목해야 한다. 첫 번째 치료 시의 용량이 적절했다면, 두 번째 치료 시엔 결코 더 많은 용량이 필요하지 않다. 또한 이 약물은 Class IV 약물이므로 사용시 신중히 기록해두도록 한다.

Triazolam 관련 현황

Upjohn

Upjohn사가 미국에 triazolam을 공급한다. 그들은 치과 진정제로서의 유용성을 선전하지 않으며, 어린이에게 사용하기 위한 테스트도 이루어진 바 없다. Upjohn사는 치과 진정제로서의 사용 및 어린이에게의 사용은 사실 연구 중이며 회사에 의해 지지되거나 추진된 바 없음을 서면을 통해 확실히 본인에게 알려주었다. Triazolam의 특허권은 이미 소멸되었으며 따라서 치과용 진정제로서 공인될 가능성은 거의 없다.

FDA

FDA는 현재 triazolam의 치과용 및 소아용 진정제로서의 사용을 인정하지 않는다. 술자들은 만일 문제가 생길 경우 FDA의 승인이 없다는 사실이 의료법적인 견지에서 문제를 야기할 소지가 있음을 알고 있어야 한다. 하지만 FDA 승인을 받지 못했다는 것이 진정제로서 이 약물을 사용하는 것을 막지는 못한다.

기록의 보관

미국 연방법무부의 마약단속국(Drug Enforcement Administration)은 "의사를 위한 지침서, 1970년 통제약물 조례에 대한 보도요강(Physician' s Manual, An Informational Outline of the Controlled Substances Act of 1970)"이라 명명된 소책자를 각 지부마다 배치해두고 있다. 이 책자는 기록 보관, 저장, 목록, 안전 및 통제약물의 처방과 조제에 요구되는 사항들을 자세히 설명하고 있다. Triazolam은 1급 지정 정맥 약물이다.

어떠한 통제약물이든지 투여, 처방, 조제하기 위해 의사나 치과의사는 마약단속국(DEA)에 등록되어야 한다. 마약 단속국은 "등록은 매 3년마다 갱신되어야 하고, 등록 자격은 등록된 지부에서 관리되어야 한다".

"치과의사는 구매, 분배, 조제된 약물의 기록을 보존해야 하며, 이 같은 유출방지 시스템(closed system)을 통하여 통제약물들은 생산된 시점으로부터 사용자에게 조제될 때까지 추적될 수 있다."

"모든 통제약물에 대한 기록은 다른 사업서류들로부터 분리되어 2년간 보존되어야 하며, 마약단속국에 의한 조사에 이용될 수 있어야 한다. 환자 기록의 한 부분으로서 보존된 통제약물의 기록은 마약단속국의 조사 시 이용될 수 있어야 한다."

"통제약물을 조제하는 의사나 치과의사는 각 거래를 기록해두어야 한다"고 규정하고 있다.

목록작성 요구사항

"통제약물을 조제하거나 투여하는 데 종사하는 의사나 치과의사는 통제약물 관련 기록을 유지관리하고, 그 전체 보유량에 대한 재고목록을 매 2년마다 작성하여야 한다."

보안

"의사나 치과의사는 안전하게 잠기고 튼튼히 설계된 캐비닛 또는 금고 안에 이러한 약물을 보관하여야 한다."

본인의 병원에서 triazolam은 자물쇠가 있는 장에 보관되는데, 그 장은 병원 벽에 영구히 부착되어 있는 것이다. 목록표는 환자 기록과 함께 보관된다. 이 목록표는 날짜와 환자 이름, 나이, 체중 및 비고란으로 구성되어 있다. 재고총량은 현재의 재고총량을 나타내기 위해 매 투약 시마다 변하게 된다. 약물을 다시 구입하게 될 때 처방을 복사하여 목록표에 부착하도록 한다.

환자기록

환자기록은 모든 치료에 대해 보존된다. 이러한 기록들은 아산화질소만이 사용될 때를 제외하고는 어떤 진정제에서나 똑같을 것이다. 이러한 기록들은 동의서, 진정 후 평가서, 혈압, 맥박수 및 맥박산소계측수치 등을 포함한 진정요법 기록들을 포함한다. 이러한 수치들은 약물이 투여된 후 15분마다 측정, 기록되며 치료가 끝날 때까지 계속된다. 환자의 의학상태(ASA rating)는 나이, 성별, 체중, 투여된 용량, 이름, 날짜 및 진정제 투여가 처음인지 아닌지 등이 기록된다.

진정요법에 대한 기록은 여러 가지 이유에서 꼭 필요하다. 우선, 기초적인 기준을 확립하고 잠재적인 위험성에 대한 첫 번째 지표가 될 수 있다. 만일 측정된 수치가 변하기 시작한다면, 술자에게 즉시 알려져야 하고 수정하고자 하는 노력이 시작되어야 한다. 두 번째, 응급상황의 부담감이 술자의 시간적 상황(time sequencing)을 더욱 어렵게 만든다. 생징후 및 그들이 기록했던 시간들을 recall하는 것은 거의 불가능하다. 완벽한 기록은 증례에 대한 실마리를 제공해주고 우리의 문제가 점점 진행할 때 그에 대한 해결책을 또한 제공해준다(어느 순간에 구두명령이 통하지 않았는가? 환자가 이 상태에서 얼마나 오랫동안 있었는가? 변화가 급격히 왔는가? 또는 생징후가 어느 정도 천천히 변하였는가? 마지막으로, 법적 소송의 경우 완벽하고 정확한 기록이 방어를 위해 필수적이다.

Flumazenil(Romazicon) 회복제

우리가 사용하는 약물에 대한 회복제를 가지고 있다면 대단히 유리할 것이다. 분비나 대사로써 불활성화 시킬 필요가 있는 약물의 경우 더욱 그러하다. 정맥으로 투여할 경우 소량의 테스트 용량을 투여한 후 원하는 효과를 얻기 위한 추가용량을 더 투여한다. 이러한 테스트 용량은 바로 중추신경계로 들어가 효과를 나타낸다. 그 후 체내 다른 부분으로 재분포 되며 어떤 약제가 과다투여 되었거나 과민반응이 있는 경우 그 효과를 효과적으로 감소시킨다. 경구용 약물들과의 적정은 매우 느리다. 문제가 생긴 경우 증상이 명백하게 나타나는 것은 시간이 꽤 지난 후이다. 체내로의 재분포 및 침투는 이미 발생하였으며, 도울 방법이 거의 없다. 과다투여의 경우 그에 따른 증상을 치료하고 심폐기능을 보조해주는 것 외에는 할 수 있는 것이 거의 없다. 이러한 이유로 경구용 약물에 대한 회복제는 매우 가치 있다. Benzodiazepine의 회복제는 flumazenil 이다.

역사

1974년 Haefely는 benzodiazepine이 가장 중요한 억제성 신경전달물질인 GABA의 효과를 증강시킴으로써 작용한다는 가설을 세우고 증명하였다. 이후 diazepam보다 이 부위에 더 큰 친화력을 가진 다양한 합성물질이 생산되었다. 이중 하나인 flumazenil이 임상실험을 위한 길항제로서 선택되었다.[92]

약리적 성질

Flumazenil은 benzodiazepine보다 먼저 투여될 경우에는 benzodiazepine의 진정효과를 방지하고 진정제 투여 도중이나 후에 투여되면 그 효과를 반전시킨다. Benzodiazepine의 진정효과나 전신마취 효과를 반전시키기 위해서 flumazenil은 0.2~1.0mg 용량 사이에서 적정된 용량으로 정맥투여 된다. 과다투여된 경우 2.0~3.0mg이 필요할 수도 있다.[93]

독성과 안전성

"Flumazenil은 높은 치료지수와 넓은 안전한계를 가진다." 허혈성 심장질환 환자에서 최소한의 영향만 미치며, 14일까지 diazepam이나 triazolam이 투여되던 환자들에서도 금단 증상은 나타나지 않는다. Lorazepam을 복용하던 환자들에서는 약간의 증상이 나타난다. 심한 두부손상 환자나 불안정한 두개내압 환자들에게는 투여되면 안 된다.[94] 공포증을 가진 환자들에서는 정맥으로 2mg 투여하면 발작을 촉진시키게 된다. 건강한 환자에서는 효과가 없다.[95]

어린이에서의 사용법

Jones는 마취유도를 위해 midazolam이 투여된 3~12세 사이의 어린이 40명에게 flumazenil을 투여했다. 위약과 함께 투여했으며, 길항제로서의 효과가 확인되었다. Flumazenil이 투여된 아이들은 4배 더 빠르게 깨어났으며, 다시 진정되는 사례는 관찰되지 않았고 심폐기능에서 최소한의 변화도 관찰되지 않았다.[96]

성인에서의 사용법

54분이라는 flumazenil의 반감기(0.7~1.3시간)는 triazolam, midazolam, diazepam보다 짧아서 효과가 다시 살아나는 현상을 볼 수도 있다. 진정작용은 2~5분 내에 사라진다. 구강저에서 설하로 이 회복제가 투여되는 것을 본 적이 있는데, 주사의 고통이 환자를 깨웠었다. 진정은 2분 내에 약화된다. 최대의 반전은 정맥투여 후 10분쯤에 나타나며, 설하투여 시 20분쯤 후에 나타난다. 두 경우 모두 효과의 대부분은 최초 5분 사이에 나타난다.

금기증

이 약물에 과민반응을 나타내거나 benzodiazepine에 과민반응을 나타내는 환자들, 위급한 상황의 조절을 위해 benzodiazepine이 투여된 환자들(예, 두개내압 조절 또는 간질 치료 시) 및 심각한 삼환 항우울약 과다투여의 증상을 보이는 환자들이 금기증이 된다.[97]

재진정

54분으로 상대적으로 짧은 flumazenil의 반감기 때문에, 반감기가 1~2시간인 triazolam의 진정효과가 사라지기 전에 flumazenil의 효과가 사라질 수도 있다(그림 8-12). Midazolam도 유사한 반감기(1~2시간)를 가지고 있고 여러

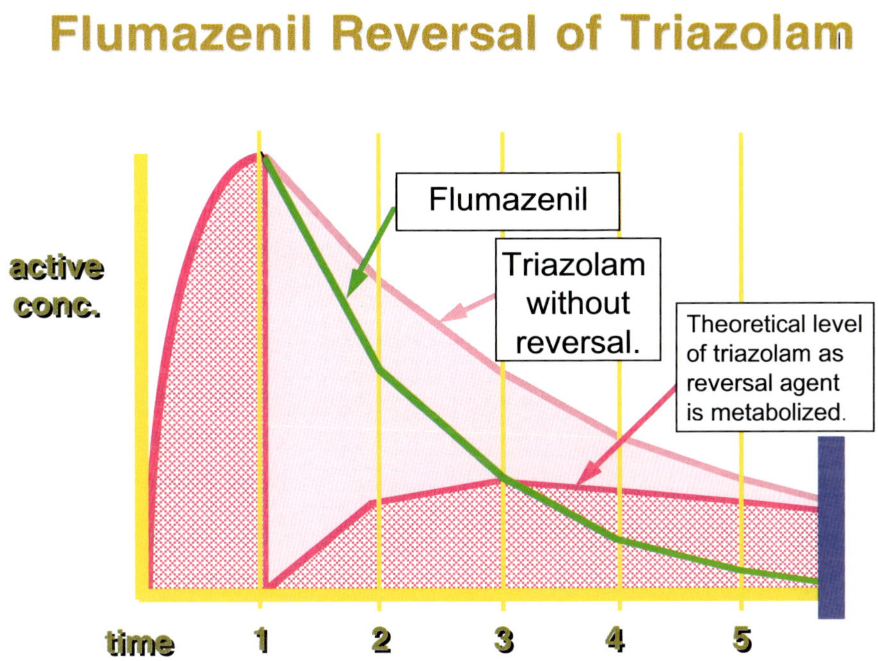

그림 8-12. Flumazenil의 반전효과를 보여주는 그림. 시간 1에서 triazolam의 효과는 완전하게 반전되었다. 한 시간 후인 시간 2에서 flumazenil의 절반이 대사되었으며, triazolam의 효과의 일부분이 다시 생겼다. 이 효과는 시간 3까지 증가세를 보였다.

연구에서 적량의 midazolam이 사용될 때 유의한 재진정이 나타남을 보이지 못했다.[98-100] 재진정은 diazepam에서 나타났는데,[101] 상당히 긴 반감기(20~50시간)를 가지고 있기 때문이며, 많은 양의 midazolam에서도 나타났다.[102] 여러 연구들에서 triazolam은 재진정이 없다고 보고할 때까지 flumazenil이 사용된 환자들은 수 시간 동안 재진정이 일어나지 않는지 관찰되어야 했다. 회복제 투여 시 환자가 정상인 것처럼 느껴 안전하게 행할 수 없는 행위들을 시도할 위험성이 있다.

회복제의 도입으로 과다투여 되었을 때도 그 효과를 반전시킬 수 있는 triazolam을 보다 편하게 사용할 수 있게 되었다. 물론 이것은 과량의 triazolam을 마음대로 사용하라는 것도 환자 상태를 감시하거나, 심혈관계 또는 호흡저하인 경우에 대처할 책임감을 덜어주는 것도 결코 아니다.

진정요법에 대한 정책

경구적 의식하 진정은 치과학에서도 논란이 되어온 주제이다. 미국치과의사협회, 전문가 그룹, 몇몇 주의회들은 이처럼 매우 유용하고 중요한 방법을 엄격히 제한하려는 시도를 해왔다.

일반적으로 benzodiazepine계 약물 그리고 특별히 triazolam은 신중히 사용된다면 매우 안전한 약물이다. Triazolam은 신속히 흡수되며, 짧은 반감기를 가지고 있고, 기억상실 효과때문에 치과에 선택적인 약물이다. 경구적 진정은 공포증 환자들의 충족되지 않는 요구를 다루기 위해 오랫동안 사용되어 왔다.

ADA의 지침은 적정을 하거나 "경구용 진정제를 한 번 더 주는 것"은 그 결과를 예측할 수 없고 더 깊은 수준의 진정작용을 유발할 수도 있다고 경고하고 있다. 이러한 지침들은 경구용 진정제의 용량을 최대 허용 용량(MRD)으로써 제한하고 있다. MRD는 FDA의 용어이다. Triazolam의 MRD는 집에 혼자 있게 될 환자가 수면제로 사용할 수 있는 용량에 해당되며, 치과 진정요법과는 관계 없다. Triazolam의 MRD는 0.5mg이다.

진정이나 마취의 응급상황에 직면하게 될 때, 당신은 지니고 있는 모든 기술과 이전에 응급상황에 대처했던 경험들 및 약간의 운까지 동원해야 한다. 이는 치과환자들이 죽을 수도 있는 상황인 것이다. 경구적 의식하 진정요법을 위해 triazolam을 보수적으로 투여함으로써 술자는 이런 끔직한 경험을 피해 갈 수 있으며 환자들도 이러한 위험에 노출되지 않게 할 것이다. 항상 위험한 일은 하지 말 것임을 명심하라. 한번 죽은 사람은 되살릴 수 없다.

증례보고

실제로 투약이 이루어진 증례들이 도움이 될 것이다. 다음 두 증례는 임상에서 triazolam이 사용된 예이다.

Patient No. 1

7살 아이가 치과치료 시 소아치과 의사에 의해 진정요법이 시행되었다. 환자는 엄마의 손을 잡고 걸을 수 있을 때까지 병원에 있었다. 집으로 돌아갔으며 혼자 있으면 자꾸 자려고 하였다. 그날 저녁 치과의사의 집 전화는 고장이 났었다. 치과의사와 연락하려 한 이후 보호자는 걱정이 되었고 인근 응급실로 전화를 했다. 환자를 주의 깊게 살펴보라는 얘기와 triazolam이 어린이에게 사용되도록 허용되지 않았다는 얘기를 들었다. 보호자는 그 후 마약단속국에 전화를 했고, triazolam은 어린이에게는 사용되면 안 된다는 얘기를 또 들었다. 다음날 환자의 엄마가 내원한 후에야 치과의사가 그녀의 걱정을 덜어줄 수 있었다.

Patient No. 2

키가 185cm, 몸무게가 100kg 정도되는 40세의 흑인남자에서 의례적인 진정요법이 시행되었다. 치료가 끝나갈 즈음 귀가해도 된다는 결정이 내려졌고, 165cm 정도의 왜소한 부인에게 술후 주의사항을 설명해주었다. 이때 그녀는 버스를 타고 집으로 갈 것이라고 했다. 환자가 버스를 타고 내리는 것을 도와줄 수 있을지 걱정스러웠기 때문에 그를 아무 문제없이 집에 데리고 갈 수 있도록 한시간 더 병원에 머무르게 하였다. 환자가 승용차로 귀가하도록 권유하진 않았으며, 환자는 집에 안전하게 도착하였다.

참고문헌

1. C. Bennett, C. Richard. Dissociative-sedation. Compend. Contin. Educ. Dentl, Vol XI, No.1 Jan., p. 34–38. 1990
2. P. Weinstein, P. Milgrom, E. Kaufman, L. Fiset, D. Ramsay. Patient perceptionsof failure to achieve optimal local anesthesia. General Dentistry, May–une, p. 218–220. 1985.
3. P. Milgrom, P. Weinstein, R. Kleinknecht, T. Getz. Treating fearful dental patients. Reston, VA: Reston Publishing Co., Inc.. 1985.
4. P. Domoto, P. Weinstein, S. Melnick, M. Ohmura, H. Uchida, K. Ohmachi, M. Hori, Y. Okazaki, T. Shimamoto, S. Matsurma, T. Shimono. Results of a dental fear survey in Japan: implications for dental public health in Asia. Community Dental Oral Epidemiol 16: 199–201. 1988.
5. E. Friedaon, J. Feldman. The public looks at dental care. JADA, 57: 325–335. 1953.
6. R. Kleinknecht, F. McGlynn, R. Thordnike, J. Harkavy. Factor analysis of the Dental Fear Survey with cross validation. JADA, 108: 59–61. 1984.
7. N. Trieger. Current Status of Education in Anesthesia and Sedation; Predoctoral Education in the USA. Anes Prog, vol. 36, no. 4/5, p. 217, July-October. 1989.
8. R. A. Dionne. Pharmacologic considerations in the training of dentists in anesthesia and sedation, Anes Prog 36: 113–116. 1989.
9. M. P. Coplans, R. A. Green. A Mortality and morbity studies. In M. P. Coplans and R. A. Green (eds.), Anesthesia and Sedation in Dentistry. Amsterdam: Elsevier, 131–147. 1983.
10. J. W. Dundee. Advantages and problems with benzodiazepine sedation. 6th International Dental Congress on Modern Pain Control–roceedings Washington, D.C., May, p. 75. 1991.
11. R. A. Dionne. Pharmacologic considerations in the training of dentists in anesthesia and sedation. Anes Prog 36: 113–116. 1989.
12. R. A. Dionne, H. C. Gift. Drugs used for parental sedation in dental practice. Anes. Prog 35: 199–205. 1988.
13. R. A. Dionne. Pharmacologic considerations in the training of dentists in anesthesia and sedation. Anes Prog 36: 113–116. 1989.
14. J. A. Yagiela, E. A. Neidle. Pharmacology and thearapeutics for dentistry. St. Louis: CV Mosby, p. 198, 201. 1989.
15. J. A. Yagiela, E. A. Neidle. Pharmacology and thearapeutics for dentistry. St. Louis: CV Mosby, p. 190. 1989.
16. S. H. Snyder, Solomon. Drugs and the Brain. New York, NY: Scientific American Library Books, Inc. , p. 156. 1986.
17. J. T. Jastak, S. F. Malamed. Nitrous oxide sedation and sexual phenomena. Dent J Am Dent Assoc. Jul;101(1): 38–40. 1980.
18. NIOSH Alert: Request for assistance in Controlling Exposures to Nitrous Oxide During Anesthetic Administration, National Institute of Occupational Safety and Health, US Department of Health and Human Service. 1994.
19. A. I. Vaisman,. Working conditions in surgery and their

effect on the health of anesthesiologists. Anesthesiology, 29: 565. 1968.

20. H. A. C. Lassen, et al. Treatment of tetanus: Severe bone marrow depression after prolonged nitrous oxide anesthesia. Lancet 1: 527–530.
21. E. L. Eger. Fetal Injury and Abortion Associated with Occupational Exposure to Inhaled Anesthetics. AANA Journal, vol. 59, No. 4 p. 309–312. 1991.
22. H. S. Abdul-Kareem, R. P. Sharma, D. B. Drown. Effects of Repeated Intermittent Exposures to Nitrous Oxide on Central Neurotransmitters and Hepatic Methionine Synthetase Activity in CD-1 Mice. Toxicology and Industrial Health, Vol. 7, no. 1/2 p. 97–108. 1991.
23. C. E. Healy, D. B. Drown, R. P. Sharma. Short Term Toxicity of Nitrous Oxide an the Immune, Hemopoetic, and Endocrine System in CD-1 Mice. Toxicology and Industrial Health, Vol. 6, No. 1, p. 57–70. 1990.
24. M. Fujinaga, J. M. Baden, T. H. Shepard, R. I. Mazz. Nitrous oxide Alters Body Laterality in Rats. Teratology, Vol. 41, No. 2, p. 131–135. 1990.
25. E. Viera, P. Kleaton-Jones, J. C. Austin, D. G. Moyes, R. Shaw. Effects of Low Concentrations of Nitrous Oxide on Rat Fetuses. Anesth. Analgesia. Vol. 59, p. 175–177. 1980.
26. B. J. Kripke, A. D. Kelman, N. K. Shah, K. Balogh, A. H. Handler. Testicular Reaction to Prolonged Exposure to Nitrous Oxide. Anesthesiology, Vol. 44 p. 104. 1976.
27. P. Cleanton-Jones et al. Effect of Intermittent Exposure to a Low Concentration of Nitrous Oxide on Hematopoesis in Rats. Anesthesiology 49: 233. 1977.
28. W. B. Coate, B. M. Ulland, T. R. Lewis. Chronic Exposure to Low Concentrations of Halothane-Nitrous Oxide: Lack of Carcinogenic Effect in the Rat. Anesthesiology 50: 306. 1979.
29. J. M. Baden et al. Carcinogen Bioassay of Nitrous Oxide in Mice. Anesthesiology 50: 306. 1979.
30. E. Vieira et al. Effects of Low Concentrations of Nitrous Oxides on Fetuses. Anesth. Anal. 59: 175. 1980.
31. R. D. Hardin et al. Testing of Selected Workplace Chemical for Teratogenic Potential. Scand. J. Work. Environ. Health 7(4): 66. 1981.
32. N. M. Sharer et al. Effects of Chronic Exposure to Nitrous Oxide on Methionine Synthetase Activity. Br. J. Anesth. 55: 693. 1983.
33. E. N. Cohen, B. W. Brown, M. L. Wu, C. E. Whitcher, J. B. Brodsky, H. C. Gift, W. Greenfield, T. W. Jones, E. J. Driscoll. Occupational disease in dentistry and chronic exposure to trace anesthetic gases. JADA, 101: 21–31. 1980.
34. J. B. Brodsky, E. N. Cohen, B. W. Brown, Jr., M. L. Wu, C. E. Whitcher. Exposure to nitrous oxide and neurologic disease among dental professionals. Anesth Analg60: 297–301. 1981.
35. J. A. Yagiela. Health Hazards and Nitrous Oxide: A Time for Reappraisal. Anesth Prog 38: 1–11, Jan. 1991.
36. ADA News. ADA seeks data on nitrous exposure. American Dental Association, November 23, vol. 23. 1992.
37. D. L. Bruce, M. J. Bach. Effects of trace anesthetic gases on behavioral performance of volunteers. British J Anesth 48: 871–876. 1976.
38. D. L. Bruce, M. J. Bach, J. Arbit. Trace Anesthetic Effects on Perceptual, Cognitive and Motor Skills. Anesthesiology, v 40, 5 May, 1974.
39. D. L. Bruce, M. J. Bach. Effects of trace anesthetic gases on behavioral performance of volunteers. British J Anesth 48: 871–876. 1976.
40. D. L. Bruce, M. J. Bach, J. Arbit. Trace Anesthetic Effects on Perceptual, Cognitive and Motor Skills. Anesthesiology, v 40, 5. May, 1974.
41. D. L. Bruce. Recantation Revisited. Anesthesiology, Vol.,74, No. 6, p. 1160–61. June, 1991.
42. D. L. Bruce, T. H. Stanley. Research replication may be subject specific. Anesth. Analg. No 62, p. 617–21. 1983.
43. G. Ahlborg, G. Axelsson, L. Bodin. Shift work, nitrous oxide exposure and subfertility among Swedish midwives. International Journal of Epidemiology, Aug., vol.25, NO. 4, p. 783–790. 1996.
44. G. Ahlborg, G. Axelsson, L. Bodin. Shift work, nitrous oxide exposure and spontaneous abortion among Swedish midwives. Occupational and Environmental Medicine, Vol. 53, No. 6, p. 374–378. 1996.
45. J. F. Nunn et al. Serum methionine and hepatic enzyme activity in anesthetists exposed to nitrous oxide. Br. J. Anesth. 55: 593. 1982.
46. Sweeney et al. British Medical Journal. 1985.
47. A. S. Rowland, D. D. Baird, C. R. Wienberg, D. L. Shore, C. M. Shy, A. J. Wilcox. Reduced fertility among women employed as dental assistants exposed to high levels of nitrous oxide. New England Journal of Medicine, Vol. 327, No. 14, p. 993–997.
48. D. Donaldson, J. Orr. A comparison of the effectiveness of nitrous oxide scavenging devices. Journal Canadian Dental Association. Vol 55, No. 7, p. 535–537. July, 1989.
49. D. Donaldson, J. Orr. A comparison of the effectiveness of nitrous oxide scavenging devices. Journal Canadian Dental Association. Vol 55, No. 7, p. 535–537. July. 1989.
50. B. R. Fink. Diffusion anoxia. Anes. Jul; 16(4): 511–9. 1955
51. F. C. Quarnstrom, P. Milgrom, M. J. Bishop, T. A. DeRouen. Diffusion Hypoxia Clinical Study of Diffusion Hypoxia after Nitrous Oxide Analgesia. Anesthesia Progress. vol. 38, no. 1, p. 21–23. 1991.
52. J. B. Brodsky, R. E. McKlveen, J. Zelcer, J. J. Margary. Diffusion hypoxia: a reappraisal using pulse oximetry. J Clin Monit. Oct; 4(4):244–6. 1988.
53. M. B. Papageorge, L. W. Noonan, M. Rosenberg. Diffusion hypoxia: another view. Anesth Pain Control Dent. Summer; 2(3): 143–9. 1993
54. D. E. Becker. The respiratory effects of drugs used for conscious sedation and general anestheisia. JADA, vol. 119, p. 153–156. July, 1989.
55. S. H. Snyder. Drugs and the Brain. New York, NY: Scientific American Library, Scientific American Books Inc., p. 151–177. 1986.
56. D. L. Gottlieb. GABAergic Neurons. Scientific American, no.

2, p. 82–89. February, 1988.
57. G. Cowley, K. Springen, D. Iarovici, M. Hager. Sweet dreams or nightmare? Newsweek. August 19, p. 48. 1991.
58. R. P. Juhl, V. M. Daugherty, P. D. Kroboth. Incidence of next-day anterograde amnesia caused by flurazepam hydrochloride and Triazolam. Clin Pharm (Nov–Dec) 3(6): 622—5. 1984
59. R. H. Meyboom. The triazolam affair in 1979, a false alarm? Ned Tijdschr Geneeskd. Nov 4; 133(44): 2185–90. 1989.
60. L. Lasagna. The triazolam story: trial by media. Lancet (Apr 12) 1(8172): 815–6. 1980.
61. R. Riefkoh, R. Kosanin. Experience with triazolam as a preoperative sedative for outpatient surgery under local anesthesia. Aesthetic Plast Surg. 8(3): 155–7. 1984.
62. E. D. Burgess, K. R. Burgess, T. R. Reroah, W. A. Whitelaw. Respiratory drive in patients with end-stage renal disease at rest and after administration of meperidine and triazolam. Clin Res,35: 173a. 1987.
63. R. T. Longbottor, B. J. Pleuvry. Respiratory and sedative effects of triazolam in volunteers. Br J Anaesth, 56: 179–185. 1984.
64. R. B. Knapp, E. L. Boyd, B. Linsenmeyer, O. I. Linet. A comparison of the cardiopulmonary safety and effects of triazolam, flurazepam and placebo in pre-surgical patients. Excerpta Med Int Cong Ser. 542: 246. 1979.
65. R. B. Knapp, E. L. Boyd, B. Linsenmeyer, O. I. Linet. An evaluation of the cardiopulmonary safety and efficacy of triazolam, flurazepam and placebo as oral hypnotic agents. Clin Pharmacol Ther, 21: 107–108. 1977.
66. B. Joynt. Journal of Analytical Toxicology. vol.17 p. 171–177. May/June, 1993.
67. J. Yagiela. Recent Developments in Local Anesthesia and Oral Sedation. Compendium. Sept. vol.25, no 9, p. 697–707. 2004.
68. Anonymous. New benzodiazepine sedatives assessed at recent symposium. Pharm Pract News, 14(5): 25–27. 1987.
69. P. D. Garzone, P. D. Kroboth. Pharmacokinetics of the newer benzodiazepines. Auckland, New Zealand: Adis Press p. 347. 1989.
70. G. E. Pakes, R. N. Brogden, R. C. Heel, T. M. Speight, G. S. Avery. Triazolam: A Review of its Pharmacological Properties and Therapeutic Efficacy in Patients with Insommia. Auckland, New Zealand: Adis Press. p. 91. 1981.
71. P. D. Garzone, P. D. Kroboth. Pharmacokinetics of the newer benzodiazepines. Auckland, New Zealand: Adis Press. p. 346. 1989.
72. P. D. Garzone, P. D. Kroboth. Pharmacokinetics of the newer benzodiazepines. Auckland, New Zealand: Adis Press. p. 347. 1989.
73. P. D. Garzone, P. D. Kroboth. Pharmacokinetics of the newer benzodiazepines. Auckland, New Zealand: Adis Press. p. 348. 1989.
74. P. D. Garzone, P. D. Kroboth. Pharmacokinetics of the newer benzodiazepines. Auckland, New Zealand: Adis Press. p. 347. 1989.
75. P. D. Garzone, P. D. Kroboth. Pharmacokinetics of the newer benzodiazepines. Auckland, New Zealand: Adis Press. p. 348–976. 1989.
76. G. E. Pakes, R. N. Brogden, R. C. Heel, T. M. Speight, G. S. Avery. triazolam: A review of its pharmacological properties and therapeutic efficacy in patients with insommia. Auckland, New Zealand: Adis Press. p. 93. 1981.
77. G. E. Pakes, R. N. Brogden, R. C. Heel, T. M. Speight, G. S. Avery. triazolam: A review of its pharmacological properties and therapeutic efficacy in patients with insommia. Auckland, New Zealand: Adis Press. p. 91. 1981.
78. J. A. Yagiela, E. A. Meidle. Pharmacology and therapeutics for dentistry. St Louis, MO: CV Mosby, p. 132. 1989.
79. W. A. Parker, R. A. MacLachlan. Prolonged hypnotic response to triazolam-cimetidine combination in an elderly patient. Drug Intell Clin Pharm (Dec) 18(12): 980–1. 1984.
80. J. B. Weilburg, G. Sachs, W. E. Falk. Triazolam-induced brief episodes of secondary mania in a depressed patient. J Clin Psychiatry (Dec) 48(12): 492–3. 1987.
81. Young, R. Earle, Mason, Douglas. Triazolam and oral sedative for the dental practitioner. J Canad Dent Assoc, vol. 54, no.7. July, 1988.
82. H. Heinzl, C. Axhausen, U. Bahler, H. Gehrer. Comparison of the effectiveness of triazolam (Halcion) and flunitrazepam (Rohypnol) in the preoperative period. A double-blind crossover study, Schweiz Med Wochenschr (Nov 15) 110(46): 1745–8. 1980.
83. A. A. Borbely, M. Loepfe, P. Mattmann, I. Tobler. Midazolam and triazolam: hypnotic action and residual effects after a single bedtime dose. Arzneimittelforschung 33(10): 1500–2. 1983.
84. P. D. Kroboth, R. P. Juhl. New drug evaluations. Triazolam. Drug Intell Clin Pharm (Jul-Aug) 17(7–8): 495–500. 1983.
85. T. Roth, T. A. Roehrs, F. J. Zorick. Pharmacology and hypnotic efficacy of triazolam. Pharmacotherapy (May-Jun) 3(3): 137–48. 1983.
86. K. Morgan, K. Adam, I. Oswald. Effect of loprazolam and of triazolam on psychological functions. Psychopharmacology (Berlin) 82(4): 386–8. 1984.
87. L. F. Fabre, Jr., W. T. Smith. Multi-clinic cross-over comparison of triazolam (Triazolam) and placebo in the treatment of co-existing insomnia and anxiety in anxious out-patients. Dis Nerv Syst. (Jun) 38(6): 487–91. 1977.
88. F. Quarnstrom, M. Donaldson. Triazolam use in the dental setting: A report of 270 uses over 15 years. General Dentistry. Nov/Dec p 434–9. 2004.
89. D. E. Boatwright. Triazolam, handwriting, and amnestic states: two cases. J Forensic Sci. (Jul) 32(4): 1118–24. 1987.
90. H. H. Morris, 3d, M. L. Estes. Traveler' s amnesia. Transient global amnesia secondary to Triazolam. JAMA (Aug 21) 258(7): 945–6. 1987.
91. M. Leibowitz, A. Sunshine. Long-term hypnotic efficacy and safety of Triazolam and flurazepam. J Clin Pharmacol. (May-Jun) 18(5–6): 302–9. 1978.
92. H. Heinzl, C. Axhausen, U. Bahler, H. Gehrer. Comparison

of the effectiveness of triazolam (Triazolam) and flunitrazepam (Rohypnol) in the preoperative period. A double blind crossover study. Schweiz Med Wochenschr. (Nov 15) 110(46): 1745–8. 1980.

93. B. K. Philip. Flumazenil a review of the literature. Excerpta Medica, Prinction. p. 8. 1992.
94. B. K. Philip. Flumazenil a review of the literature. Excerpta Medica, Prinction. p. 9–10. 1992.
95. R. N. Brogden, K. L. Goa. Flumazenil: A reappraisal of its pharmacological properties and therapeutic efficacy as a benzodiazepine antagonist. Auckland, New Zealand: Adis International Ltd. p. 1063.
96. R. D. M. Jones, A. D. Lawson, L. J. Andrew, W. N. S. Gunawardene, J. Bacon-Shone. Antagonism of the hypnotic effect of Midazolam in children: A randomized, double-blind study of placebo and flumazenil administered after Midazolam induced anesthesia. British Journal of Anesthesia. 66: 660–666. 1991.
97. Mazicon, drug insert. Nutley, NJ: Roach Laboratories. Dec., 1991.
98. A. A. Dunk, A. C. Norton, M. Hudson. Aliment Pharmacol Ther. 4: 35–42. 1990.
99. A. W. Harrop-Griffiths, N. A. Watson, D. A. Jewkes. Br J Anaesth. 64: 586–589. 1990.
100. J. G. Whitwam. Acta Anaesthesio Scand. 34(suppl 92): 70–74. 1990.
101. A. M. Holloway, D. A. Logan. The use of flumazenil to reverse diazepam sedation after endoscopy. Eur J Anaesthesiol. suppl 2: 191–194. 1988.
102. R. N. Brogden, K. L. Goa. Flumazenil: A reappraisal of its pharmacological properties and therapeutic efficacy as a benzodiazepine antagonist. Auckland, New Zealand: Adis International Ltd. p. 1074.

제 9 장

감염 및 항생제 복용

Dr. R. Thane Hales

남 웅 교수 역

서론

구강 및 두경부의 감염은 복잡하며 치료하기 어렵다. 경미한 감염은 적절한 항생제와 외과적 치료원칙을 따르면 쉽게 치료할 수 있을 것이다. 이러한 원칙에는 감염생물과 사용되는 항생제의 작용기전 및 그 용량에 대한 해박한 지식이 포함되어 있어야 한다.

구강 감염은 종종 경미하거나 낮은 수준의 국소 감염이다. 하지만 중등도로 발전할 수 있고 치료하지 않고 방치할 경우 좀 더 심각한 수준으로 진행된다. 초기의 적절한 치료는 생명을 위협할 수도 있는 심각한 근막공간 감염을 예방할 수 있다. 특히, 전신질환이 있는 환자들에서 감염은 빠르게 진행된다.

이 장에서는 흔한 구강 감염과 원인균 및 현행 치료법을 함께 논의할 것이다. 우리가 아는 것처럼 구강 미생물학은 환자를 보다 능숙히 치료하기 위해 꾸준한 연구와 최신지견의 습득을 필요로 한다. 이 장의 내용들은 현재 가장 최신의 정보들이지만 변화는 꾸준히 이루어지고 있으므로 임상가들은 항상 환자의 안녕을 위해 보다 더 최신의 것들을 추구해야 한다.

세균의 특징

박테리아는 하나의 세포로 이루어졌다는 점에서 바이러스와 다르다. 바이러스는 훨씬 단순한데, 한 가지의 생화학적 요소(DNA나 RNA 같은 핵산)가 다른 것(단백질)에 의해 싸여 구성되어 있다. 대부분의 생물학자들은 바이러스를 살아있는 생물이 아닌 감염성 입자로 생각하고 있다. 항생제는 바이러스가 아닌 박테리아를 공격한다. 박테리아의 크기와 비교한 바이러스의 상대적인 크기를 정확히 표현하고자 한다면 그림 9-1에서보다 4배는 더 작게 그려야 할 것이다.[1]

아마도 오늘날 우리가 직면한 가장 의미 있는 문제는 미생물체를 파괴하기 위한 효과적인 항생제 사용이 이미 위험한 시점에 빠르게 도달하고 있다는 점이다. 가장 중요한 이유 중

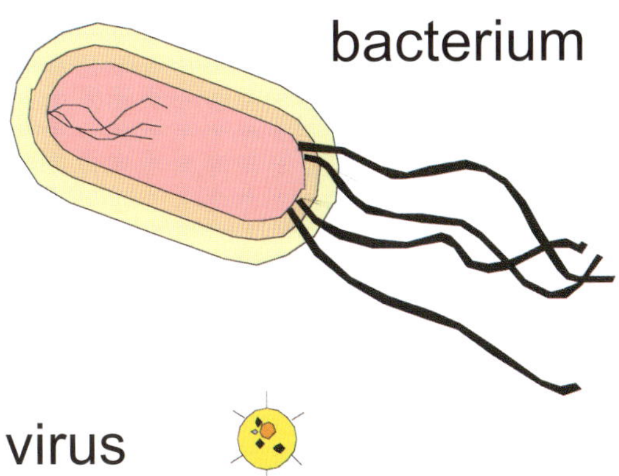

그림 9-1. 박테리움과 바이러스 입자. 바이러스는 실제로 여기에 그려진 것보다 수 배 더 작을 것이다. Adapted from Ricki Lewis; FDA Consumer, Vol. 29, Sept. 1995.

표 9-1. 항생제의 기원과 작용기전

Antibiotic	Produced From	Activity	Site of Action
Penicillin	Penicillium chrysogenum	Gram pos/neg	Cell wall
Cephalosporin	Cephalosporium acremonium	Broad spectrum	Cell wall
Erythromycin	Streptomyces erythres	Gram pos	Protein synthesis
Tetracycline	Streptomyces nimnosus	Broad spectrum	Protein Synthesis
Metronidazol	Synthetic antiprotozoal	Gram neg	DNA replication
Clavulanic acid	Streptomyces clavuligerus	Gram neg	Blocks lactamases
Amoxicillin	Penicillium notatum	Gram pos/neg	Cell wall

의 하나는 임상가의 임상적인 술기 및 그 이해가 부족하기 때문이다. 많은 의사들이 절대적인 금기증임에도 바이러스 감염을 치료하기 위해 항생제를 처방하고 있다. 또 다른 이유로는 임상의들이 항생제를 정확한 용량으로 주고 있지 않다는 점이다.

1940년대 penicillin이 발견된 지 얼마 지나지 않아 미생물들이 저항성을 보이기 시작했는데, 의학자들은 methicillin과 oxacillin 등과 같은 유도체를 사용해 저항해왔다. 1953년까지 항생제들은 chloramphenicol, neomycin, terramycin, tetracycline 및 cephalosporin 정도였다. 하지만 오늘날 과학자들은 외적으로는 끝없이 생산되는 항생제들이 이제 거의 한계에 달한 것으로 생각하고 있다.

최후의 약물은 오래전부터 Vancomycin이었다. 이는 Lincomycin의 유도체인데, Lincomycin은 미국의 네브라스카주 링컨 근처의 토양 박테리아로부터 추출된 것이었다. 마지막 방어선인 Vancomycin은 이미 병원성 enterococcus와 staphylococcus의 몇몇 균주에 효과가 없는 것으로 보고되고 있다.

항생제를 생산하는 미생물들

푸른곰팡이와 세팔로스포륨이 beta-lactam 항생제 penicillin과 cephalosporin을 생산해낸다. Streptomyces 종의 대부분인 actinomycetes는 tetracycline, aminoglycoside (streptomycin과 그 유도체), macrolide(erythromycin과 그 유도체), chloramphenicol과 beta-lactam이 아닌 임상적으로 유용한 대부분의 항생제 등을 생산해낸다.

B. polymyxa와 B. subtilis 등과 같은 Bacillus 종은 폴리펩티드 항생제를 생산하며(즉, polymyxin과 bacitracin), B. cereus는 zwittermicin을 생산한다. 이러한 생물들은 포자나 휴면체를 형성하며 토양에 주로 서식한다. 항생제들은 이러한 미생물들의 2차 대사물이다. 이것들은 세포가 포자를 형성함과 동시에 만들어진다. 그 과정이 매우 복잡하기 때문에 합성을 위해 30차례의 분할단계를 요한다. 주요 항생제들과 그것들이 만들어지는 유기체들이 표 9-1에 정리되었다.[2]

세균의 구조

단세포 박테리아의 해부학적 구조를 고찰하여야 다음의 설명을 이해할 수 있다. 박테리아를 이루는 것은 기본적으로 세포벽, 세포질, DNA 핵, 플라스미드, 리보솜과 다른 외부구조물들이다(그림 9-2).

세균의 저항성

박테리아 저항성이 생기는 최소 3가지 경로가 있다.

1. DNA의 자발적 돌연변이

자발적인 DNA 돌연변이에서 박테리아의 DNA(유전 물질)가 자발적으로 돌연변이(변화)된다. 이러한 현상은 저용량의 항생제 치료 또는 처방한 대로 복용하라는 지시를 환자가 지키지 않은 경우에서 발생할 수 있다. 환자는 증상이 사라진 후에도 2일 정도 약을 복용해야만 한다(그림 9-3).

2. 미생물 성 형질전환

성 섬모나 브릿지를 통한 직접 접촉에 의한 세포간 유전자 이동을 접합(conjugation)이라 하며, 이는 박테리아가 변하거나 적응하는 중요한 방식이다. 하나의 박테리아가 이미 저항성을 가진 다른 박테리아로부터 복제나 형질변환 도중 DNA

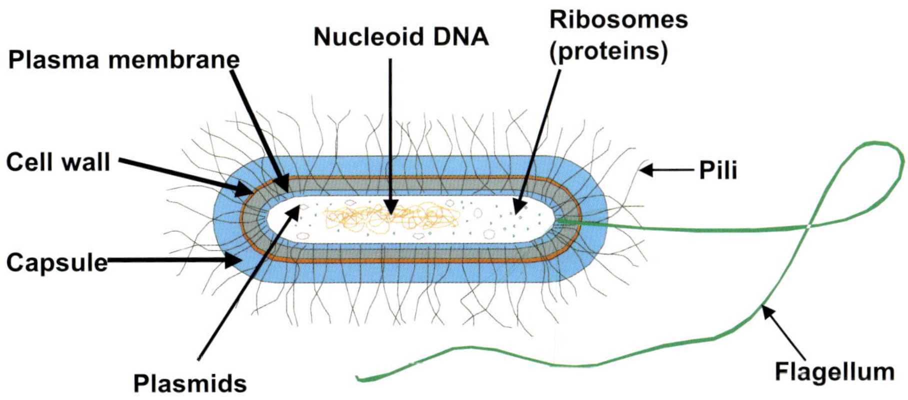

그림 9-2. 단세포 박테리아의 해부학적 구조.

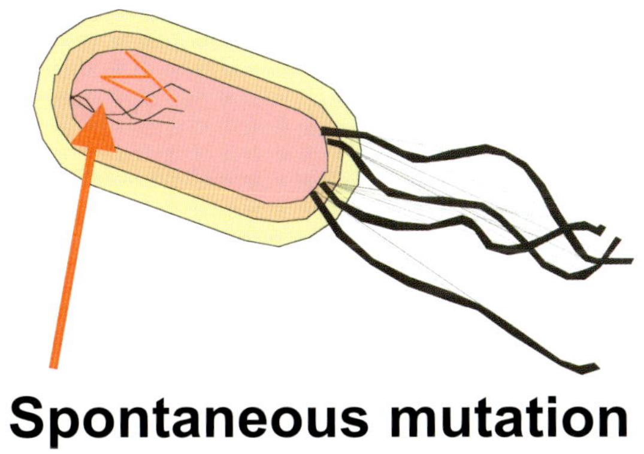

그림 9-3. 자발적 DNA 돌연변이. Adapted from Ricki Lewis; FDA Consumer, Vol. 29, Sept. 1995.

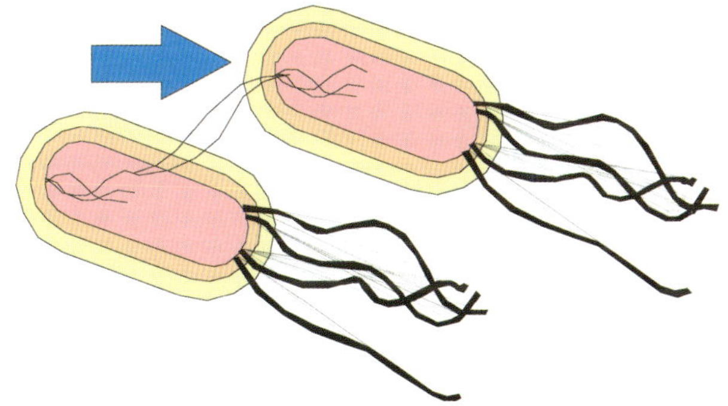

그림 9-4. 세균의 성 형질전환. Adapted from Ricki Lewis; FDA Consumer, Vol. 29, Sept. 1995.

를 차지할 때 일어난다(그림 9-4).

3. 플라스미드 전이 저항

박테리아의 가장 심각한 변화 중의 하나는 플라스미드라 불리는 작은 원형 DNA로부터 얻어진 저항성이다. 플라스미드는 한 가지 종류의 박테리아에서 다른 박테리아로 이동될 수 있다. 하나의 플라스미드는 여러 가지 저항성을 나타낼 수 있다. 1968년 과테말라에서 12,500명의 사람들이 세균성 이질(Shigella diarrhea)로 사망하였다. 검출된 세균들은 4가지 항생제에 저항성을 보이는 플라스미드를 숨기고 있었다!(그림 9-5)[1]

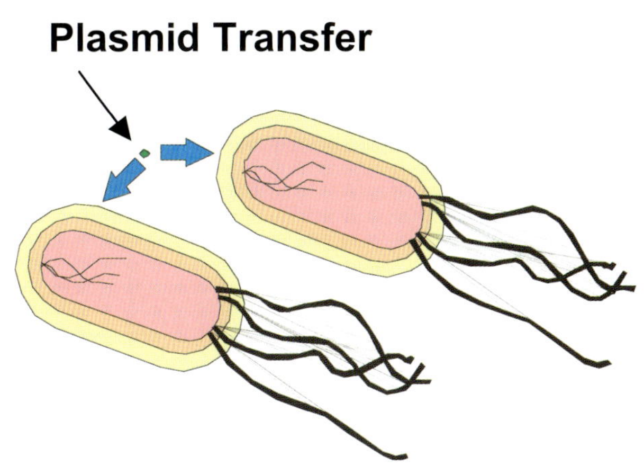

그림 9-5. 플라스미드 전이. Adapted from Ricki Lewis; FDA Consumer, Vol. 29, Sept. 1995.

무분별한 항생제 처방

우리는 항생제를 당연한 것으로 받아들여 왔다. 기침을 할 때마다, 콧물이 날 때마다, 약간의 귀통증을 느낄 때마다 마술의 약이 들어있는 플라스틱 병이 그 해답이었다. 심지어 sinus 두통까지도 아무 이유 없이 항생제로 치료되었다. 대부분의 동염(sinusitis)은 바이러스성이고, 쓸데없는 항생제 투여는 박테리아의 저항성만 키우게 되는 것이다. 치성농양은 국소화되고 쉽게 배농되며 치과치료로 대부분 해소되므로 항생제 치료는 거의 필요하지 않다. 반대로 근경직, 체온상승, 국소화 되지 않고 확산된 봉소염, 당뇨, 면역손상 질병 등과 같은 전신적 징후나 증상이 있는 경우에는 항생제 치료가 필요할 것이다.

우리가 가진 항생제를 계속 지켜나가려는 우리의 본분을 다하려 한다면 항생제의 신중한 사용이 필수적이다. 대부분의 치성감염은 우리가 익숙해져야만 하는 몇 가지 예측 가능한 세균들에 의해 유발된다. 이러한 세균들을 공부하는 데 약간의 시간과 노력만 기울이면 감염을 진단하고 치료하는 술자의 능력을 보다 예측 가능하게 만들어줄 것이다.

치성감염과 연관된 세균들

구강 내에는 많은 종류의 세균들이 있다. 감염증에서 서로 다른 구강세균 종류는 350~500[3]에 이를 것이다. 만일 우리가 그중에 주된 세균이 무엇인지를 안다면 감염증에 대하여 보다 유리해질 것이다.

가장 흔한 구강 감염은 치수괴사와 그로 인한 인접조직으로의 침투 또는 세균의 침투에 기인한 치주감염이 골이나 연조직으로 확산되어 발생하는 것이다. 제3대구치 부위에서는 치관주위염이 하방이나 주위조직으로 세균의 침입을 가능하도록 하여 발생할 수 있다. 치관주위염은 발치된 이후라도 보다 심각한 감염증을 일으킬 수 있는 전구요인이 될 수 있으므로 가볍게 여겨서는 안 된다. 발치한 부위는 충분한 양의 멸균수로 철저히 세척해내어야 하며 환자에게 항생제를 투여한다.

농양이 생긴 치아는 치과의사가 치료하는 모든 감염 중 가장 흔하며, 두 번째로 흔한 것은 치주감염이다. 숙주의 상태 때문에 발생하는 감염이 있는데, 방어기전이 질병이나 약물복용으로 손상되었기 때문이다. 이 경우 균형이 깨지면서 어떤 균주가 마구 자라나게 되는 것이다. 현재 임상 배양검사는 치성감염에서 단지 5개 또는 6개 정도의 원인균만 배양할 수 있지만,[4] 이 몇 안 되는 배양 균주들이 대개 감염의 주 원인균이 된다. 배양과 민감성 검사는 올바른 항생제 치료원칙을 결정하는 데 매우 유용하다.

호기성 및 혐기성 세균

구강 내 감염성 세균은 호기성 아니면 혐기성, 즉 산소를 필요로 하거나 필요로 하지 않는 세균들이다. 구강 내 감염을 일으키는 세균은 조화된 환경 속에서는 모두 일상적으로 존재하는 숙주 고유의 것이다. 이렇게 조화된 환경은 각 세균들을 공존하는 동안 기능은 유지하면서 억제되도록 한다. 한 균주의 다른 균주에 대한 영향은 면역이 등장하기 전에 streptococcus 세균이 디프테리아(Corynebacterium diphtheriae) 균에 영향을 주는 것이 관찰되면서 처음으로 보고되었다. 감염을 조절하기 위해 streptococcus viridans균을 디프테리아 환자의 인후부에 뿌리기도 하였다.

전형적으로 숙주인 환자를 공격하는 대부분의 치성감염은 호기성균과 혐기성균이 혼합되어 있다. 모든 구강 감염증의 60%는 이 두 가지 종류가 혼합되어 있는 것이다. 구강 감염증의 5%만이 순수 호기성균 감염이다. 순수 혐기성균 감염은 대략 35% 정도이다.[3]

그람 염색법

그람 염색법(Gram에 의해 고안된 경험적 염색방법)은 미생물을 1:15로 희석된 Lugol' s iodine으로 처리한 크리스탈 바이올렛으로 염색 후 에탄올이나 에탄올–아세톤으로 탈색하고 대조염색약인 사프라닌으로 대조염색을 하는 방법을 말한다. 크리스탈 바이올렛으로 남아있는 세균은 그람 양성으로, 탈색 후 대조염색 된 세균은 그람–음성이라 말한다.

크리스탈 바이올렛을 유지하는 세균은 peptidoglycan 층으로 된 두꺼운 벽을 가지고 있으므로 그대로 유지되는 것이다(그림 9–5). 그람 음성균에서 이 층은 매우 얇으며 세포벽 하방에 있어 염색이 탈색되는 것이다. 염색을 유지하거나 그람 염색법에서 알코올에 의한 탈색에 저항하는 능력은 그람 양성 세균의 일차적인 특징이다.

그람 음성 세균은 염색을 유지하지 못하고 알코올에 의해 탈색된다. 이 역시 지방단백질과 리포폴리사카라이드로 된 외벽에 의해 덮여진 얇은 peptidoglycan 층으로 구성된 세포벽을 가진 그람 음성 세균의 특징이다(그림 9-6).

세균의 세포벽은 성장과 발육을 위해 필수적이다. Peptidoglycan은 치밀하게 교차 연결된 격자구조에 의해 견고한 기계적 안정성을 제공해주는 세포벽의 이형복합(heteropolymeric)성분이다. 그람 양성 세균에서 세포벽은 50~100분자 두께이지만, 음성 세균에서는 단지 하나 내지 두 분자 두께이다. Peptidoglycan은 글라이칸(glycan) 고리로 구성되어 있고, 이는 펩타이드 고리에 의해 교차 연결된 두 개의 아미노 당(N-acetylglucosamine과 N-acetylmuramic

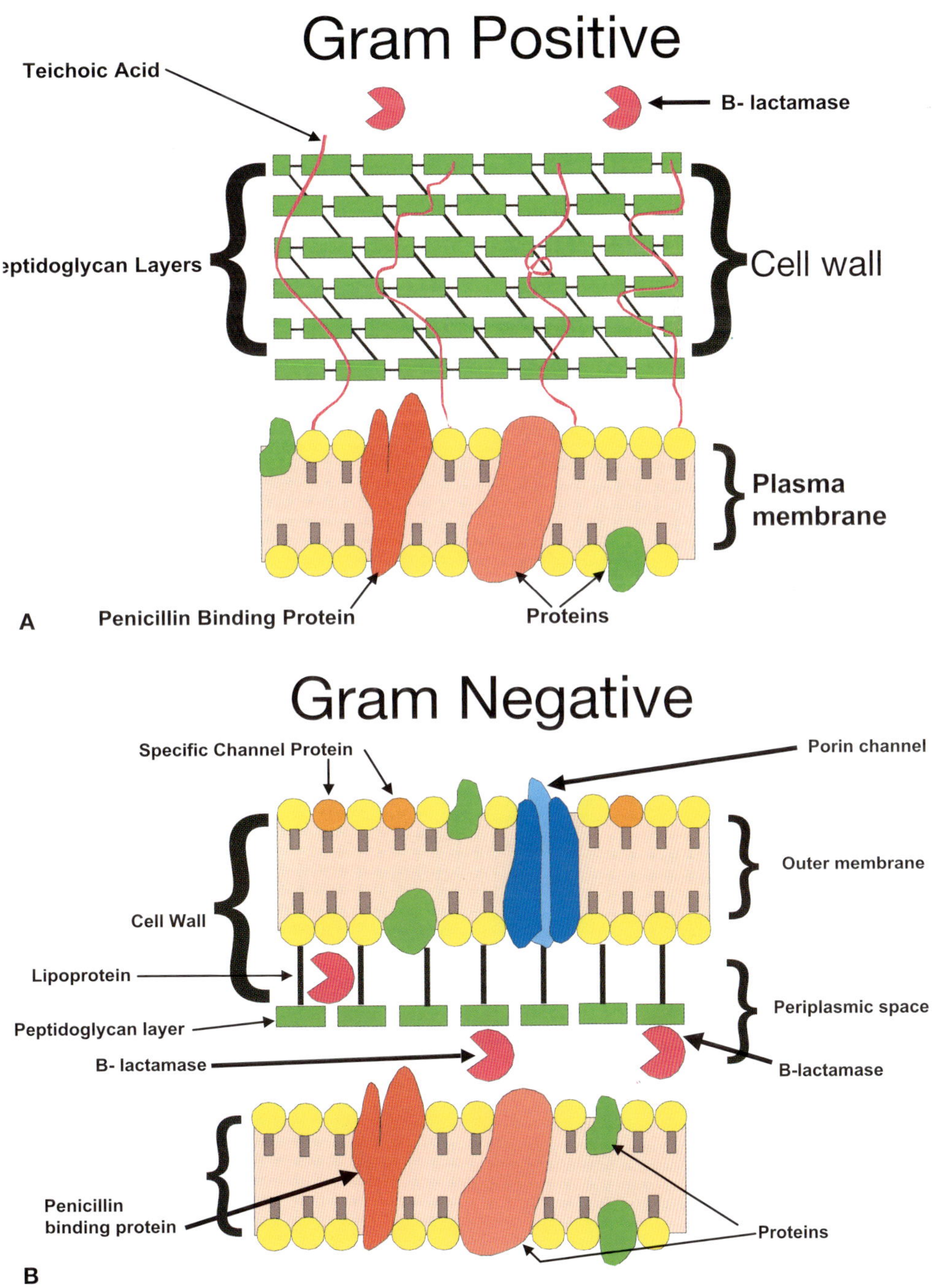

그림 9-6A, B. 세포벽의 구조. 그람 양성 세균과 그람 음성 세균의 세포벽 구조와 조성을 비교(Adapted from Tortora et al., 1989.).

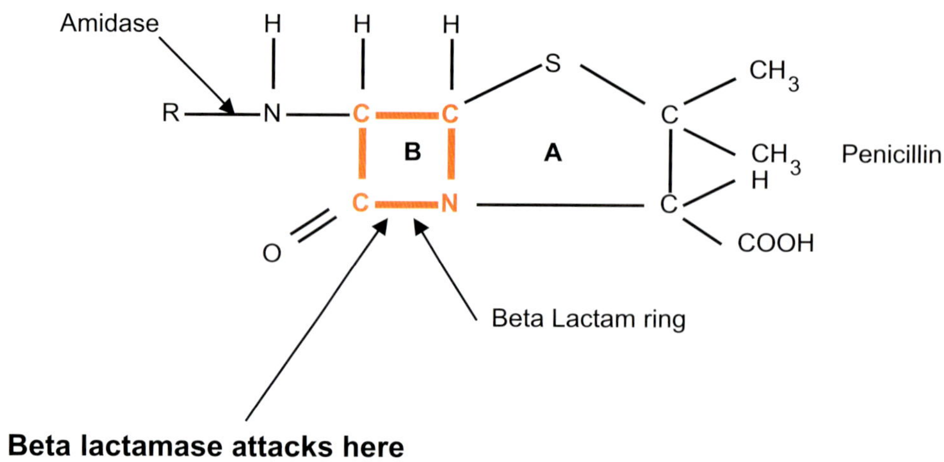

그림 9-7. Penicillin.

acid)이 번갈아 나타나는 선형 구조이다.

Beta lactamase의 생산

가장 널리 알려진 세균 저항성의 원인은 어떤 그람-음성 세균에 의한, beta-lactamase란 효소 때문이다. 이 효소는 penicillin의 beta-lactum 고리에 부착되는데, 세균의 beta-lactamase에 의해 분해되어 결과적 산물인 penicilloic acid가 항균능력을 저하시키게 된다. 같은 기전이 구조적으로 유사한 cephalosporin에도 적용된다(그림 9-7).

감염성 세균에 대한 치료

항생제의 작용기전은 대개 다음의 5가지이다.

1. 핵산 합성 억제(Rifampicin)
2. 단백질 합성 억제(tetracycline, erythromycin)
3. 세포막에 작용(Polymyxin)
4. 효소계 교란(Sulphamethoxazole)
5. 세포벽에 작용(penicillin, cephalosporin, Vancomycin)

Penicillin은 세균의 세포벽에서 펩티드 결합형성을 방해함으로써 결과적으로 그것을 약화시키고 삼투분해에 민감하도록 만드는 작용을 한다. 비록 많은 종류의 항생제와 그 작용기전이 있지만, 세균을 항생제에 민감하도록 만드는 target의 수는 매우 제한되어 있다. 과학자들은 여전히 세균을 파괴하기 위한 새로운 방법을 찾기 위해 연구 중이다.

원인균은 경험적으로 또는 배양에 의해 세균을 분리해냄으로써 치료할 수 있다. 배양은 어떤 항생제가 세균을 파괴하는 데 효과적인지를 알아내기 위해 서로 다른 항생제 칩으로 처리된다. 이것은 성장을 유도하기 위한 배양액에 고름을 넣는 정교한 방법이다. 이 검사의 결과는 감염 도중 서로 다른 때에 발생할 일에 대한 충분한 정보를 제공해 줄 수 있다. 이러한 시기는 세균의 침습성과 관련되어 있다. 감염이 보다 침습적일수록, 특히 감염의 초기 단계에서, 이 경계 지워지지 않은 감염은 호기성 세균 때문이라는 보다 경험적인 결정을 내릴 수 있다. 호기성 세균이 산소능을 감소시키고 감염이 보다 국소화 되면 보다 경계 지워진 농양의 형태를 띠게 된다. 이때 배양을 하지 않더라도 혐기성 세균이 그 과정에 포함되어 혼합 감염이 될 것이라 가정할 수 있다. 혐기성 세균은 보다 기회적이 되고 산소가 없는 환경에서 자랄 뿐만 아니라 필수 영양분과 호기성 세균의 부산물을 섭취하며 자란다.

최근 수년간 과학적인 발전으로 인해 보다 멸균된 배양이 가능하게 되었다. 또한 DNA 매핑을 통해 우리가 제거하려는 세균이 무엇인지를 더욱 명확히 규명할 수 있게 되었다. 배양을 하지 않고 구강 감염을 치료하는 것이 절대적이진 않더라도, 대부분의 경우 예측 가능한 경로를 따를 것으로 확신할 수 있다. 모든 치성 감염이 이러한 현대적 검사를 필요로 하진 않는다. 하지만 심각한 감염증을 치료하고자 할 때 통상의 원인균에 대한 명확한 상을 우리에게 제공하기 위해 이러한 검사

표 9-2. Streptococcus viridans Group

S. milleri
S. sanguis
S. salivaris
S. mutans
S. pyogenes

표 9-3. Bacteriodes

Prevotella	Porphyromonas
P. melanogenica	P. asaccharolyticus
P. buccae	P. gingivalis
P. intermedia	P. endodontalis
P. oralis	
P. loeschii	

를 시행할 수 있다.

평상시의 구강 내 세균총은 다음의 그람 양성 세균을 포함한다: Streptococcus viridans spp. S. viridans는 많은 다른 균주를 가지고 있다(표 9-2). 이런 구강세균은 alpha-hemolytic이다. Alpha-hemolytic의 정의는 alpha-hemolysis이다. 즉, blood agar plate 위 streptococci의 주변 군집 주위 혈액이 초록색으로 변색되고 용혈현상이 일어난다. Beta-hemolytic과 비교해보자. Beta-hemolysis는 blood agar plate 위 streptococci 군집 주변의 날카롭게 경계 지워진 맑고 무색의 용혈구역이 나타난다. 따라서 이 두 종류 세균의 특성은 혈액과 산소를 대사시킬 때 서로 다르게 나타난다.

Streptococcus viridans

모든 구강 감염의 약 85%는 호기성 strep. viridans에 속하는 세균들이 포함되어 있다. Viridans군은 아급성 세균성 심내막염의 예방에서 우리가 치료하는 세균이다. 이 세균들은 점착성이 있고 상피, 특히 손상된 상피에 붙는 능력이 있다. 모든 α-hemolytic strep균들은 penicillin과 유사 항생제에 민감하다. 때때로 발견되는 Streptococcus Pyogenes와 Staphylococci 같은 세균들은 구강 감염에서 중요하지 않다.

혐기성 세균

구강 감염에서 혐기성 세균(anaerobic bacteria)은 호기성 세균보다 훨씬 숫자가 많다. 혐기성 세균은 그람-양성 구균과 그람-음성 간균의 두 그룹으로 구성되어 있다. 그람-양성 구균은 혐기성 streptococcus와 peptostreptococcus이다. 이러한 세균들은 구강 감염의 33%에서 발견된다. 호기성 strep과 비슷하게 penicillin과 유사 항생제에 민감하다.

혐기성 그람 음성 간균

혐기성 그람-음성 간균(anaerobic gram-negative rods)은 구강 감염에서 발견되는 세균의 약 50% 정도를 차지한다.[5] 2개의 우세한 균주는 fusobacterium과 bacteroides이다. 구강의 bacteroides는 장내 세균총과 비슷하거나 같은 것으로 간주되었다. 하지만 장내 bacteroides는 fragilis 그룹에 속하고 구강의 bacteroides 그룹과는 다르다. 재분류된 2개의 군은 prevotella와 porphyromonas이다. 이러한 속(genera)의 각각은 다른 종(species)을 갖는다. 간단히 말해 우린 그것들을 단지 그들의 속(genera) 이름으로만 부른다. 표 9-3은 현재 확인된 특별한 종(species)들 몇몇을 보여주고 있다.

가장 흔한 그람-음성 간균은 prevotella이다. Prevotella는 penicillin에 자연적인 저항성을 가지고 있는데, 약 40%에서 80% 정도 저항성이 있다.[3]

Porphyromonas는 P. gingivalis를 제외하고는 구강 감염에서 거의 발견되지 않는데, P. gingivalis는 치주염을 일으키는 가장 흔한 세균이다.

그람-음성 간균의 또 다른 그룹은 fusobacterium 속(genus)이다. 강한 병원성을 가지고 prevotella처럼 조직을 파괴한다. 조직파괴는 단백분해효소와 내독소를 만들어냄으로써 가능하다. Penicillin에 민감하지만 50%는 erythromycin에 반응하지 않는다. Fusobacteria는 종종 보다 심각한 감염과 연관되어 있고 viridans type의 호기성 Streptococcus milleri를 포함한다. 이러한 독성의 조합은 인두 측방과 후방 공간을 침범하는 심각한 감염에서 흔하게 나타난다. 결국은 종격동을 향해 하방으로 진행하며 가장 심각한 감염으로 치료가 어려운 종격동과 인두후 감염으로 발전한다. 이는 환자의 생명을 앗아갈 수 있다.

표 9-4. 살균성 및 정균성 항생제

Bactericidal Antibiotics	Bacteriostatic Antibiotics
Penicillins	Erythromycin
Cephalosporins	Tetracycline
Aminoglycosides	Clarithromycin
Vancomycin	Clindamycin at 150mg
Metronidazole	Arithromycin
Imipenem	Sulfa
Fluoroquinalones	
Clindamycin at 300mg	

살균성 및 정균성 항생제

다양한 감염증에 대한 최선의 치료를 논할 때 의사는 반드시 항생제 각각을 이해하고 치료하는 감염의 종류를 알고 있어야 한다. 저항성 균주와 새로운 항생제들이 점점 더 발전하는 변화무쌍한 과학인 것이다.

항생제가 분류되는 방법 중 하나는 그들이 병원체를 파괴하는 방식이다. Penicillin과 같은 살균성(bactericidal) 항생제는 실제로 세균의 세포벽을 공격함으로써 세균을 파괴한다. 세포벽 파괴작용은 세포벽 합성의 특정 단계를 차단함으로써 이루어진다. Penicillin은 세포벽의 특정 단백질과 결합한다.

정균성(bacteriostatic) 항생제는 세포 내부의 리보좀과 DNA에 부착함으로써 세균의 성장을 더디게 할 뿐이다. 또한 세포 대사를 차단하며 세균이 어떤 필수 단백질을 복제하지 못하도록 한다. Erythromycin은 모두 일차적으로는 정균제이며 리보좀의 50S subunit과 결합한다. 세균의 단백질 합성을 차단하고 숙주의 방어기전을 상승시켜 결국 세균을 이겨내게 만든다(표 9-4).[5]

치주감염

구강 감염 중 일반진료 시 가장 덜 이해되고 있는 것은 아마도 치주감염일 것이다. 감염의 세계는 계속 변하고 있고 세균을 재분류하는 것은 부분적으로 비난받아 마땅하다. 1970년 이전 대부분의 연구자들은 치은연하 치태보다는 치은연상 치태에만 주목했다. 치은연하 세균총은 주로 혐기성 균으로 구성되어 있어 배양되지 못했다. 배양되었어도 어떠한 알려진 종(species)으로 분류되지 못했다. 따라서 치주질환에서 미생물학적인 특징이 설명되기 어려웠다. 보다 최근에 정량적 방법을 이용한 혐기성 배양으로 다양한 임상적 특징과 연관된 여러 새로운 종(species)들을 분류해내게 되었다. 하지만 단순히 연관이 있다고 해서 원인인 증거는 없으며 이러한 새로운 종들의 병인론적 역할은 밝혀져야 한다.

치주감염에 대한 가장 최신의 정보를 보면 원인균의 대부분은 그람-음성 혐기성균, 즉 Treponema denticola, Porphyromonas gingivalis, Bacteroides forsythus 및 Actinobacillus actinomycetemcomitans 등이다. 그람-음성 병균들에서 효과적인 항생제로 치료 가능하다.

Treponema denticola

논의될 치은연하 치태에서 가장 흔히 발견되는 4가지 세균 중 첫 번째는 Treponema denticola이다. 이 나선균(spirochete)은 속(genus) 아래로 분류되지만, 정확한 종(species)의 확인은 어렵다. 이러한 균총은 영양분 섭취를 쉽게 하는 표면과 부피의 비 때문에 그렇게 명명되었다. 나선균은 나선형 구조이며 암시야 또는 위상차 현미경하에서 왕성한 움직임을 보인다. Treponema는 배양하기가 극도로 힘들고 조직을 파괴하는 단백분해 효소를 분비한다. 치은연하 치태 세균총의 거의 절반을 이루고 있다. Treponema vincentii와 다른 spirochetes는 Fusobacterium 종과 함께 급성 괴사성 치은궤양(ANUG)의 일차 원인 중 하나이다. Prevotella intermedia와 다른 그람-음성 간균 또한 나타난다.[6]

Bacteroides(Prevotella, Porphyromonas)

치은연하 치태에서 배양되는 다른 세균들은 장에서 흔하게 발견되는 속(genus)인 melanogenisis과(family)의 세균으로 생각되었다. 하지만 최근 보다 정교한 DNA 검사결과는 이러한 검은 반점을 지닌 세균들이 사실은 9개 이상의 종(species)들이며 장내 bacteroides와는 뚜렷이 다르다는 것을 보여주었다. 그 이후 2개의 새로운 속(genera)이 제안되었고 새로운 속(genera)들은 두 종류로 나뉘었다: Asaccharolytic(non-carbohydrate-fermenting) 세균들은 Porphyromonas 속(genus)으로 분류되었고, 탄수화물과 펩티드 모두를 발효시킬 수 있는 종들은 Prevotella 속(genus)으로 분류되었다.

표 9-5. 치주염에서의 발현율에 따른 치주질환에서 흔히 나타나는 균주들

Very Prevalent	Prevalent	Moderately Prevalent
A. actinomycetemcomitans	P. intermedia	Streptococcus intermedius
P. gingivalis	C. rectus	Peptostreptococcus micros
T. forsythenis*	E. notatum	F. neucleatum
Spirochetes of ANUG	Treponema sp.	E. corrodens
	Eubacterium	

Source: Modified from G. Greenstein. Changing Periodontal Concepts Compend. Dent. Ed. 26(2):81 9, 2005. The list is not all inclusive.
Previously Bacteroides forsythus.
*Previously Bacteroides forsythus: Treatment Considerations.

Porphyromonas gingivalis

Porphyromonas gingivalis는 치주염에서 발견되는 독성 세균이다. 극도로 공격적이며 collagenase와 다른 단백분해 효소를 분비한다. 이는 외과적 시술에 반응하지 않는 환자들에서 발견된다. 염증에서 발견되는 다양한 분자들을 섭취하며 생존하고 자란다. 세균의 내독소에 자극받은 대식세포가 분비한 더 많은 collagenase가 활성화된 단핵구의 부산물에 의해 간접적으로 자극된 골흡수와 함께 조직파괴 과정을 가속화한다.

Tannerella forsythensis

분리된 다른 bacteroides는 Tannerella forsythensis(공식적으로는 B. forsythes)이다.[4] 혐기성의 그람-음성, 다형성의 움직이지 않는 길고 얇은 간균이다. 인공적으로 배양시키기가 매우 어렵기 때문에 이 세균에 대한 자세한 연구와 독성 기전에 대한 보다 특화된 연구가 필요한 실정이다. Bacteroides과(family)에 실제로 속하지 않을지도 모른다. 모든 치주감염에서 나타나며 사실 이러한 종류의 감염에서는 가장 많은 세균이다.[7]

Actinobacillus actinomycetemcomitans

그람-음성의 작고 미세호기성 단간균이다. 국소성 유년 치주염(LJP)을 일으키는 주 원인균으로 생각된다. 이 단간균은 LJP의 병력이 있는 다른 가족 구성원에게 노출된 젊은 사람에서 발견된다.[8] A. actinomycetemcomitans는 체외에서 호중구를 억제하는 leukotoxin을 분비하며, 따라서 이론적으로는 국소적인 치주낭의 호중구들을 무력화시킨다. 숙주의 주된 방어벽은 그로 인해 제거될 것이며 세균들은 결합조직으로 침투하게 된다. 결국 치주부착의 파괴라는 결과로 이어진다.

치주감염에서 발견되는 다른 세균은 Fusobacterium nucleatum, Prevotella intermedia, Eubacterium 및 Treponema이다. 다시 말해 치태와 치주낭에서 수백 가지의 세균종(species)들이 발견되지만,[9] 염증성 치주질환을 일으키는 것은 불과 몇 종류뿐이다(표 9-5).

치주감염의 치료

대부분의 초기치주염은 단순한 예방이나 괴사조직제거술로 쉽게 치료된다. 이는 침습성 세균 대다수를 기계적으로 제거하여 숙주가 화학적인 도움 없이도 자신의 정상 세균총을 안정화시킬 수 있기 때문이다. 하지만 심각하거나 만성인 치주염이나 농양의 경우 항생제가 투여되어야 한다. 세균막을 제거하여 항생제의 효능을 촉진시킬 치석제거술이 시행되어야 한다.

우리는 치주 감염에서 발생하는 모든 것을 고려해두어야 한다. 세균과 그 부산물의 결과로서 존재하는 직간접적 기전들이 있다. 직접적인 기전은 세균성 물질들이 직접적으로 조직에 상해를 주고 파괴하는 것들이다. 이런 물질들에는 collagenase(조직학적 효소)와 A. actinomycetemcomitans에 의해 분비되는 leukotoxin 등이 있다. 간접적인 영향은 세균의 내독소에 의해 자극받은 대식세포가 분비한 더 많은 collagenase이다. Interleukin과 prostaglandin E-2 등과 같은 활성화된 단핵구의 부산물들이 간접적으로 골흡수를 자극하는 예이다. 최

근의 연구는 골에서의 파괴적 과정을 유발하는 세균과 숙주반응 사이의 복잡한 상호작용이 있음을 보여주고 있다.[7]

치주염에 사용되는 항생제는 무엇인가?

그람-음성 혐기성균에 가장 효과적인 약물은 metronidazol과 tetracycline(Flagyl, Doxycycline의 형태로)이다. Penicillin은 적어도 bacteroides의 절반 정도에는 효과적이므로 어떤 호기성균의 치료에 metronidazol과 같은 살균성 약물과 함께 사용되곤 한다. 호기성균을 제거, 삼출물을 없애기 위해 사용되는데, 이론적으로 혐기성균의 몇몇은 streptococcus viridans의 삼출물을 섭취하며 자란다. 그러나 최근의 연구에서는 penicillin이 치주염의 원인균에는 거의 효과가 없는 것으로 나타나고 있다.[10]

감염의 진행은 느리거나 빠르게 나타나고, 거의 항상 항생제로 치료된다. 항생제의 사용은 감염만을 조절하는 것이 아니다. 치료는 절개와 배농 및 재발을 막기 위한 괴사조직제거술을 포함한다. 많은 증례에서 조직과 골의 구조는 재발을 막기 위해 보다 생리적인 상태로 재조정된다. 치료를 촉진시킬 화학적 수단을 선택할 때, 완전한 괴사조직제거술 또한 추천된다.

배양과 민감도 검사는 산소에 민감한 혐기성균을 온전히 배양하는 것이 어렵고 일반 치과외래에서 불가능하기 때문에 치주 농양의 치료를 위해 항상 가능하진 않다. 경험적 지식이 즉각적인 치료를 위해 이용된다. Penicillin은 비록 흔히 사용된다 할지라도 거의 영향을 받지 않는 많은 그람-음성균들 때문에 그 자체로는 추천되는 regimen이 아니다. 따라서 많은 그람-음성 혐기성균을 파괴하는 능력이 있고 치은 열구액에서 분비되는 Doxycycline과 같은 보다 특화된 항생제의 사용이 더 추천되고 있다. Doxycycline 100mg 1알을 7~10일간 매일 처방할 수 있다. 그 후 감염을 재평가하고 필요할 경우 항생제를 계속 투여한다. Tetracycline 또한 사용될 수 있으나, 식전 1시간 전과 식후 2시간 후에 이 약을 복용해야 하므로 순응도가 떨어질 수 있다. 250mg qid로 처방한다. Clindamycin도 처방할 수 있으나, 광범위한 스펙트럼에 기인한 장내 정상 세균총에 좋지 않은 영향을 줄 수 있다. 8일간 300mg tid로 처방한다.

살균제인 penicillin과 정균제인 tetracycline을 혼합하면 각각의 효능을 떨어뜨리게 되므로 주의한다. 살균제와 정균제를 함께 투여하는 것은 금기시된다.

치주감염에서 항생제 치료의 효과는 최대 투여 가능한 항생제 용량과 관계된 총 세균수를 포함한 여러 가지 요인에 의해 결정된다. 당뇨와 같은 소모성 질환을 앓고 있지는 않은지 환자의 건강을 고려해보아야 한다. 흡연은 치료과정을 악화시키고 숙주의 방어기전을 약화시킨다. 임신 또한 표 9-5에 나타난 것처럼 항생제의 사용에 제한을 주게 된다. 보다 심각한 감염증에는 항생제만 사용할 것이며 내과의사와 긴밀히 협조를 하라. FDA는 penicillin, clindamycin, metronidazol만을 pregnancy category B 약물로서 분류하고 있다.[11] 이는 임신 초기 이후에는 안전하지만 만일 증상이 화학물질의 사용 없이도 조절된다면 그 편이 더 선호된다는 것을 가리킨다.

구강청정제

구강청정제가 많은 감염증에서 사용된다. 1970년경 유럽에, 1986년에 미국에 처음 소개된 chlorhexidine은 치은연상치태에 매우 효과적이다. 다양한 외과적 술식 후에 사용되며 치아가 변색되는 것을 제외하고는 장기간 사용해도 별다른 부작용을 나타내지 않는다. 육체적 장애가 있는 환자들도 이것을 효과적으로 사용할 수 있다. 많은 술후 관리에서 세균의 수를 감소시키기 위해 사용된다. 하지만 사용하는 동안 미각이 변했다는 보고가 있어 왔다.[12]

구강청정제를 사용하게 하고 항생제 치료를 하는 것만으로도 문제를 일으킬 수 있다는 것을 주목해야 한다. 우선, 치주낭 내 체액에서 효과적인 약물농도를 얻기가 어렵다. 매우 작은 양만큼의 항생제만이 치은 조직, 궁극적으로는 치주낭 내로 유입된다. 수술이나 스케일링 후 chlorhexidine으로 치주낭을 세척하는 것도 항생제가 효과적으로 작용하기에 충분한 만큼 치주낭 내로 항생제를 위치시키지 못한다. 스케일링이나 치근활택술은 아마도 치은연하 세균들을 씻어냄으로써 효과를 낼 것이다. 둘째, 목표가 아닌 조직도 약물에 노출되도록 한다.

국소 투여

Arestin이나 Atridox와 같은 화학약물을 치주낭 내로 잘 조절하여 투여하면 병원균을 변화시키고 치주염의 임상증상을 개선시킬 수 있다. 국소적 항생제 투여의 이점은 세균의 농도가 매우 높아 질병의 활성이 높은 부위로 약물이 투여될 수 있다는 것이다. 이것은 약물이 운반되는 매개체 때문에 지속적인 약물투여를 가능하게 한다.

그러나 국소적 투여만으로는 문제를 일으킬 수 있다. 항생제는 대개 세균막을 파괴할 수 없다는 것이 알려지고 있다. 세균막은 기계적인 파괴 없이 항생제 투과에 저항성을 나타내는 exopolysaccharide matrix이다. 또한 세균막을 파괴하지 않거나 치석을 제거하지 않고 새로운 부착이 이루어진다는 것을 보여주는 논문은 거의 없다. 전체적으로 항상 스케일링과 치근활택술로 그 부위의 치태를 기계적으로 제거한다는 것에는 이견이 없는 듯하다. 이는 세균 덩어리들을 제거하고 병원균이 서식하는 세균막을 파괴하는 것이다.[13,14]

구강 내 병원균은 내인성 세균총이다. 정상 구강세균총은 많은 복제형을 가지고 있는 것으로 알려져 있다. 그러므로 그것을 파괴하기보다는 그 행동양식을 직접적으로 통제하는 것이 필요하다. 현재까지 32개의 P. gingivalis 복제형과 10개의 A. actinomycetemcomitans 복제형이 확인되었으나, 두 종류 모두 내인성인지 외인성인지는 확인되지 않았다. 몇몇은 외인성이거나 내인성일 수 있으나 복제형들이 독성을 나타내는지 아닌지는 확인하기 힘들다. 단순히 세균 종류를 배양하는 것은 일반적인 종(species)이 무엇인지를 확인하는 것에 불과하다. 이러한 차이는 한 세균류가 어떤 환자에서는 병을 일으키지만 다른 환자들에서는 그렇지 않은 이유를 설명해줄 것이다. 내인성 병원균을 치료하기 위해서 정상 세균총으로부터 그것을 파괴하는 것이 아니라 구강 내 조화로운 세균총 내로 그것의 존재를 조정하는 것이다.[15,16]

항생제 치료의 단계

항생제는 스케일링과 치근활택술의 부가적 수단이어야 한다. 괴사조직제거술이 일반적으로 항생제 치료를 수반하기도 하지만 항생제가 독립적으로 치주질환을 치료하기 위해 사용되진 않는다. 치주 항생제 치료를 위한 보다 실제적인 방법들은 다음과 같다.

1. 우선 철저한 치근활택술을 시행한다.
2. 항생제는 추가적 치료의 필요성, 배양 결과 및 환자의 전신적 상태를 기초로 처방한다.
3. 2~3개월 후 환자의 반응을 평가한다. 염증이 해소되거나 개선되지 않았다면 치은연하 치태의 미생물학적 검사를 한다. 추정되는 병원균의 존재와 양을 결정하는 데 도움을 줄 것이다.
4. 항생제 치료 1~3개월 후 임상적 검사를 한다. 그 결과를 토대로 또 다른 미생물학적 검사가 필요할 수도 있다. 중복감염 세균을 감별하고 원인균 제거를 확인해줄 것이다. Streptococcus viridans, Actinomyces 및 Veillonella 등이 많이 검출되었다면 치주적으로 건강한 상태이거나 최소한도의 질환 상태임을 나타내준다.
5. 환자 개인에 맞춰진 유지 프로그램을 실시한다. 치은연상 치태조절은 추정되는 치주 병원균이 다시 형성되는 것을 막아줄 것이다. 진행성 질병의 재발은 반복적 검사와 발견된 특이 병원균에 대한 항생제 치료를 필요로 할 것이다.[17]

요약하면 치주감염학은 계속적으로 변화하고 있다는 것을 기억하라. 치주질환은 많은 환자들의 전신건강에도 영향을 미친다. 항생제 저항성은 항생제의 무분별한 사용을 금하게 한다. 훌륭한 임상의들은 최신의 연구결과들을 자주 찾아보고 역동적으로 변화하는 상황에 뒤쳐지지 않아야 한다.

치주질환은 대개 치태로부터 기원하여 치은염으로부터 시작한다. 치료하지 않고 방치한다면 치은연하 세균총으로의 연속적인 질적 변화가 발생할 것이다. 성인성 치주염은 90%의 혐기성균으로 구성되는데, 70~75%가 그람-음성 혐기성균이며 25~30%를 motile form(나선균)이 구성한다. 5% 정도가 호기성 세균에 기인하는데, 질병의 파괴적 성질을 보여주진 않을 것이다.[11]

결론적으로 치주염의 복잡한 본성과 계속적으로 밝혀지는 새로운 세균과 그 복제형들 때문에 아직 정확한 지식체계가 갖추어지지는 않았다. 그러나 우리는 적절한 구강 위생과 영양상태를 스케일링과 치근활택술 그리고 필요할 경우 외과적 수술을 같이 시행하면서 교육시키는 치료방침을 따라야 한다. 정확한 항생제를 그것을 필요로 하는 증례에서 사용할 수 있다. 모든 상황에서 항생제가 사용될 때는 세균의 대부분이 치과의사에 의해 기계적으로 제거되었을 때 효과를 나타낸다. 항생제를 사용하면서 세균막과 그 뒤의 세균 덩어리들을 남겨둔다는 것은 항상 비효율적이며 세균 저항성만 키우게 되는 것이다. 정기적인 스케일링과 치근활택술은 조직적인 다양한 수술방법만큼이나 효과적이라는 연구보고가 계속되고 있다. 깊은 치주낭은 환자의 효과적인 구강위생 관리로 효과를 볼 수 있도록 치료되어야 한다. 치은연상 치태는 이전에 치료되었던 치주낭에서 치은연하 병원균의 증식을 막기 위해 필수적으로 조절되어야만 한다.[18,19]

조직 침투성 병원균

스케일링과 치근활택술에 반응이 없는 환자들은 아마 실제로는 감염된 조직의 세포 내로 침투하는 세균에 감염되었을 것이다.[20] 이 같은 세균의 번식은 국소적 항생제 투여를 비효과적으로 만든다. A. actinomycetemcomitans와 P. gingivalis는 치은 조직의 세포벽에서 발견되고 amoxicillin/clavulanate 및 metronidazole의 전신적 사용에 반응한다.

대부분의 그람-음성 치주 병원균의 치료에 효과적인 항생제는 metronidazole, tetracycline, clindamycin 그리고 어느 정도 광범위한 penicillin과 amoxicillin/clavulanic acid 등이다. Metronidazole과 tetracycline(Doxycycline)은 대부분의 치주감염증에 선택적인 약물이다.

항생제

다음은 치과에서 가장 흔하게 사용되는 전신적 항생제들에 대한 짧은 설명이다. 항생제의 작용기전과 적절한 임상적용이 필요하다.

Penicillin

2차 세계대전 동안 penicillin이 널리 사용되게 되었을 때 그것은 의학의 기적이었으며 가장 큰 전시 사망원인이었던 '창상 감염' 을 극복할 수 있게 하였다. 프랑스 의과대학 학생이었던 Ernest Duchesne에 의해 1896년 처음 발견되었고, 1928년 스코틀랜드의 내과의사인 Alexander Fleming에 의해 재발견된 부식토 곰팡이의 산물인 penicillium은 질병을 유발하는 다양한 세균들을 무력화시킬 수 있었다. 그러나 1943년 제약회사가 대량생산을 시작한 지 정확히 4년 후 항생제에 저항할 수 있는 세균들이 나타나기 시작했다.

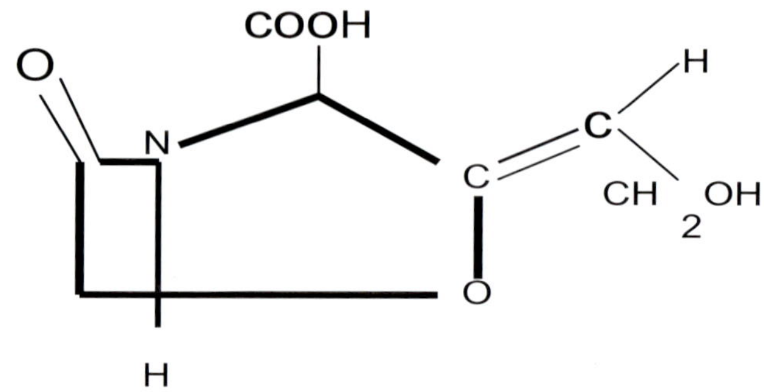

그림 9-8. Clavulanic acid.

Penicillin은 가장 중요한 항생제 중의 하나이다. 이후 무수히 많은 다른 항생제들이 생산되었지만 penicillin은 여전히 널리 사용되고 있으며 새로운 유도체들이 생산되고 있다. 이들은 다양한 감염성 질병에서 여전히 선택적 약물이라는 독특한 장점을 가지고 있다.

Penicillin V와 amoxicillin은 치과에서 가장 흔히 사용되는 penicillin이다. 많은 구강 감염과 예방적 투여에 효과적인데, 범위는 유사하지만 amoxicillin은 더 빠르게 흡수되고 혈중농도가 빠르게 상승하여 penicillin V보다 더 널리 사용된다. 그렇지만 문제도 있는데 장내 세균총에 큰 영향을 미치며, 위장장애를 유발시킨다. Penicillin V는 빠른 혈중농도를 얻을 필요가 없을 경우 장기간 사용되는 항생제 중 선택적 약물이다. Penicillin V는 특별히 유의한 loading dose를 투여하면 충분한 수준의 혈중 농도에 도달할 것이다. Amoxicillin과 clavulanic acid를 합해 Augmentin을 만들어내었다. 이러한 조합으로 세균의 β-lactamase(penicillinase)를 묶어 β-lactamase가 penicillin을 파괴하지 않을 것이다. Clavulanic acid는 Streptomyces clavuligerus의 발효에 의해 생산된다. 구조적으로 penicillin과 연관된 β-lactam이며 β-lactamase와 같은 효소의 활성부위를 차단함으로써 다양한 종류의 β-lactamase들을 불활성 시키는 능력을 가지고 있다.

표 9-6. 치주염의 치료에 사용되는 항생제들

Metronidazol	500 mg tid 8 days
Clindamycin	300 mg tid 8 days
Doxycycline	100-200 mg qd 21 days
Minocycline	100-200 mg qd 21 days
Azithromycin	500 mg qd 4-7 days
Metronidazole + amoxicillin	250 mg tid 8 days each drug
Metronidazole and ciprofloxacin	500 mg bid 8 days each drug

Source: Table modified from Systemic Antibiotics in Periodontics position paper. J Periodont.; 75; 1553 1565. 2004.21 Information is suggestive only; comprehensive microbiological studies may be necessary.

치성감염

전신적으로 건강한 사람에서 penicillin은 여전히 구강 감염의 경험적 선택약물이다. 만일 감염이 국소화 되지 않고 봉와직염의 형태로 나타난다면, penicillin은 감염에서 중요한 Streptococcus viridans균을 공격할 것이다. 전반적으로 그 효능 때문에 경도에서 중등도의 구강 감염증에 여전히 선택적인 약물이다. 보다 심각하거나 저항적인 감염에서는 배양과 항생제 민감성 검사가 필요할지도 모르지만, 경험적으로 그람-음성 혐기성균이 있음을 알고 있으므로 효과를 높이기 위해 metronidazol이 penicillin에 추가될 수 있다.

농양부 치아

치근단부에 장기간의 병변부를 동반하는 농양치아들은 치과에서 흔한 일일 것이다. 영국의 Lewis 등에 의해 분리된 98개의 세균들 중 23%가 penicillin에 저항성을 보였다.[21] 이 실험에서 15%인 15개의 세균은 penicillin V에 저항성을 보였고, 9%인 9개는 amoxicillin에 저항성을 보였다. Clindamycin이 투여되었을 때 96%인 94개의 세균이 제거되었다.

Amoxicillin/clavulanic acid의 효과는 배양된 세균 100% 모두를 파괴하였다. 그람-음성 혐기성균에 효과적인 항생제인 Metronidazol은 45%인 44개를 파괴하였다. Penicillin V를 함께 병용 투여할 경우 93%인 91개에 효과적이었고, amoxicillin과 병용 시에는 99%인 97개 세균에서 효과적이었다.

Amoxicillin/clavulanic acid(Augmentin)는 매우 비싸기 때문에 많은 환자들은 보험 없이 그 약을 사용할 수 없을 것이다. 우선 penicillin을 사용하고 2~3일 후 metronidazol을 추가(penicillin이 효과 없을 경우)하는 것이 구강 감염증을 위한 효과적인 병용요법이다. Penicillin V는 낮은 가격과 좁은 항균범위 때문에 여전히 장기간의 복합세균성 구강 감염증의 치료에 있어서 amoxicillin보다 더 좋은 약물이다. 장기간 사용 시에도 위장장애를 덜 유발시킨다.

Amoxicillin, clindamycin 및 amoxicillin/clavulanic acid는 이 연구에서 penicillin V보다 약간 더 좋은 활성을 보여주었으나, 구강 바깥쪽의 세균에 대해서는 보다 넓은 항균범위를 가지고 있다. 즉, 장이나 그 외 부위의 정상 세균총을 파괴하고 위장장애를 일으키는 등의 부작용을 유발할 수 있다. Clarithomycin은 penicillin에 알러지가 있는 환자에서 경도의 감염증 치료를 위한 erythromycin의 좋은 대체약물이다. 정균제이기 때문에 살균제인 metronidazol과 함께 사용해서는 안 된다.

다음의 항생제 표(표 9-6)는 성인과 소아 환자를 위한 것이며, 치주감염을 위해 우선적으로 사용된다. 농양치아로부터 치주조직으로 침투하는 감염증에서도 사용될 수 있다. 치주감염 시 사용될 때 임상의들은 이 장의 처음부분에서 언급된 질환의 원인균을 잘 알고 있어야 한다.

심부 근막 감염

심부 근막 감염은 인체에서 가장 심각한 감염 중의 하나일 수 있다. 공격적으로 치료하여야 하며 한치의 지연도 없어야 한다. 이런 종류의 심각한 감염을 인지하는 것이 중요하고 환자는 입원 하에 절개와 배농으로 환자를 다룰 수 있는 구강악안면외과의나 내과의에게 의뢰되어야 한다. 감염의 배농과 많은 양의 항생제가 투여된다. 환자의 복지가 가장 중요한 고려사항이다. 치조감염으로 인해 매년 21,000건의 병원입원과 150명의 사망자가 발생한다.

수술이나 항생제를 사용한 즉각적인 처치가 다음의 상황에서 필수적이다.

- 치성 봉와직염
- 체온상승과 개구제한을 동반한 치관주위염
- 심부 근막으로 퍼지는 감염
- 하악이나 상악의 개방성 골절
- 6시간 이상 지연된 깊은 창상
- 전신질환 환자에서의 치성 감염
- 심장 판막 질환 환자 또는 인공 판막 환자에서 치과 수술을 위한 예방적 항생제 사용

예방적 항생제 투여

항생제 전처방은 어떤 종류의 심장 결함이나 전신질환이 있는 관절대체 환자들에서 추천된다. 현재 미국치과의사협회(ADA)와 관절 대체 환자들을 위한 미국정형외과의사협회(AAOS)로부터의 가이드라인은 1997년 이후로 개정되어 왔다. 가장 최근에 개정된 사항으로는 예방적 항생제 투여가 핀, 플레이트, 스크류를 가진 환자에게 추천되지 않으며, 관절 대체를 한 대부분의 치과환자들에서도 통상적으로 추천되지 않는다는 것이다. 그러나 제한된 수의 환자들에서는 전처방을 고려하는 것이 바람직하다. 대부분 동반질환이 있거나 이전에 관절 감염의 병력이 있는 환자들이다. 표 9-7에 있는 환자들이 포함되지만 이러한 환자들에만 국한되는 것은 아니다.

추천되는 용량은 표 9-8에 나와 있다.[22]

심장질환 환자들에서의 지침

어떤 심장질환을 가진 환자들은 penicillin, amoxicillin 및 clindamycin의 예방적 처치를 필요로 한다.[23] 이는 표 9-9에 나타난 결함을 가진 환자들에의 표준적인 지침이다.

세균성 심내막염이란 무엇인가?

아급성 세균성 심내막염(SBE)은 심장 내벽(endocardium) 또는 심장 판막에의 감염이다. 심장판막에 손상을 주거나 심

표 9-7. 관절대체환자들에서 예방적 항생제 투여가 필요한 의학적 상태들

1. Previous prosthetic joint infections
2. Immunocompromised/immunosuppressed patients
3. Malnourishment
4. Hemophilia
5. HIV infection
6. Insulin-dependant (type 1) diabetes
7. Malignancy

표 9-8. 관절대체환자들을 위한 항생제 사용지침

Patient Type	Antibiotic	Prescribed Dose
Patients not allergic to penicillin	Cephalexin, cephradine, or amoxicillin	2 g orally 1 hour prior to dental procedure
Patients not allergic to penicillin but unable to take oral medications	Cefazolin or ampicillin Cefazolin 1g or ampicillin	2 g IM or IV 1 hour prior to the dental procedure
Patients allergic to penicillin	Clindamycin	600 mg orally 1 hour prior to the dental procedure
Patients allergic to penicillin and unable to take oral medications	Clindamycin	600 mg IM 1 hour prior to the dental procedure

The regimes in this table are one dose only, as no follow-up doses are recommended.

지어 파괴하기도 한다.

심내막염은 정상인들에서는 거의 일어나지 않지만, 이전에 존재하던 심장질환이 있는 환자에서는 손상받은 심장에서의 세균번식을 예방하기 위해 주의를 기울여야 한다. 표 9-10은 이러한 심내막염의 합병증 발병 위험을 높이는 요인들이다.[24]

승모판 탈출증(MVP) 환자의 경우에는 논란의 여지가 있다. 역류 또는 가청심음은 항상 전구요인은 아니다. 몇몇 전문가들은 비박출성 클릭은 잡음이 없더라도 간헐적 역류의 가능성이 있는 환자들임을 확인시켜 줄 것이며, 따라서 심내막염의 위험성이 있다고 생각한다. 이러한 주제에 대하여 충분한 자료는 없지만 고립성 클릭은 도플러 심초음파 검사나 승모판 역류를 유도하는 동안의 청진과 같은 판막의 형태와 기능에 대한 보다 철저한 검사를 필요로 할 것이다. 45세 이상의 수축기 잡음이 없는, 승모판 탈출증 남자환자는 휴지기 역류가 없더라도 예방적 항생제를 필요로 할지 모른다. 정상적인 움직임을 보이는 정상적 승모판은 종종 도플러 검사에서 발견될 정도로 최소한의 누출을 종종 나타내지만, 이것이 심내막염의 위험성을 증가시키지는 않는다. 반대로 구조적으로는 정상이지만 탈출증을 보이는 판막에서 발생하는 역류는 더 큰 역류구로부터 기원하며, 더 넓은 난류 유동지역을 나타낸다. 가청 click과 승모판 역류잡음이 뚜렷하며 도플러 검사상 승모판 결핍을 보이는 승모판 탈출과 누출 환자들은 예방적 항생제 투여를 받아야 한다. 이러한 지침들은 술자들을 돕기 위함이며 표준적인 치료법이나 임상적 판단을 위한 대체법으로 만들어진 것은 아니다.[23,24] 가장 흔한 원인균은 Streptococcus viridans(α-hemolytic streptococci)이다. 구강 내에서 가장 많은 세균이기도 하다. SBE를 예방하기 위한 항생제가 표 9-11에 정리되어 있다.

때때로 환자들은 내과의나 치과의사에게 내원하기 전 항생제를 이미 복용할지도 모른다. 만약 환자들이 심내막염을 예방할 목적으로 정상적으로 복용하고 있다면, 현재 항생제의

표 9-9. 항생제 전투약을 요하는 심장질환들

1. Artificial (prosthetic) heart valve
2. History of previous endocarditis
3. Heart valves damaged (scarred) by conditions such as rheumatic fever
4. Congenital heart or heart valve defects
5. Hypertrophic cardiomyopathy
6. Prolapsed mitral valve with regurgitation

표 9-10. 심내막염 예방을 위한 항생제 용량

Situation	Antibiotic	Regime
Standard general prophylaxis	Amoxicillin	Adults: 2.0g; 1 hr before procedure children: 50mg/kg orally 1 h before procedure
Unable to take oral medications	Ampicillin	Adults: 2.0g IM or IV; children: 50mg/kg IM or IV within 30 min before procedure
Allergic to penicillin	Clindamycin or	Adults: 600mg; children: 20mg/kg orally 1 h before procedure
Allergic to penicillin	Cephalexin or Cefadroxil	Adults: 2.0g; children; 50mg/kg orally 1 h before procedure
	Azithromycin or Clarithromycin	Adults: 500mg; children: 15mg/kg orally 1 h before procedure
Allergic to penicillin and unable to take oral medications	Clindamycin or	Adults: 600mg; children: 20mg/kg IV within 30 min before
	Cefazolin	Adults: 1.0g; children: 25mg/kg IM or IV within 30 min before procedure

양을 증량하는 것보다 다른 종류를 선택하는 것이 더 낫다. 특히, 급성 류마티스 열의 재발을 예방할 목적으로 사용하는 항생제는 세균성 심내막염을 예방하는 데는 부적절하다. 2차적인 류마티스 열을 예방하기 위해서 또는 다른 목적으로 경구 penicillin을 투여받는 환자들은 상대적으로 penicillin, amoxicillin, ampicillin에 내성을 갖는 viridans streptococci를 그들의 구강 내에 가지고 있을지도 모른다. 그러한 경우 치과의사는 심내막염 예방을 목적으로 할 경우 clindamycin, azithromycin, clarithromycin을 처방해야 한다. Cephalosporin에 대한 교차내성의 가능성 때문에 이러한 종

표 9-11. 구강 및 근막감염에 사용되는 항생제들

Antibiotic	With Food	Adult dosage	Childs dosage	Gm + Aerobes	Gm + Anaerobes	Gram- Anaerobes
Penicillin	Yes	250/500mg qid	25 to 50 mg/kg/day in 3 divided doses	Yes	Yes	Yes/No
Amoxicillin	Yes	250/500mg tid	25 to 50 mg/kg/day in 3 divided doses	Yes	Yes	Yes/No
Augmentin	Yes	875 mg bid or 500mg tid	90 mg/kg/day in 2 divided doses	Yes	Yes	Yes
Cefaclor	Yes	250 mg tid	20 to 40 mg/kg/day in 3 divided doses	Yes	No	Yes/No
Cefuroxime	Yes	250-500 mg bid	20 to 30 mg/kg/day in 2 divided doses	Yes	Yes	Yes
Erythromycin sterate	No	400 mg qid	20 to 40 mg/kg/day in 4 divided doses	Yes	No	No
Azithromycin	Yes	500 mg followed by 250-mg single daily doses on days 2 to 5	10 mg/kg followed by 5 mg/kg on days 2 to 5	Yes	Yes/No	No
Clindamycin	Yes	150 to 450 mg q 6 h in adults	10 to 30 mg/kg/day in 3 to 4 divided doses	Yes	Yes	Yes
Metronidazole	Yes	250 to 500 mg tid	35 to 50 mg/kg/day divided tid for children	No	Yes	Yes
Doxycycline	Yes	200 mg in 2 divided doses on the first day then 100 mg/day	Over 8 yr, 4 mg/kg/day divided in 2 doses given orally first day then 2 mg/kg/day	No	Yes	Yes
Minocycline	No	200 mg followed by 100 mg q 12 h in adults.	Over 8 yr, the oral or IV dosage is 4 mg/kg followed by 2 mg/kg q 12 h	No	Yes	Yes
Vancomycin	Yes	125 mg q 6 h in adults	40 mg/kg/day in 4 equally divided doses	Yes	Yes	Yes
Clarithromycin	Yes	250-500 mg q 8 to 12 hr	7.5 mg/kg every 12 h	Yes	Yes/No	Yes/No
Cefalexin	Yes	250-500 mg qid		Yes	No	No

류의 항생제는 피해야 한다. 가능하다면 항생제가 종료된 9~14일 후로 술식을 연기해야 한다. 이것은 구강 내 정상 세균총이 재확립되게 한다.[25] 이것은 치료하는 치과의사보다는 처방한 치과의사에 의해 가능하며, 이는 진행되는 감염이 조절가능하다는 가정 하에 의한 것이다.

항생제의 올바른 선택

Penicillin

Penicillin V 또는 amoxicillin은 특별한 질환이 없는 환자의 치성감염 치료에서 선택되는 항생제이다. 많은 그람 음성 세균이 저항성을 보이나, 이 항생제는 그들 대부분에서 여전히 효과를 보인다. Penicillin은 최초의 β-lactam 항생제이며, metronidazol과의 병용에서 거의 100%의 구강 내 감염에 효과적이다. Clavulanate와 amoxicillin의 조합은 거의 100%에서 효과적이나 amoxicillin/clavulanate의 가격을 고려해야 한다.

Penicillin은 개발된 이후로 가장 널리 사용되는 항생제이나 여전히 효과적이고 매년 수백만 명을 치료하는 표준이 되고 있다. 또한 therapeutic index가 높아 고용량에서도 안전하다.

Cephalosporins

Cephalosporins도 역시 β-lactam계 항생제이다. 그들은 penicillin과 마찬가지로 세포벽을 공격한다. Cephalosporin은 penicillin에 비해 좁은 항균범위를 가지고 penicillin에 allergy가 있는 사람에서는 allergy의 위험성을 보인다. 2세대(Cefuroxime)와 3세대(Cefpodoxime) cephalosporin은 1세대 Cephalexin에 비해 광범위한 항균성을 보인다. 잘 듣지 않는 환자에서는 clindamycin이나 metronidazol과 함께 사용되기도 한다. 많은(60%) 그람 음성 세균이 저항성을 보여(특히, 1세대) 우선적으로 선택되는 항생제는 아니다.

Erythromycin

Erythromycin은 흡수가 불량하고 혐기성 세균에 효과적이지 않아 penicillin보다는 덜 효과적이다. Azithromicin은 새로운 macrolide계 항생제이며, 그람 음성 혐기성 세균에 효과적이나 경한 경우를 제외하고는 항균 범위가 여전히 사용하기에 부족하다.

Erythromycin은 streptococcus viridans group에 효과적이고 penicillin에 allergy가 있는 환자의 아급성 심내막염 예방을 위한 항생제로 clindamycin을 대체할 수 있다. Azithromycin은 일반적으로 그람 양성 세균(Streptococcus spp.와 enterococci)에는 erythromycin에 비해 효과가 적고 H. influenza에 대해서는 erythromycin이나 clindamycin에 비해 조금 더 효과적이다. Azithromycin은 Chlamydia spp., M. pneumoniae, L. pneumophila, Fusobacterium spp., N. gonorrhoeae에 아주 효과적이다. 작용기전은 50S ribosomal subunit에 붙어 단백합성과 복제를 방해하는 것이다.

Tetracycline

Tetracycline은 항생제를 생산하는 미생물들을 검사하기 위해 전 세계에서 수집된 토양을 검사함으로써 발견되었다. 이러한 최초의 합성물은 chlortetracycline으로 1948년에 생산되었다. Tetracycline은 그람 양성 세균에 효과적이나, 구강 내 환경에서는 일반적인 구강 내 혐기성 세균에 작용한다. 지방친화성 약제 doxycycline과 minocycline은 종종 용량에 따라 가장 활성화되며 하루에 한 번 복용하면 되므로, 환자들이 복용법을 지키기에 좋다. 16시간까지의 긴 반감기로 천천히 흡수되며 복용을 중단하더라도 조직 내에 오래 머문다. Tetracycline은 식사 1시간 전과 식후 2시간에 복용하나 doxycycline과 minocycline은 음식에 의해 영향을 받지 않는다. Tetracycline은 혐기성 세균과 통기성(facultative) 세균에 작용하고, 치주병에서는 α-actinomyces, bacteroides 및 spirochetes에 작용하여 효과를 보인다.

임상적 효용의 차이는 적고 이것은 개개 약제의 흡수, 분포 및 배설의 특징에 기인한다. Tetracycline은 수동적 확산에 의해 미생물 내로 들어가며 일부는 능동수송에 의해 들어간다. 이것은 세포 내 약제의 축적을 야기한다. 일단 세포 내로 들어간 다음 tetracycline은 세균 ribosome의 30S에 가역적으로 결합하고, aminoacyl-tRNA가 mRNA-ribosome 복합체의 수용체에 붙는 것을 방해한다.

Clindamycin

Clindamycin은 bacteroides, prevotella, clostridium,

peptococcus, peptostreptococcus 및 fusobacterium 균주를 포함한 대부분의 혐기성 세균에 작용한다. 그러나 bacteroides의 10~20%는 저항성을 보인다. 혐기성 세균이 주요 병인이 되는 중등도에서 심각한 감염증에 종종 사용되며 다른 약제(aminoglycoside, cephalosporins 및 fluoroquinolone)와 병용된다. 대표적인 부작용은 설사, 오심 및 피부 발진이다. 위막성 대장염을 동반하는 bloody diarrhea는 clindamycin과 다른 항생제의 적용과 관련있다.

Metronidazole

Metronidazole은 대부분의 혐기성 그람 음성균(bacteroides, prevotella, fusobacterium 및 clostridium)에 대해서도 또한 항균효과를 가지는 항원충제이다. 다른 혐기성 그람 양성 균주나 호기성 균주에 대해서도 간혹 효과를 보인다. 경구투여 시 잘 흡수되며 조직에 광범위하게 분포된다. 뇌척수액에 잘 침투되며, 체액과 비슷한 농도로 존재한다. 이 약제는 간에서 대사되며, 심각한 간 부전이나 담도 기능이상에서는 용량 감소가 필요하다. Metronidazole은 더 저렴하며 C. difficile colitis의 치료에 oral vancomycin과 비슷한 효과를 보인다. 500mg의 용량으로 하루 3번 경구투여가 권장된다. 만약 경구투여가 적절하지 못하면 정맥투여가 같은 용량으로 적용될 수 있다. 그러나 이러한 경로는 검증되지 않았으며, 경구투여에 비해 못하다. 주요 병원균으로서 vancomycin resistant enterococci의 출현과 이 저항균주에 선택되는 경구 vancomycin의 역할로 C. difficile disease(대장염)에 metronidazole이 최초의 약제로 사용된다.[26]

항생제 유발성 대장염

항생제 유발성 대장염(AAC)은 거의 항상 C. difficile에 의해 야기되는 중요한 임상적인 문제이다. 입원한 환자들은 감염되기 쉬우며, 특히 심각한 질병이 있거나 영양 결핍 환자 또는 화학요법을 시행 받은 환자들은 더욱 그러하다. 이 혐기성 세균은 건강한 성인의 5%에서 세균 집락을 형성한다. 그러나 입원한 환자들 중 20% 이상의 환자들에서 발생하며, 대부분은 정상 장내 세균총을 파괴하는 항생제를 투여 받은 적이 있어 세균이 번성하게 된다. 이러한 환자들의 대부분은 증상이 없다. 최근에 밝혀진 바로는 경관급식을 받는 환자들은 C. difficile의 집합에 더 높은 위험성을 가지며, C. difficile과 연관된 설사를 유발한다. 이 균주는 항문 대 구강경로로 전파된다. 병원 내에서 입원실, 화장실에 전체적으로 분포하며 병원 사람들에 의해 전염될 수 있다. 철저한 손 씻기와 일회용 장갑의 사용은 감염 전파를 최소화하는 데 필수적이다. Clindamycin이 원인적 약제로 취급되는데, 그것은 정상세균총이 그 약제에 감수성이 있기 때문이다. 그러나 만약 Clostridia difficile이 존재한다면 다른 대부분의 항생제가 병의 시작에 원인이 될 수 있다. 심한 경우에 있어서 Clostridia 균주가 독성 물질을 분비하여 장벽에 손상을 줄 수 있다.

결론

임상가가 감염을 치료할 때 이전의 각각의 고려 요소들이 평가되어야 한다. 그 후 적절한 항생제가 무엇인지 결정되어야 한다. 배농과 괴사조직제거술이 수행될 수 있다면 반드시 수행되어야 한다. 감염부는 가능하다면 항생제가 효과적으로 작용할 수 있도록 제거되어야 한다. 이것은 괴사조직제거, 치태와 세균막의 제거, 농양의 절개 및 배농을 포함한다. 우리가 가진 항생제의 방어는 필수적이며 건강을 지키는 사람으로서 우리는 항생제의 효과를 지켜내야 한다.

참고문헌

1. R. Lewis. The Rise of Antibiotic Resistant Infections. US Food and Drug Admin. Consumer Magazine. September, 1995.
2. K. U. Todar. Wisconsin Dept of Bacteriology. Bacterial Resistance to Antibiotics lecture. 2002.
3. G. Greenstein. Changing periodontal concepts. Compendium Feb. p. 81. 2005.
4. Peterson, Ellis, Hupp, Tucker. Contemporary Oral and Maxillofacial Surgery, 4th edition. p. 345. 2002.
5. Topazian Goldberg Hupp Oral and Maxillofacial Infections 4th edition.
6. A. S. Dajani, K. A. Taubert, W. Wilson, et al. Prevention of bacterial endocarditis. Recommendations by The American Heart Association.
7. J. Slots, C. Chen. The oral microflora and human periodontal disease. In G. W. Tannock, ed. Medical Importance of the Normal Microflora. London: Kluwer Academic Publishers, p. 101–127. 1999.
8. A. Asujaubeb, C. Cgeb. Oral ecology and person-to-person transmission of A actinomycetemcomitans and

Porphyromonas gingivalis. Periodontol. 2000.
9. Peterson, Ellis, Hupp, Tucker. Contemporary Oral and Maxillofacial Surgery. 4th edition. p. 346. 2002.
10. Systemic Antibiotics in Periodontics position paper; Academy of Periodontology. November, 2004.
11. M. H. Goldberg. The changing nature of acute dental infection. J Am Dent Assoc. 80: 1048. 1970.
12. M. K. Jeffcoat, K. S. Bray, S. G. Ciancio, et al. Adjunctive use of a subgingival controlled-release chlorhexidine chip reduces probing depth and improves attachmentlevel compared with scaling and root planing alone. J. Periodontol. 69: 989–997. 1998.
13. J. M. Goodson, M. A. Cugini, R. L. Kent, et al. Multicenter evaluation of tetracycline fiber therapy: II. Clinical response. J Periodont Res. 26: 371–379. 1991.
14. G. Greenstein. Changing periodontal concepts. Compendium. Feb. p. 82–84. 2005.
15. J. Slots, M. Ting. Actinobacilus actinomycetemcomitans and Porphyromonas gingivalis in human periodontal disease: occurrentce and treatment. Periodonto 2000. 20: 82–121. 1999.
16. G. Greenstein, I. Lanster. Bacterial transmission in periodontal diseases: a critical review. J Periodontol. 68: 421–431. 1997.
17. Systemic Antibiotics in Periodontics position paper. Academy of Periodontology. November, 2004.
18. J. W. Knowles, F. G. Burgett, R. R. Nissle, et al. Results of periodontal treatment related to pocket depth and attachment level: eight years. J Periodontol. 50: 225. 1979.
19. K. S. Kornman. The role of supragingival plaque in the prevention and treatment of of periodontal disease: a review of concepts. J Periodontol Res. 15: 111. 1980.
20. G. Greenstein. Changing periodontal concepts. Compendium Feb. p. 82. 2005.
21. J. Baumgartner, T. Xia. Antibiotic susceptibility of bacteria associated with endodontic abcesses. J. of Endodontics. Vol 29, No 1, p. 44–47. Jan., 2003.
22. Antibiotic Prophylaxis for Dental Patients with Total Joint Replacements Advisory statement. JADA. July p. 895–897. 2003.
23. American Heart Association Circulation Prevention of Endocarditis. 96: 338. 1997.
24. B. A. Carabello. Mitral valve disease. Curr Probl Cardiol. 7: 423–478. 1993.
25. A. S. Bayer, R. J. Nelson, T. G. Slama. Current concepts in prevention of prosthetic valve endocarditis. Chest. 97: 1203–1207. 1990.
26. L. M. Tierney, Jr., S. J. McPhee, M. A. Papadakis, eds. R. Gonzales, R. Zeiger. Current Medical Diagnosis & Treatment. 2005.

Additional References

J. Slots, D. Moenbo, J. Langback, et al. Microbiota of gingivitis I man. Scand J Dent Res. 86: 174. 1978.

R. B. Devereux, C. J. Frary, R. Kramer-Fox, R. B. Roberts, H. S. Ruchlin. Cost-effectiveness of infective endocarditis prophylaxis for mitral valve prolapse with or without a mitral regurgitant murmur. Am J Cardiol. 74: 1024–1029. 1994.

제 10 장

수술 중 출혈의 처치

Dr. Karl R. Koerner and Dr. William L. McBee

허 종 기 교수 역

서론

대부분의 일반 치과의사들이 발치를 하지만 자신이 발치를 할지 여부는 그들의 능력과 심적 부담을 갖지 않고 편하게 발치할 수 있는 난이도 정도에 달려있다. 이렇게 조심스럽게 발치를 할지라도 예기치 않았던 상황이 발생할 수 있다. 출혈은 가장 흔히 일어나는 합병증의 하나로서 수술 중, 그리고 심지어는 수술 후에도 문제를 일으킨다. 구강외과 시술로 인해 발생하는 출혈이나 출혈이 되는 상황을 악화시키는 원인에는 다음과 같은 몇 가지 요인들이 있다.[1] (1) 구강 내 조직은 혈액 공급이 풍부하다. (2) 대부분의 창상은 개방된 상태이다(대부분의 발치에서도 마찬가지). (3) 압박 드레싱의 효과가 떨어진다. (4) 말하거나 식사하는 것이 수술 부위를 자극한다. (5) 혀의 움직임과 식사로 인해 발생하는 구강내 음압은 혈병을 탈락시킨다. (6) 타액내의 효소들은 혈병을 기질화되기 전에 용해시킨다.

이 장에서는 일반 치과의사들이 출혈의 예방과 관리의 측면에서 고려해야 할 사항들에 대해 규명하고 논의할 것이다. 위의 지식들에 대해 알게 되면 구강 내 수술에 대해 더 큰 자신감과 술기로 접근할 수 있을 것이다. 이렇게 되면 수술 과정을 보다 신속히 진행하고 좀 더 일반적이며 예측 가능한 시술이 되게 할 것이다. 불행하게도 치과대학에서는 졸업생들에게 구강 내 수술에 따른 과다 출혈을 다루는 방법에 대해 적절히 교육하고 있지 못하다. 앞으로 이어질 내용은 그 괴리를 줄여 줄 것이며 일반 치과의사로 하여금 이 매우 중요한 내용에 대해 자신감을 심어줄 것이다.

혈액응고 실패의 일차적인 원인

혈액이 정상적으로 응고하는 데 실패하게 되는 이유는 무엇일까? 중요한 원인들이 아래에 열거되어 있다.[2]

저혈소판증(Thrombocytopenia)

혈액 내 혈소판의 농도가 매우 낮은 상태이다.

일반적으로 혈소판 농도는 1mm^{3}당 150,000~350,000 정도이다. 그러나 이 수치가 50,000 이하로 떨어지게 되면 비정상적인 출혈이 나타나며, 10,000 이하로 떨어지면 자발적인 출혈이 나타날 수 있다. 징후로는 치은 출혈, 잦은 코피, 반상출혈, 혈변이나 혈뇨, 비정상적으로 심한 월경 등이 있다. 구강 내 수술이나 외상은 다루기 힘든 출혈을 야기할 수 있다.

아래에 혈소판이 부족해지는 다섯 가지 큰 이유가 나열되어 있다:

1. 골수에서 충분한 혈소판을 생산하지 못하는 경우이다(알

코올 과흡수, 골수질환, 비타민 결핍, 재생불량성 빈혈, 특정 약물이나 감염 등).

2. 혈소판이 비후된 비장(spleen)에 몰려 있는 경우(예, 울혈성 비장비대를 동반한 문맥 고혈압).
3. 혈소판이 희석된 경우(과량의 혈액이나 체액 대체, 심장 우회로 조성술 등).
4. 혈소판의 과다 사용이나 과다 파괴(Epstein-Barr 바이러스 감염 또는 HIV 감염, 헤파린 등의 약물, 경구 당뇨약, 설파 계열의 항생제, 퀴니딘과 리팜핀, 전신 루푸스, 일부 종양, 패혈증 등).
5. 혈소판 사용의 증가. 파종성 혈관 내 응고(DIC: disseminated intravascular coagulation) 환자는 저혈소판증 또는 다른 혈액 응고 이상 질환을 경험하게 될 것이다.

폰빌레브란트 병(von Willebrand' s disease[VWD])

혈소판이 혈관벽에 적절히 응집되지 못하는 현상이다. 혈소판에 영향을 끼치는 혈액내 단백질인 폰빌레브란트 인자가 유전적으로 결핍된 경우이며, 혈소판 기능의 가장 흔한 유전성 장애이다. 이 인자는 혈장, 혈소판, 혈관 벽에서 발견된다. 결핍되거나 비정상적일 때 손상된 혈관벽에 뭉치는 첫 단계가 일어나지 않는다. 결과적으로 출혈이 일시적으로 계속되며 응고가 지연되다.

일반적으로 이 질환을 가진 환자는 부모나 근친에서 출혈 문제를 가지고 있는 가족력이 있다. 그것은 환자가 경미한 피부 열상, 치아 발치, 다른 수술 등에서 쉽게 멍이 들거나 과도한 출혈을 나타낼 때 더욱 명백하다. 가끔 일시적으로 응고 요소를 증가시키는 상황, 예를 들면 스트레스, 임신, 염증, 감염, 호르몬 변화 등에서 환자로 하여금 혼란스럽게 할 수 있다.

폰빌레브란트 병은 I, IIa, IIb, III형의 4가지 형태가 있으며, III형으로 갈수록 드물며 심한 증상을 나타낸다. 완전한 진단은 어려우며 여러 가지 검사(multiple labs) 결과, 내과적 검사, 환자의 출혈 병력에 대한 조사를 필요로 한다.

이 질환을 지닌 많은 환자들이 술전 처치를 요하지는 않는다. 그러나 환자 병력이나 가족력에서의 과도한 출혈 병력이 있다면 혈액 전문의에게 반드시 의뢰해야 한다.

환자는 술전에 Desmopressin(DDAVP) 처방을 받거나 농축 폰빌레브란트 인자 대체 치료를 받는 게 좋다. 치과의사는 술중에 국소 출혈량 측정(local measuring)을 하는 게 좋다(이 장의 후반부에서 논의될 내용임).

혈우병

이 병의 특징은 응고요소 VIII 또는 IX의 부족이다.

80% 정도는 Classic hemophilia(A)로서 factor VIII의 결핍이다. Hemophilia B(Christmas disease)는 factor IX의 결핍이다. 둘 다 모계에서 유전되나 대부분 어린 남아에게만 영향을 준다. 증상의 심도는 유전자 비정상이 factor VIII과 IX의 활동에 어떻게 영향을 주느냐에 달려 있다. 환자의 응고 환경은 다음의 사항들을 포함한다(현재 응고 요소의 양에 따라).

- 정상의 1%: 심각한 출혈이거나 자발적 출혈의 재발
- 정상의 1~5%: 중등도 혈우병(수술이나 손상, 심지어 작은 외상이 특기할 만한 또는 조절되지 않는 출혈을 야기할 수 있음).
- 정상의 5~25%: 경증의 혈우병이나 여전히 위험함.
- 정상의 25% 이상: 진단될 수 없다. 잠재적 위험군이다.

파종성 혈관 내 응고 (Disseminated intravascular coagulation, DIC)

응고 인자가 과도한 응고에 의해 결핍된 것이다. 작은 혈병이 혈류를 따라 형성된다. 더 작은 혈관을 차단하게 되며 출혈을 조절하기 위해 더 많은 응고 인자를 필요로 하게 된다. 이것은 복잡한 부인과 수술에 의한 혈액 내 잔존하는 자궁조직이나 박테리아 감염에 의한 심각한 내독소 등의 혈액내 독성물질에 의해 유발된다. 게다가 일부 백혈병, 위암, 췌장암, 전립선암에 의해서도 유발된다. 일반적으로 원인이 적절히 해소되면 문제는 해결된다.

수술 중 출혈을 야기할 수 있는 전신질환

대부분의 질환은 혈액 내 변화를 일으킨다. 혈액질환은 질병을 동반하며 동시에 이것은 질병의 징후일 수 있다. 다음과 같은 예가 있다.[3]

파종성 악성종양(disseminated malignancy)

이 질병은 보통 골수 내에 종양 세포가 동반된다. 암과 관련된 일부 혈액 질환은 다른 응고 기전의 병적인 저해인자에 의해 선택적으로 정상적 응고기전이 손상되거나 특정 인자의 결핍에 의한 것으로 보인다.

빈혈

출혈을 일으키는 빈혈에는 세 가지 형태가 있다:

1. 만성 신부전의 합병증에 의한 빈혈. 이 환자의 치료법은 혈액 투석과 적절한 대체요법이다. 치료는 재조합형 조혈모세포의 사용에 의해 발전하였다.
2. 암과 관련된 비교적 덜 흔한 형태의 빈혈. 때로 림프종, 난소암 등의 환자에서 자가 용혈성 빈혈이 관찰된다. 폐암, 위암, 유방암, 신장암, 대장암, 정소암 등에서도 나타난다.
3. 뇌하수체 결핍, 갑상선 질환, 부신 질환, 부갑상선 질환에 의한 빈혈.

급성과 만성 세균 감염

대부분의 세균 감염은 염증성 조직이라 불리는 혈관이 발달한 조직과 연관이 있다. 혈관 자체가 확장되어 있을 뿐 아니라 염증 부위의 혈관이 수적으로도 증가해 있다. 기능적으로 이것은 원하지 않는 유기체를 물리치려는 숙주 면역 체계를 증강시켜 준다.

염증부위에서 미생물에 의해 생산되고 유출되는 독소들은 혈관내벽과 관련된 내피세포에 조직손상을 줄 수 있고 지혈기능과 간 기능 손상을 유발할 수 있다. 그래서 손상된 다혈관 조직과 비정상적인 지혈반응이 존재하면 원하지 않는 외과적 출혈이나 자발적 출혈이 일어날 수 있다.

바이러스 감염

루벨라, 거대세포바이러스(cytomegalovirus, CMV), 에이즈를 포함한다.

HIV관련 응고질환

HIV 감염에 따른 면역학적 변화에 더불어 혈액학적인 문제도 발생한다. 림프구감소증(lymphopenia, 순환혈류 내에 림프구의 수가 적은 현상)과 호중구감소증(neutropenia, 순환혈류 내 중성구가 적은 현상)이 흔하다. 호중구감소증은 무증상의 HIV 항체 양성 환자에게서 0~30%까지 다양하게 보고되고 있으며, 에이즈 환자에게서 20~65% 빈도로 나타난다. 저혈소판증은 무증상의 HIV 감염된 환자에게서 5~20% 빈도로 나타나지만 에이즈 환자에게서는 25~50%까지 증가한다. 이러한 합병증에 더불어 zidovudine(AZT)에 의한 골수형성저하증(marrow hypoplasia)의 위험도 존재한다.

류마티스 관절염

이 환자들에게서의 빈혈은 흔하지만 만성 질환에 의한 빈혈의 양상을 따른다. 영양 부족에 의한 철분 결핍, 만성 실혈 또는 아스피린이나 다른 비스테로이드 항염증약(NSAIDs), 코르티코스테로이드 등이 원인이다.

전신 홍반 루푸스

자가면역 질환으로 악성 면역세포가 체조직을 공격한다. 혈액세포, 장기 또는 다른 조직을 공격하는 항체가 생산된다. 여성에게서 9배 많이 호발하며, 85%에서 혈액질환을 나타낸다. 동맥, 정맥에서 혈병이 생성될 수 있으며 폐색전증, 뇌졸중, 혈담(hemoptysis), 유산 등의 다른 질병과 연관이 있다. 응고 또는 출혈은 혈병 내 포함된 지방에 대한 항체에 의해 발생한다. 항인지질 항체(antiphospholipid antibody)증후군(APS)으로 알려져 있다. 일반적으로 혈소판은 감소하고 출혈이나 응고 문제를 일으킨다. 전신홍반 루푸스에서는 빈혈이 있을 수도 있다.

기생충 감염

말라리아, 리슈만편모충증(leishmaniasis), 구충(hook-worm), 내장유충이행증(visceral larva migrans), 주혈흡충증(schistosomiasis) 등의 기생충 감염과 관련 있다.

장의 염증성 질환

질병은 다루는 과정에서 약물 남용에 의해 종종 형성된다.

간 질환

간 질환은 응고기전에 필요한 특정 응고인자의 형성을 줄인다. 만성 간기능 부전 환자에게서는 흔히 빈혈이 나타난다. 특히 알코올 중독자에게서는 영양결핍, 만성 실혈, 간기능 이상 또는 알코올의 골수에 대한 직접적 독작용에 의해 빈혈이 일어난다.

폐렴

레지오넬라균(Legionella pneumophila)에 의해 유발된 폐렴은 심각한 저혈소판증과 림프구감소증을 유발할 수 있다. 일부 경우에서는 DIC 합병증을 보인다고 보고되어 있다.

구강 주위에 심각한 출혈을 야기하는 일차적인 원인

구강 내로 공급되는 혈관 중에서 구강 내 수술과정 중에 파괴될 경우, 심각한 그리고 때때로 생명을 위협하는 출혈의 원인이 되는 혈관은 설동맥, 안면동맥, 하치조동맥, 대구개동맥의 4개가 있다.

설동맥은 외경동맥에서 바로 분지되는 가지이다. 혀의 관통창이나 혀나 혀 기저부의 생검, 하악골 설측 피질골 밖으로 뚫고 나온 임플란트 등에 의해 출혈이 되고 상기도 폐쇄의 원인이 되기도 한다.

안면동맥도 역시 외경동맥에서 바로 분지되는 가지이다. 전안면 정맥(anterior facial vein)과 함께 지나가며 뺨의 바깥층에서 하악 구치부 쪽으로 지나간다. 하악 구치부 치아에서 협측으로 은협 이행부(mucobuccal fold)를 따라 수직으로 길게 완화 절개(releasing incision)를 하면 이 혈관이 잘려 많은 출혈을 야기할 수 있다.

하치조동맥은 상악 동맥의 가지이고 외경 동맥의 말단 분지 2개 중 더 큰 가지이다. 분지가 되면서 하악공(mandibular foramen)과 하악관으로 들어가기 전에 악설골(mylohyoid)동맥으로 갈라진다. 턱끝 가지(mental branch)는 턱끝 구멍에서 나와 이부(chin)와 하순에 분포한다. 악설골동맥은 하악의 내측면인 악설골 고랑(groove)을 따라 수평으로 지나가면서 악설골근에 혈액을 공급한다. 가끔 작은 혀 가지가 하치조동맥으로부터 분지되어 설신경과 함께 구강저의 점막에 분포한다.

하치조동맥은 구치부의 하악관 내에서 하치조신경의 상방에 주로 위치한다. 부주의한 버(bur) 사용으로 인해 하악관 내로 버가 들어가게 되면 신경이 손상되기 전에 동맥이 손상될 가능성이 높다. 이러한 손상에도 신경은 온전히 유지될 수 있으나 신경의 혈류 공급 장애로 인해 신경병증(neuropathy)이 생길 수 있다.[4]

대구개동맥은 제2대구치의 상방에서 구개의 수평면과 수직면이 만나는 부위의 구멍에서 나온다. 절치공에서 나오는 혈관과는 달리, 대구개동맥은 굵어서 잘리면 출혈을 조절하기가 어렵다. 이런 경우는 입천장 융기(palatal torus)를 제거하거나 유리 치은이나 결합조직 이식을 위해 공여부 조직을 얻을 때 발생하게 된다. 또한 치주 수술 중에도 일어날 수 있는데 특히 치주질환으로 치조골이 많이 없는 경우나 구개측 치조골의 수직적인 병변이 뚜렷한 경우는 동맥이 예상했던 것보다 훨씬 가까이 있을 수 있기 때문이다. 상악 구치부 치아의 발치 시 치은 조직이 치아와 완전히 분리되지 않았을 때 대구개동맥을 포함하는 후방 구개 조직이 찢어지는 일이 흔하게 일어난다.

이러한 동맥의 크기를 측정한 이전의 보고에서는 혈관 내강의 직경이 1~2mm라고 했다. 그렇다면 분당 70번의 박동과 박동당 0.2mL가 지나간다면 1분에 14mL의 출혈이 될 가능성이 있다. 30분이면 거의 420mL의 혈액 손실이 일어나게 된다. 그러나 저자는 이것이 상당히 적게 계산되었다는 것을 알게 되었다. 우리의 경험으로는 앞서 언급한대로 즉시 출혈 조절을 하지 않는다면 더 짧은 시간 동안에 훨씬 더 많은 출혈이 일어날 수 있다는 것이다. 정확한 처치가 되기 전까지 과도한 출혈을 방지하기 위해 비교적 쉽게 할 수 있는 일은 임시로라도 탐폰 삽입을 하는 것이다.

출혈 문제의 예방

수술에 앞서 출혈 문제를 예방하는 것은 수술 중이나 수술 후에 처치하는 것보다 더 선호된다. 다음의 내용들은 치과의사가 구강 내 수술 중에 과도한 출혈을 막을 수 있는 방법과 과정에 대해 살펴볼 것이다.

환자의 병력

모든 신환은 치과적/의과적 병력에 대해 모두 기술해야 하며, 이것은 환자가 있는 상황에서 치과의사에 의해 검토되어야 한다. 이 병력은 매년 보충되어야 한다. 전향적인 환자들의 조사는 보통 충분히 심각성을 지닌 출혈성 질환을 파악하게 해준다(표 10-1). 정도에 따라 환자의 내과 주치의나 혈액전문의와의 상담이 추천된다. 다음은 환자에게 문진해야 하는 질문의 리스트이다:

출혈과 관련된 병력이 있습니까?

치과의사는 과거에 수술이나 사고로 인해 출혈 사고가 있었는지 그리고 출혈이 지속되었는지 물어봐야 한다. 이전의 구강 내 수술, 예를 들면 편도 제거술이나 다른 수술들에 있어서는 어떠한가? 이러한 질문은 항상 답변이 있어야 한다: "출혈이 24시간 이상 지속되었습니까? 또는 출혈로 인해 치과의사나 내과의사의 특별한 주의가 필요했습니까?"

코에서 출혈이 있었는가? 쉽게 피가 나는가? 심한 월경혈을 보이는가? 자발적으로 출혈이 있는가? 이상의 질문들에 환자가 한 가지 이상이라도 긍정적인 대답을 한다면 그들은 구강악안면외과 전문의에게 의뢰되거나 응고기전 감시를 위해 혈액전문의에게 의뢰되어야 한다.

환자가 쉽게 멍이 듭니까?

이 질문에 대해 환자가 긍정적으로 대답하거나 과거에 이와 관련하여 혈액 질환과 관련된 약을 조제받은 적이 있다면 출혈시간에 대한 검사가 필요하다. 이 문제는 혈소판 감소증이나 모세혈관 파열 등의 질환을 암시한다.

가족 중에 혈액 질환이 있는 사람이 있습니까?

대부분의 사람들은 유전적인 혈액 질환에 대해 잘 알고 있다. 그러나 구강 내 수술 이후 지속되는 출혈을 보이는 사람의 일부는 처음으로 출혈문제에 대해 설명 듣게 될 것이다. 폰빌레브란트 질환은 미국 인구의 1~2%에서 나타난다.[5] 만일 이런 상황이 의심된다면 환자는 혈액전문의에게 의뢰되거나 혈우병 센터로 보내져야 한다.

환자는 흔한 좌상과 같이 혈소판이 결핍되었다는 여러 가지 증상들을 보일 것이다. 양적 혹은 질적인 측면에서 어떤 경우에라도 혈소판 수혈을 필요로 한다. 환자가 폰빌레브란트 질환이나 A 혹은 B 타입의 혈우병을 가지거나, 그 이외의 어떤 응고인자 결핍 현상을 보이더라도 응고인자 보충이 필요할 것이다.

표 10-1. 수술 전 출혈 평가: 아주 중요한 연관요소들

위험 요소들
1. 이전의 수술과 관련된 출혈
a. 다른 치과 수술
2. 과도한 생리혈
3. 간 질환
a. B, C형 간염
b. 간경화
c. 만성 알코올 남용
4. 신장 질환
5. 유전병
a. 혈우병
b. 폰빌레브란트병
c. 다른 응고관련 유전병
6. 혈액성분의 비정상
a. 백혈병
b. 저혈소판증(생산이 적거나, 파괴가 증가하거나)
c. 에이즈
7. 약제
a. 아스피린
b. 그 외 NSAIDs
c. 항응고제
d. 항생제
e. 화학치료제

Source: Adapted from Figure 5-1 and 5-2, p. 55. Dym, H and Ogle, OE. Atlas of Minor Oral Surgery. Philadelphia: W.B. Saunders Co. 2001.

환자가 간 기능 장애를 앓은 적이 있습니까?

간염, 간암, 황달의 병력이 있는가? 간의 건강에 영향을 줄 가능성이 있을 정도의 알코올 과용 전력이 있는가? 혈액응고인자 XIII을 제외한 나머지 모든 응고 인자들은 간에서 형성된다.

특히 혈압과 관련된 환자의 생징후는 어떠한가?

높은 수축기 혈압(180 이상)만으로도 수술 중에 과다 출혈이 일어날 수 있다. 이러한 경우 구강 내 수술을 시행하기 전에 고혈압을 관리하는 내과 주치의에게 진료를 봐야 한다.

환자는 어떤 약물을 복용 중입니까?

이 질문은 처방되는 약과 처방되지 않는 약 모두와 연관 있다. 약물 사용은 구강 내 수술 중 출혈과 관련된 가장 흔한 문서화되지 않은 원인이다. 환자는 처방받은 약이 출혈 경향을

표 10-2. 치료목적으로 항응고제를 처방받고 있는 환자들의 처치법과 주로 사용되는 검사법

약물	Lab Value
아스피린/NSAIDs/항혈소판제제 1. 내과의사에게 며칠간 투약을 중단해야 안전한지 의뢰한다. 2. 환자가 복용하는 항혈소판 약제에 따라 수술을 적어도 5일 연기한다. 3. 수술 중과 수술 후에 혈병의 형성과 유지를 돕기 위한 추가적인 조치를 취한다.	Bleeding time
와파린(쿠마딘) 1. 내과의사에게 다음을 의뢰한다. a. 항응고 치료에 변화가 없는 환자의 처치? (주: 항응고 치료의 변경 없이 환자를 치료하는 것에 대해) b. 수술 전 며칠 동안 와파린을 끊고 INR을 1.5까지 떨어뜨리는 것이 안전한지? c. 적어도 12시간의 수술이 행해지는 동안 와파린을 끊을 수 있도록 환자에게 헤파린을 근육주사 하는 것에 대해 2. 수술 중과 수술 후에 혈병의 형성과 유지를 돕기 위한 추가적인 조치를 취한다.	PT and INR
헤파린 1. 내과의사에게 다음을 의뢰한다. a. 수술기간 주변으로 며칠간 헤파린을 중단해도 안전한지에 대해 b. 혈병이 안정화되면 헤파린을 다시 투여하는 것에 대해 2. 수술 중과 수술 후에 혈병의 형성과 유지를 돕기 위한 추가적인 조치를 취한다.	PTT
저분자량 헤파린(Lovenox)	검사 안함

증가시키는지 여부에 대해 잘 모를 수 있다.

출혈에 영향을 끼치는 약물들

응고 기전을 방해하는 약물은 여러 가지가 있다. 일부 환자에게서 이러한 약제는 치료에 있어 꼭 필요하거나 의학적 환경에서 치료 요법의 일부분이다. 수술에 앞서 환자의 내과 주치의에게 위 상황에 대해 의뢰하는 것은 신중한 행동이다(표 10-2). 이 약물들을 암기하는 방법은 알파벳 A로 시작하는 7개의 약물의 이름을 기억하는 것이다. 아래와 같다:

1. **아스피린(Aspirin).** 325mg의 아스피린 한 알이나 저용량의 81mg 아스피린도 혈소판 생애에 있어 기능을 비가역적으로 저해한다. 수술이 중요하거나 환자의 내과 주치의가 동의한다면 술식에 앞서 7~10일 정도 중단되어야 한다(혈소판의 생애 주기는 9일이다). 중단으로 인한 전신적 효과가 크거나 수술이 크지 않은 경우 일반적으로 수술 중의 출혈은 국소적인 계량으로 관리될 수 있다(이 장의 후반부에서 다룰 것이다).
2. **항염증 약물(Anti-inflammatories).** 다른 NSAIDs는 체내에서 아스피린과 비슷하게 작용하지만 질적인 면에서 덜 위험하다(즉, 혈소판을 가역적으로 차단한다). 수술 2~3일 전에 중단하면 된다.
3. **항응고제(Anticoagulants).** 와파린(쿠마딘), 헤파린, 저분자량 헤파린(Ardeparin, Dalteparin, Enoxaparin).
이러한 약물들은 심실세동, 확장성 심근병증, 수축기 울혈성 심부전, 심장 판막증, 인공 판막, 심정맥 혈전증, 폐기종, 심근경색 후, 뇌척수 사고, 투석과 같이 체외 혈류가 필요한 경우 처방된다.
쿠마딘은 외인성 경로(extrinsic pathway) 응고기전에

서 기능하는 비타민 K 의존성 응고인자의 합성을 저해한다. 이것은 흔히 치과 환자에게 경구투여 된다. 비타민 K가 투여되지 않는다면 쿠마딘의 지속적인 사용 뒤에 응고 기전이 정상으로 돌아오려면 수일이 소요된다. 쿠마딘의 항응고 작용은 1~2주 단위로 실험실 혈액 분석 결과에 의해 관찰된다. 최근에는 International Normalized Ratio(INR)뿐만 아니라 프로트롬빈시간(Prothrombin Time, PT)도 함께 사용된다. INR은 PT도 함께 고려할 뿐 아니라 PT보다 더욱 정형화된 기준이다. 이것은 와파린이나 외인성 경로의 기능을 평가하는 보다 표준적인 시험으로 인정받고 있으며 PTR(prothrombin time ratio)은 시대에 뒤쳐진다고 할 수 있다.

헤파린은 반면에 정맥 내 주사가 필요하다. 안티트롬빈 III와 결합하여 혈전 형성을 억제하며 내인성 경로(intrinsic pathway)를 지연시킨다. 이 약물이 혈액을 묽게 하는 지속력은 수 시간에 불과하거나 프로타민에 의해 더 빨리 없어지게 된다. 헤파린에 의한 항응고 기전은 PTR 값으로 모니터한다.

저분자량 헤파린(LMWH 또는 SQ heparin)은 전형적으로 깊은 정맥 혈전증(deep vein thrombosis, DVT)의 예방과 치료에 쓰이며 피하 주사로 사용된다. 헤파린과 비슷하게 안티트롬빈 III와 결합한다. 하지만 혈전 형성을 억제하기보다는 혈액응고인자 Xa의 활성을 억제한다. 이 약물의 항응고 효과는 전적으로 예측 가능하며 모니터링에 있어 실험실 결과를 필요로 하지 않는다.

4. **항생제(Antibiotics, broad-spectrum).** 장내 정상 세균총을 파괴할 수 있으며 비타민 K의 합성을 저해할 수 있다. 많은 응고인자 합성에 있어 비타민 K가 필요하다.
5. **알코올 중독(Alcoholism).** 알코올은 응고인자의 수를 충분히 줄일 수 있을 만큼의 간기능 이상을 유발할 수 있다.
6. **항암제(Anticancer drugs).** 화학요법 치료 중인 환자는 혈중 혈소판 농도가 낮을 수 있다.
7. **항혈소판 제재(Antiplatelet drugs).** Thienopyridines (Ticlid and Plavix)와 당단백질 IIb/IIIa 억제제(Reopro와 Integrilin)와 같은 약제.

위에서 언급한 유형의 약물들 뿐만 아니라 많은 생약재들도 항응고 성분을 지닌다. 많은 사람들이 생약재를 이용한 비정상적인 방법에 의해 자가약을 조제한다. 일반적으로 이것들은 혈소판 응집을 막고 출혈 시간을 증가시킨다. 만일 어려운 수술이 예정되어 있다면 이러한 자가약에 대해 미리 물어보는 것이 중요하다. 생약재가 응고에 영향을 주는 예는 다음과 같다:

- **은행잎 추출물(Ginko biloba)**: 우울증, 황반변성(macular degeneration) 및 현기증에 쓰이며 정신을 맑게 한다.
- **마늘**: 콜레스테롤과 트리글리세롤을 낮추며 감기를 예방한다.
- **화란국화(Feverfew)**: 편두통, 천식 및 관절염에 사용된다.
- **인삼**: 에너지와 정신력을 높여준다. 면역력을 증가시키며 당뇨에 있어 혈당을 정상으로 유지하게 해준다.
- **카모마일(Chamomile)**: 스트레스나 월경을 포함한 근육경련에 쓰인다. 항균, 항염증 작용이 있다고 한다.

만일 환자가 응고 능력을 저해하는 물질을 우연히 복용하고 있다면 치과의사는 지혈을 가능하게 하는 국소처치용 기구와 재료를 갖추고 있어야 한다. 예를 들어, 환자가 와파린을 복용한다면 그들의 INR은 3 이하일 것이다. 대부분의 항응고 약물 복용 환자의 INR 수치는 2.0~3.0 사이(치료 범위)이다. 이 수준의 환자는 비록 항응고 약제의 조절을 권유받았더라도 항응고 약제 복용방법을 바꾸거나 중단하지 않고 구강 내 수술을 진행할 수 있다.[7] INR 2.5 이하인 환자의 구강 내 수술인 경우 술자는 국소처치용 기구와 재료를 구비해 두어야 하고 그것은 언제든 필요할 수 있다. 와파린을 복용하는 환자의 지속적인 출혈은 관리하기 어렵다. 게다가 지혈을 위한 비타민 K의 주사는 예측하기 어려울 뿐 아니라 색전증을 유발할 수도 있다.

일부 경우에서 와파린을 중단하는 경우 환자가 일시적으로 매우 위험한 상황에 처할 수도 있다. 이러한 상황에서 내과 주치의는 수술 2~3일 전에 와파린을 중단하도록 할 수 있으며, 환자가 자가 주사할 수 있도록 저분자량 헤파린(Enoxaparin/Lovenox)의 사용을 시작할 수 있다. Lovenox는 집에서 스스로 주사할 수 있는 저분자량 헤파린으로서 12시간 지속된다. 와파린이 중단되면서 헤파린이 시작된다. 보통 12시간 정도 약효가 나타나며 구강 내 수술 12시간 전부터 중단된다. 출혈 문제가 없다면 또 다른 피하주사 헤파린이 다음날 와파린 시작에 앞서 수술 당일 밤에 주사될 수 있다. 이러한 치료법은 위험과 취약성의 폭을 좁히며 수술을 안전하게 시행할 수 있게 해준다.

빈번하게 내과의사는 구강 내 수술 전 2~3일부터 와파린을 중단하라고 지시하며 INR 수치를 2.5~3.0에서 1.5까지 낮춘다. 그리고 수술 다음날부터 와파린을 재투여 한다. 이러한 방법은 위험성을 가지고 있으나 내과의사들은 종종 이렇게 하곤 한다.

비슷하게 환자는 응고와 관련된 질병에 대해 알고 있거나 의심될 수 있다. 알고 있는 혈액 질환에 대해서는 환자의 내과 주치의에게 의뢰하거나 혈액전문의의 도움을 받는 것이 바람직하다. 만일 문제가 과거의 출혈 병력에 따른 단순한 의심에 그친다면 치과의사는 치료에 앞서 complete blood count(CBC), partial thromboplastin time(PTT), INR, bleeding time과 같은 응고기전에 대한 조사를 할 수 있다. 만일 환자가 여러 개 치아를 동시 발치해야 하거나 보다 확장된 구강 내 수술을 필요로 한다면 일반 치과의사는 실험실 결과값을 판독하는 데 친숙하지 않으므로 이와 같은 상황에 보다 익숙하거나 훈련된 술자에게 의뢰하는 것이 보다 바람직하다.

신중한 수술로 출혈문제를 예방하는 법

대부분 수술 중 출혈 문제는 서툰 외과적 술기에 의해 발생된다. 연조직의 주의 깊은 처치는 대부분의 출혈 문제를 피할 수 있게 한다. 술자는 연조직을 버로 찢거나 벗겨지지 않게 주의하고 겸자로 뭉개지지 않게 주의하며 발치기자나 다른 수술 기구로 찌르지 않게 주의함으로써 출혈 시간을 증가시키지 않도록 주의하여야 한다. 때때로 경조직에 집중하다 연조직 조작에 주의하지 않는 경향이 있다. 덧붙여 날카로운 골 표면은 부드럽게 해야 하며 청색증을 보이는 조직(cyanotic tissue)은 발치 이후 치은선(gumline)에서 절제하여야 하며, 치근단 육아종을 발치부위에서 제거해야 한다.

대다수의 치과의사들의 잘못은 판막을 너무 작게 형성한다는 것이다. 판막을 넓게 확장해야 더 나은 상태로 접근할 수 있고, 동시에 구강점막의 신장이나 당김, 찢김을 예방할 수 있게 된다. 많은 개원의(generalist)들은 완화 절개(releasing incision)를 시행하는 것을 꺼려한다. 완화 절개는 일반적으로 제거할 치아로부터 한 치아의 근심이나 원심에서 시행되며 보다 나은 치유를 위해 절개는 골 상방에 시행하고 너무 길 필요는 없다. 비부착 조직(unattached tissue)까지 5~10mm 정도면 충분하다. 절개는 판막 쪽으로 넓은 기저부를 갖게 하고, 더 적당한 혈액 공급을 제공하기 위해 약간 각을 준다. 이러한 삼각 판막은 또한 판막에 긴장을 주거나 과도한 견인력이 가해지는 것을 막는다.

때때로 수술 시 최선의 노력에도 불구하고 출혈 문제가 일어난다. 이러한 때에는 출혈을 조절하는 데에 최선을 다해야 한다. 우리가 물어야 할 첫 질문은 "어디에서 출혈이 되는가?"이다. 연조직에서 출혈이 되는가?, 뼈에서 새어나오는가?, 절삭용 버에 의해 잘린 뼈속 영양관(동맥)에서 출혈이 되는가?, 하악관에 있는 여러 혈관에서 출혈이 되는가? 치료 방식은 출혈 요인에 따라 다르다. 이상적인 시술을 위해서는 적절한 광원과 흡입기, 견인 보조를 요한다.

연조직 출혈

혈액 응고가 정상인 환자에서 연조직 절개나 골막 견인(periosteal reflection)에 의한 출혈은 수분 내에 가라앉는다. 만약 연조직 내에 있는 동맥이나 정맥이 잘린다면 비정상적인 상황이 일어날 것이다. 예를 들어, 하악 제2대구치 부위에 삼각판막을 위해 완화절개를 할 때 무의식중에 치근단 쪽으로 너무 멀리 나아갈 수 있다. 이때 만약 절개가 은협이행부(mucobuccal fold)에서 뺨 쪽으로 진행된다면 안면동맥이나 전안면정맥에 수술용 칼이 스치거나 심지어는 잘릴 수 있다. 이것은 주된 출혈을 야기할 수 있고 수술 전에 처치되어야 한다. 이 경우 작은 지혈겸자(mosquito hemostat)는 출혈원(bleeder)을 잡을 때, 그리고 나서 봉합사는 혈관을 묶을 때 사용된다. 비록 주의 깊은 결찰이나 전기적 또는 화학적 소작으로 대부분 지혈이 되지만, 연조직 출혈원(더 큰 혈관)도 지혈제로 메워질 수 있다.

다음은 연조직 출혈을 막는 데 사용될 수 있는 국소적인 방법이다:

- 전기소작
- 지혈용액

예, Hemodent(aluminum chloride), Viscostat(20% ferric sulfate coagulative gel), Astringedent(15.5% aqueous ferric sulfate), Astringedent-X(12.7% equivalent ferric sulfate and ferric subsulfate). 가장 효력이 강함.

- 1:50,000 epinephrine 포함된 국소마취
- 봉합
- 압박

발치와 출혈

때때로 발치 후 발치와로부터의 출혈이 지속되어 곤란할 수 있다. 이것은 종종 치근을 제거하기 위해 발치와에 드릴을 사용했을 때 발생한다. 술자는 치근이 고정되어 있는 것을 줄이기 위해 절삭용 버로 치근이나, 치근 사이의 뼈에 드릴링하여 치근 주변의 공간을 획득할 수 있다. 환자가 병원을 떠나기 전까지 출혈이 멎지 않는다면 발치와는 지혈을 도울 수 있는 물질로 채워져야 한다.

다음은 발치와 출혈을 멈추게 하는 데 도움이 되는 국소 조치용 재료들이다:

- 지혈 거즈(ActCel, HemoStyp Hemostatic Gauze™)(그림 10-1)
- 젤폼(Gelfoam)(그림 10-2)
- 콜라겐(Colla-Plug, Colla-Tape)(그림 10-3)
- 서지셀(그림 10-4)
- 소의 트롬빈이 포함된 젤폼(Gelform with bovine thrombin)
- 본왁스(그림 10-5)

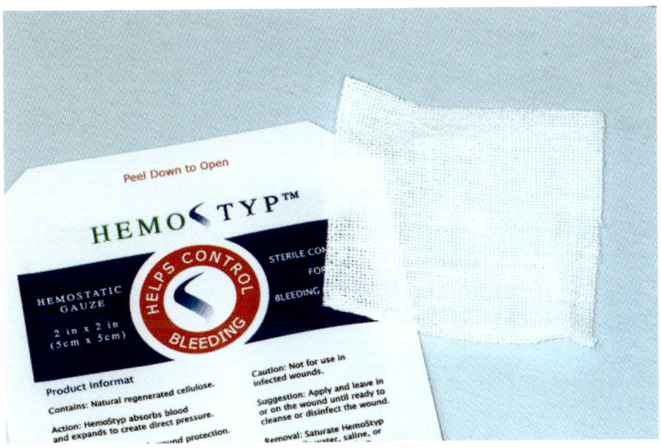

그림 10-1. 지혈 거즈.

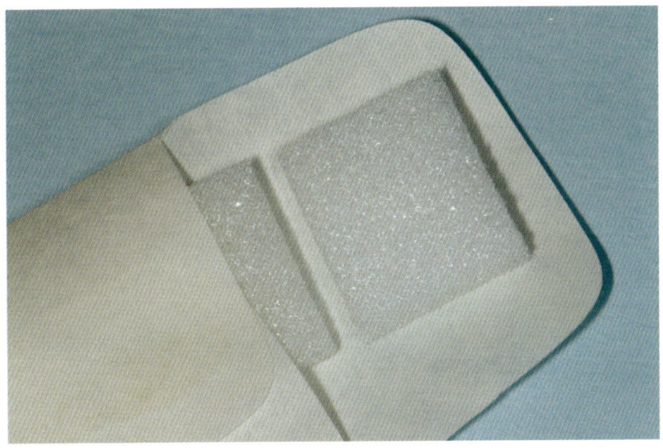
그림 10-2. 젤폼(Gelfoam).

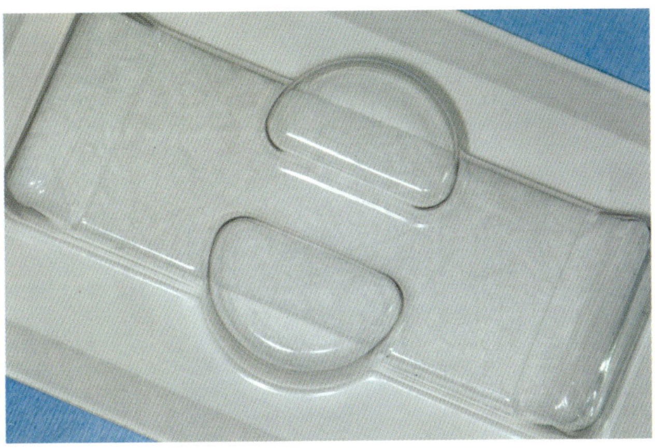
그림 10-3. 콜라테이프(CollaTape).

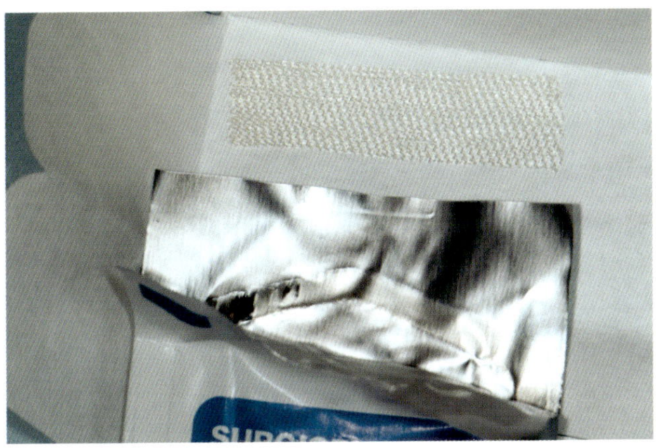
그림 10-4. 서지셀(Surgicel).

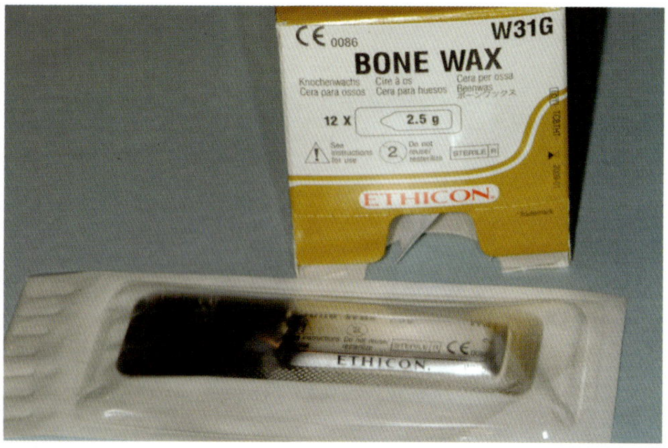

그림 10-5. 본왁스(bone wax).

지혈 거즈는 면직물처럼 보이지만 1~2주 내에 포도당과 식염수로 용해되도록 특허등록된 과정에 따라 화학적으로 처리되어져 있다. 한 개나 여러 개의 작은 조각(1×1인치)을 발치와에 넣어 주면 지혈을 증진시키고 혈전을 안정화시킨다. 이 물질은 발치와의 적절한 지혈을 얻기 위한 것이다. 젤폼도 유사한 용도로 쓰인다. 둘 다 발치와 위를 8자 봉합을 하여 유지시킨다.

Colla-Plug와 Colla-Tape는 교차 배열된 콜라겐 물질로 지혈을 증진시킨다. 이것은 혈소판응집을 강화함으로써 응고를 돕는다. 발치와에 위치될 수 있는 콜라겐의 다른 형태는 미세섬유 형태(예, Avitene)이다. 이 물질은 더 푹신하고 성기게 얽혀있다.

서지셀은 산화 셀룰로오스이다. 이것은 더 강하고, 압력 하에 잘 채워 넣어질 수 있기 때문에 젤폼보다 더 효과적이나 발치와의 치유를 지연시키는 경향이 있다. 이러한 이유로 지속적인 출혈에만 사용된다.[1]

어려운 상황에서 보빈트롬빈 액상을 준비해 두면 젤폼에 적용되어 발치와에 위치시킬 수 있다. 트롬빈을 사용함으로써 응고의 모든 과정이 대체되고, 피브리노겐이 피브린으로 전환될 수 있다. 이러한 제품들은 동물로부터 만들어지므로 때때로 알러지 반응이 있을 수 있다.

영양관 출혈

외과적 발치를 위해 절삭용 버를 사용하여 골을 제거할 때 영양 혈관(nutrient blood vessel, 하치조 동맥의 가지)은 때때로 시술 과정 중에 잘려 출혈을 야기한다. 이런 일이 일어난다면 여러 가지 대처로 상황을 구제할 수 있다. 첫번째 방법은 흡인기로 출혈부를 국소화 시키는 것이다. 둘째로, 골막기자(periosteal elevator)나 유사 기구를 사용하여 주변의 뼈를 뭉개어 관내강(lumen) 내로 밀어 넣는다. 셋째로, 적은 양의 본왁스로 출혈부를 문지를 수 있다. 이때 반드시 본왁스의 기계적 효과가 너무 오래 지속되지 않게 해야 한다.

영양관 출혈시 치아가 여전히 존재하고 신속히 발치해낼 수 있다면 출혈을 조절하고 치아를 제거한다. 만약 출혈이 너무 심해서 시야를 확보하기 어렵다면 치아를 제거하는 데 더 많은 시간이 걸릴 것이므로 발치는 다음으로 연기하고 지혈에 모든 노력을 다 해야 한다. 골연마(bone burnishing)와 본왁스의 사용과 함께 이전에 열거된 국소적인 방법들은 지혈 효과가 있으며, 처치 후 발치와를 봉합하여 연조직을 닫아주어야 한다. 환자는 거즈를 물고 있는 것이 좋다. 이러한 형태의 출혈은 때때로 생명을 위협할 수 있다.

평균 18개 치아를 발치한 175명의 성인에서 출혈량은 35~912mL로 다양하며, 평균 223mL로 기록되었다.[8] 방사능 표지된(radioactively labeled) I131을 사용한 다른 연구에서는 여러 치아를 발치할 때 출혈량은 148~912mL로 알려졌다. Sinclair는 발치 시 출혈량은 하악보다 상악에서 더 많고, 그 양은 치아의 형태와 관련이 있다고 발표했다.[10] 하악 견치 발치와에서는 평균 1.9mL의 출혈이 있었고, 상악 구치에서는 평균 14.05mL의 출혈이 있었다. Sinclair는 출혈은 치근의 표면적과 관련이 있다고 제안했다.

어떤 술자는 출혈이 심한 곳에서 출혈량을 조사하기 위해 혈액에 젖은 2×2 거즈의 개수를 세어보았다. 이 방법은 병원에서 사용되는 거즈의 제조사에 따라 술전, 술후 무게를 측정하는 것이 다르다는 본질적 문제를 지니고 있다. 예를 들어, 거즈가 흡수할 수 있는 혈액의 양을 측정하기 위해 두 개의 제조사가 다른 2×2 거즈에 정맥혈을 적셔보았다. 그림 10-6A와 B는 Sullivan-Schein사의 것으로 4.5mL, 그리고 그림 10-7A와 B는 Johnson & Johnson사 것으로 9.0mL를 흡수한다는 것을 보여준다.

환자를 구하기 위해 구강 수술 동안 외경동맥을 결찰하거나 선택적 혈관 색전술(embolization)을 이용했다는 여러 보고가 있다. 만약 출혈이 약 500mL 정도 된다면 응급진료체계

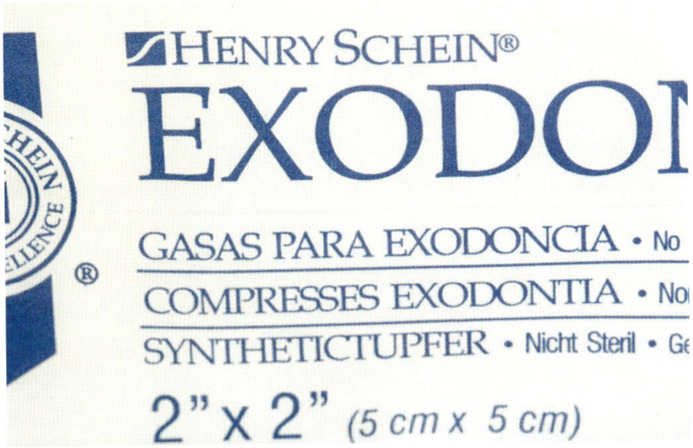

그림 10-6A. 치과 진료실에서 흔히 사용되는 솜이 조금 채워진 2×2인치 솜 충전 거즈.

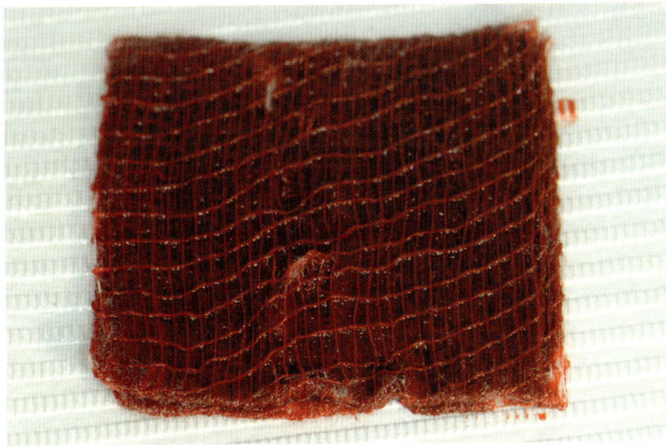

그림 10-6B. 이 거즈에는 4.0mL의 정맥혈이 적셔진다.

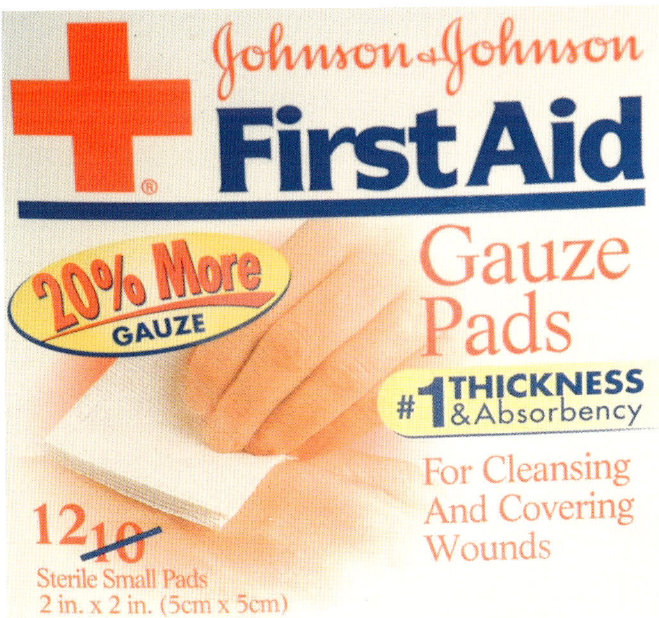

그림 10-7A. 솜이 빽빽하게 채워진 2×2인치 솜 충전 거즈.

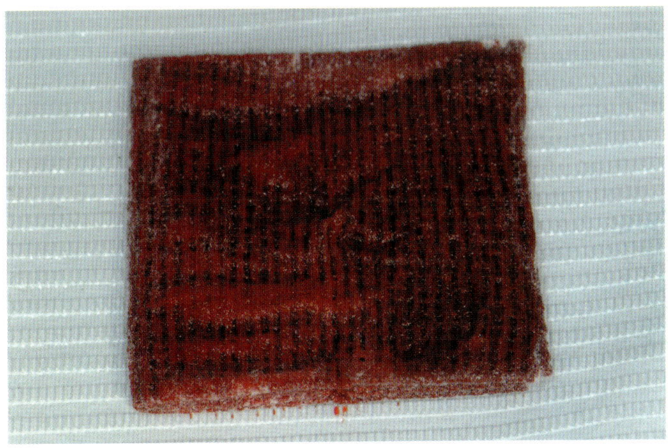

그림 10-7B. 이 거즈에는 9.5mL의 정맥혈이 적셔진다.

(emergency medical system, EMS)가 가동되어야 하고, 800~1,000mL의 출혈 시에는 쇼크증상이 올 수 있으므로 신속히 응급실로 옮겨야 한다.[1]

쇼크의 증후는 다음과 같다:

- 수축기 혈압 70~80mmHg
- 빠르지만 약한 맥박
- 횟수는 증가하지만 얕은 호흡
- 제한된 의식
- 입술과 손톱 바닥의 청색증
- 식은 땀
- 갈증
- 불안정
- 체온 저하

그림 10-8A~C는 출혈이 심한 환자의 예를 보여주고 있다. 방사선학적 소견(그림 10-8A)에서 부분 매복된 #32 치아가 보인다. 이 30세 남환에서 절삭용 버를 사용하여 치아의 원심

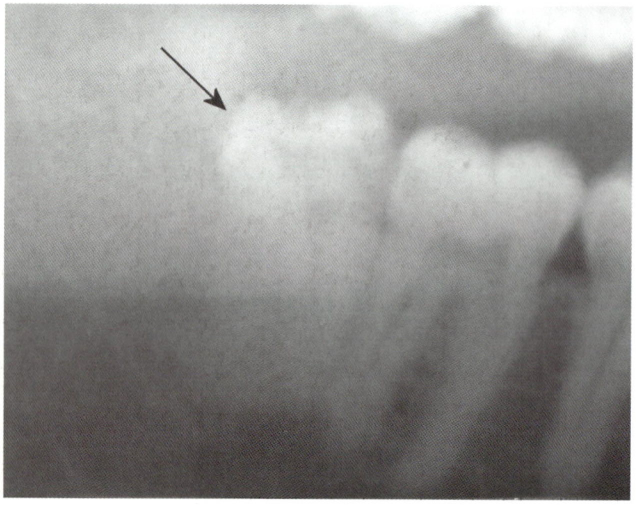

그림 10-8A. 건강한 30세 남환의 부분 매복된 #48 치아의 방사선 사진.

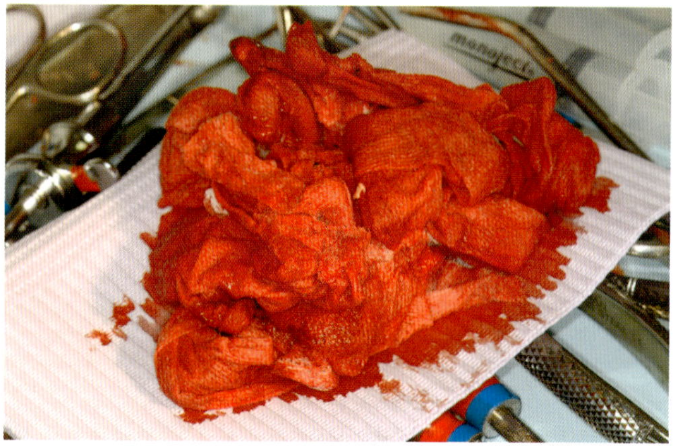

그림 10-8B. 골삭제 중에 치아 근처의 영양관(동맥)이 잘린 후 출혈되는 부위의 뼈를 문지르고 본왁스를 사용하는 응급조치를 시행하였다. 추가로 15장의 4×4인치 거즈 스펀지가 출혈부위의 압박과 출혈조절을 위해 하나씩 연이어 사용되었다.

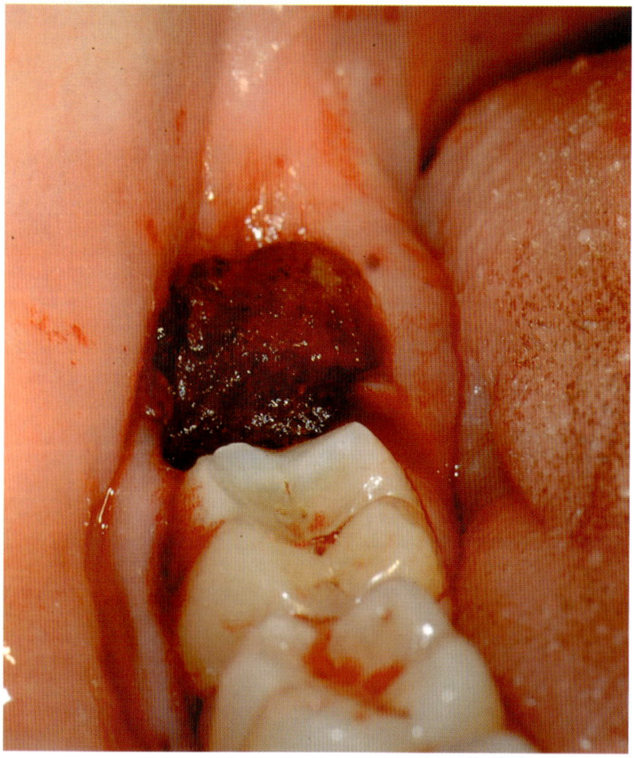

그림 10-8C. 앞서 언급한 조치는 성공적이지 못하였다. 따라서 1×1인치로 자른 HemoStype 지혈 거즈 10장 정도를 발치와에 집어넣고 난 후에야 지혈이 되었다. 이후 발치와를 봉합하고 30분 정도 지켜본 후에 환자는 진료실을 나섰다.

협측으로 골이 제거되면서 영양관이 잘렸으며 발치와로 즉각적 출혈이 야기되었다. 인접한 골을 출혈되는 혈관 쪽으로 문질렀고 본왁스를 적용했다. 그리고 흡인기는 치아가 제거되는 짧은 시간동안 시야를 확보하기 위해 사용되었다. 그 후 출혈을 조절하기 위하여 일반적인 거즈(4×4인치)로 누른다(참고: 거즈는 피를 빨아들이는 역할만 하는 것이 아니라 출혈점을 눌러서 안쪽보다 바깥쪽의 혈관에 더 높은 압력을 가해야 한다. 이것은 임시적인 방법이지만 또 다른 방법으로 출혈을 멈추게 하기 위해 준비하는 동안 혈액의 응고를 유도하고 혈액의 손실을 막는 데 그 목적이 있다).

이러한 방법에도 불구하고 심한 출혈은 계속될 수 있다. 약 15개의 거즈 스펀지가 소켓 내의 압박 드레싱으로 사용되었다(그림 10-8B). 각각은 2×2 거즈 네 개에 해당된다. 피로 다 적셔지고 효과가 사라졌을 때 제거했다. 이러한 것들이 효력을 발휘하지 못하였으므로 10개 정도의 1×1인치의 흡수성 지혈거즈(HemoStyp™)를 발치와에 넣고 통상 사용되는 거즈를 그 위에 눌러주었다. 출혈은 몇 분 후에 멈추었다(그림 10-8C). 시술이 끝나고 출혈된 피를 머금은 4×4 거즈를 조사해 보니 거즈에 묻어 나온 출혈량은 대략 270mL 정도가 되었다. 이것은 고속의 흡인기에 흡인된 피는 포함하지 않은 것이다.

하악관 출혈

만약 하악 대구치의 치근을 제거하는 과정에서 하악관의 혈관이 잘리게 되면 발치와의 깊은 곳으로부터 심각한 출혈이 발생한다. 하악관의 출혈시 하치조 신경이 가까이 있으므로 영양관 출혈의 지혈시와 같은 공격적인 치료법을 사용할 수 없다. 이러한 경우 젤폼이나 지혈거즈를 발치와 깊은 곳에 위치시킨다. 그리고 젖은 몇 장의 2×2 거즈 스폰지로 메운다. 이는 지혈방법을 생각해내고, 필요한 지혈 재료를 준비하는 동안 심각한 출혈을 막아준다. 통상적으로 이것을 5~10분 유지시킨 후 바깥쪽의 거즈를 제거하여 출혈 상황을 평가한다. 만약 피가 계속 난다면 요오드포름 거즈나 바세린 거즈로 10~15분가량 눌러줘야 한다. 이때 하악신경에 손상을 주지 않는 범위 내에서 최대한으로 눌러줘야 한다. 만약 출혈이 계속된다면 혈관 위에 흡수성 지혈제를 추가로 위치시키고, 발치와를 젖은 거즈로 다시 꽉 채운다. 만약 이러한 방법으로도 지혈되지 않는다면 발치와에 거즈를 채운 상태에서 주위 연조직을 강하게 봉합한 후에 바로 구강악안면외과의사나 출혈처치가 가능한 인근 병원으로 옮겨야 한다.

술후 출혈

수술이 끝나고 수술 과정에서 성공적으로 지혈이 되었다. 연조직이 잘 정리가 되었고 봉합도 잘 되었다. 골 출혈도 없었다. 환자는 출혈이 조절되는 상태에서 병원을 떠나려 한다. 물론 24~36시간 동안 조금씩의 새는 정도의 출혈은 있을 수 있겠지만 과도한 출혈은 없을 것이다.

초기 술후 출혈

다음 지시사항들은 술후 출혈이 일어나지 않도록 도와주는 방법들로서, 환자에게 구두상으로 전달할 수 있으며 되도록 문서로써 알려준다.

- 거즈를 20~30분간 물고 계세요.
- 혈압이 올라가지 않도록 머리를 위로 하고 쉬세요.
- 2~3시간 동안은 쉬세요.
- 24시간 동안 수술부위 주변을 닦지 마세요.
- 최소 12시간 동안 금연하세요. 흡연 시 담배연기는 수술부위에 자극을 줄 뿐 아니라 흡연 시 발생하는 음압은 입안에 피가 더 많이 나게 합니다.
- 말을 하지 마세요.
- 침을 뱉지 마세요.
- 24시간 동안은 격렬한 운동을 삼가세요.
- 혀로 수술 부위를 건드리지 마세요.
- 뜨거운 물이나 탄산수, 과산화수소로 씻어내지 마세요. 이러한 것들은 혈병(피떡)을 빨리 녹게 합니다.
- 의사의 지시 없이 아스피린이나 비스테로이드계 항염증 약물은 복용하지 않는 게 좋습니다.
- 24~48시간 동안은 미음을 드세요.
- 3일 동안은 음식물을 수술한 부위의 반대쪽으로 씹으세요.
- 출혈이 계속되거나 다시 시작되면 20~30분간 다시 거즈를 무세요(조절이 잘 안되면 거즈를 다시 물리거나 다시 봉합하기 위해 치과에 내원해야 합니다).
- 몇 분 동안 거즈 대신 젖은 티백(tea bag)을 물고 있으면 좋습니다(차의 성분 중 타닌산이 혈관을 수축시키는 효과가 있습니다).

치과의사는 응급상황에 대처할 수 있어야 한다. 환자는 지속되는 출혈, 뺨이나 구강저의 큰 혈병, 다량의 연한 붉은 색 출혈 때문에 다시 내원하게 된다. 이러한 상황으로 전화가 왔다면 위 주의사항들을 다시 알려 주되, 만약 예상했던 시간이 지나도 계속 피가 난다면 치과의사는 환자를 내원시켜 확인을 해야 한다.

만약 치과로 재내원한 환자를 치과의사가 봐야 한다면 조명상태와 견인 및 흡인기 상태가 양호한지 확인하라. 이는 수 시간 후에 보조자가 필요함을 의미할 수 있다.의료법적인 이유뿐 아니라 안전을 위해서라도 이러한 치료시 치과의사 혼자서 환자를 보는 것은 좋지 않다.

출혈이 되는 부위를 찾도록 노력하라. 모든 봉합과 거즈 등을 제거하라. 만약 환자가 불편감을 느낀다면 혈관수축제가 포함되지 않은 마취제를 국소적으로 투여하라. 혈관수축제는 실제로는 일시적 혈관수축만이 일어난 상황에서 술자로 하여금 지혈이 이루어졌다고 착각하게 만들 수 있다. 재출혈은 혈관수축제의 작용이 끝나면 즉시 일어날 수 있다(보통은 환자가 집에 돌아가자마자 출혈이 된다). 해당 부위를 채워 넣는(packing하는) 것은 출혈 부위를 구별하는 데 필요하기도 하다(연조직인지 뼈인지, 특정 혈관에서 나오는지 아니면 스며 나오는 출혈인지). 수술부위에서 전반적으로 스며 나오는 출혈은 술중의 혈관 손상의 경우보다 전신적인 질환자에게 흔하다(고혈압이거나 치료 목적으로 항응고처치를 받고 있는 또는 출혈이상을 지닌 환자). 출혈의 양상과 출혈 부위를 평가하는 것은 보다 빠른 처치를 돕는다.

만약 뼈가 출혈 부위라면 거즈나 젤폼 등의 흡수성 재료로 해당 부위를 채워 넣고 요오드포름이나 바셀린을 함유한 거즈를 덮는 일련의 처치를 시행하라. 혈병을 유지시키기 위해 항상 8자 봉합을 시행해야 한다.

삼출성 출혈(oozing)을 처치하기 힘든 경우에는(뼈에서든지 연조직에서든지, 특히 그것이 전신질환이나 항응고제 때문인 경우) 환자의 주치의나 응급의사에 의한 전신적인 처치가 필요하다. 수액 보충(fluid resuscitation), 비정상 값들의 교정과 지속적인 관찰을 위해서 검사실 검사가 이루어질 것이다.

특히 환자가 항응고 처치를 받는 경우, 트라넥사믹산(tranexamic acid) 구강세정제는 피브린 혈병의 파괴를 예방하는 부가적인 처치법이 될 수 있다. 이 제제는 봉합 직전 발치와를 세정하며, 이후에는 일주일 동안 하루에 4차례, 2분 동안 가글액으로 사용된다. 이는 효과적이긴 하나 비용이 비싸다(7일에 230달러 정도). 하지만 다른 지혈방법과 비교하면 그렇게 효과적인 방법은 아니다. 이는 병원급 환경에서 구강악안면외과 의사에 의해서 보다 효과적으로 사용된다.

2차 출혈

2차 출혈은 나중에 일어난다. 혹자는 술후 24시간 이후에 일어나는 출혈이라고 이를 정의한다. 우리는 보다 덜 침습적인 출혈조절 방법을 우선적으로 고려해야 한다.

1. 우선 집에 있는 환자에게 찬물로 부드럽게 양치를 하고 20~30분 동안 거즈를 물게 하는 것이 좋다. 만약 출혈이 계속되면 거즈 대신에 젖은 티백(tea bag)을 사용하게 하라(한 번에 20~30분씩 몇 번에 걸쳐서 시행하도록). 만약 이 방법이 실패한다면 환자는 치과의사를 만나야 한다.
2. 만약 진료실 내에서라면 치과의사는 환자의 구강 내에서 어떤 출혈이나 혈병도 깨끗이 씻어내야 한다. 조명이 양호하다면 출혈점을 찾아내라. 다시 한 번 거즈를 물게 하거나 치과의사로 하여금 부위를 5분 정도 압박 지혈하는 방법이 필요하다. 2차 출혈은 대부분 환자가 무언가를 빨거나 침을 뱉거나 씹거나 또는 환부를 자극하고 문제를 악화시키는 신체활동을 행함으로써 일어난다.
3. 만약 위의 두 가지 방법이 실패한다면 보다 적극적인 방법이 요구된다. 해당부위를 마취하고(침윤마취보다는 전달마취가 유리하다) 치유를 위해 발치와를 소파하라. 출혈점을 확인하고 그것의 위치에 따라 적절히 처치하라. 앞서 언급된 하나 이상의 지혈제가 사용되어도 좋다. 이 시점에서 지혈을 위해 정확히 거즈를 위치시키는 방법을 환자에게 철저히 지도해 주는 것이 좋다. 충분한 시간을 기다려 환자를 귀가시키기 전에 출혈이 확실히 멈추었는지를 확인해야 한다. 만약 이래도 출혈이 지속된다면 지혈장애가 있는 것이니 전문의의 지도하에 혈액 검사를 시행하는 것이 좋다.

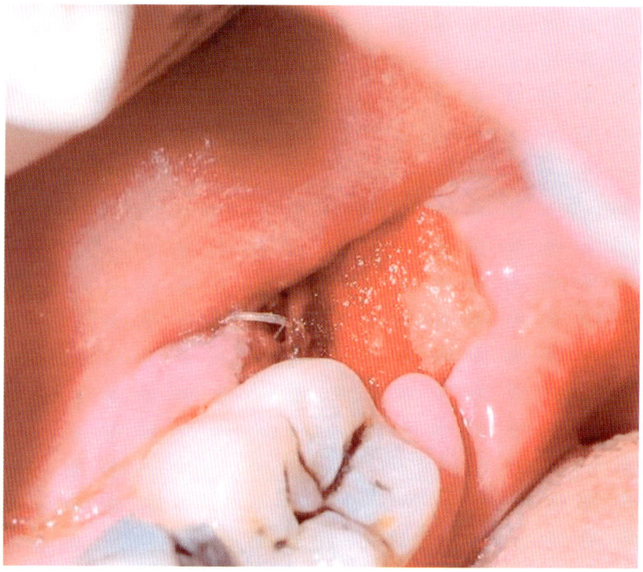

그림 10-9. 젤폼과 2×2인치 거즈를 이용한 압박 지혈로 2차 출혈을 처치한 모습.

그림 10-9를 보면 제3대구치 발치 후에 환자가 귀가하기 전에 지혈이 확보되었다. 하지만 환자는 밤에 다시 전화를 해서 피가 계속 스며 나오고 있다고 하였다. 지혈을 위한 몇몇 지침이 전달되었고, 만약 출혈이 멎지 않으면 다시 전화하라는 지시를 받았다. 환자는 다음날 아침 다시 전화를 해서 출혈이 밤새 지속되었다고 하였다. 환자는 계속적으로 거즈를 교체하고 물기를 반복했다. 몇몇 지혈제가 환자에게 적용되었고(이 경우 젤폼이 사용됨), 거즈를 발치와에 적용시킨 후 환자로 하여금 단단하게 물고 있게 하였다. 약 5분 후에 출혈은 멈추었고 재발되지 않았다. 보다 공격적인 처치는 이루어지지 않았다.

혈액학적인 수술 금기증

발치를 해서는 안 되는 두 가지 절대 금기증이 있다. 이들은 동정맥류(arteriovenous aneurysm) 혹은 동굴모양의 동맥류(sinusoidal aneurysm)와 중심성 혈관종(central hemangioma)이다. 이 질환을 가진 환자에게서 이루어지는 발치는 과다 출혈과 쇼크 또는 혈액 흡입의 크게 3가지 양상으로 환자를 죽음에 이르게 할 수 있다.

동정맥류 혹은 동정맥루(arteriovenous fistula)는 선천적이거나 외상을 입어 생기는 흔치 않은 혈관이상이다. 외상으로 인해 생기는 것은 동맥이나 인접 정맥에 단독의 동정맥루를 형성한다. 선천적인 동정맥류는 사이즈와 흐름이 큰 통로(channel)를 형성하는 혈관종이다. 이는 두부나 경부에서 흔하지만 가끔 상악과 하악에서도 발생한다. 하악에서는 상악보다 두 배 정도 빈번히 발생하는 편이다. 또한 여성에게서 3배 정도 나타난다. 20대의 성인에서 구치부에 가장 흔히 나타나며, 하악에서 치아의 동요도 증가, 통증, 맥박(pulsation)이나 심한 박동(throbbing) 등의 증상을 보인다. 마비나 교합의 붕괴, 유치의 조기 박리, 선천적 상실치, 치근흡수(30%) 및 귀에서 느껴지는 연관통도 보고된다. 방사선 상으로 잘 경계 지어진 비눗방울 모양의 병소를 보인다. 선천적인 병소는 하악관 근처의 골수강으로부터 시작되는 뼈에서 가장 흔히 발생하여 하악골이 흡수되거나 팽창되어 방사선사진에서 투과성 병소로 관찰된다.

이러한 형태의 혈관성 병소는 수술을 할 때 항상 주의를 해야 한다. 이러한 병소부위의 발치나 병소에 포함된 치아의 깊은 치주 수술은 생명을 위협하는 출혈을 초래할 수 있다. 이러한 상황은 경동맥 결찰, 방사선 치료, 경화제(sclerosing agent) 주입이나 다른 형태의 치료도 소용이 없을 수 있다. 방사선 투과성 병소는 외과적 치료를 하기 전에 20게이지 바늘로 흡인을 해보아야 한다. 만약 혈액이 쉽게 빨려 나온다면 혈관성 병소가 확진되기 전까지 수술은 연기되어야 하며 구강악안면외과의사에게 의뢰하여 환자가 혈관조영술 검사를 위해 중재적 시술을 하는 방사선과의사와 같이 볼 수 있게 하여 치료를 하게 되는데, 치료는 우선 경과 관찰을 하는 것이다. 이후에 선택적인 색전술(embolization)을 한 번 또는 여러 번 시행하고 외과적으로 제거해 낸다.

참고문헌

1. L. J. Peterson, Sr. Ed. Contemporary Oral and Maxillofac. Surg., 4th ed. St. Louis: Mosby. 2004.
2. Merck Manual of Medical Information. Mark H. Beer, ed. Section 14. Blood disorders. Whitehouse Station: NJ: Merck and Co. 1999.
3. D. J. Weatherall. The blood in systemic disease. In: Oxford Textbook of Medicine, 4th ed. Oxford, England: Oxford University Press. 1999.
4. D. Flanagan. Important arterial supply of the mandible, control of an arterial hemorrhage, and report of a hemorrhagic incident. J Oral Implant. 29(4): 165–173. 2003.
5. Centers for Disease Control, National Center on Birth Defects and Developmental Disabilities. Heriditary Blood disorders. http://www.cdc.gov/ncbddd/hemophilia.htm.
6. H. Dym, O. E. Ogle. Atlas of Minor Oral Surgery. Philadelphia, PA: W.B. Saunders Co. 2001.
7. M. J. Wahl. Myths of dental surgery in patients receiving anticoagulant therapy. JADA. 131: 77–81. 2000.
8. R. L. Johnson. Blood loss in oral surgery. J Dent Research. 35: 175–184. 1956.
9. M. Spengos. Determination of blood loss during full-mouth extraction and alveoplasty by plasma volume studies with I 131 tagged human albumin. Oral Surg, Oral Med, Oral Path. 16: 16–17. 1963.
10. J. H. Sinclair. Loss of blood following the removal of teeth in normal and hemophilia patients. Oral Surg, Oral Med, Oral Path. 23: 415–420. 1967.

제 11 장

제3세계 치과 의료봉사

Dr. Richard C. Smith

정복영 교수 역

서론

개발도상국의 대다수 사람들은 일상적인 통증을 지니고 살고 있으나 그들의 삶의 용어에서 치과의사라는 단어는 생소하다. 운이 좋은 사람이어야 나무 아래에서나 혹은 자신의 부엌 식탁에서 그의 치아 중 하나 또는 모두를 뽑을 수 있는 그 지역 의료인이나 전문 보조원들을 만날 수 있다. 어떤 이들은 멀리 있는 경험 많은 전문가를 찾아가 보지만 기구나 장비가 열악하다. 심한 빈곤과 수입의 결여로 기본적인 고통완화 수단 외에는 더 이상의 치료를 감당할 수 있는 사람은 거의 없다. 또한 소득 증가를 기대할 수 없으므로 사람들은 전문 치과의료진을 찾아가려는 동기를 상실하게 된다. 정부나 국제기구들이 이렇게 만연된 문제를 해결하고자 노력하고 있으나 대부분은 혜택 받지 못하는 이들로서 그들의 삶의 변화를 기대하지 못할 것이다. 많은 자원봉사 치과의료인들과 위생사, 그 밖의 다른 구성원들은 여러 곳을 돌아다니면서 이들을 치료하고 교육함으로써 이와 같은 "other world"의 사람들에게 삶의 빛과 희망을 주려고 노력하고 있다.

이 장의 목적은 이와 같은 이타적인 봉사를 한층 더 장려하기 위함이다(그림 11-1~11-3). 이 장은 4개의 부분으로 구성되어 있다:

1. 제3세계의 치과의료 현황
2. 원조 수준(약제 포함)
3. 의료봉사를 위한 계획과 준비
4. 새로운 전망의 증대

제3세계의 치과의료 현황

우리는 각종 기술혁신과 발명, 연구 및 과학적 접근이 가능한 치의학의 황금기에 살고 있다. 이는 구강위생, 식이조절, 수돗물 불소화, 국소적 불소 도포 등과 같이 치과질환의 영향을 줄일 수 있는 예방 프로그램을 가능하게 해 왔다. 치과 분야의 인적 노동력은 증가되어 왔고 유기적으로 구성된 치과의술은 전문성을 높이고 임상의들에게 많은 혜택을 줌으로써 많은 일을 해왔다. 그러나 많은 나라들을 방문해보면 마치 시간을 거슬러 올라온 듯한 인상을 받게 된다. 치과의술의 관점에서 **저개발국가(underdeveloped country)**란 예방프로그램의 부재를 뜻한다. **비산업화(unindustrialized)**란 인구의 대부분이 치과치료를 받을 처지가 아님을 뜻한다. 유감스럽게도 우리는 상당한 부유층과 극한 빈곤이 상존하는 세계에 살고 있다(사진 11-4, 11-5).

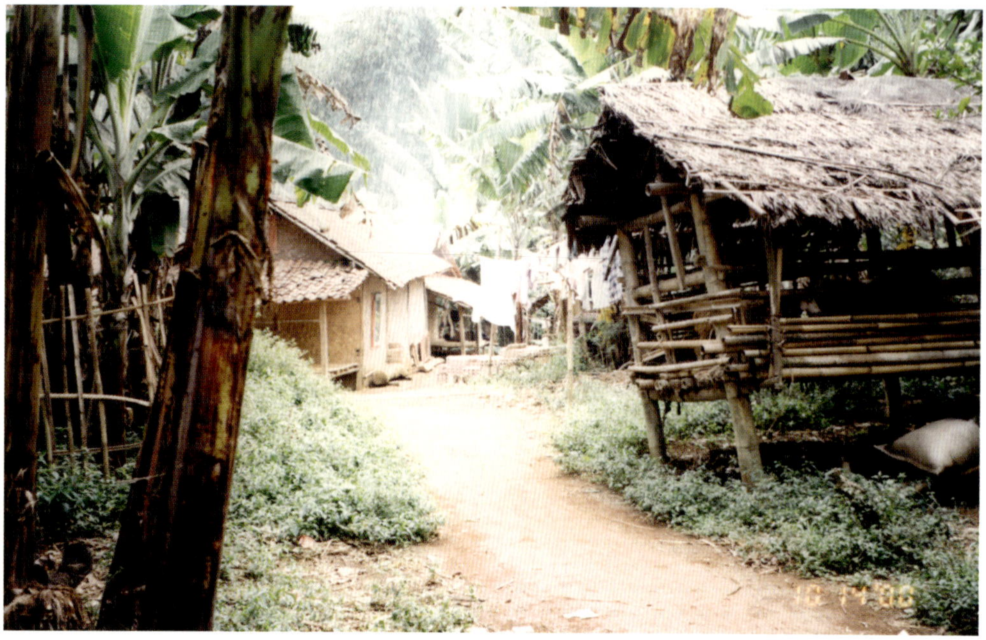

그림 11-1. 인도네시아의 마을.

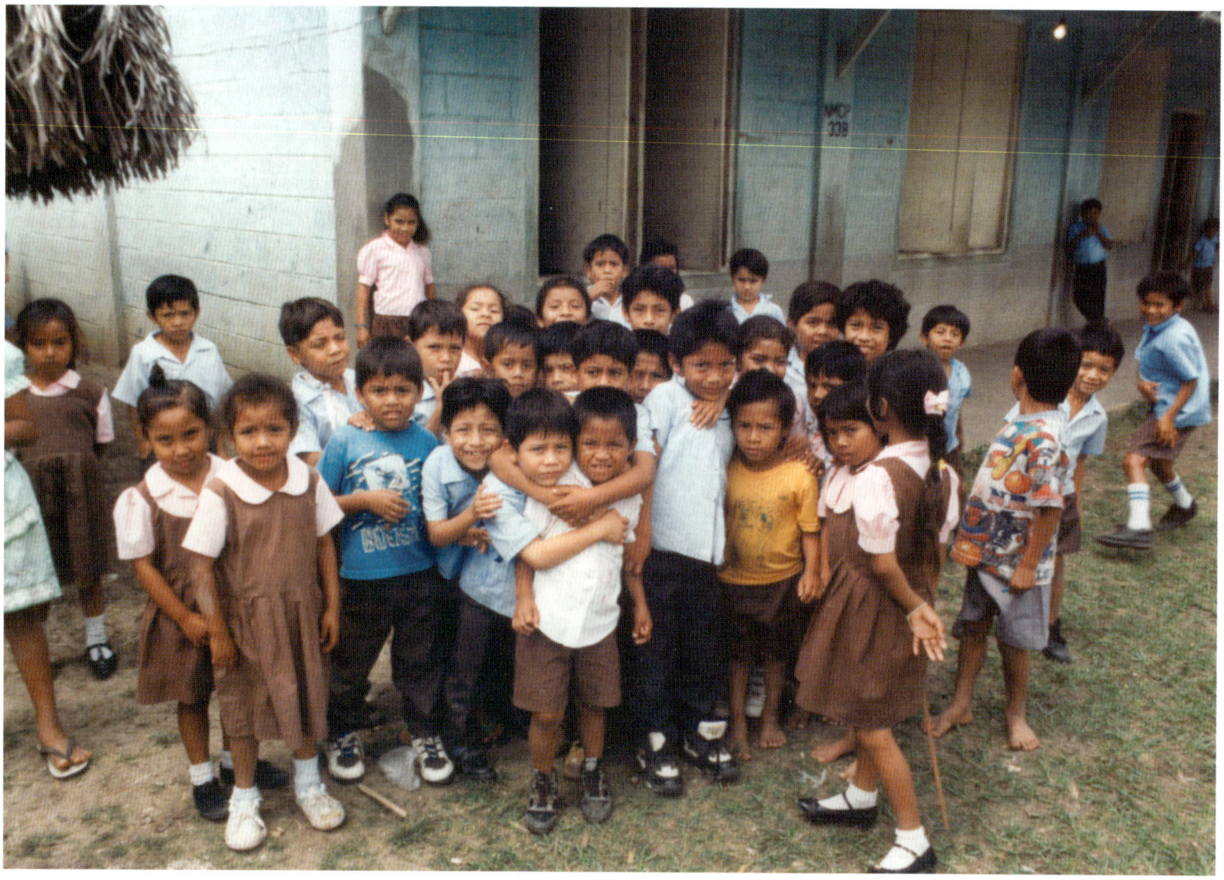

그림 11-2. 멕시코의 아이들.

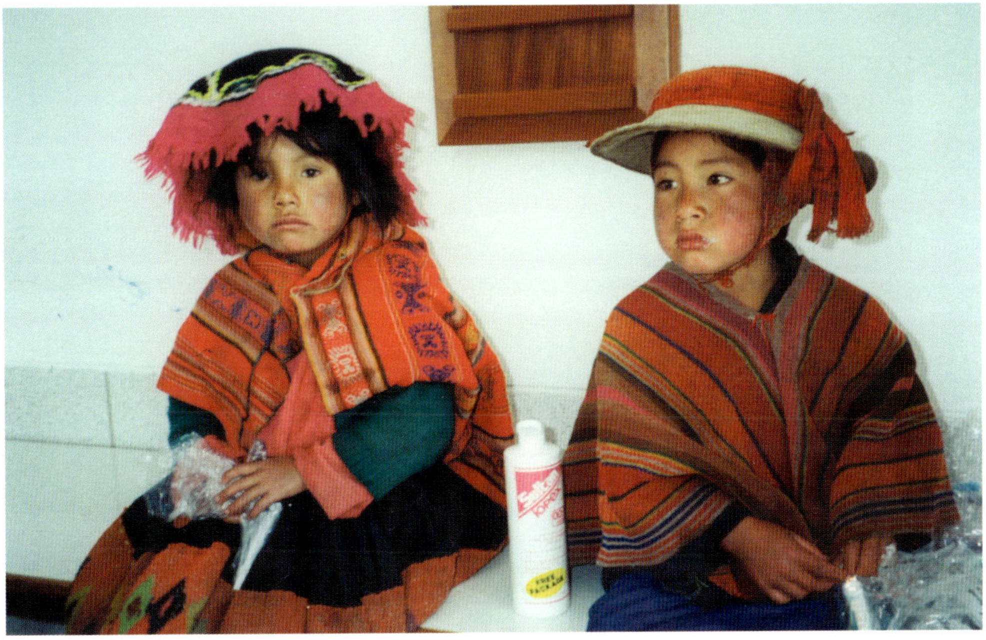

그림 11-3. 페루의 어린이들.

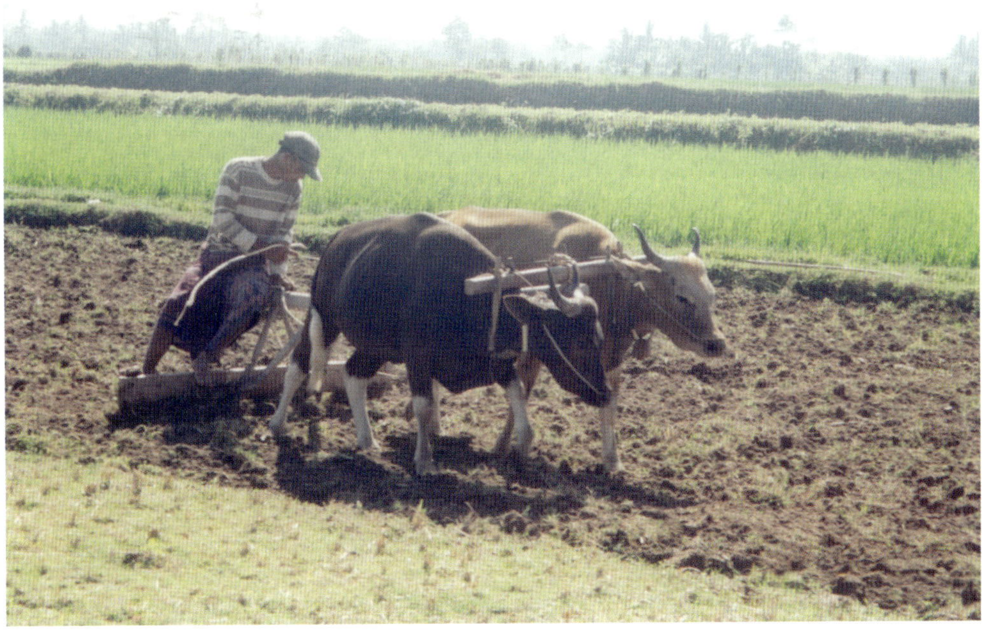

그림 11-4. 인도네시아의 논갈이.

예를 들어, 노르웨이의 경우 GDP(gross domestic product)가 US $ 34,310.00이고, 반대로 이디오피아의 경우는 US $ 90.00에 불과하다.

표 11-1은 각 나라에 있어서 환자들이 치과치료를 받을 수 있는 여지의 차이를 보여주고 있다. 노르웨이의 경우 치과의사 일인당 1,100명의 환자비율이지만, 이디오피아의 경우 치과의사 일인당 1,200,000명이다.

어떤 국가에서는 매년 122개의 치과대학에서 5,600명의 치과의사가 배출되지만 반면 다른 나라에서는 1개의 치과대학에서 25명의 의사가 졸업하여 1,150만 명의 인구를 모두 감당

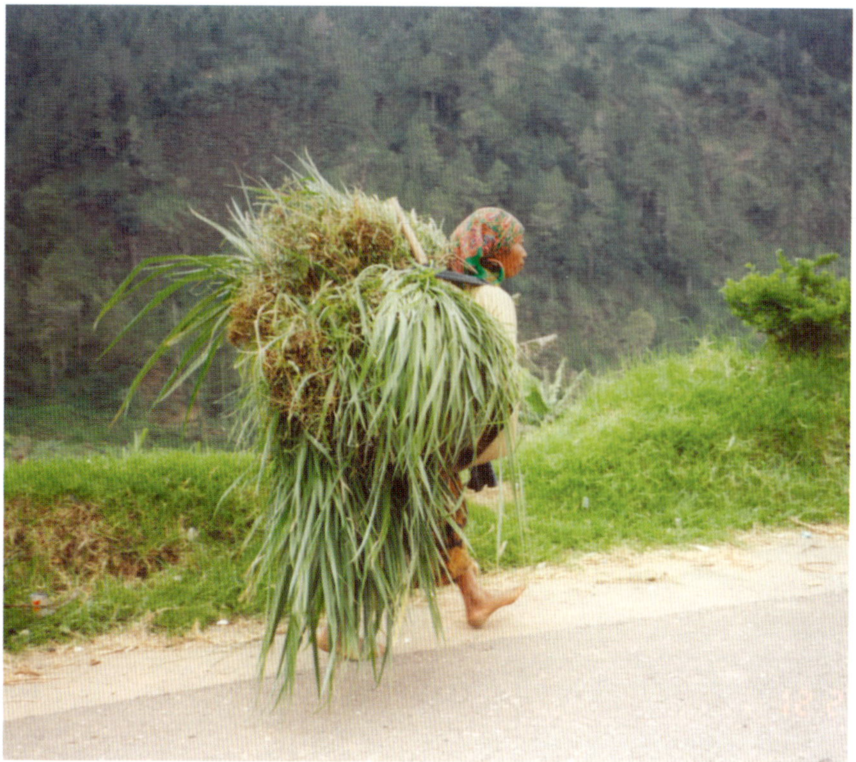

그림 11-5. 시장으로 가는 농작물.

표 11-1. 인구와 치과의사와의 비율

Country	Number of Dentists	Population per Dentist	Number of Dental Schools
Ethiopia	52	1,200,000 to 1	0
Malia	47	225,000 to 1	0
Nepal	100	220,000 to 1	1
Guinea	53	138,000 to 1	1
Cameroon	120	119,000 to 1	2
Maldives	3	100,000 to 1	0
Kiribati	2	40,000 to 1	0
Cambodia	296	38,850 to 1	1
India	26,000	36,538 to 1	122
Gabon	42	28,500 to 1	0
Namibia	60	28,000 to 1	0
Indonesia	8,128	24,852 to 1	11
Sri Lanka	1,353	14,000 to 1	1
United Kingdom	27,957	2,100 to 1	15
Israel*	8,500	1,700 to 1	2
France*	40,000	1,503 to 1	16
United States*	169,894	1,471 to 1	56
Japan*	92,874	1,358 to 1	29
Argentina	28,000	1,200 to 1	10
Norway	4,000	1,100 to 1	2

Statistics from FDI World Dental Federation for Year 2000, *2004.

해야 한다.

이런 통계치들은 FDI(Federation Dentaire Internationale), WDF(World Dental Federation), WHO(World Health Organization)와 같은 조직들로 하여금 프로그램을 수립하여 행동으로 옮기게 한다. Sierra Leone출신으로 WHO 지역사무실의 구강 위생 자문역인 Dr. Sam Thorpe은 다음과 같이 말하였다. "아프리카에서 구강 건강을 증진시키기 위한 예전의 접근은 부유국의 기준에 맞추어졌기 때문에 지역의 역학적 우선순위를 인식하는 데 실패했다. 주요 문제들은 다음과 같은데, (a) 국내 구강건강정책과 계획의 미비, (b) 부적절하게 교육된 치과의사, (c) 도시인과 부유층에 국한된 의료 서비스, (d) 단순한 치유만을 목적으로 하는 서비스 (e) 기구와 재료, 기타 소요품목과 유지관리의 부족 등이다."[1]

2004년 인도의 뉴델리에서 열린 아프리카 포함 48개국 대표 189명이 참가한 정기 FDI World Dental Congress에서 아프리카 구강보건에 대한 Nairobo 선언을 채택하였는데, 이는 각 지역의 구강보건 정책을 수행해나가는 국가의 수를 늘리자는 공약이다. 또한 구강보건을 일반 건강보건활동과 일차 보건치료에 포함시키는 것이 필수라고 강조하였다.[2]

인도주의 차원의 의료봉사를 계획할 때 봉사지역 주민들이 직면한 문제가 무엇인지 또 그 해결책으로 그들이 이용하고 있는 방편(resource)이 무엇인지 아는 것이 중요하다. 이런 봉사를 원하는 자원자라면 이미 수립되어 있는 전체적인 계획과 더불어 그 우선순위, 목표, 실행방안을 제대로 숙지할 책임이 있다.

WHO는 구강보건의 기본 일괄안(Basic Package of Oral Care, BPOC)이라는 상당히 자세한 계획을 가지고 있는데, 이는 공동체 위주의 적당한 예방의료서비스를 받지 못하는 비혜택집단의 긴급한 요구를 해결하고 있다. 이 BPOC는 3개의 구성 또는 목적으로 이루어져있는데, (1) Oral Urgent Treatment (OUT), (2) Affordable Fluoride Toothpaste(AFT), (3) Atraumatic Restorative Treatment(ART) 등이다. 이것의 목적은 기본 응급치료나 구강질환 예방에 대한 조직체계가 없는 미성숙 시장경제국가(nonestablished market economy, non-EME)의 문제를 다루는 것이다.

치과 응급처치

각 지역 주민의 필요를 충족시키는 기본 응급치료를 제공하는 1차 건강진료(primary health care=PHC)의 첫 과정이다:

- 치료 불가능 치아의 발치
- 발치 후 부작용의 치료
- 화농의 제거
- 진통치료
- 외상의 응급치료

불소치약

시장경제 국가에서 충치 유발률이 저하되기 시작하면서 불소를 이용한 대중 예방치료가 받아들여졌다. 불소치약 사용은 충치 조절에, 특히 수도나 불소염의 자원을 가지지 않은 개발도상국에서 가장 효과적인 방법이다. 다음의 권고사항(recommendations)은 WHO에 의해 제안되었다:

- 저렴하고 효과적인 치약 개발
- 장려 캠페인(promotion campaign)
- 불소치약을 활용한 일상적인 칫솔질(1,000ppm F)의 감독
- 구강위생교육

Atraumatic 수복치료

이는 **치과용 핸드피스나 물, 전기 없이** 충치를 제거하고 와동을 형성하는 개념이다. 주로 최소한의 기구를 이용한 수작업으로 치료하고, 글래스아이오노머 수복재료, 훈련된 보조인력을 이용하게 된다. 이는 수복치료를 용이, 유용하게 하였고 의료혜택이 필요한 집단을 위한 일차진료 요건들을 충족시켜 주었다. 이 기술에 대한 현장연구(field study)가 탄자니아, 말라위, 시리아, 태국, 짐바위 및 파키스탄에서 행해졌다. 통상적인 아말감치료의 경우 survival rate에 있어서 통계학적으로 유의성 있는 차이는 보고되지 않았다.[3]

인구의 90% 이상이 빈민층인 나라에서는 부유한 나라에서 사용하지 않는 방법이 치과문제를 관리하는 데 탁월한 효과가 있을 것이다. Murray Dickson은 그의 저서 "Where There Is No Dentist"에서 적절한 치과진료의 비용을 감소시키는

두 가지에 대해 언급했는데 구강보건에 대한 대중적인 교육과 구강보건 장려자로서의 일차진료 인력의 훈련 등이 그것이다. 더불어 다수의 지역 치과기공사들을 2~3개월 훈련시켜(견습 기간을 별도로 추가하여) 동통과 감염의 문제를 가진 사람들의 90%까지 치료하게 할 수 있다. 대학에서 수련 받은 치과의사들은 진료에 있어 이차적 라인에 있을 수 있다. 단순하고 일상적인 시술은 동네 어디에서든지 행해질 수 있다. 이미 이런 프로그램이 행해지는 곳에서는 이 기공사들이 상당히 숙련되어 있다.[1]

또한 간단하고 저비용의 예방치료에 있어서 더 많은 보조원(지역 주민)의 훈련이 필요하다. 구강 건강증진은 전형적인 기술과 장비 또는 인력의 단순 전달에 의해 달성되는 것이 아니다. 즉, 그것은 다른 나라의 것을 답습하는 것이 아니라 각 나라에 맞추어 적응되어야 된다.[4]

Dr. Thorpe의 평가에 의하면 단기간 봉사를 위해 입국한 외국인 봉사자의 경우 풍요한 나라의 model을 그대로 적용하지 않고 BPOC와 잘 결합시킬 때 해당국의 서비스 요구에 보다 잘 부응할 수 있다고 하였다. Belize에는 WHO에서 2년간의 교육을 받은 후 돌아와 유치만을 치료할 수 있는 여학생을 위한 프로그램이 있다. 이는 2단계 시스템(two-tier system)으로 행해지지만 이 시스템은 이런 나라의 필요나 상태에 매우 적당한 것이다. 이와 같은 two-tier system은 과테말라, 에콰도르, 파푸아 뉴기니, 모잠비크에 받아들여졌고, 이 나라들에서는 치과의사들이 기공사들을 교육시켜 치석제거, 발치, 충전 등의 치료를 할 수 있게 하며 학교에서 근무하게 하고 보건교육을 돕게 한다.[5] BPOC의 3번째 요소인, 즉 ART 기술은 이미 뉴질랜드에서 수년 동안 사용되고 있으며, 캄보디아에서는 치위생사들이 그 목적으로 훈련되고 있다(그림 11-6). 하나의 치과대학이 많은 지방의 인구를 감당할 만큼 충분한 인력을 훈련시킬 수는 없다. 예를 들어, 파키스탄 전체 인구의 80% 이상이 사는 지방에는 상대적으로 구강보건치료가 존재하지 않는다.

Dr. Ayyaz Ali khan은 파키스탄의 보건부 소속의 국가 구강보건프로그램의 coordinator이다. "20여 년 동안 과학적이고 논리적인 기술을 사용하는 고임금의 양질의 인력에 의한 수복치료에 집중되어 있는 전통적인 구강보건시스템은 개발도상국의 구강보건문제를 조절하는 데 성공적이지 못했다. 구강외과의가 고도의 기술을 요하는 치과시술을 수행하는 데 적합한 자원이 지원될 수 있을 것이라고 가정하는 것은 비현실적이다. 더불어 어떤 개발도상국도 전체 인구에 이런 의료서비스를 제공할 만한 충분한 치과의사 수를 확보하지 못할 것이다"라고 언급했다.[6]

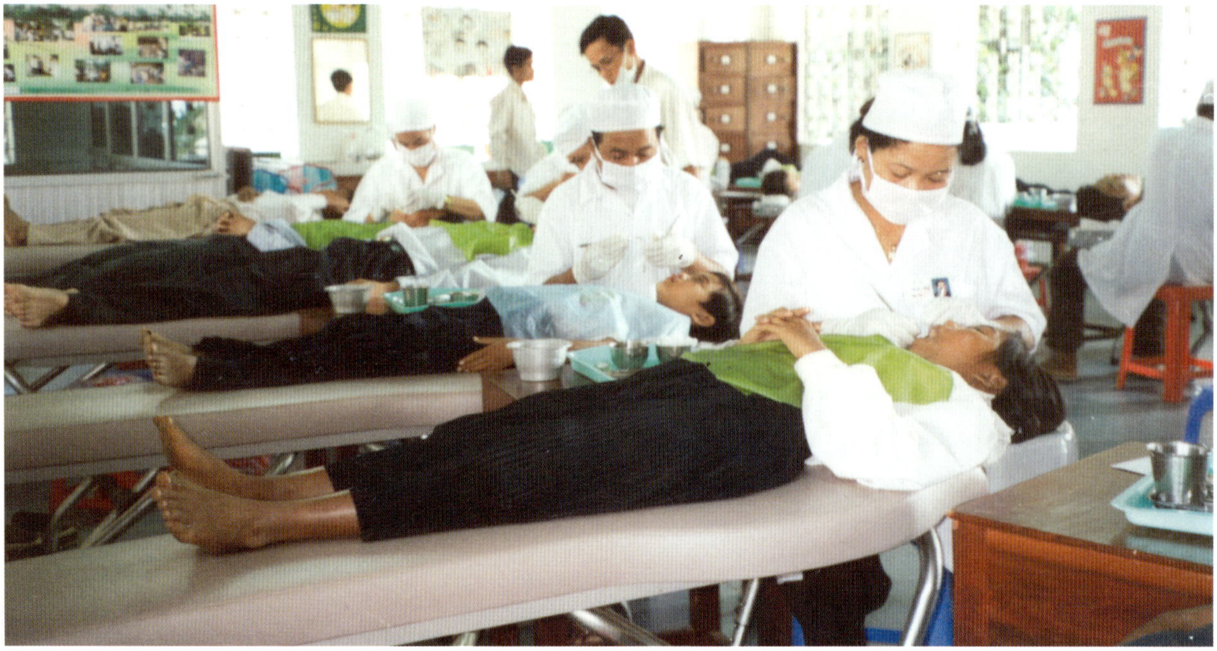

그림 11-6. 캄보디아 콤퐁참의 치과위생사를 위한 지역 훈련 센터.

원조 수준(약제 포함)

두 번째 목표(affordable fluoride toothpastes)의 예방적인 측면을 고려하지 않는다면 우리 자원봉사 치과의사들이 제3세계에 제공할 수 있는 치료 방법은 두 가지이다: (1) 발치를 통한 동통의 감소(oral urgent treatment), (2) 충치의 치료와 비외상적 수복치료 과정의 교육 등이다. 자원봉사자들이 제3세계의 상황에 발을 들여놓으면서 이 두 가지 유형의 치료는 그들의 시간소비와 전문성을 고려할 때 일차적으로 강조되었다. 다음의 내용은 치료에 있어서 이런 사항들과 또 다른 요소들을 자세히 설명하고 있다. 사실 치료는 가장 간단한 단계부터 가장 어려운 단계까지 세 단계의 수준과 접근방법으로 나누어진다.

Level 1: Bush dentistry. 미개척지에서의 치료로 발치겸자로 질환이 있는 치아를 제거하여 동통이나 감염을 감소시키는 것.

Level 2: 동력과 물을 이용한 진료. 이는 이동 체어, 다수의 치과의사 및 보조 인력을 포함한다. 이동식 흡입기(suction) 그리고/또는 환자를 위한 위생사 교육과 병행하여 방사선 촬영기 등을 포함한다. 적당한 장소로는 교회나 학교와 같은 정부기관 건물일 수 있다.

Level 3: 자원봉사자들에 의해 설립된 지역공동체의 영구적이고 지속적인 기구. 이는 더욱 바람직하지만 설립하기는 어렵다. 외국 치과의사가 없을 때의 치료는 그 지역 치과의사에 의해 제공될 수 있다. 바람직하게는 환자의 예약은 효율을 극대화시키기 위해 다른 특정인에 의해 관리되어야 할 것이다.

많은 전문가들은 인생의 어떤 한 순간 그들이 습득한 기술과 경험을 토대로 다른 이들을 돕기를 원한다. 금전적인 대가 없이 다른 이들의 고통과 통증을 없애는 행위는 이 세상을 더 좋은 장소로 만들고자 하는 욕구를 충족시킨다. 치과 전문인들은 그들의 치과 기술이 그 혜택 받지 못하는 지역에서 쓰여질 수 있다는 면에서 행운아이다. 전문의들까지 팀에 참여시킬 경우, 전문의 수준의 치료와 교육이 꼭 필요한 사람들까지도 효과적으로 도울 수 있게 된다.

자원봉사 치과의사들이 개인이나 팀으로 도시나 지방에서 환자들을 돌보기 시작할 때 인지하여 극복해야 할 보이지 않는 벽이 분명히 있다. 문화적 차이, 지방의 금기, 신분 이슈 및 외국 방문자들에 대한 팽배한 태도(prevailing attitude) 등이 바로 그것들인데, 봉사자들이 만약 그곳의 언어를 알고 지역 지도자들에게 봉사의 목적과 방법 및 과정에 대해 설명하는 과정을 거친다면 이런 문제들은 보통 아주 쉽게 해결된다. 따라야 할 일반적인 원칙을 준수하는 것은 더욱 중요하다. 제3국 자원봉사자들에게 적용되는 분명한 가이드라인이 있다.

베트남에서 많은 경험을 한 Dr. Jamie Robertson은 다음과 같은 관찰 정보를 제시하고 있다.

1. 자원봉사자들은 기존의 프로그램을 증진시키며 지역 인력들을 확충하고 교육, 혁신시켜 하나의 역할 model로서의 기능을 수행한다.
2. 자원봉사 사업은 단순한 의료시술을 전달하는 것이 되서는 안 된다.
3. 소유권의 지역민 귀속은 지속 가능성(sustainability)에 필수적이다.
4. 자원봉사는 KISS(Keep It Simple Stupid) 원칙하에 행해져야 한다. 한두 명의 치과의사들에게 진보된 기술을 보여주기보다는 모든 보건 분야 종사자들에게 교차 감염을 최소화하려는 방법을 가르쳐야 한다.
5. 이런 모든 활동의 목적 중의 하나는 자원봉사 자체가 불필요한 상태를 만드는 것이며, 이상적인 방법은 지역 인력으로 하여금 기술과 자원을 자체적으로 보유하게 만드는 것이다.

미국치과의사협회가 출간한 International Dental Volunteer Organization: A Guide to Service and a Directory of Programs에서는 이와 같은 봉사기회를 찾고 있는 이들에게 유익한 식견을 제공한다. "왜 자원봉사를 하는가?", "자원봉사의 본질은 무엇인가?", "그 사업의 유형은 어떤 것인가?" 그리고 "외국사업을 포함하는 기구" 등에 대하여 논의되고 있다. ADA 성명록에서는 최근에 64가지의 자원봉사 프로그램을 제시했다. The Academy of Dentistry International은 평생교육을 통하여 전 세계적인 치과치료 기준을 향상시키는 목적을 가진 첫 번째 기구이다. 리스트에 등재된 가장 마지막 기구는 World Medical Relief Inc.이다. 이 기구의 자원봉사자들은 다른 원조기구들의 요청에 따라 자원과 기구 및 약품들을 수집한다. World Concern이라고 불리는 그룹은 많은 기독교 기구들 중 하나인데, 이는 아프리카, 아시아 및 라틴아메리카에 잘 알려져 있다.

Operation Smile은 재건외과시술과 그와 관련된 치과치료를 제공하는 기구이다. 1999년 볼리비아에서 Operation Smile의 첫 번째 임무를 시작한 이래로 789명의 어린이들을 치료해 왔다. 2004년에는 열흘 동안 다시 볼리비아에서 활동했는데, 성형외과의사, 마취과의사, 소아과의사, 간호사, 치과의사 및 언어치료사 등을 포함한 34명의 자원봉사자들이 볼리비아팀과 함께 258명의 환자를 검사하고 110명을 치료했다.[8]

ADA 리스트에 없는 그 밖의 많은 기구들은 농사, 집 짓기, water development 및 보건 등을 포함한 자원봉사활동 프로그램을 가지고 있다. 지역활동 지도자들을 통하여 도움이 필요한 집단을 찾고 재원과 자원봉사자들을 확충하여 도움을 준다. 많은 경우 치과인력으로만 짜여 있는 그룹으로 미션 프로젝트를 구성한다. 그들은 계획을 자세히 짜고 환자들을 준비시키고 그 밖의 필요한 도움을 제공한다. 특히 물과 전력이 상비된 교회나 학교에서 행해지는 이와 같은 진료는 보다 복잡한 치과시술을 가능케 한다. 또한 그곳에 다시 재방문하여 다른 환자를 치료할 수 있는 가능성을 높여준다.

단체 또는 개인 치과의사들이 재정을 갖춘 인도주의적 기구나 재단과 제휴할 경우, 보다 성공적이며, 수립된 목표도 보다 잘 달성되는 경향이 있다. Choice, Chasqui Humanitarian 및 Eagle Condor 등 소수의 단체가 있고, 외국사업의 다른 동반자로는 Rotary International이 있다. 지역의 로타리 클럽이 외국 로타리 클럽과 연합하여 필요한 전문가와 자원봉사자들, 그곳의 일을 준비할 인력을 충당해준다. 이것은 진정한 synergism(공동 상승 작용)으로 각각의 파트가 따로 하는 것보다 전체의 성과가 더 크다(그림 11-7).

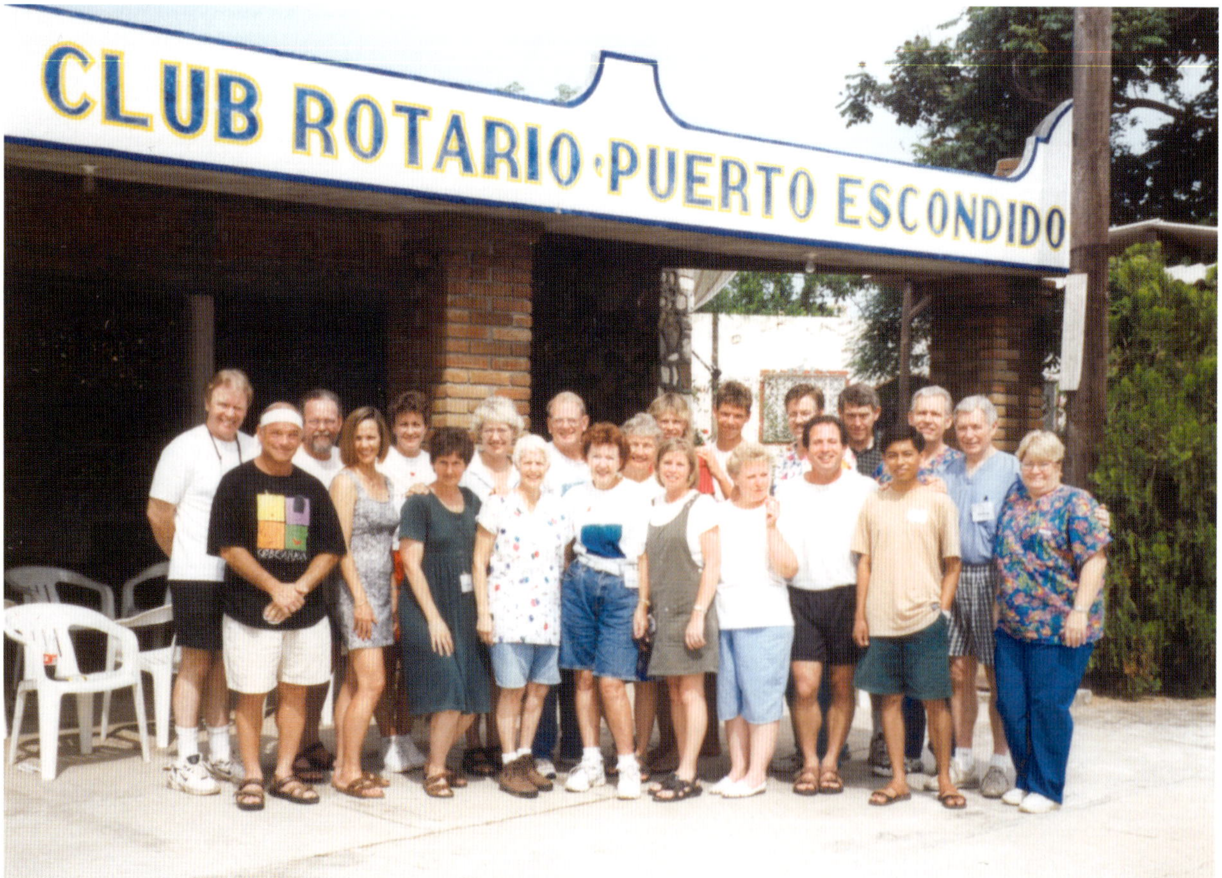

그림 11-7. 멕시코 푸에르토 에스콘대도의 로타리 국제 후원사업.

Level one

제3세계 환자들에게 성공적인 치료를 하는 데에는 여러 가지 방법이 있다. 이들 중 일부는 수년에 걸쳐 그 가치를 증명해 보였다. 가장 기본적인 치료 수준에서 가능한 한 많은 통증을 없애기 위해 오직 발치 겸자 하나만 가지고 정글에서 하는 오지 치과 의술이지만 응급치료를 위한 WHO의 BPOC 방법의 첫째 목표를 충족시킨다. 더불어 구강위생교육의 기회가 되기도 하고 지역주민들이 일부 시술을 지속할 수 있도록 교육하는 기회이기도 하다. 이것은 Level One classification of volunteer involvement이다.

옛말에 혼자 여행하는 사람이 더 빨리 여행한다는 말이 있다. 경험이 많지 않은 자원봉사자들과 그 밖의 짐들, 소요 치과장비들은 여러 가지 문제를 야기하므로 이런 도움을 받지 않고 하는 편이 낫다고 생각할 수도 있다. 가볍게 외지 오지에서 발치를 하면서 여행하고자 하는 경우 그것이 가능한 나라들이 많다(그림 11-8).

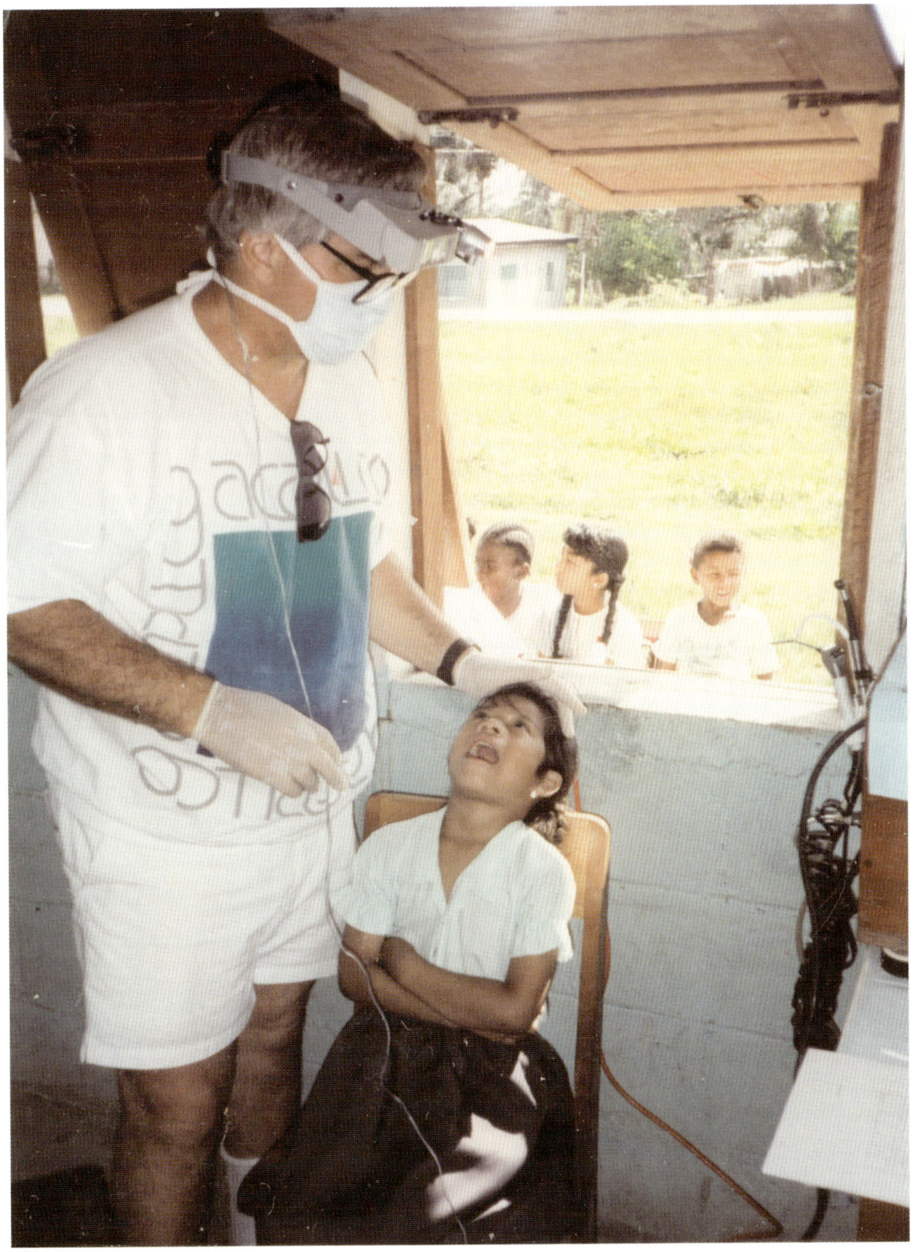

그림 11-8. 벨리즈에서 환자를 치료하는 Dr. Harris Done.

앞에서 언급한 바와 같이 다른 자원봉사자들은 비치과 사업 부분에서 일을 하는 데 반해 '혼자 치료하는' 치과의사 봉사자들은 인도주의 설립기구들의 활동에 동반하여 일할 기회를 가질 수 있다. 이 상황에서 치과의사나 그의 동반자들은 다른 사람들에 대한 걱정과 책임 부담없이 여행 생활용품이나 여행을 관리할 수 있는 이점을 누릴 수 있다.

흔히 큰 팀을 이끌고 치과 원정 여행을 하는 지도자들은 마치 치과시술을 영위하는 데에서 동떨어진 부가적 임무를 맡은 여행사 요원 같다.

구강외과 의사인 Dan Bluth는 개인 봉사활동 정신의 귀감이 되었다. 1993년 이후로 그는 Mexico의 Chihuahua의 북부에서 빈민들을 위해 봉사해 왔는데, 한 달에 한번 그는 비행기로 텍사스의 엘파소로 가서 공항에서 그의 차를 타고 국경을 지나 남쪽으로 향하여 첫 번째 목적지인 DIF(Desarrollo)의 Ascension에 도착했다. 그곳은 다목적 시설로서 그 주의 Relief of the Poor의 총재의 부인에 의해 운영되었다. 치과의사들이 한 달에 한 번 방문하여 상담을 해주고 음식을 제공하고 교육을 제공하는 기구이다. 지역 라디오 방송을 통하여 의사들의 방문소식이 전해지면 사람들은 그가 도착하는 것을 준비하고 기다린다. 사람들은 자기 능력에 맞게 돈을 내게 되는데, 이는 그 기관을 유지하는 데 사용되고 다른 프로그램을 운영하는 데 쓰인다.

첫 번째 지역에서는 15명에서 30명의 환자들이 발치를 위하여 주어진 날에 찾아온다. 마취하고 기다리는 동안 구강위생에 대해 이야기한다. 만약 치과의사나 조수가 그 지역의 언어를 할 수 있다면 분명히 도움이 될 것이다. 이번 경우의 치과의사는 스페인 말을 능숙하게 한다. 잠시 후 그는 주위의 배웅을 받으며 Janos의 다음 작은 마을로 떠난다. 이곳 역시 치과진료를 시술하기에는 적당하지 않고 가끔씩 그가 올 것이라는 연락이 취해지지 않은 적도 있다. 그럼에도 불구하고 그는 다음 달에 다시 방문한다. 만약 상황이 이렇다면 그는 Buenaventura의 다음 도시에서 더 시간을 보내게 될 것이다. 이번에는 두 대의 앰뷸런스가 갖추어진 적십자 건물에서 활동하지만 그 시술내용은 다른 지역과 동일하다. 라디오를 통하여 그의 방문이 알려졌고 환자들은 미국에서 오는 스페인 말을 하는 외국인을 만나기 위해 준비한다. 많은 봉사자들이 예전부터 있어 왔기에 우호적 분위기는 전부터 형성되어 있었다. 환자들은 치료가 거의 아프지 않을 것이라는 것을 알고 안정되어 있다. 의사들은 그들의 임무를 잘 알고 있다. 하나 또는 여러 개의 치아들이 빠르고 쉽게 발치된다. 의사들은 말을 편하게 해주고 환자들은 감사의 뜻을 표한다. 곧 더 많은 환자들에게 비슷한 시술을 해야 하는 다음 도시로 가야 할 시간이다. 이 봉사 여행의 마지막 날은 Florez Margon일 것이다. 이 도시는 강가에 위치하고 있어서 물이 범람하여 시술 설비들이 물에 잠기는 일은 드문 일이 아니어서 이런 경우 의사들은 환자를 보지 못하기도 한다.

이 계획을 살펴보면 11년 동안 한 달에 한 번이면 12×11=144회의 봉사여행이 되고, 회당 75명에서 85명의 환자를 치료하게 되는 경우 거의 11,520명의 환자들을 고도의 기술뿐만 아니라 친절과 사랑으로 치료하게 된다. 이 치과의사야말로 혜택받지 못하는 동시대를 사는 인류에게 진실로 자애와 사랑을 보여주는 이다.

일대일로 기초 치료 과정을 하게 하는 것은 지역의 인력으로 하여금 치료는 필요한데 의료진이 없을 때 자기 지역 사람들을 치료할 수 있도록 필요한 기술을 가르치는 데 가장 좋은 환경이다. 파라구아니의 Abundancia의 니바클 인디언인 Teofilo Cafiero는 좋은 예이다. 그는 Asuncion병원에서 일해 온 경험이 있는데 치과의사들이 방문하여 종족들을 치료할 때 그들이 하는 일에 대해 많은 관심을 보였다. 그는 이미 응급차를 요청하고 분만을 도우며 약을 분배할 줄 아는 지역 응급요원이다. 어렵지는 않지만 지속적인 임상과정에서 그는 스페인 말을 하는 치과의사에 의해서 약간의 기본 치료술을 할 수 있도록 훈련되었다(Teofilo는 스페인어를 할 줄 아는 유일한 주민이고, 모국어는 Nivacle이다)(그림 11-9). 바라건대 조만간 조금 더 수련을 받으면 그는 그의 원주민의 치과 응급치료를 시술할 수 있을 것이다.

한 지역의 지역주민이 참여하는 성공적인 구강보건치료에는 중요한 과정이 있다:

1. 정부와 정보교환을 할 것. 많은 경우 정부는 행해지는 의료 활동이 자기들이 승인한 것이며 정부가 보장하는 것임을 주민들이 알기를 바란다.
2. 자원봉사단체의 국내활동 책임자가 있을 때 자원봉사자들은 그의 도움을 받아 훈련받을 의향이 있는 지역주민

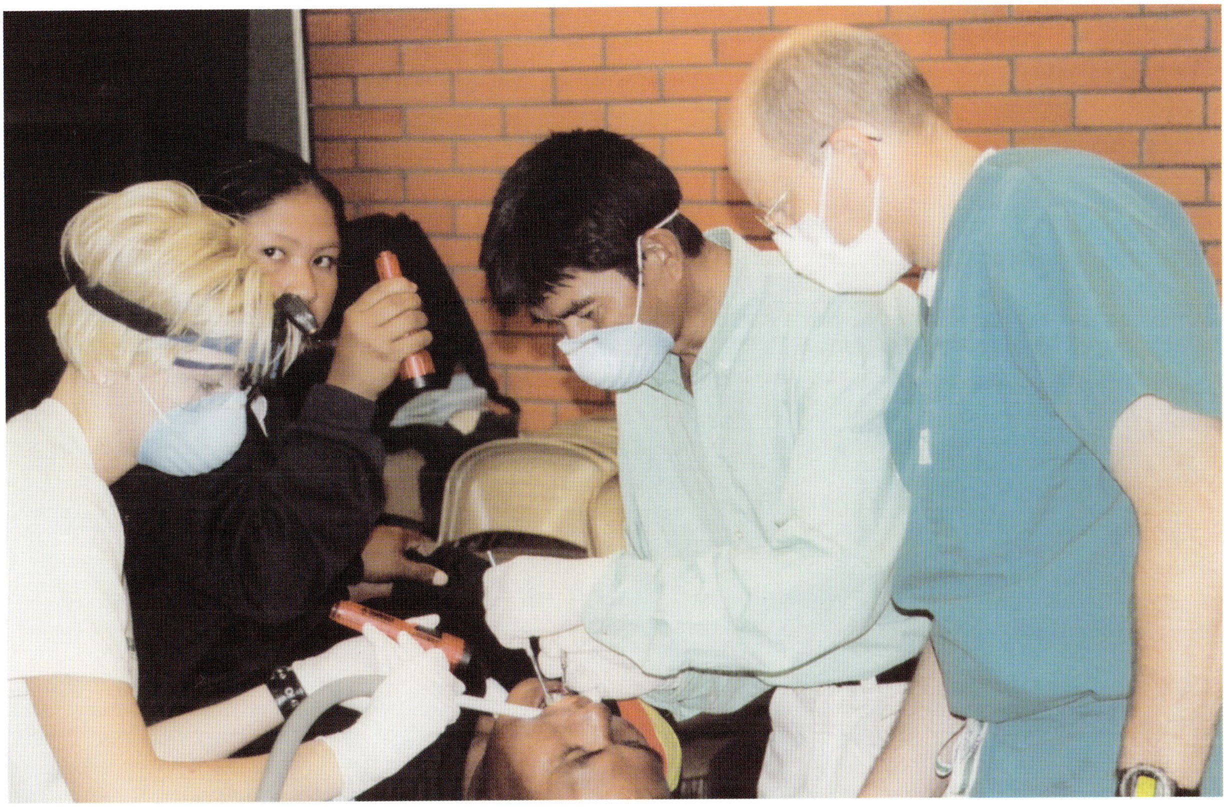

그림 11-9. 캘리포니아에서 온 치과의사 John Moffat에게 지도받는 Teofilo Cafiero.

을 고를 수 있다. 아마도 지역민들은 이 사람이 장차 간단한 처치를 행할 수 있을 것이며 최소한 생명이 관련된 위급상황의 위험징후를 인지할 수 있을 것으로 기대할 것이다.

3. 일주일의 긴 임상과정에서 새로운 시술자들은 수일 동안 치과의사를 관찰할 수 있다.
4. 훈련받는 이들이 시술하고 치과의사가 관찰, 감독한다.
5. 치료기구들은 그들이 다룰 수 있는 치료 수준에서 세트 형태로 남겨진다(그림 11-10).
6. 물을 끓이고 알코올 솜을 문지르면서 기구의 감염조절을 배운다.
7. 봉사에 대한 대가가 마련되어야 하고, 지역사회에서 그의 신분에 따라 생활수준도 향상된다.
8. 소모된 품목들은 가능할 때 재보급되어야 한다.

Level two

빈민들을 위한 두 번째 수준의 치료는 구강 위생교육, 발치는 물론 치료받지 않으면 불가피한 치아 발치를 예방하는 보존 수복 치료 등을 포함한다. 치료는 보통 전기 및 급수를 이용하는(일반적으로 기동성 있고 휴대할 수 있는) 장비 등을 이용하여 행해진다.

이 단계의 치료의 적당한 임무수행에는 다수의 의사들과 보조 인력들이 필요하다. Level two에 해당하는 기구(좀 더 종합적인 보존치료를 제공하는)는 Ayuda Inc.이다(그림 11-11). Ayuda는 스페인어로 '돕다'라는 뜻이다. 이 기구는 "가능한 한 많은 환자들을 돌보고 가능한 한 많은 치아를 살린다"를 첫 번 째 전제로 하는 단순한 철학을 가지고 있다. 환자치료에 있어서 효과적으로 장비와 인력을 배치 조절하여 이 전제를 수행한다(표 11-2). 컴프레서와 4개까지의 시술구역을 제공할 수 있는 시설이 갖추어져야 한다. 예를 들어, A-dec 유니트 체어를 이용하는 "Treatment Quad"는 두 개의 단위구역(각각 4대의 체어)으로 확장되어 총 8개의 치료구역이 만들어진다. 비록 가동의 치과 체어가 사용되어지기는 하지만 학교나 교회의자 같은 환자가 누울 수 있는 전형적인 설비가 사용되

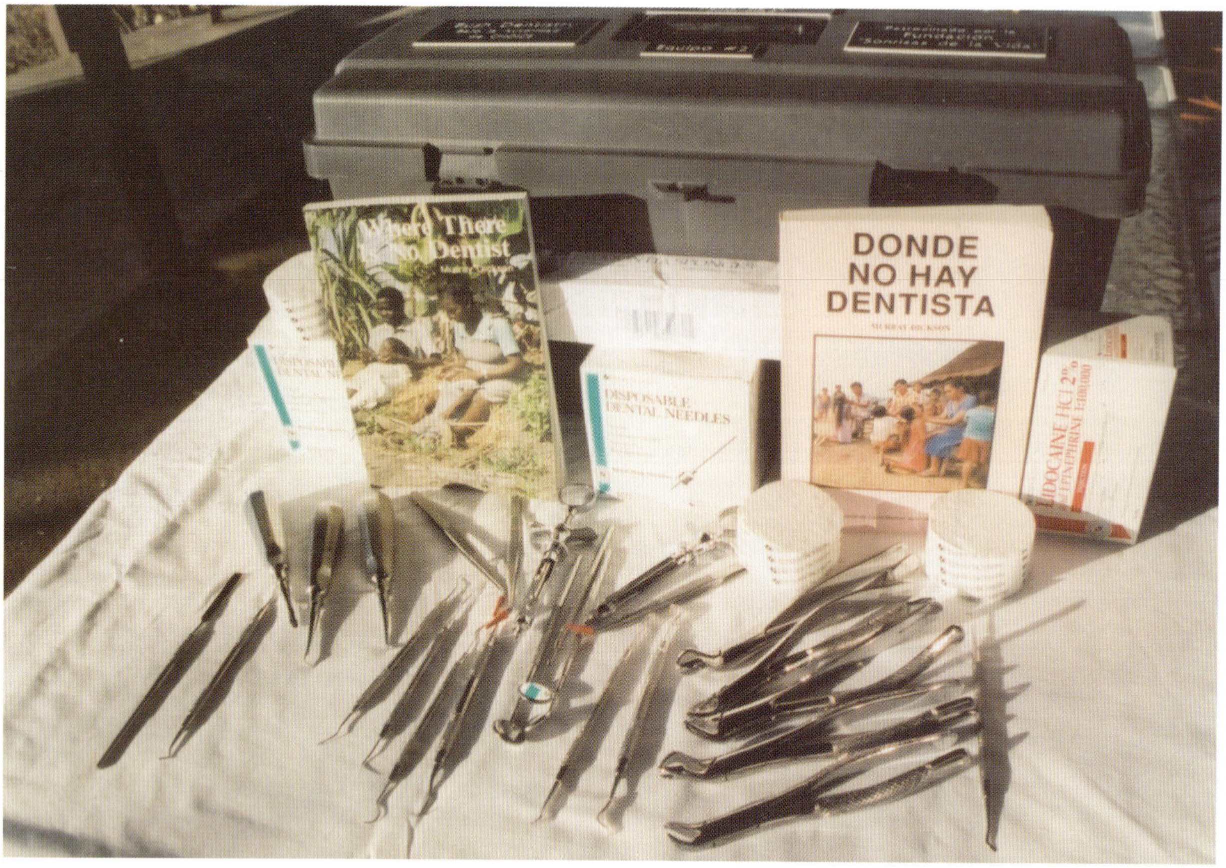

그림 11-10. Dr. Roy Hammond가 지역주민에게 물려준 응급치과세트와 매뉴얼.

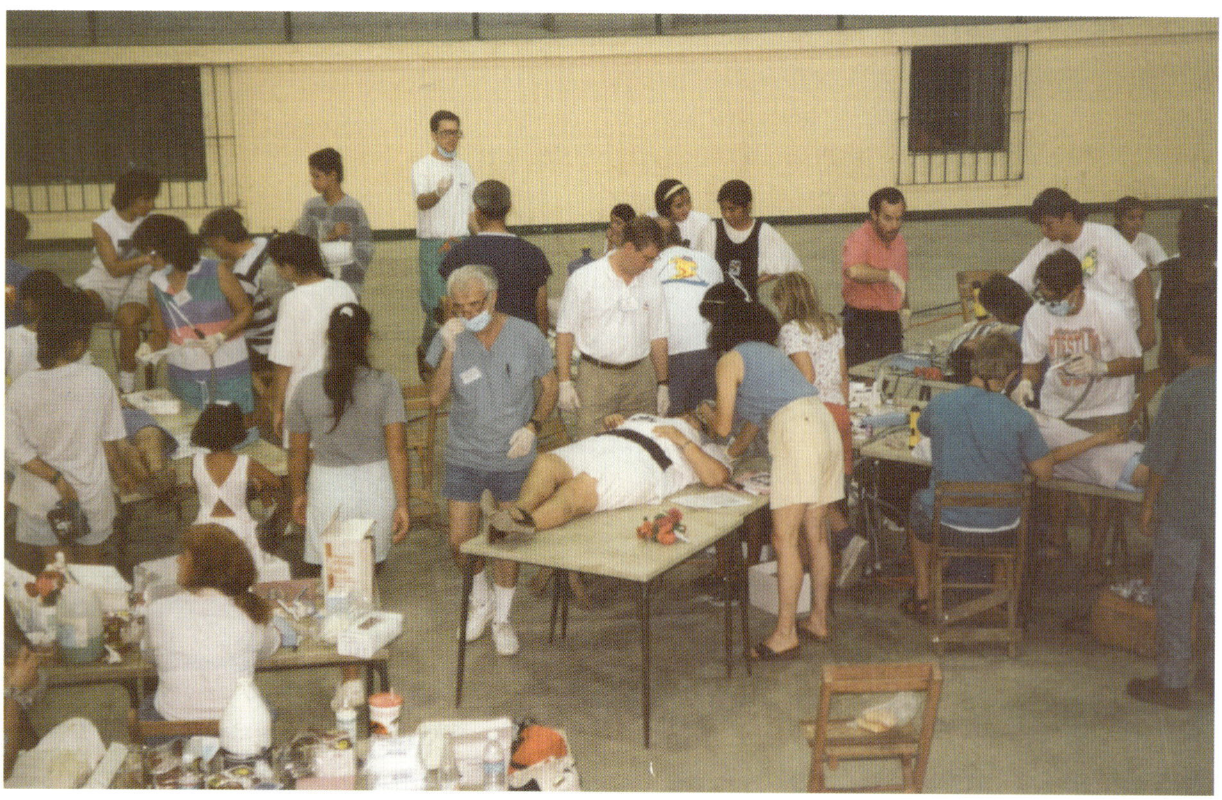

그림 11-11. 두 개의 치료 구역에 8개의 치과 체어가 갖추어진 멕시코의 Ayuda Inc. 클리닉.

어야 할 것이다(차트 11-1).

Ayuda의 두 번째 전제는 "모든 사람들을 위해 모든 일을 할 수 있는 것은 아니다"이다(표 11-3). 어린아이의 유치는 수복되지 않는다. 6~12세의 제1대구치, 제2대구치에 초점을 맞추어 치료하면 이 나이의 영구치에서는 충치발생이 거의 없을 것이다. 상실 가능성이 많은 위험한 치아를 치료하는 것은 아이들이 어른이 될 때까지 치열을 보존할 수 있는 가능성을 향상시킨다. 아말감은 가장 좋은 수복 재료이다. 성인에 있어서 상악 전치들은 대부분 충치를 가지고 있는데 어떤 경우 레진으로 수복되기도 한다. 이와 같이 전치부 레진 처치를 받은 환자가 동시에 구치부 발치를 요구하기도 한다.

이와 같은 행동철학과 물리적 시설을 이용하면서 이상적으로 활동할 수 있는 팀은 다음과 같이 인력, 치과의사(4~6), 위

표 11-2. 키트 안의 기구와 재료

01. Mouth mirrors (15)
02. Explorers (15)
03. Syringes, aspirating (3)
04. Scalers, Ivory c-1 (1)
05. Gracy curette 11 2 (1)
06. Filling instrument (1)
07. Cotton pliers (15)
08. Cement spatula (1)
09. Elevators, straight #34 (3)
10. Excavator, spoon (3)
11. Forceps, upper universal #150 (3)
12. Forceps, lower universal #75 (3)
13. Anesthetic, cement, needles, cotton rolls, and flashlight

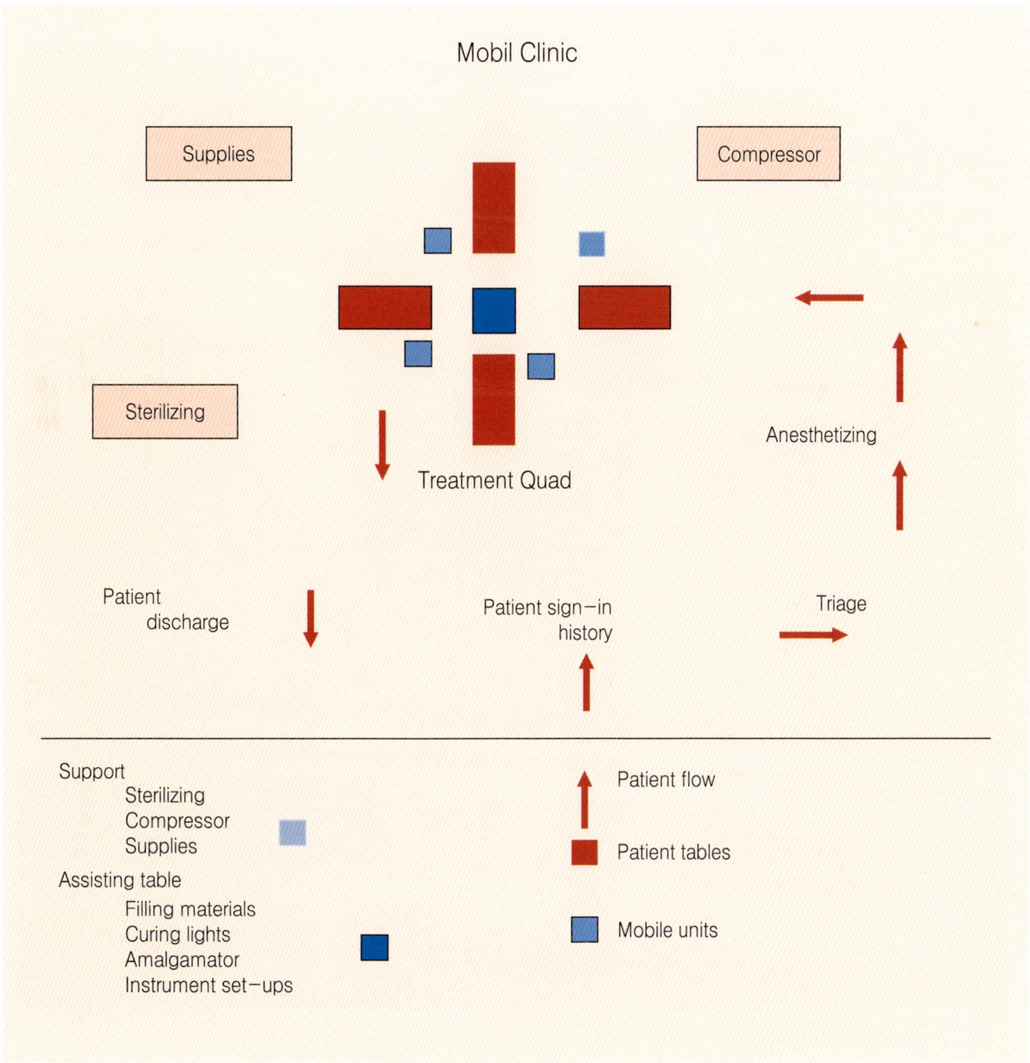

차트 11-1.

표 11-3. 4개의 외국 진료 봉사팀의 통계자료

	#1	#2	#3	#4
Number of:				
Days	6	4	4	5
Dentists	8	4	7	6
Hygienists	1	2	0	0
Auxiliaries	4	17	5	5
Patients	1489	236	408	266
Fillings	1440	475	653	292
Extractions	1515	354	197	168

Note: #1 = Phnom Penh, Cambodia, 2002; #2 = Abundancia, Paraguay, 2004; #3 = Chiclayo, Peru, 2004; #4 = Puerto Escondido, Mexico, 1998.

생사(1~2), 보조원(7) 등을 포함하여 12~15명으로 구성된다. 만약 부가적인 치료 구역이 사용된다면 총 팀원은 26~28명으로 구성된다. 이런 철학과 장비구성은 환자를 조사하고 치료하고 매일 교육하는 데 매우 효과적이다(그림 11-12).

Level three

3단계 진료는 빈민지역의 치료실에서 환자를 치료하고 관찰하는 그 지역의 전문가가 참여함으로 이루어지게 된다(그림 11-13, 11-14).

이 지역의 주민들은 예방치료, 진보된 치료, 좀 더 새로운 치료 등을 교육받고 그들의 나라에서 빈민들에게는 주어지지 않는 프로그램의 혜택을 누릴 수 있다. 이와 같이 동기 부여된 사람들과 더불어 많은 사람들이 더 지속적인 혜택을 누리게 된다. 시간이 지남에 따라 이런 노력들은 다른 사업들, 즉 새로운 장비를 설치하고, 기존의 치과 체어의 개선 등을 통해 보완된다. 새로운 시설들이 지어지거나 치과병원이나 학교 등의 교육프로그램들이 신설될 수도 있다.

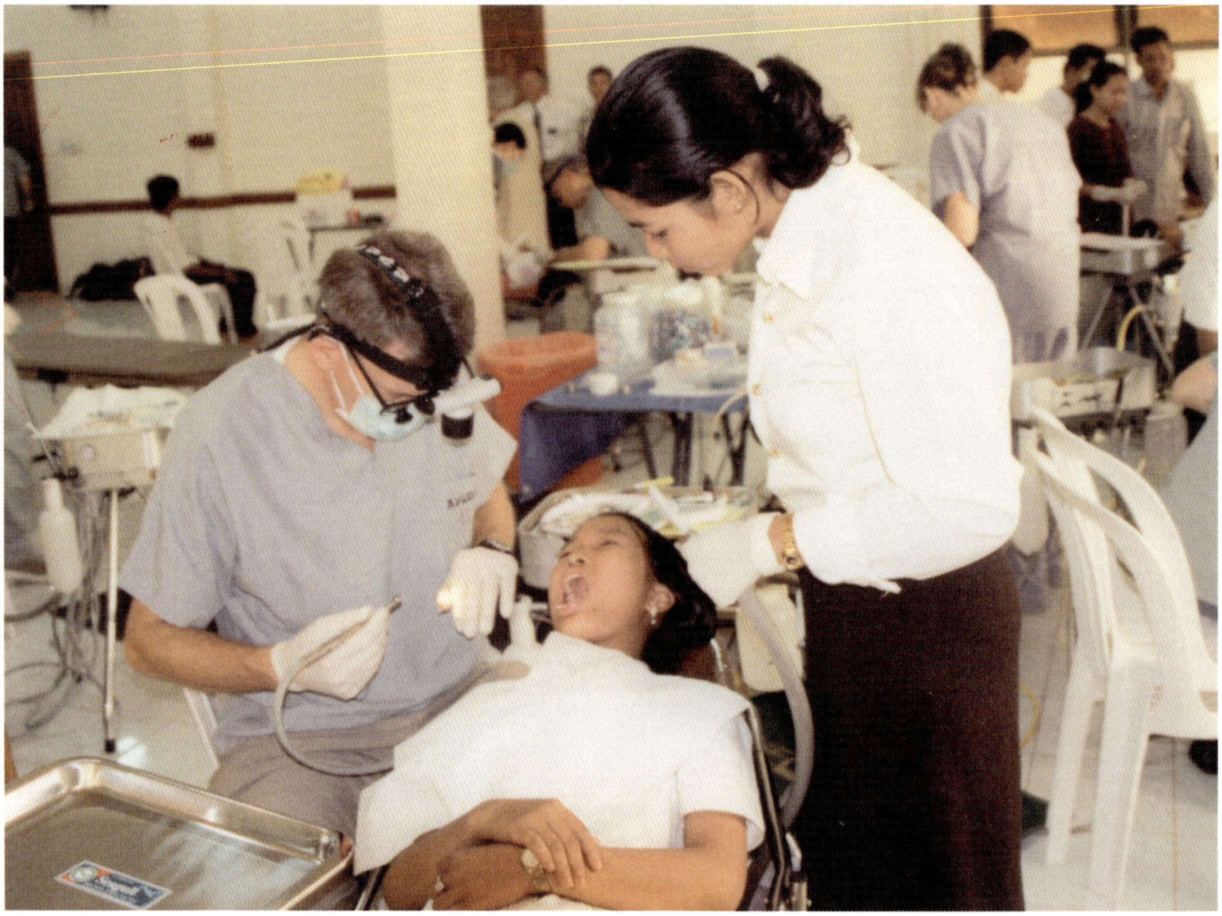

그림 11-12. 지역보조원의 도움을 받아 치료하는 Dr. Paul Fillmore.

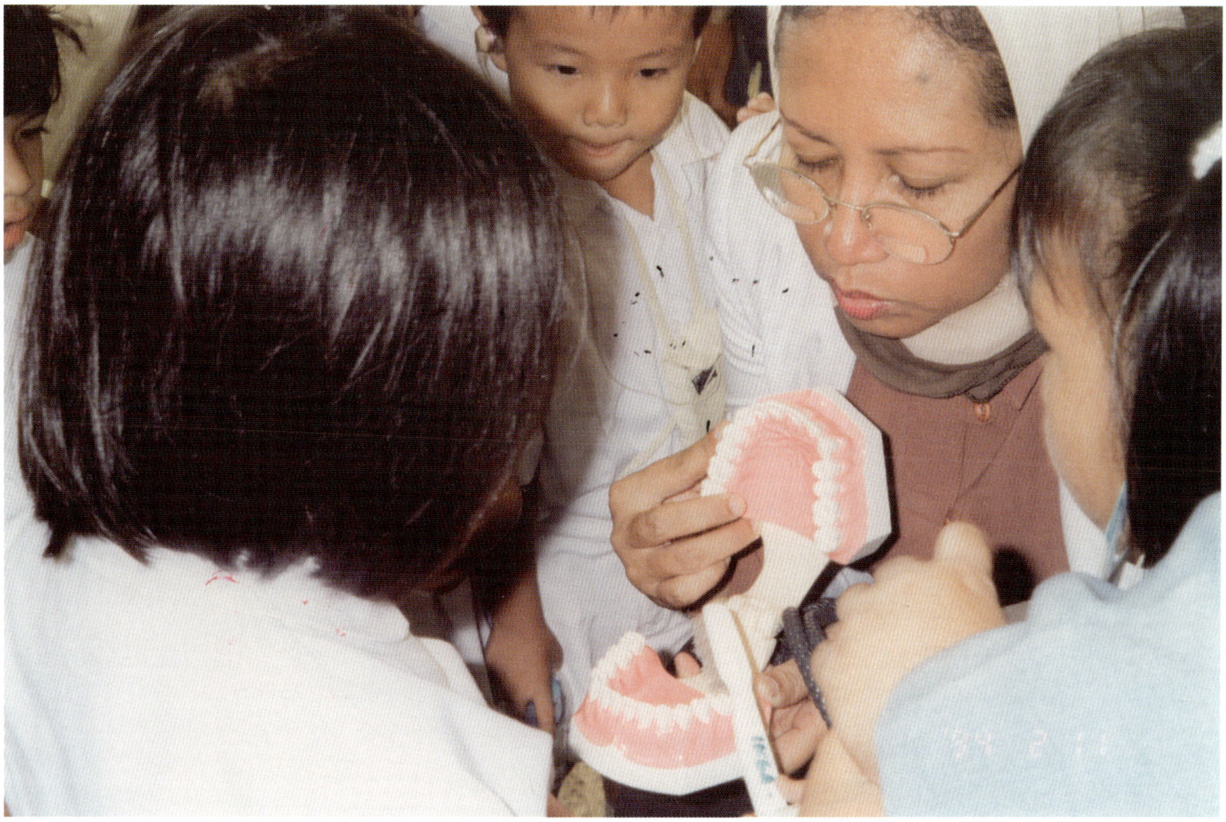

그림 11-13. 구제 활동 중에 교육을 하고 있는 인도네시아 대학의 교수.

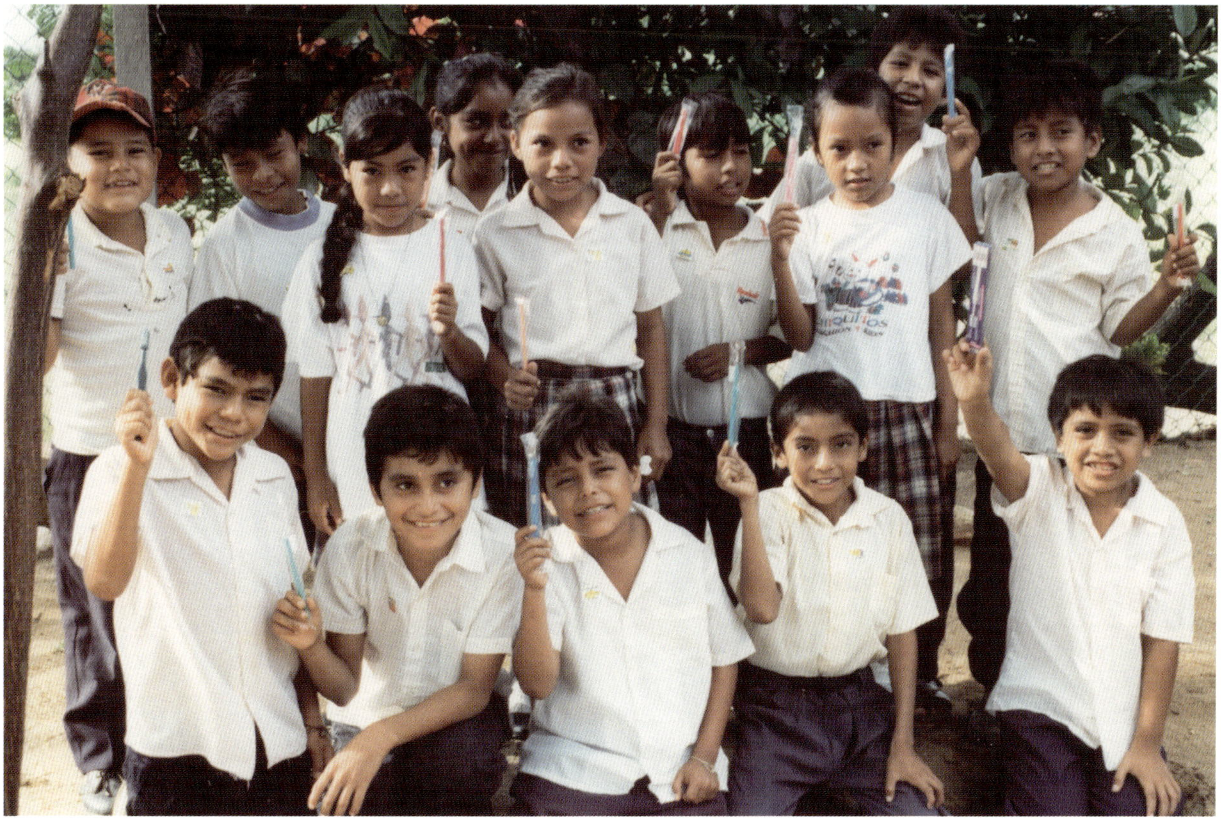

그림 11-14. 자신의 치아에 대한 새로운 지식에 만족하는 학생들.

각 단계에서 방법이 한 가지이든지 두 세 가지이든지 간에 이런 방법을 통해 치과질병을 줄인다는 궁극의 목표에는 도달하지만, 각기 한계도 있고 각기 성공과 실패를 경험하게도 될 것이다. 도전은 극복할 수 있고 동시에 국가를 발전시켜 국가가 의료를 제공할 수 있는 능력을 가지게 되는 보상을 얻게 된다. 많은 봉사자들은 그들의 첫 번째 경험은 그들의 인생을 바꾸는 것이었다고 한다. 그들 인생의 우선순위와 인생관이 바뀌었다.

3단계 사업에 속하는 기관을 살펴보면 ADA 리스트, Academy of LDS Dentists 등의 이차기관에서 살펴볼 수 있는데, 이것은 교회기관이 아니고 봉사를 목적으로 모인 한 교회(The Church of Jesus-Christ of Latter-day Saints)의 구성원들이다. 그들 사업 중 하나는 피원조국의 자원과 봉사자들을 원조국의 자원, 봉사자들과 융합시킨 좋은 사례가 될 것이다. 그들은 돌을 연못에 던지면 동심원이 번지는 것 같은 지속성 있는 사업에 융합한다. 종종 실행 가능한 인도주의적인 사업을 우연히 시작하게 되는데, 이와 같은 사례는 Honduras의 Tegucigalpa와 Choluteca의 다음 사례연구에서 볼 수 있다. 이 프로그램에서 행해진 일의 순서는 다음과 같다:

2003년 8월

아카데미의 구성원들은 Tegucigalpa Honduras의 치과학교의 부지구장인 Dr. Ramon Arguelles를 만나 치과치료의 필요성에 대해 논의하고, 네 가지의 목표를 설정할 것을 결정했다:

1. 11월에 Choluteca에서 환자에게 치료를 제공하는 치과사업을 행한다.
2. 치과 장비와 재료 등은 치과학교로 이동시킨다.
3. 병원장비는 병원으로 보낸다.
4. 주로 빈민을 위한 치료와 치과의사 또는 보조원 교육을 위해 치과학교에 영구적인 치과 치료시설을 확립하고 유지한다.

2003년 11월

병원 장비와 더불어 치과 장비와 기구, 재료 등을 넣은 컨테이너가 운송되었다.

2003년 12월

5명의 일반치과 의사와 1명의 구강외과 의사 및 15명의 치과학생들을 포함하여 45명의 자원봉사자들이 Choluteca의 병원에서 환자들을 치료하였다. 이때 Academy 멤버들과 Dr. Arguelles가 그 사업의 주된 인물이었다. 이런 경험을 통하여 타 지역에서 온 외국 봉사자들은 그 지역의 많은 치과의사들 및 지역 지도자들과 친분을 쌓게 되는 기회를 얻는다.

기존 학교시설을 개선하고 기증받은 설비들을 설치하게 되면 새로운 치과 클리닉은 7대의 치과 체어와 방사선 기계, 컴프레셔 및 그 밖의 치과재료들을 갖추게 된다. 이 새로운 시설(facility)은 다음과 같은 용도로 쓰일 것이다:

1. 12명의 치과대학 졸업생을 위한 공식적인 6년차 레지던트 프로그램으로 이들은 1년 동안 빈민층을 치료함으로써 정부가 요구하는 봉사 의무를 수행하게 된다.
2. 치과 보조원 훈련 프로그램
3. 심화과정과 전문과정을 위한 센터
4. 지역 치과의사와 또는 외국의 자원봉사자들의 지역주민 치료를 위한 미래 봉사사업의 집결장소
5. 학교를 위한 부가적인 재원을 확충할 수 있는 기회
6. 방문한 치과교육자(Academy of LDS Dentist of others)들에 의한 평생교육 프로그램

2004년 1~4월

치과 장비가 설치되었고 새로운 클리닉의 리노베이션이 완료되었다.

2004년 5월

Academy 회원들은 일주일간의 치과봉사활동을 위해 방문하여 새로운 클리닉과 재료 설비를 사용하여 빈곤한 환자들을 치료하였다. 13명의 치과의사와 2명의 보조원 및 12명의 치과대학 학생들이 참여하여 675명의 환자들을 787가지의 과정을 통하여 치료하였다. 방문한 치과의사들은 구강외과 기초, 근관 치료, 치주수술에 대한 강의를 진행하였다. 같은 주에 개소 기념연을 열었고 새로운 클리닉을 공식적으로 개원하였다.

의료봉사를 위한 계획과 준비

많은 실례를 통하여 외국 치과 의료봉사단이 어디서, 언제, 어떻게, 누가, 무엇을 하는가 하는 것을 알 수 있다. 이는 개인뿐만 아니라 자원봉사자들의 큰 단체에도 적용된다. 다음 장에서 언급되는 3단계에 포함된 활동은 많은 것을 성취할 수 있지만 항상 가능하거나 필요한 것은 아니다.

단계에 상관없이 여러 장비와 기구, 재료 등이 갖추어진 상황일지라도 진료 봉사 구성원들이 수행되어야 할 치과진료를 파악, 이해하지 못한다면 그러한 봉사여행은 기대만큼 성공적이지 못할 것이다. 우발적인 사건에 대한 긴급대책도 세워야 하고 모자람이 없도록 재료와 물품을 충분히 준비해야 한다. 누가 어떤 물품을 가져와야 하고 그들의 의무가 무엇인지 등은 반드시 확실하게 정해져야 한다.

"장소"는 의료봉사를 필요로 하는 나라와 그 필요를 알게 된 개인이나 단체에 의해 결정된다. 사업은 휴가 중 만난 사람이라든지 다른 봉사여행에 대해 듣는다든지 등의 우연한 기회를 통해 시작되어져 왔다. 종종 지역의 공무원들이 비 정부단체나 다른 봉사단체에게 도움을 요청하기도 한다. 문제는 항상 물류와 조달가능성 중 하나가 된다. 이런 노력들이 가치 있게 쓰일 적당한 장소인가? 수여자는 우리의 활동을 정말 필요로 하는 상황인가?

"시기"는 물론 쉽다. 날짜를 정할 때에는 그 지역의 기후(장마철)나 공휴일 여부 등을 고려해야 한다.

"왜" 역시 매우 쉽고 간단한 문제이다. 당신과 당신의 동료가 봉사하지 않는다면 그 혜택 받지 못하는 사람들은 치과치료를 받지 못하기 때문이다

"누구", 이 문제는 이미 답하였다. "누구"는 아마도 많은 나라의 도움을 필요로 하는 원주민 집단일 것이다.

"어떻게"가 제일 어려운 점이다. 어떻게 다른 나라의 자원봉사자들이 치과질병 치료를 통해서 그들을 최대로 도울 수 있을까? 여기에서 인도주의의 협력 조직, 일반적으로 그 나라 및 그 지방 고유의 프로젝트 리더가 활동하기 시작한다. 한 예로 도미니칸 공화국의 외진 곳의 프로젝트는 발치, 보존(아말감, 광중합 레진), 보철(상악 전치들을 대치하는 임시이행 부분 의치) 및 예방(칫솔, 실란트) 서비스를 여름마다 대략 2,700명에게 제공한다. 이 봉사의 경우 모두 휴대용 기구들을 사용한다. 치과 팀들은 매일 다른 시골 마을의 학교, 교회 또는 다른 적당한 빌딩으로 이동하여 클리닉을 설립한다. 나머지 연중 기간 동안 도미니카 공화국 치과의사들도 비슷한 서비스를 빈민들에게 제공하기 시작했다. 이것이 그 '어떻게'의 방법적인 문제들에 대한 궁극적 해결책이다.[8]

물론 제3세계 외국 클리닉의 상태가 이상적인 상태보다 많이 부족할 것이며 몇 배로 힘들다. 정확한 진단의 중요성, 적절한 와동 형성과 적절한 외과 술식들이 강조되어야 한다. 감염 조절이 중요하고 강조되어야 할 필요가 있다. 어떤 일들은 수정되어야 할지도 모르며, 변화하는 상태에 적응해야 할 수도 있다. 최상의 치과치료를 저해하는 가장 명백한 방해요소는 다음과 같다:

- Lighting: 머리 램프들이 단연 가장 쓸모 있고 필수적이다.
- 의사와 환자 사이의 의견교환: 팀의 단 한 명이라도 해당 언어를 할 수 있어야 한다. 그럼에도 불구하고 치과 관련 사실들 또는 수술 후 지시를 환자가 그 지역 방언으로 인해 이해하지 못할 수도 있다.
- 약품 부족: 약품들은 대개 자원봉사자들이 가지고 온다.
- 기구 고장: 짐을 쌀 때 수리 공구와 다른 연장을 포함할 필요가 있다.
- 덧붙여 문제가 될 만한 다른 부분은 다음과 같다:

1. 진료현장 건조 문제
2. 치료를 실행하는 데 요구되는 많은 시간
3. 환자 위치가 이상적인 위치보다 나쁠 때
4. 체어 어시스트의 도움이 부족할 때
5. 과도한 업무시간

장비, 기구 및 재료 목록(표 11-4, 11-5)은 누가 타국 진료소의 담당자를 맡더라도 체크리스트로서 충분하다.

또 다른 중요한 일은 방문할 국가에 따라 접종받아야 할 예방주사의 종류를 질병통제센터 웹사이트에서 체크하는 것이다(표 11-6).

표 11-4. Ayuda 외국 클리닉의 장비

Equipment	#	Instruments exam/anesthetic	#
Dental units	4	Aspirating syringe	12
Compressor	1	Mirror (exam)	12
Sterilization unit	1	Explorer (exam)	12
Amalgamator	1		
Curing light	2		
Cavitron	1		
Handpieces	8		
Operative setup	**#**	**Surgery setup**	**#**
Nine Instruments			
Explorer	12	Forceps-upper-universals	3
Amalgam carrier	12	Forceps lower-universals	3
Excavator	12	Forceps-lower-cowhorns	3
Mirror	12	Forceps-upper-cowhorns	3
Cotton pliers	12	Elevator-large, and small straight, Potts	6
Plastic instrument	12	Root-tip pick	2
Burisher	12	Rongeurs	1
Carver	12	Periosteal elevator	3
Condenser	12	Scalpel and blades	3
		Needle holder	3
		Bone file	2
		Bite block	3
		Tissue scissors	2
		Curette	2

Team Members/Assignments		
Dentist	**Hygienist**	**Auxiliary**
Anesthetizing	Triage	Assisting
Triage	Anesthetizing	Patient education
Operative, surgery	Patient education	Sterilizing
	Prophy	Charting

Note: #, number of each item needed.
* Based on 4 mobile units, 4 dentists.

표 11-5. Ayuda 외국 클리닉의 재료 리스트

Materials	Quantities
Alloy (double spill)	1,000 capsules
Composite kit (anterior)	100 applications
Sealant kit	100 patients
Anesthetic (with epi.)	1,000 cartridges
(without epi.)	200 cartridges
Anesthetic (topical)	2 jars
Needles (27 ga L)	500
(30 ga S)	500
Burs (557, #2, #4, #8 rd.#12 fluted)	
Flame-football	50 each
Gauze 2 3 2	1,600
Cotton rolls	1,600
Gloves (SML)	2,000
Masks	200
Prophy angles/paste	50
Evacuator tips	800
Cold sterilizing solution	1 gal
Distilled water (sterilizer)	5 gal
Surface disinfectants (wipes)	2 bottles
Alcohol	1 bottle
Wedges, matrix strips-bands	
Mixing pads, finishing strips	
Temporary cement, cotton pellets	
Base material, articulating paper	
Glass ionomer build-up mat	1 box each

* Quantities based on 4 days, 4 mobile units, 4 dentists (40 patients/Dr./day = 800 patients).

새로운 전망의 증대

제3국에서 봉사활동을 마치고 자원봉사자들은 가치 있는 일을 성취했다는 일치된 의견을 내놓는다: "난 너무 많이 배웠다", "다시 가고 싶다", "내가 더 많은 일을 했었으면", "난 그 사람들을 사랑한다", "그 일은 정말 환상적인 배움의 경험이다. 더 많은 사람들이 같은 기회를 갖지 못한다는 것이 아쉽다."

또한 개인 성장의 시간이며 아마도 태도 변화의 시간이다. 첫 번째 여행은 사람들 및 문화에 대한 만족과 감사의 여운을 남긴다. 방문이 지속되면 단순히 전에 했던 치료와 교육만 하는 것이 아니라 많은 사람들을 알고 싶은 욕망이 생긴다. 몇 번의 봉사여행을 하면 재방문하여 좋은 친구들을 다시 만나는 것을 정말 기대하게 된다.

표 11-6. 질병통제센터. 2004년 남아메리카 여행을 위한 예방주사 가이드라인

Guidelines for Traveling to South America 2004 (subject to change*)

- Hepatitis A or immune globulin (IG).
- Hepatitis B if you might be exposed to blood (for example, health care workers), stay 〉 6 months in the region.
- Rabies if you might be exposed to wild or domestic animals.
- Typhoid, particularly if you are visiting developing countries in this region.
- Yellow fever vaccination, if you will be traveling outside urban areas.
- As needed booster doses for tetanus-diphtheria and measles.

* See Centers for Disease Control Web site for vaccines required for the specific country to be visited.

저자의 놀라운 기억을 나누자면 대략 11살이나 12살쯤 되어 보이는 여자아이가 있었는데, 방문 치과팀의 검진과 치료를 기다리는 다른 주민들과 많이 비슷해 보였다. 그 날은 아주 더웠고 모든 사람들을 치료하려면 긴 하루가 될 것 같았다. 얼마의 거리를 이동하여 온 사람들은 환상적이며 친절했고 협력적이며 그들에게 행해진 모든 일들을 고마워했다. 마을 및 시골의 풍습과 삶을 사는 방법은 방문자의 경외와 감탄을 자아냈다. 이들 외국인들은 자신들이 보는 자연과의 소박한 합일을 소중하게 여겼다.

전형적으로 성인들은 잔존된 치아가 몇 개 없었고 보통 많은 치아들이 발치되어 왔다. 다른 치아 뿌리들은 감염으로 인해 천천히 탈구되고 있었다. 어떤 환자들은 심한 동통을 가지고 있었고 다른 사람들은 그렇지 않았다. 아이들이 주요초점이었다. 얼마나 많은 치아들이 지켜지고 얼마나 많은 치아들이 발치되어야 할까?

그 소녀는 그 또래의 소녀들이 다들 그렇듯이 한 번도 치과의사를 만난 적이 없고, 한 번도 구강위생교육을 받은 적이 없고, 하악 제1대구치들은 거의 잔존시키지 못할 만큼 깊게 썩어 있을 것 같았다.

"입을 벌려 주세요(Abre la boca, por favor)", "크게(Grande)", "내가 볼 수 있게". 놀랍게도 그 아이의 구강상태는 예외였다. 어느 정도의 홈케어가 되어 있었으며, 모든 네 개의 제1대구치가 눈에 띄었는데 왜냐하면 각각 큰 은 충전이 있었기 때문이다. 이들 수복물이 그 아이의 치아를 지금까지 지켜왔고, 먼 미래까지도 보호할 것이라 생각되었다. 어떤 치과의사라도 이런 상황에서 이와 같은 수복치료를 하였다면 자랑스러웠을 것이다. "이게 뭐니? 어디서 그리고 언제 이 치료를 받았니?(Que es esta, de donde vinieron esos tapitas, cuando?)". 그녀의 자랑스러운 답은 "당신과 같은 미국인 치과의사 선생님이었어요"였다.

여기 다른 예로 우리는 프레드릭 마이어의 Peru의 Sacred Valley에 있는 Ollantaytambo로의 2000년도 여행에 대한 의견을 들을 수 있다. 이것은 독자에게 외국 진료소에 대한 조직적이고 순차적인 개요를 알려주고 자애로운 치과의사의 느낌과 통찰력을 알게 한다.

"이 클리닉은 교회 안에 설치됐고, 아이들은 주변 산에서부터 오픈 트럭을 타고 이송되어 왔다(그림 11-15)."

첫 번째 그룹의 아이들은 진단실에 들어가거나 아니면 치과 또는 개인 위생 방법을 가르치는 방에 들어갔다. 치과 위생방에는 교육용 사진들이 벽에 걸려 있었다. 각각의 사람들은 치아 충치의 원인과 칫솔질 및 치실 사용을 통한 예방에 관해 교육받았다. 각 환자는 어떤 나이 그룹에 속하는가에 따라서 칫솔, 치약 및 다른 유용한 아이템이 있는 가방을 받았다.

거기서부터 그들은 진단을 위해 다른 방으로 들어갔고 한 명의 의사가 그들의 치아들을 검사하고, 한 명의 보조 인력이 플래쉬 라이트를 들고 치료가 필요한 치아 목록을 기록했다. 나는 여러 명의 아이들이 다른 아이들의 두려움을 진정시키는 모습에서 감동을 받았다. 나는 진단을 시작하자마자, 그들의 작은 입 속 상황을 보고 비탄에 잠겼다. 대부분 다발성 우식증이 있었고, 많은 치아들이 화농을 가지고 있었다. 완전한 절망의 감정에 빠지기 시작했고, 이 감정을 극복하기 위해 각각의 환자 한 명에게 할당되어 있는 시간 안에 해줄 수 있는 최고의 방법으로 치료를 하기 위해 정신이 없었다. 나는 이것에 대한

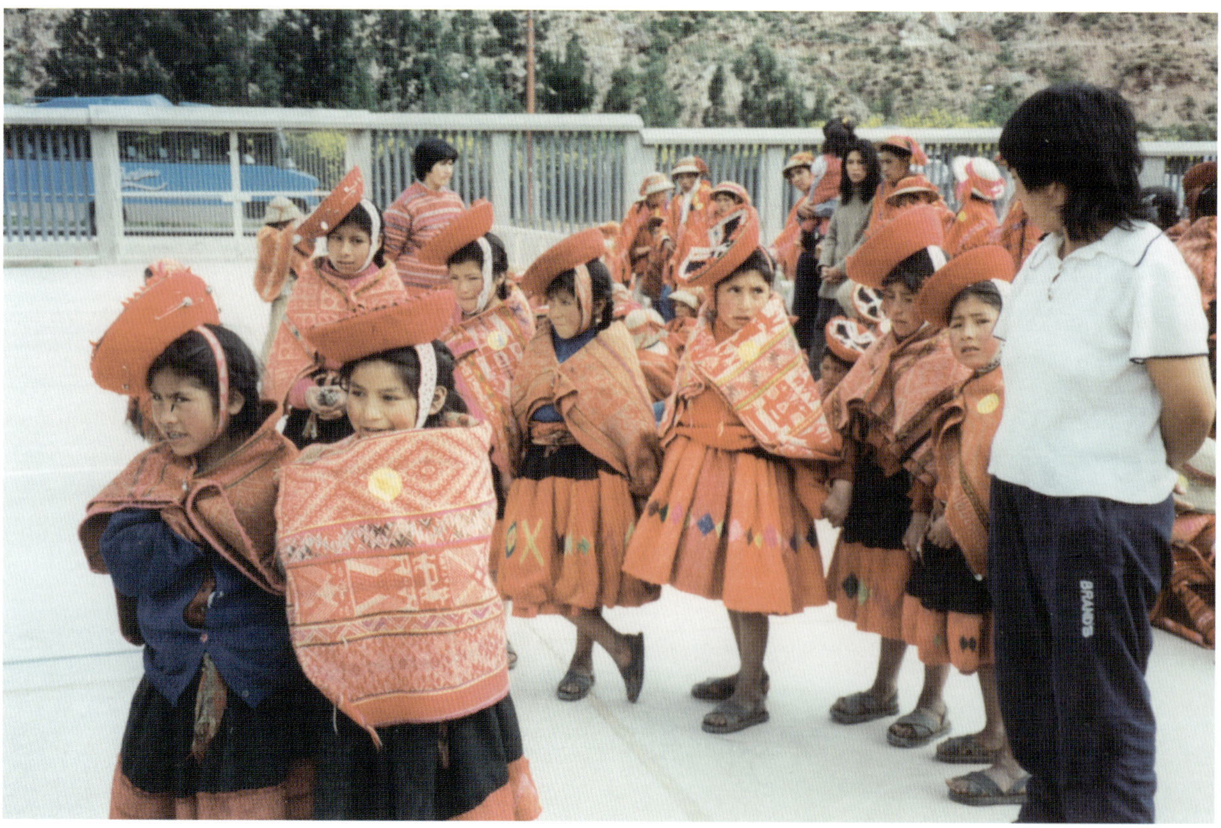

그림 11-15. 처음으로 치과의사를 방문하기 위해 산에서 온 아이들.

준비가 많이 부족했다.

그 후, 환자는 다른 방에 들어가 국소마취 주사를 맞았다. 환자는 다음 자리에 앉혀져 영구치는 충전이 되거나, 동통이 크고 수복 불가능한 또는 화농이 잡힌 치아들은 발치되었다. 끝으로 좀 더 어리고 심각한 문제가 없는 환자들은 불소 치료를 위한 장소로 이동되고 밖으로 안내를 받아 집으로 돌아가는 차를 기다렸다.

치료실 중간에는 테이블 위에 아말감 혼합기, 광중합기 및 여러 가지 종류의 시멘트, 라이너 그리고 의사가 바로 쓸 수 있는 재료들이 배열되어 있었다. 이는 그들이 필요한 것들을 바로 준비하고 혼합할 수 있게 하기 위함인데, 의사와 보조자들이 그들의 작업장소를 떠날 수 없었기 때문이다. 소독은 놀라운 효율성을 가지고 부엌에서 행해졌다. 내가 이야기 했듯이 의욕이 대단했고 일의 진행 속도는 무척 빨랐다.

첫날 우리들은 208명의 환자들, 대부분 소아들을 볼 수 있었다. 하루를 마감할 때까지 자원봉사자들은 격렬한 일과 긴 시간들을 이겨냈다. 우리들의 몸은 휴식과 충분한 수면을 필요로 했고 대부분 금방 곯아떨어졌다.

식사 테이블에서의 대화는 이야기들과 우리들을 감동시킨 그날의 경험들로 넘쳐났다. 나는 자신의 일에 대한 열정을 볼 수 있었고, 그 다음날은 첫날 강도의 반복이었으며 이번에는 우리가 진짜 대접을 받았다. 모든 토종 잉카 사람들이 Jamie와 Terry Figueroa를 가지고 내려왔다. 많은 빌리지들은 스페인 사람들의 정복에도 생존했고 13~14,000feet 해발의 높고 깊은 산 안에 살면서 그들의 문화를 보존했다. 그들은 모두 아름다운 고유 의상을 입고 나타나 우리들에게 커다란 흥분을 주었다. 이들 사람들을 치료하는 것은 대단한 일이었다. 대부분 스페인어를 이해 못했고, 그들의 고유 언어인 Quechua Inca로 얘기했다.

활동은 두 가지 이유로 힘들었다. 첫 번째, 언어의 장벽이 신뢰를 쌓는 것을 힘들게 했다. 두 번째, 우리 모두 그들의 나쁜 건강상태에 대해 심한 슬픔을 느꼈다. 한 작은 아이는 어떻게 느끼는지, 그 아이를 불편하게 하는 것이 있는지 물어봤을 때 "가끔 배가 아프고, 종종 몸에서 회충들이 나온다"고 답했다.

나는 아이들이 들어와 테이블 위로 올라가는 행동과 동작들을 관찰하며 흥분했다. 그들의 걷는 방식부터 우리와 상호교류하는 방식까지 커다란 문화적인 차이를 발견할 수 있었다. 거센 바람으로 모두 얼굴 볼들이 심하게 텄으며 건조한 피부를 가지고 있었다. 그들은 모두 샌달을 신고 있었다. 발은 먼지와 마른 흙이 덩어리져 마른 가죽 같은 모습이었고, 그들의 모습을 보면 아마 당신은 그들이 태어나서 한 번도 씻지 않았을 것이라고 생각했을 것이다. 그들이 입고 있는 모든 것들은 손으로 만들어진 것이었다(아무것도 가게에서 구입한 것이 없었다). 그들의 세계는 내가 속한 세계와 완전히 달랐지만, 우리에게 전폭적인 믿음을 보내 주었다.

나는 내가 이렇게 사람들을, 특히 완전히 모르는 사람들에 대해 강렬한 사랑 또는 존경을 느꼈던 경험이 이전에 내 인생에 있었는지 기억을 못하겠다. 나는 그들을 위해 만약 기회가 주어진다면 무엇이든지 하려고 했다. 우리에게는 빈곤하다고 보여졌지만 나는 그들이 이끌고 다니는 충만감의 기운 앞에 겸손해졌다. 이들은 신체적 어려움을 겪고 있지만 행복한 사람들이며, 자신의 인생과 그들의 공동체를 사랑하고, 깊은 신앙심과 모랄 코드(moral codes)를 가지고 있었다. 나는 그들이 우리한테 배우는 것보다 우리가 배울 것이 더 많다고 확신한다.

우리의 일이 끝났을 때 아이들이 준비한 그 지방 고유의 노래와 춤을 선사받는 영예를 누렸다. 또 한 번 감정은 강렬해졌고, 그들의 풍요로운 문화와 아름다운 사람들에게서 뿜어져 나오는 순수한 기쁨에 경이로웠다. 이런 경험은 미국에서는 존재하지 않는다.

Cuzco를 떠나는 일은 내게 많이 힘들었다. 왜냐하면 나의 인생을 영원히 바꾸는 경험의 시리즈를 두고 떠나야 했기 때문이다(그림 11-16). 이곳은 언제까지나 내가 인간에 대한 깊은 사랑의 감정을 얻은 장소로 간직될 것이다. 오랫동안 나는 치과 자원봉사자들이 행한 진실된 자선 행동들에서 오는 기쁨을 기억하고 또한 그 기억 속에서 다시 살 것이다.[11]

결론

글로벌화는 두 얼굴을 가지고 있다(나라들 간에 존재하는 불균형에 대해 조금도 인정하지 않는다). 이 장에서 묘사하는 세계는 도전을 기꺼이 받아들일 사람들뿐만 아니라, 남이 필요로 하는 재능과 기술을 베풀어 줌으로써 크나큰 보상을 받을 사람들을 기다리고 있다.

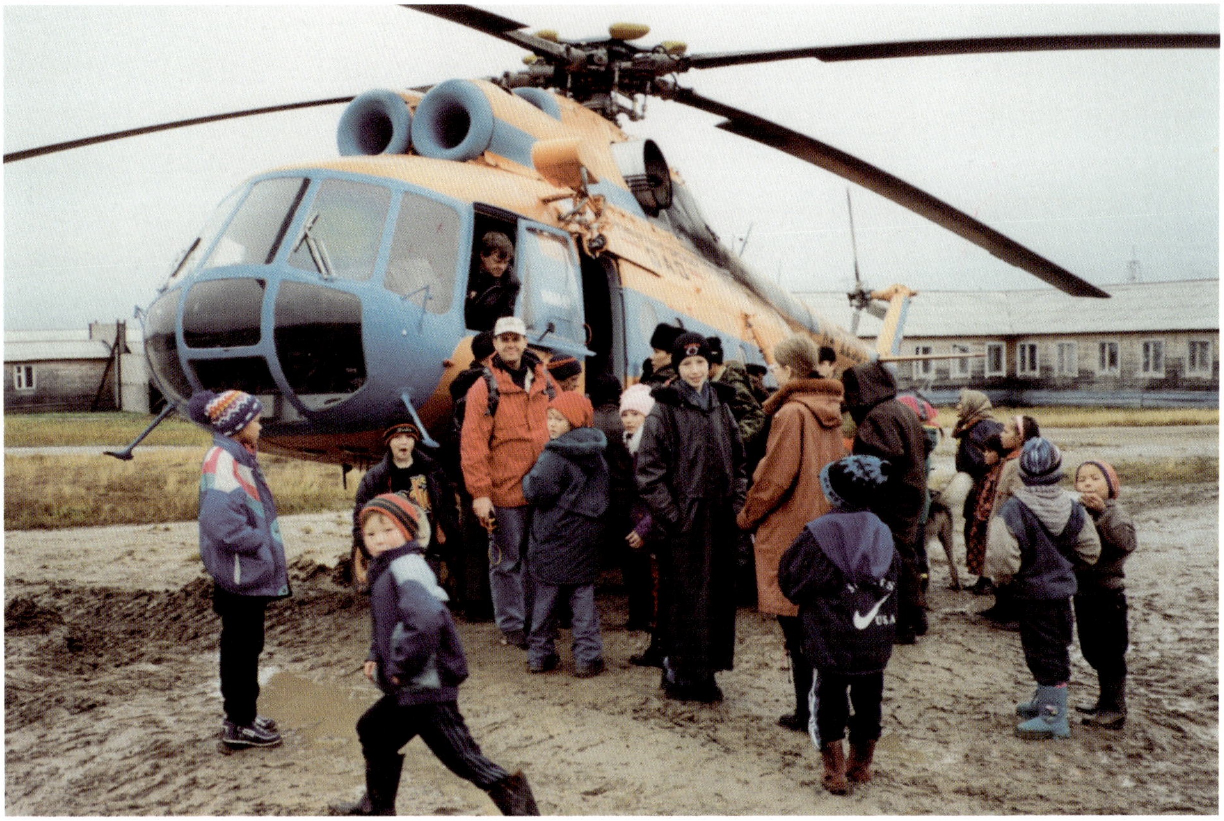

그림 11-16. 시베리아의 Samburg 외곽에서 감사해하는 환자들에게 작별인사를 하는 Craig Smith.

참고문헌

1. S. Thope. Oral health in Africa. Developing Dentistry 5(1): 1. 2004.
2. C. Nackstad. Ferney Communique. March p. 3. 2004.
3. J. E. Frencken, C. J. Holmgren, W. Helderman, H. van Palenstein. Basic package of oral care. WHO Collaborating Centre for Oral Health Care Planning and Future Scenarios.
4. W. Mautsch. The Berlin Oral Health Declaration—10 Years Later: Where Are We Now? Developing Dentistry. 1/03 p. 2. 2003.
5. M. Dickson. Where There Is No Dentist, 8th ed. Berkeley, California: The Hesperian Foundation. Introduction by D. Werner. p. 169. 1983.
6. A. A. Khan. Oral Health Services in Developing Countries: A case for the Primary Health Care Approach. Developing Dentistry 5 (2). 2004.
7. J. A. Robertson. McL. Unpublished paper. Volunteer Dental Projects. pp. 1–4.
8. F. G. Serio., H. M. Cherrett. International Dental Volunteer Organizations: A Guide to Service and a Directory Of Programs. 2nd ed. Chicago, Illinois: American Dental Association. pp. 7, 18, 22, 44, 52. 1993.
9. R. A. Hammond. Author Interview. 2005.
10. R. C. Smith. Ayuda-Inc.Newsletter. 2002.
11. F. Meyers. Diary Peru 2000. 2004 Honduras Project Report to the LDS Academy. 2000.

찾아보기

국문

[ㄱ]

가철성 보철물 ***44***
간질 ***8***
간질환 ***8***, ***242***
감염 ***65***, ***112***, ***219***
경구 진정요법 ***196***
고혈압 분류 ***5***
골삭제 ***56***, ***62***, ***109***, ***149***
골성 상악결절 ***74***
교정치료 ***47***
구강병소 ***175***
구강위생 ***91***
구강청정제 ***228***
구개부 이식 ***82***
그람 염색법 ***222***
근심경사매복 ***57***
급성과 만성 세균 감염 ***241***
기도확보 ***10***
기록의 보관 ***211***
기본 생명 구조법 ***9***, ***11***
기생충 감염 ***241***

[ㄴ]

낭종 ***45***
내사면 절개 ***107***
노출 ***199***

[ㄷ]

다근치 발치 ***27***
다수치아 발치 ***36***
단근치의 발치 ***25***
단일 단속 봉합 ***110***
당뇨 ***8***
대구개동맥 ***242***
대사와 배설 ***205***
데브리망 ***92***, ***109***
도말 생검 ***181***
동통 ***112***

[ㄹ]

류마티스 관절염 ***241***

[ㅁ]

마늘 ***245***
마취 ***54***, ***98***, ***106***
마취백 ***203***
매복치 발치 ***48***
맥박산소계측기 ***203***
메틸렌 블루 염색법 ***159***
무균상태 ***95***
미세 치근단 수술 ***115***
미세경 ***131***
미세수술기구 ***131***
미세수술도 ***131***

[ㅂ]

바이러스 감염 ***241***
발사 ***112***
발치 후 즉시 의치 ***72***
발치와 출혈 ***247***
방사선학적 평가 ***89***
변위 ***67***
병력기록서 ***3***
보안 ***211***
보철 전 수술 ***69***
봉합 ***61***, ***64***
봉합 원칙 ***36***
불소치약 ***259***
불안 완화 ***191***, ***192***
비흡수 봉합사 ***110***
빈혈 ***241***
빛 반사 검사법 ***183***

[ㅅ]

살균성 및 정균성 항생제 ***226***
삼각 판막 ***55***
삼각 판막 봉합 ***38***
상악 골융기 ***74***
상악결절 ***73***
상악동 ***18***, ***127***
상악동-구강 교통 ***67***
생검 ***181***
생물학적 폭경 ***85***
설동맥 ***242***
섬유성 상악결절 ***73***
세균 ***220***
세균성 심내막염 ***232***
소대 절제 ***82***
수술 기구 ***49***
수술 중 출혈 ***240***
수술 후 합병증 ***65***
수술부위 평가 ***109***
수술부위의 보호와 출혈 조절 ***98***
수유 ***9***
수직 매트리스 봉합 ***110***
수직매복 ***59***
수직절개 후 봉합 ***111***
수평매복 ***59***
순측 소대 절제 ***79***
순환 ***10***
술후 출혈 ***251***
술후 합병증 ***112***
시술동의서 ***4***
신경 기능 장애 ***67***
신체검사 ***5***
심근경색 ***7***
심부 근막 감염 ***231***
심장혈관우회수술 ***7***
심폐소생술 ***11***
심혈관계 질환 ***6***

[ㅇ]

아산화질소 ***196***
아스피린 ***244***
악골 골절 ***68***
악교정 수술 ***47***
악안면동통 ***47***
안면동맥 ***242***
알코올 ***196***

알코올 중독 ***245***
압박 ***169***
약물 투여 ***195***
약물의 선택 ***195***
약물의 종류 ***196***
역 충전기구 ***133***
연속봉합 ***38***
연조직 손상 ***65***
연조직 출혈 ***246***
영양관 출혈 ***248***
예방적 항생제 투여 ***232***
외과적 발치 ***15***, ***40***
울혈성 심장질환 ***7***
원심경사 매복치 ***61***
원조 수준 ***261***
유두증식증 ***78***
은행잎 추출물 ***245***
응급처치 상자 ***13***
의료봉사 ***255***
인삼 ***245***
임상적 판단 ***179***
임신 ***9***

[ㅈ]

잔존치근 제거 ***34***
장의 염증성 질환 ***241***
재적합 ***169***
재진정 ***212***
저혈소판증 ***239***
전신 병력 ***2***
전신 홍반 루푸스 ***241***
전신질환 ***1***
절개 ***98***
절개 생검 ***185***
절제 생검 ***185***
정맥 진정요법 ***196***
제3대구치 발치 ***43***
제3대구치 발치의 적응증 ***43***
조직 침투성 병원균 ***230***
종양 ***45***
주소 ***2***
진정요법 ***191***, ***213***
진정용 약물 ***200***
진정의 수준 ***192***
질소 ***198***
질소가스 진정법 ***200***

[ㅊ]

창상 봉합 ***169***
초음파장비 및 기구 ***131***
출혈 ***8***, ***66***, ***112***, ***239***
출혈 문제의 예방 ***242***
치과 응급처치 ***259***
치관길이 연장술 ***85***, ***92***, ***96***
치관주위염 ***43***
치근 조각 제거 ***34***
치근단 부위 소파 ***152***
치근단 수술 ***118***
치근단 절제 ***152***
치근단 절제 정도 ***154***
치근흡수 ***44***
치료 ***11***
치성감염 ***222***, ***231***
치아 분할 ***56***
치아 제거 ***56***
치아나 인접 구조의 손상 ***66***
치아우식증 ***44***
치아의 분할, 탈구, 발거 ***63***
치은비대 ***92***
치은절제술 ***97***, ***100***
치조골 성형 ***72***
치조골염 ***66***
치주감염 ***226***
치주감염의 치료 ***227***
치주낭 측정 ***88***
치주염 ***44***

[ㅋ]

카모마일 ***245***

[ㅌ]

탈구 ***56***
탐침 ***88***
탐침 술식 ***106***
통증과 부종 ***65***

[ㅍ]

파종성 악성종양 ***241***
파종성 혈관 내 응고 ***240***
판막 디자인 ***146***
판막 설계 ***54***, ***106***
판막 안정화 ***110***
판막거상 ***108***
판막설계 ***62***
판막의 거상과 견인 ***146***
폐렴 ***242***
폰빌레브란트 병 ***240***

[ㅎ]

하악 골융기 ***77***
하악골 골절 예방 ***47***
하악관 출혈 ***250***
하치조동맥 ***242***
하치조신경 ***20***, ***127***
항생제 ***92***, ***219***, ***220***, ***230***, ***245***
항생제 치료의 단계 ***229***
항암제 ***245***
항염증 약물 ***244***
항응고제 ***244***
항혈소판 제재 ***245***
현미경 관찰 ***159***
혈액응고 실패 ***239***
혈우병 ***240***
혐기성 세균 ***222***, ***225***
협심증 ***7***
호기성 세균 ***222***
호흡 ***10***
호흡의 기본생리 ***201***
화란국화 ***245***
환자 이동 ***194***
환자 평가 ***1***, ***175***
환자기록 ***211***
환자동의 ***92***
환자의 자세 ***10***
흡수 ***205***
흡수 봉합사 ***110***
흡인 생검 ***182***
흡입마취 ***195***

영문

[A]

Actinobacillus actinomycetemcomitans ***227***
Alcoholism ***245***
Antibiotics ***245***
Anticancer drugs ***245***
Anticoagulants ***244***
Anti-inflammatories ***244***
Antiplatelet drugs ***245***
Anxiolysis ***192***
Apicoectomy ***152***
Aspiration biopsy ***182***
Aspirin ***244***

[B]

Bacteroides ***226***
Barbiturates ***197***
Basic life support ***9***
Benzodiazepine ***197***, ***203***, ***206***
Breast-feeding ***9***
Broad-spectrum ***245***

[C]

Capnography ***203***
Cephalosporins ***235***
Chamomile ***245***
Chief complaint ***2***
Chloral hydrate ***196***
Clindamycin ***235***
Congestive heart failure ***7***
CPR ***11***

[D]

Deep sedation/analgesia ***192***
Diabetes ***8***
Disseminated intravascular coagulation(DIC) ***240***
Disseminated malignancy ***241***

[E]

Emergency kit ***13***
Envelope 판막 봉합 ***37***
Envelope flap ***55***
Epilepsy ***8***
Epinephrine pellets ***141***
Epulis fissuratum ***78***
Erythromycin ***235***
Excisional biopsy ***185***

[F]

FDA ***211***
Ferric sulfate ***141***
Feverfew ***245***

[G]

General anesthesia ***193***
Ginko biloba ***245***

[H]

HA를 이용한 치조골증대술 ***77***
Health insurance portability ***2***
Heart bypass graft ***7***
HIPAA ***2***

[I]

Incisional biopsy ***185***
Inhalation sedation ***195***
Intravenous sedation ***196***

[L]

Limited mucoperiosteal tissue flap ***146***
Liver dysfunction ***8***

[M]

Metronidazole ***236***
Microblade ***131***
Micromirror ***131***
Mineral trioxide aggregate ***168***
Moderate analgesia ***192***
Moderate sedation ***192***
MTA ***168***
Myocardial infarction ***7***

[N]

Nitrous oxide ***196***

[O]

Oral sedation ***196***
Oral speculoscopy ***183***
Oral triazolam sedation ***204***
Oroantral communication ***67***
Osteotomy ***149***

[P]

Papillary hyperplasia ***78***
Penicillin ***230***, ***235***
Periotome ***40***
Periradicular curettage ***152***
Porphyromonas gingivalis ***227***
Postoperative care ***98***
Pregnancy ***9***
Pulse oximeter ***203***

[R]

Reservoir bag ***203***
Retropreparation ***161***

[S]

Scalloped flap ***146***
Sling 봉합 ***111***
Sounding ***98***
Stropko irrigator/drier ***133***

[T]

Tannerella forsythensis ***227***
Tetracycline ***235***
Thrombocytopenia ***239***
Tissue removal and shaping ***98***
Treponema denticola ***226***
Triazolam ***205***

[V]

Vestibuloplasty ***79***
von Willebrand's disease[VWD] ***240***

[Z]

Z-plasty technique ***81***

【역자 약력】

김 기 덕 (연세대학교 치과대학 통합진료학과 교수)
허 종 기 (연세대학교 치과대학 구강악안면외과 부교수)
정 복 영 (연세대학교 치과대학 통합진료학과 조교수)
남 　 웅 (연세대학교 치과대학 구강악안면외과 조교수)
박 원 서 (연세대학교 치과대학 통합진료학과 조교수)
김 성 태 (연세대학교 치과대학 보철과 조교수)
신 수 정 (연세대학교 치과대학 보존과 조교수)

치과소수술 매뉴얼

Manual of Minor Oral Surgery for the General Dentist

발행일 2009년 12월 15일
저 자 Karl R. Koerner
역 자 김 기 덕 외
발행인 최 용 원
편 집 김 지 은
표 지 이 은 의
발행처 **대한나래출판사**
등 록 제6-0365호(1994. 12. 14)

주 소 서울특별시 동대문구 용두동 102-65
전 화 (02) 922-0840
팩 스 (02) 922-0841
이메일 dhpub@chol.com

ISBN 978-89-5741-179-7 **정가 80,000원**